Update
Schlafmedizin

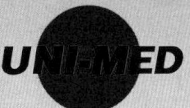

UNI-MED Verlag AG
Bremen - London - Boston

Weeß, Hans-Günter:
Update Schlafmedizin/Hans-Günter Weeß.-
2. Auflage - Bremen: UNI-MED, 2013
(UNI-MED SCIENCE)
ISBN 978-3-8374-1427-1

© 2011, 2013 by UNI-MED Verlag AG, D-28323 Bremen,
International Medical Publishers (London, Boston)
Internet: www.uni-med.de, e-mail: info@uni-med.de

Printed in Europe

Das Werk ist urheberrechtlich geschützt. Alle dadurch begründeten Rechte, insbesondere des Nachdrucks, der Entnahme von Abbildungen, der Übersetzung sowie der Wiedergabe auf photomechanischem oder ähnlichem Weg bleiben, auch bei nur auszugsweiser Verwertung, vorbehalten.

Die Erkenntnisse der Medizin unterliegen einem ständigen Wandel durch Forschung und klinische Erfahrungen. Die Autoren dieses Werkes haben große Sorgfalt darauf verwendet, dass die gemachten Angaben dem derzeitigen Wissensstand entsprechen. Das entbindet den Benutzer aber nicht von der Verpflichtung, seine Diagnostik und Therapie in eigener Verantwortung zu bestimmen.

Geschützte Warennamen (Warenzeichen) werden nicht besonders kenntlich gemacht. Aus dem Fehlen eines solchen Hinweises kann also nicht geschlossen werden, dass es sich um einen freien Warennamen handele.

UNI-MED. Die beste Medizin.

In der Reihe UNI-MED SCIENCE werden aktuelle Forschungsergebnisse zur Diagnostik und Therapie wichtiger Erkrankungen "state of the art" dargestellt. Die Publikationen zeichnen sich durch höchste wissenschaftliche Kompetenz und anspruchsvolle Präsentation aus. Die Autoren sind Meinungsbildner auf ihren Fachgebieten.

Vorwort und Danksagung zur 2. Auflage

Die Schlafmedizin stellt eine noch junge Disziplin im Kanon der medizinischen und psychologischen Fachdisziplinen dar. Das Voranschreiten des wissenschaftlichen Erkenntnisstandes ist rasant, die Zahl der wissenschaftlichen Publikationen steigt exponentiell. Sowohl für den klinisch als auch wissenschaftlich interessierten Leser ist es aus diesem Grunde nicht immer einfach sich rasch und effizient über die neusten Erkenntnisse der Schlafforschung und der Schlafmedizin zu informieren. Diese Möglichkeit möchte das vorliegende Buch bieten.

Die Beiträge in diesem Buch stellen die schriftliche Zusammenfassung von einem regelhaft, alle zwei Jahre stattfindenden, schlafmedizinischen Symposium in Klingenmünster dar. Sowohl das Symposium als auch die Beiträge in diesem Buch beschäftigen sich mit den neuesten wissenschaftlichen Erkenntnissen der klinischen und wissenschaftlichen Schlafmedizin. Die Beiträge sind von jeweils führenden Experten geschrieben.

Der Herausgeber bedankt sich an dieser Stelle ganz herzlich bei allen Autoren, ohne deren Engagement und Motivation weder das Symposium noch dieses Buch möglich gewesen wäre. Ich hoffe, daß alle Leser die Freude der Autoren an schlafmedizinischen Fragestellungen beim Lesen der Kapitel spüren können und sich diese möglicherweise auch auf den Leser überträgt.

Ich wünsche der zweiten Auflage dieses Buches, welche an Umfang gegenüber der ersten Ausgabe deutlich zugenommen hat, denselben Erfolg wie der ersten Auflage.

Klingenmünster, im August 2013   *Hans-Günter Weeß*

Herausgeber

 Dr. Dipl.-Psych. Hans-Günter Weeß

Pfalzklinikum
Weinstraße 100
76889 Klingenmünster
Tel. 06349-900-2182
Fax 06349-900-2189
E-Mail: hans-guenter.weess@pfalzklinikum.de

Qualifikation:
Diplom-Psychologe, Psychologischer Psychotherapeut, Somnologe (DGSM), Leiter des Interdisziplinären Schlafzentrums des Pfalzklinikums

Wissenschaftliche und klinische Schwerpunkte:
Diagnostik und Therapie der Tagesschläfrigkeit, schlafmedizinische Methoden, Diagnostik und Therapie von Insomnie, Restless-Legs-Syndrom, Narkolepsie und interdisziplinäre Schlafmedizin, Aus- und Weiterbildung in Schlafmedizin, gutachterliche Fragestellungen bei Schlafstörungen

Aktivitäten:
Vorstandsmitglied der DGSM seit 2008
Leiter der Kommission Qualifikationsnachweis (QN) "Somnologie" für Psychologen und Naturwissenschaftler
Leiter der Akkreditierungskommission Süd-West der DGSM
Sprecher der AG Vigilanz
Sprecher des Arbeitskreises Schlafmedizin in Rheinland-Pfalz
Lehrbeauftragter an der Universität Koblenz-Landau
Lehrbeauftragter am Weiterbildungsstudiengang in Psychologischer Psychotherapie (WIPP) an der Universität Koblenz-Landau

Autoren

Dr. med. Clemens F. Anders
Schlafmedizinisches Zentrum
Hals-Nasen-Ohrenklinik
Universitätsmedizin Mannheim
Medizinische Fakultät Mannheim der Ruprecht-Karls-Universität Heidelberg
68167 Mannheim

Kap. 18.

Dr. phil. Chiara Baglioni
Abteilung für Psychiatrie und Psychotherapie
der Universitätsklinik Freiburg
Hauptstraße 5
79104 Freiburg

Kap. 9.

Dr. phil. Dipl.-Psych. Ralf R. Binder, Somnologe (DGSM)
Psychologischer Psychotherapeut
Interdisziplinäres Schlafzentrum
Pfalzklinikum
76889 Klingenmünster

Kap. 10.

Dr. med. Matthias Boentert
Facharzt für Neurologie, Schlafmedizin
Oberarzt Department für Neurologie – Klinik für Schlafmedizin und Neuromuskuläre Erkrankungen
Universitätsklinikum Münster
Albert-Schweitzer-Campus 1, Gebäude A1
48149 Münster

Kap. 16., 21.

Dr. med. Pablo E. Brockmann
Department of Pediatrics
School of Medicine
Pontificia Universidad Catolica de Chile
Chile

Kap. 6.

Dr. med. Michael Brünger
Tagesklinik für Kinder- und Jugendpsychiatrie
Albert-Schweitzer-Str. 62
67655 Kaiserslautern

Kap. 5.

Priv.-Doz. Dr. med. Stefan Cohrs
Abt. für Schlafmedizin im St. Hedwig Krankenhaus
Große Hamburger Straße 5-11
10115 Berlin

Charité – Universitätsmedizin Berlin, Institut für Physiologie (CBF)
AG Schlafforschung & klin. Chronobiologie
Thielallee 71
14195 Berlin

Kap. 13.

Dr. Dipl.-Psych. Tatjana Crönlein
Schlafmedizinisches Zentrum
Universität und Bezirksklinikum Regensburg
Universitätsstraße 84
93053 Regensburg

Kap. 11.

Prof. Dr. med. Ingo Fietze
Leiter des Interdisziplinären Schlafmedizinischen Zentrums
Oberarzt, Facharzt für Innere Medizin, Pulmologe, Somnologe
Charité – Universitätsmedizin Berlin
Charitéplatz 1
10117 Berlin

Kap. 14.

Dr. med. Helmut Frohnhofen
Zentrum für Altersmedizin
Kliniken Essen Mitte
Am Deimelsberg 34a
45276 Essen

Kap. 8.

Prof. Dr. med. Magdolna Hornyak
Interdisziplinäres Schmerzzentrum
Universitätsklinikum Freiburg
Breisacher Straße 64
79106 Freiburg

Kap. 24.

Prof. Dr. med. Martin Konermann
Facharzt für Innere Medizin, Kardiologie, Angiologie, Intensivmedizin, Schlafmedizin, Somnologie
Ärztlicher Direktor
Marienkrankenhaus Kassel
Marburger Straße 85
34127 Kassel

Kap. 17.

Dr. med. Ralf Landwehr
Oberarzt der Klinik für Neurologie, Klingenmünster
Facharzt für Neurologie und Psychiatrie
Somnologie/Schafmedizin

Kap. 22.

Dr. med. Joachim T. Maurer
Schlafmedizinisches Zentrum
Hals-Nasen-Ohrenklinik Mannheim
Universitätsmedizin Mannheim
Stellvertretender Direktor Abteilung HNO
Medizinische Fakultät Mannheim der Ruprecht-Karls-University Heidelberg
68135 Mannheim

Kap. 18.

Prof. Dr. med. Geert Mayer
Facharzt für Neurologie, Psychiatrie und Psychotherapie
Ärztlicher Direktor Hephata Klinik
Schimmelpfengstraße 2
34613 Schwalmstadt, Treysa

Kap. 23.

Priv. Doz. Dr. med. Georg Nilius
HELIOS-Klinik Ambrock
Klinik für Pneumologie
Ambrockerweg 60
58091 Hagen

Kap. 20.

Prof. Dr. med. Maritta Orth
Internistin, Pneumologin, Somnologin (DGSM)
Chefärztin der Medizinischen Klinik III des
Theresienkrankenhauses und St. Hedwig Klinik GmbH
Ärztliche Leitung des Schlaflabors der Medizinischen Klinik III
Bassermannstr. 1
68165 Mannheim

Kap. 3.

Prof. Dr. med. Winfried J. Randerath
Institut für Pneumologie an der Universität Witten/Herdecke
Klinik für Pneumologie und Allergologie
Zentrum für Schlaf- und Beatmungsmedizin
Krankenhaus Bethanien
Aufderhöher Straße 169-175
42699 Solingen

Kap. 19.

Prof. Dr. rer. soc. Dipl.-Psych. Dieter Riemann
Abteilung für Psychiatrie und Psychotherapie
der Universitätsklinik Freiburg
Hauptstraße 5
79104 Freiburg

Kap. 9.

Prof. Dr. rer. nat. Andrea Rodenbeck
Charité – Universitätsmedizin Berlin
Institut für Physiologie und Evangelisches Krankenhaus Weende e.V.,
Abt. für Pneumologie und Schlaflabor
Göttingen

Kap. 7.

Prof. Dr. med. Karl-Heinz Rühle
HELIOS-Klinik Ambrock
Klinik für Pneumologie
Ambrockerweg 60
58091 Hagen

Kap. 20.

Prof. Dr. Richard Schulz, MHBA
Universitätsklinik Gießen und Marburg
Medizinische Klinik II, Schlafmedizin
Klinikstr. 33
35392 Gießen

Kap. 15.

Prof. Dr. med. Reinhard Steinberg
Facharzt für Psychiatrie und Psychotherapie, Nervenarzt, Somnologe
Ärztlicher Direktor des Pfalzklinikums
Weinstraße 100
76889 Klingenmünster

Kap. 1.

Prof. Dr. med. Gabriela Stoppe
St. Alban-Anlage 37
4052 Basel
Schweiz

Kap. 12.

Univ.-Prof. Dr. med. Michael S. Urschitz, EU-M.Sc.
Facharzt für Kinder- und Jugendmedizin, Epidemiologe
Schwerpunkt Pädiatrische Epidemiologie
Institut für Medizinische Biometrie, Epidemiologie und Informatik
Universitätsmedizin der Johannes Gutenberg-Universität Mainz
Obere Zahlbacher Str. 69
55131 Mainz

Kap. 6.

Dr. Dipl.-Psych. Hans-Günter Weeß
Diplom Psychologe, Psychologischer Psychotherapeut, Somnologe (DGSM)
Leiter des Interdiszipliären Schlafzentrums am
Pfalzklinikum
Weinstraße 100
76889 Klingenmünster

Kap. 3.

Christine Zbick-Schmitt
Tagesklinik für Kinder- und Jugendpsychiatrie
Albert-Schweitzer-Str. 62
67655 Kaiserslautern
Kap. 5.

Prof. Dr. phil. Jürgen Zulley
Andreastraße 3
93059 Regensburg
Kap. 2.

Inhaltsverzeichnis

1. Die Entwicklung der Schlafmedizin – international, national, lokal (R. Steinberg) ... 19
1.1. Historie ... 19
1.2. Internationale Entwicklung ... 21
1.3. Nationale Entwicklung ... 24
1.4. Lokale Entwicklung ... 25
1.5. Hypnotika ... 26

2. Schlaf in unserer Leistungsgesellschaft – Notwendigkeit oder Zeitverschwendung? (J. Zulley) ... 30
2.1. Leben heißt Rhythmus ... 30
2.2. Die Innere Uhr ... 31

3. Diagnostische Methoden zur Erfassung der Tagesschläfrigkeit und der Verkehrstauglichkeit (H.-G. Weeß) ... 35
3.1. Anamnese von Schläfrigkeit, Müdigkeit und Leistungsvermögen am Tage ... 35
3.2. Definitionen und Randbedingungen bei der apparativen Untersuchung ... 36
3.3. Diagnostische Verfahren zur Erfassung der Tagesschläfrigkeit ... 38
3.3.1. Randbedingungen der Untersuchungssituation ... 40
3.3.2. Diagnostische Verfahren zur zentralnervöse Aktivierung ... 40
3.3.3. Diagnostische Verfahren zur Erfassung 0der Vigilanz ... 45
3.3.4. Diagnostische Verfahren zur Erfassung der selektiven Aufmerksamkeit ... 45
3.3.5. Diagnostische Verfahren zur Erfassung der geteilten Aufmerksamkeit ... 46
3.3.6. Subjektive diagnostische Verfahren zur Beurteilung schläfrigkeitsbezogener Einschränkungen ... 46
3.4. Untersuchung der Verkehrstüchtigkeit nach den Empfehlungen der Bundesanstalt für Straßenwesen (BASt) ... 47
3.5. Die Verantwortlichkeit des Therapeuten und des Patienten als Kraftfahrers bei Tagesschläfrigkeit ... 50

4. Sekundenschlaf, Verkehrstauglichkeit, Arbeitsfähigkeit (M. Orth) ... 53
4.1. Sekundenschlaf ... 53
4.2. Verkehrstauglichkeit ... 53
4.3. Arbeitsfähigkeit ... 55

5. Insomnien und Parasomnien im Kindes- und Jugendalter (C. Zbick-Schmitt, M. Brünger) ... 58
5.1. Leitlinien zur Diagnostik und Therapie ... 60
5.2. Klassifikation von Schlafstörungen ... 60
5.3. Epidemiologie der Insomnien und Parasomnien ... 61
5.4. Diagnostik bei Insomnien und Parasomnien ... 62
5.4.1. Exploration/Schlafspezifische Anamnese ... 62
5.4.2. Schlafprotokolle ... 62
5.4.3. Fragebogenverfahren ... 63
5.4.4. Weiterführende Diagnostik ... 64

5.5.	Insomnie	64
5.5.1.	Erklärungsansätze zur Entstehung und Aufrechterhaltung der primären Insomnie	65
5.5.2.	Relevante Insomnieformen im Kindes- und Jugendalter	66
5.6.	Parasomnien	66
5.6.1.	Non-REM-Schlaf-assoziierte Parasomnien	68
5.6.2.	REM-Schlaf-assoziierten Schlafstörungen	68
5.6.3.	Andere Parasomnien	68
5.7.	Prävention und Therapie von Insomnien und Parasomnien im Kindes- und Jugendalter	68
5.7.1.	Prävention von Schlafstörungen im Kindes- und Jugendalter	68
5.7.2.	Therapie der Insomnien und Parasomnien	68
5.7.2.1.	Psychoedukation und Schlafhygiene	68
5.7.2.2.	Psychotherapeutische Therapieverfahren bei der Behandlung von Insomnien	71
5.7.2.3.	Psychotherapeutische Therapieverfahren bei der Behandlung von Parasomnien	71
5.7.3.	Spezielle Therapieprogramme	72
5.7.3.1.	Schlafstörungen im Kindes- und Jugendalter – Ein Therapiemanual für die Praxis	72
5.7.3.2.	Mini-KiSS, KiSS und JuST	72
5.7.3.3.	Mini-KiSS-online	73
5.7.4.	Medikamentöse Behandlung von Schlafstörungen im Kindes- und Jugendalter	73
5.8.	Schlafstörungen bei kinder- und jugendpsychiatrischen Störungsbildern	73

6. Hypersomnien und schlafbezogene Atmungsstörungen bei Kindern (P.E. Brockmann, M.S. Urschitz) — 76

6.1.	Tagesschläfrigkeit bei Kindern – ein unterschätztes Problem	76
6.2.	Besonderheiten der Tagesschläfrigkeit bei Kindern	76
6.3.	Ursachen und Mechanismen	77
6.4.	Krankheitsbilder	77
6.4.1.	Verhaltensinduziertes Schlafmangelsyndrom	77
6.4.2.	Narkolepsie	78
6.4.3.	Schlafbezogene Atmungsstörungen	79
6.5.	Diagnostik der Tagesschläfrigkeit	80
6.5.1.	Anamnese	80
6.5.2.	Visuelle Analogskala	80
6.5.3.	Fragebögen	80
6.5.4.	Multipler Schlaflatenztest	81
6.5.5.	Pupillographischer Schläfrigkeitstest	81

7. Organische Ursachen von Insomnien (A. Rodenbeck) — 84

7.1.	Ursachen von Schlafstörungen	84
7.2.	Komorbiditäten	85
7.3.	Organische Schlafstörungen bei Insomnien	85
7.4.	Cortisol-Spiegel bei Schlafgestörten mit und ohne begleitende psychische und/oder organische Schlafstörung	86
7.5.	Psychische Störungen bei organischen Schlafstörungen	87
7.6.	Therapeutische Konsequenzen	87

8. Schlaf und Schlafstörungen im höheren Lebensalter (H. Frohnhofen) — 89

8.1.	Normale altersassoziierte Veränderungen des Schlafes	89
8.2.	Schlafanamnese bei älteren Menschen	90

8.3.	Insomnie beim alten Menschen	91
8.4.	Tagesschläfrigkeit beim alten Menschen	92

9. Insomnie und Depression – verhindert eine frühzeitige Insomnietherapie das Auftreten psychischer Störungen? (C. Baglioni, D. Riemann) — 97

9.1.	Epidemiologische Befunde	98
9.1.1.	Interaktion zwischen Depression und Insomnie	98
9.1.2.	Insomnie und suizidales Verhalten	99
9.2.	Neurobiologische Befunde und Insomnie	100
9.2.1.	Psychophysiologisches Hyperarousal	100
9.2.2.	Emotionalität	100
9.2.3.	REM-Schlaf-Instabilität: ein neues Insomnie-Modell?	101
9.3.	Die transdiagnostische Hypothese der Insomnie	102
9.4.	Daten zur Therapie	102
9.5.	Schlussfolgerungen	103

10. Verhaltenstherapeutische Kurzzeitintervention bei primären Insomnien (R.R. Binder) — 107

10.1.	Primäre Insomnie	107
10.2.	Epidemiologie	107
10.3.	Ätiopathogenese: Erklärungsansätze zur Entstehung und Aufrechterhaltung der primären Insomnie	107
10.3.1.	Persönlichkeitsfaktoren	107
10.3.2.	Das Stresskonzept	108
10.3.3.	Lerntheoretische Ansätze	109
10.3.4.	Hyperarousaltheorien	109
10.3.5.	Integrative Ansätze	110
10.4.	Therapiemodule	111
10.4.1.	Psychoeduktation und Schlafhygiene	112
10.4.2.	Schlafhygiene	112
10.4.3.	Stimuluskontrolle	112
10.4.4.	Schlafrestriktion	113
10.4.5.	Paradoxe Intention	113
10.4.6.	Kognitive Therapie	113
10.4.7.	Entspannungsverfahren	114
10.4.8.	Stressbewältigung	114
10.5.	Formale Struktur und Ablauf des Trainings	114
10.6.	Wirksamkeitsstudie	116
10.6.1.	Stichprobe	116
10.6.2.	Auswahl der Teilnehmer und Messinstrumente	116
10.6.3.	Verfahren	117
10.6.4.	Ergebnisse	117
10.6.5.	Schlussfolgerung	118

11. Stationäre verhaltenstherapeutische Gruppentherapie bei chronischen und schweren Formen der Insomnie (T. Crönlein) — 120

11.1.	Entstehungsmodell der primären Insomnie und aufrechterhaltende Mechanismen	120
11.2.	Wie wirkt die Verhaltenstherapie bei der psychophysiologischen Insomnie?	121
11.3.	Versorgungssituation der primären Insomnie im ambulanten Bereich	121

11.4.	Grenzen der ambulanten KVT-I	121
11.5.	Ein neues standardisiertes stationäres KVT-I Gruppenprogramm für Insomnien	122
11.6.	Was sind die besonderen Wirkmechanismen einer stationären Therapie?	123
11.6.1.	Prinzip der letzten Instanz	123
11.6.2.	Kontrollierte Durchführung	124
11.6.3.	Einübung in Reinform	124
11.6.4.	Sichtbare Verbesserung des Schlafes	125
11.6.5.	Intensivierte Gruppendynamik	126
11.6.6.	Kürze der Therapie	126
11.7.	Zusammenfassung und Schlussfolgerung	127

12. Behandlungsstrategien bei Insomnien im Alter (G. Stoppe) — 129

12.1.	Physiologische Veränderungen des Schlafs im Alter und besondere Problemstellungen	129
12.2.	Psychische Erkrankungen, Erkennung und Screening	129
12.2.1.	Depression	129
12.2.2.	Angststörungen	130
12.2.3.	Abhängigkeit	130
12.2.4.	Delir	130
12.2.5.	Demenz	130
12.3.	Exkurs: Schlafstörungen bei Demenz	130
12.4.	Nicht-medikamentöse Interventionen	131
12.4.1.	Kognitiv-behaviorale Therapien	131
12.4.2.	Körperliche Bewegung und Training	131
12.4.3.	Lichttherapie	131
12.5.	Zusammenfassung und Schlussfolgerungen	131

13. Pharmakotherapie der Insomnie (S. Cohrs) — 134

13.1.	Symptome und Definition	134
13.2.	Epidemiologie	134
13.3.	Ätiologie und Pathogenese	134
13.4.	Assoziierte Gesundheitsaspekte und Folgeprobleme gestörten Schlafes	135
13.5.	Differentialdiagnose	135
13.6.	Therapie der Insomnie	136
13.6.1.	Nicht-medikamentöse Therapieverfahren	136
13.6.2.	Medikamentöse Therapie	136
13.6.2.1.	Benzodiazepine	138
13.6.2.2.	Neuere Schlafmittel	139
13.6.2.2.1.	Melatonin	140
13.7.	Antidepressiva	141
13.8.	Antihistaminika	141
13.9.	Antipsychotika/Neuroleptika	142
13.10.	Fazit	146

14. Die obstruktive Schlafapnoe – von der Diagnostik bis zur Therapiekontrolle (I. Fietze) — 151

14.1.	Differentialdiagnostik Schlafapnoe	153
14.1.1.	Anamnese/Fragebögen	153
14.1.2.	Klinische Untersuchung und die klinischen Funktionstests	153

14.1.3.	Apparative Diagnostik	154
14.2.	Therapie	154

15. Neueste Daten zum Herz-Kreislauf-Risiko bei schlafbezogenen Atmungsstörungen (R. Schulz) — 163

15.1.	Epidemiologie	163
15.2.	Pathophysiologie	163
15.3.	Klinik	164
15.4.	Cheyne-Stokes-Atmung	165
15.5.	Schlussfolgerung	166

16. Neueste Daten zu Schlafapnoe und Schlaganfall (M. Boentert) — 168

16.1.	Schlafapnoe als Risikofaktor für den ischämischen Schlaganfall	168
16.2.	OSA und Bluthochdruck	168
16.3.	OSA und Vorhofflimmern	169
16.4.	OSA und Diabetes mellitus	169
16.5.	OSAS, Inflammation und Atherosklerose	169
16.6.	OSAS und Schlaganfall	170
16.7.	Schlafbezogene Atmungsstörungen in der Akutphase des Schlaganfalls	170
16.8.	Therapie des OSAS als Intervention in der Akutphase des Schlaganfalls	170

17. Nächtliche Ventilationstherapie – Gerätevielfalt mit spezifischen Indikationen? (M. Konermann) — 174

18. Aktueller Stand der chirurgischen Therapie zur Behandlung der obstruktiven Schlafapnoe (C.F. Anders, J.T. Maurer) — 179

18.1.	Nasenchirurgie	179
18.2.	Minimal invasive Chirurgie	179
18.3.	Invasive Chirurgie	180
18.4.	Auswirkungen chirurgischer Interventionen	182
18.6.	Funktionelle Therapieansätze	184
18.7.	Zusammenfassung	185

19. Therapiecompliance beim obstruktiven Schlafapnoe-Syndrom (W. Randerath) — 190

19.1.	Was ist die optimale Nutzungsdauer?	190
19.2.	Welche Maßnahmen können zur Unterstützung und Verbesserung der Compliance angeboten werden?	194
19.3.	Schlussfolgerung	197

20. Lebensqualität und Funktionsniveau am Tage bei Therapie schlafbezogener Atmungsstörungen im Alter (K.-H. Rühle, G. Nilius) — 199

20.1.	Epidemiologie	199
20.2.	Pathophysiologie	199

20.3.	Therapie	200
20.3.1.	Druckniveau von CPAP im Alter	200
20.3.2.	Schläfrigkeit	200
20.3.3.	Lebensqualität	201
20.3.4.	Kognition und Funktionsniveau im Alter	201
20.3.6.	Therapie-Adhärenz und Schulung	203
20.4.	Schlussfolgerungen und Ausblick	204

21. REM-Schlaf bezogene Verhaltensstörung und Neurodegeneration (M. Boentert) — 206

21.1.	Definition und diagnostische Kriterien der REM-Schlaf-bezogenen Verhaltensstörung und des REM-Schlafs ohne Atonie	206
21.2.	Epidemiologie	206
21.3.	Krankheitsbild	206
21.4.	Diagnostik (Screening – Fragebögen und PSG, erweiterte EMG-Montage)	207
21.5.	Unterformen des RBD	207
21.6.	RBD bei neurodegenerativen Erkrankungen	207
21.7.	Pathophysiologie des RBD	208
21.8.	Risikoabschätzung bei Patienten mit iRBD oder RSWA	208
21.9.	RBD bei immunvermittelten und anderen Erkrankungen des ZNS	209
21.10.	Therapie des RBD	209

22. Differentialdiagnose der Epilepsien und Parasomnien (R. Landwehr) — 212

22.1.	Zusammenfassung	218

23. Narkolepsie (G. Mayer) — 219

23.1.	Die Symptome	219
23.1.1.	Assoziierte Symptome	220
23.1.2.	Symptomatische Narkolepsie	220
23.2.	Erstmanifestation	220
23.3.	Genetik und Pathophysiologie	221
23.4.	Komorbide Erkrankungen	222
23.5.	Komplikationen	222
23.6.	Psychosoziale Bedeutung	222
23.7.	Diagnostik	222
23.8.	Therapie	223
23.8.1.	Nicht-medikamentöse Therapie	223
23.8.2.	Medikamentöse Therapie	223
23.9.	Zusammenfassung	224

24. Das Restless-Legs-Syndrom – eine vergessene Krankheit? (M. Hornyak) — 226

24.1.	Symptomatik und Diagnosekriterien	226
24.2.	Pathophysiologie	227
24.3.	Behandlung des RLS	228
24.4.	Zusammenfassung	228

Index — 232

1. Die Entwicklung der Schlafmedizin – international, national, lokal

1.1. Historie

Der Schlaf ist seit Menschengedenken in der Aufmerksamkeit der Heilkundigen. Die frühesten medizinischen Aufzeichnungen bis hin zu den Kulturen des klassischen Altertums machen bereits Anmerkungen zum Schlaf, zu seiner Bedeutung, zu seiner Physiologie samt der Nahrverwandtschaft zum Tode, vor allem aber auch zu den Mitteln, die ihn befördern oder auch stören können.

Der Äthylalkohol samt seiner hypnotischen Wirkung dürfte bereits allen vorgeschichtlichen Kulturen bekannt gewesen sein. Auch wenn er in manchen heutigen Gesellschaften noch immer als Hypnotikum zum Einsatz kommt, ist und bleibt er ein sehr schlechtes Schlafmittel. Die Sumerer verwendeten seit dem vierten Jahrtausend v. Chr. die euphorisierende, schmerzlindernde, sedierende und damit hypnotische Wirkung des Papaver somniferum, des Schlafmohns. Sie nannten den Mohn "die Pflanze der Freude", was mit gemischten Gefühlen auch heute eine Teilumschreibung wäre [1]. Neben der schmerzlindernden Wirkung wird die sedierend-hypnotische Eigenschaft der Opiate heute in der Palliativ- und Intensivmedizin verwendet. Umfangreicher wurden Opiumtinkturen allerdings bis vor etwa 100 Jahren in Hospitälern, auch in psychiatrischen Einrichtungen wie in Klingenmünster, als eines der wenigen wirklichen Sedativa bei Erregungszuständen verschrieben [2].

Das Heilschlafen im Asklepios-Heiligtum in Epidauros ist eine therapeutische Bewegung des vierten vorchristlichen Jahrhunderts, das durch hypnotische, religiös-kathartische, pharmakologische Intentionen samt der engen beschäftigungstherapeutisch-philosophischen Verbindung zur Theaterwelt auch als kulturfördernde ganzheitliche Kurmethode anzusehen ist. Mit der Betonung des Schlafes ist es vielleicht noch in den Heilschlafkuren des beginnenden 20. Jahrhunderts wiederzufinden. Die Antike und das ganze Mittelalter hindurch bis zum Beginn der Neuzeit wurden verschiedenste Schlafmixturen und Trunke aus der Naturmedizin zur Verfügung gestellt, meist auf alkoholischer Basis, von denen bis auf Baldrian, Hanf, Hopfen, Melisse und Alraune auch in den naturapostolischen medizinischen Bewegungen nurmehr wenig übrig geblieben ist; das Wenige, aber Umsatzstarke, auch nicht der Rezepturverpflichtung unterliegt.

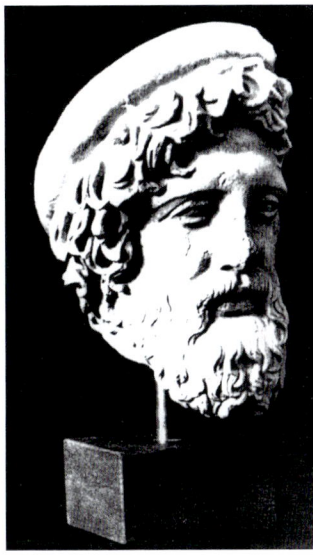

Abb. 1.1: Asklepios, 420/410 v. Chr.; Glyptothek München, Kopie, Privatbesitz.

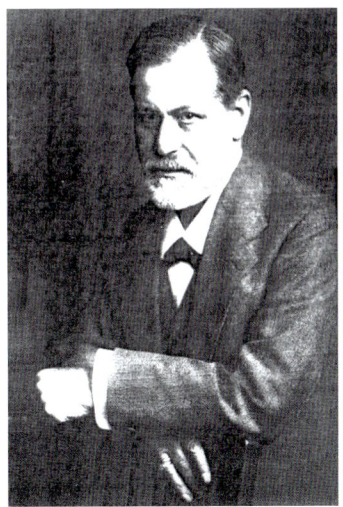

Abb. 1.2: Siegmund Freud um 1909; Fotographie von M. Halberstadt, Privatbesitz.

Magische Vorstellungen zur Beschwörung des Schlafes sind in allen Erdteilen zu finden, vielleicht auch in den westlichen Kulturen heute noch immer nicht ganz verschwunden. Ein künstlerisch wunderbar eingefühltes und überhöhtes Beispiel des Umgangs mit einer fürchterlichen Schlafstörung im alten Mykene findet sich in der Oper "Elektra" von Richard Strauss / Hugo von Hoffmannsthal [3]. Klytemnästra, die nach dem Mord an ihrem Gatten Agamemnon eine – einfühlbare – massive psychophysiologische Insomnie entwickelte, beschwört ihre Tochter Elektra, die Magie der Steine, die Tierblut- und Brandopfer, die "wunderbaren Bräuche" samt der Wächterfunktion des Lichtes für sie zu installieren, um von den alptraumhaften Erinnerungen, die ihr den Schlaf rauben, befreit zu werden.

In kunstvoller Ausgestaltung der romantischen Oper ist auch eine klassische Parasomnie, das Schlafwandeln, samt ihrer immer wieder anzutreffenden gesellschaftlichen Komplikationen gut nachvollziehbar. In Vincenzo Bellinis [4] Oper "La Sonnambula" ist die nächtliche Spukerscheinung der "Weißen Frau" der dramatische Vorwurf, der in der Eifersucht des Bräutigams gipfelt, ausgelöst durch die im falschen Zimmer ihren Schlaf fortsetzende, schlafwandelnde Braut im weißen Nachtgewand. Erst die Diagnose des krankhaften Wandelns durch einen weltläufigen Wissenden klärt die verfängliche Situation und befördert die dörfliche Idylle zum glücklichen Ausgang in die Vermählung. Die Oper entstand 1831 in vorwissenschaftlicher Zeit, ein Beleg für die doch schon guten Kenntnisse über manche Schlafprobleme samt ihrer Komplikationen.

Die wissenschaftliche Schlafmedizin im eigentlichen Sinne beginnt in der ersten Hälfte des 19. Jahrhunderts. Kaliumbromid wird 1826 als Schlafmittel verwendet, 1832 das von Justus von Liebig synthetisierte Chloralhydrat, das heute noch als Chloraldurat Verwendung findet. 1869 machte Liebreich vermutlich den ersten wirklichen Medikamentenversuch mit diesem Mittel an Patienten der Charité. Paraldehyd und Sulfonharnstoffe wurden in den 1880er Jahren synthetisiert, sind heute noch immer nicht gänzlich ohne Bedeutung. 1903 wurde das erste Barbiturat, Veronal, synthetisiert und als allgemein gebräuchliches Schlafmittel auf den Markt gebracht. Es löste die Opiumtinkturen und die auf alkoholischer Basis beruhenden Schlaftrunke weitgehend ab. Die Barbiturat-Geschichte samt der hohen Missbrauchsraten und Abhängigkeiten endet abrupt mit der weltweiten Einführung der Benzodiazepine ab 1961. Als Schlafmittel werden die Benzodiazepine wiederum seit den 1990er Jahren kontinuierlich zurückgedrängt durch die neuen Z-Hypnotika Zolpidem, Zopiclon und Zaleplon, die als Benzodiazepinrezeptor-Agonisten keine Benzodiazepine sind, aber wie diese den GABA-A-Rezeptor aktivieren. Das Abhängigkeitsrisiko ist damit deutlich vermindert. Auch ist der rezeptfreie Gebrauch der Antihistaminika deutlich rückläufig. Die direkten GABA-Agonisten und Melatonin-Rezeptor-Agonisten verändern zunehmend den Schlafmittelmarkt (u.a. [5]).

Einen sehr viel anderen Weg ging Siegmund Freud (☞ Abb. 1.2). Nachdem ihm bei der Beschäftigung mit der Hysterie auch Charcot in Paris den Weg zum "Hysteriestoff" nicht zeigen konnte, begann er mittels der Hypnose Struktur und Inhalte der Träume systematischer zu erfassen. Sein Zentralwerk "Die Traumdeutung" (1900) begründet die psychoanalytische Lehre. Die Vertreibung der jüdischen Psychoanalytiker aus Europa durch die Nationalsozialisten führte zu einer sehr starken Beeinflussung der nordamerikanischen Psychiatrie durch psychoanalytische Krankheitskonzepte. Zwischen 1950 und 1975 analysierten Medizinstudenten in den Propädeutika der Psychiatrie wechselseitig intensiv ihre Träume, heute ist das aus den Curricula wieder weitgehend verschwunden [6].

Die eigentliche wissenschaftliche, psychobiologische Auseinandersetzung mit dem Schlaf beginnt mit der Entwicklung des Elektroencephalogramms durch den Psychiater und Neurologen Hans Berger in Jena [7]. Erstmals können von der Aufmerksamkeit des Beobachters unabhängige psychophysiologische Messwerte des EEGs abgeleitet und mit den Phänomenen des Schlafes korreliert werden, z.B. über Weckexperimente die Schlaftiefe in den physiologisch unterscheidbaren Schlafstadien. Loomis macht 1937 eine erste Einteilung der Stadien, die sich in der französischen Schlafmedizin sehr lange hielt [8]. Der Zweite Weltkrieg unterbricht aber auch diese Arbeit, Loomis und seine Gruppe entwickeln dann Radarprogramme für die US-Airforce [6]. Der Doktorand Aserinsky und sein Lehrer Kleitman [9] entdecken 1953 den REM-Schlaf, der als Traumschlaf und aktiver Schlaf die jahrtausendalte Überzeugung zurechtrückt, dass der Schlaf ausschließlich durch Abschaltung der Aktivitäten der Erholung dient. Symonds beschreibt 1953 das Auftreten von periodischen Beinbewegungen bei "Restless-Legs-Syndrom-Patienten". 1965 leitet die französische EEG-Schule um Gastaut, Tassinari und Durand [10] gleichzeitig mit der deutschen Gruppe um Jung und Kuhlo [11] erstmals polysomnographisch das Schlafapnoe-Syndrom bei Pickwick-Patienten ab.

Die als Erkrankung schon lange definierte Narkolepsie wird 1963 durch Rechtschaffen, Wolpert, Dement et al. psychophysiologisch charakterisiert, der Sleep-Onset-REM als ein wesentliches Charakteristikum der Erkrankung definiert. 1970 beschreibt die italienische Schule um Lugaresi [12] die Wirksamkeit der Tracheostomie beim Obstruktiven Schlafapnoesyndrom, 1972 veranstalten Gastaut und Lugaresi in Bologna einen Kongress über Hyposomnie und periodische Atmung. 1981 entwickelt Sullivan mit Mitarbeitern [13] die *"Continuous Positive Airway Pressure" (CPAP)-Therapie bei den Apnoe-Syndromen, im selben Jahr erfolgt die erste Uvula-Palato-Pharyngo-Plastik* (UPPP) durch Fujita et al. [14] begründet Apkinar [15] die Therapie der RLS-Syndrome mit Dopamin und Dopamin-Agonisten, was das Krankheitsbild und die Therapierbarkeit in das Bewusstsein der Ärzteschaft rückt und vielen Patienten bei der bis dato weitgehend unbekannten und unzutreffend oder nicht ausreichend diagnostizierten Erkrankung wesentliche Erleichterung bringt. Sowohl Grundlagenforschung wie auch anwendungsorientiertes Forschen erweitern unser Wissen, was heute zur breiten Akzeptanz schlafwissenschaftlicher Methoden in der Bevölkerung, bei der Ärzteschaft und bei den Kostenträgern führt.

1.2. Internationale Entwicklung

Die Schlafforschung und Schlafmedizin ist international. Es zeichnet sich in der schulmedizinisch-westlich orientierten Medizin weltweit keine Spaltung ab, kein völlig anderer Weg, der die Erkenntnisse der naturwissenschaftlich-psychophysiologisch und psychotherapeutisch orientierten Medizin grundsätzlich verlassen würde. Es ist auch kein rechter Grund erkennbar, da in den Grundbedürfnissen des Menschen, zu denen der Schlaf sicherlich gehört, weder religiöse, staatsphilosophische noch gesellschaftspolitische Einflussfaktoren eine fundamentale Rolle zu spielen scheinen. Es gibt allerdings gar nicht so viele vergleichende Untersuchungen, die den Einfluss abgrenzbarer Kulturen auf die Lebensgewohnheiten der unterschiedlichen Gesellschaften darstellen. Einige Fundstücke seien kurz angeführt:

Eine Umfrage durch die "*Occupational Safety and Health Administration* OSHA" der USA in den OECD-Staaten von 2008 ermittelte die Zeit, die in den Mitgliedsländern durchschnittlich am Tag für Essen und Trinken aufgewendet wird. Deutschland liegt wie Italien mit 105 Minuten im Mittelfeld. Die nordamerikanischen Staaten und Mexiko mit etwas mehr als einer Stunde deutlich darunter, die in ihrer Wertschätzung des Essens besonders bewunderten Franzosen mit 125 Minuten deutlich darüber. Dass die Türken sich noch mehr Zeit dafür nehmen, sollte in die kulturelle Wertschätzung eingehen.

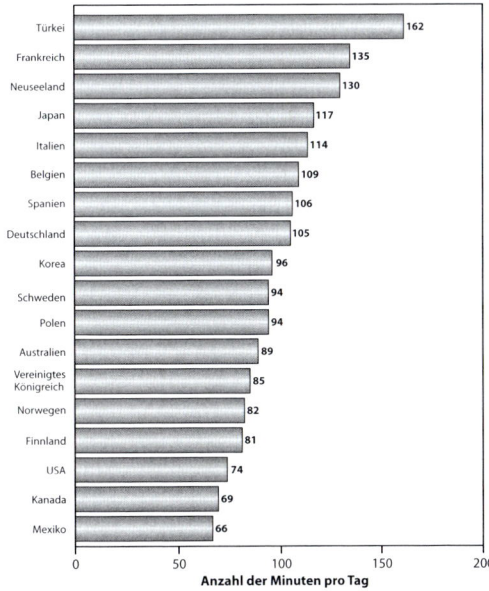

Abb. 1.3: Durchschnittliche tägliche Essenszeit in den OECD-Staaten. OECD: Statista 2010 [16].

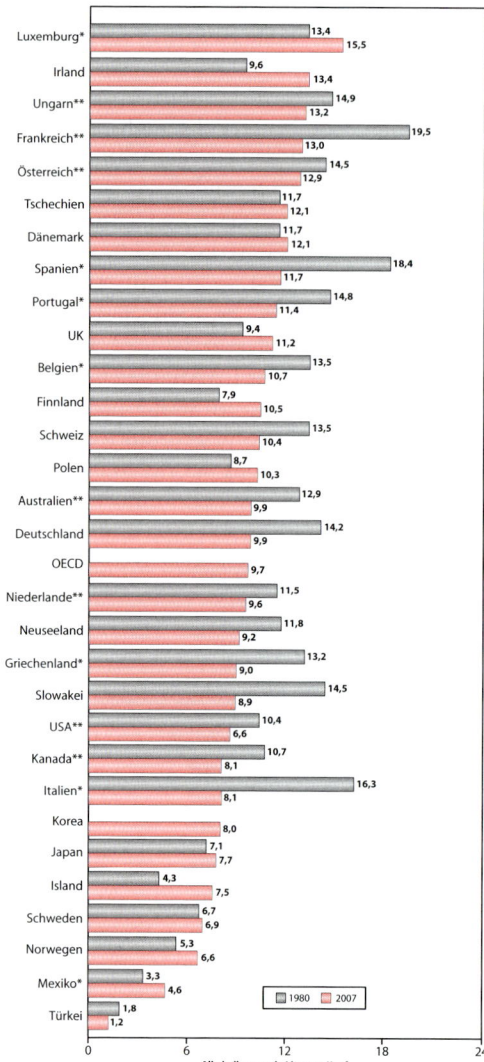

Abb. 1.4: Alkoholverbrauch in Litern/Kopf in den OECD-Staaten 1980 und 2007. OECD: Statista 2010 [16].

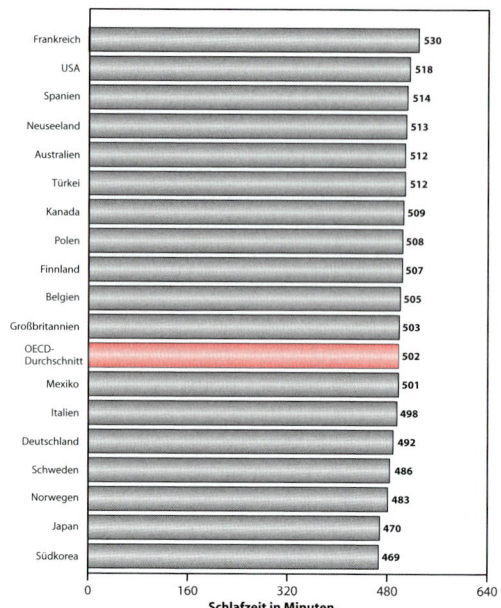

Abb. 1.5: Tägliche Schlafzeit in Minuten in den OECD-Ländern 2006. OECD: Statista 2010 [16].

Dieselbe OECD-Studie hat die Veränderungen des Alkoholverbrauches in Litern pro Kopf der Bevölkerungen in den Jahren 1980 und 2007 verglichen (☞ Abb. 1.4). Deutschland liegt 2007 ganz nah am OECD-Durchschnitt, hat allerdings den Verbrauch genauso wie Italien, Frankreich, Spanien, Portugal und die Schweiz erheblich zurückgefahren. Den Zusammenhang mit der Kultur kann man leicht dadurch ermessen, dass in der Türkei, einer muslimischen Gesellschaft, weitaus weniger getrunken wird. Allerdings fehlen hier vergleichende Angaben aus Osteuropa, z.B. aus Russland, wo Alkohol ein deutlich höheres gesellschaftliches Problem zu sein scheint.

Aber auch im Schlaf gibt es offensichtlich sehr unterschiedliche Gewohnheiten (☞ Abb. 1.5). Die Franzosen schlafen in dieser Umfrage mit 8 Stunden 45 Minuten eine halbe Stunde mehr als die Deutschen, Japaner und Koreaner mit 7 Stunden 45 Minuten wiederum eine halbe Stunde weniger. Dies sind gefühlte, subjektive Angaben. Für Deutschland sind die in vielen Studien objektiv gemessenen Zeiten bei durchschnittlich 7 Stunden 15 Minuten. Ein kultureller Einfluss auf die Schlafdauer ist denkbar, ein systematischer Einfluss, der die Tag/Nacht-Steuerung unseres Schlafes in Frage stellen würde, ist nicht zu erkennen. Insofern ist es sicherlich auch hinsichtlich des Schlafes sehr unwahrscheinlich, dass der Mensch abhängig von der Gesellschaftsform, von der philosophisch-religiösen Gemeinschaftsüberzeugung, der Hautfarbe oder der Genetik unterschiedliche Schlafphysiologien hätte. Somit kann man die Ergebnisse von Umfragen in einer kulturellen Gruppierung, z.B. in Deutschland, mit gebührender Vorsicht als für die gesamte menschliche Spezies geltend annehmen.

ten, wissenschaftlich schwer zu fassenden Überzeugungen nicht lassen kann, zeigt eine Allensbach-Umfrage von 2000. Fast die Hälfte der Befragten (45 %) meint, dass der Mond einen Einfluss auf den Schlaf habe. Die wunderbare Eichendorffsche "Mondnacht" in Schumanns wunderbarer Vertonung (Nr. V im Liederkreis Op. 39) im Ohr möchte man gerne zustimmen. Dieser erlebbare nächtliche Zauber funktioniert allerdings nur, wenn der Vollmond auch sichtbar, also nicht wolkenverborgen ist. Die angeführte "lunatische" Überzeugung sollte also erst dann abschließend in die Kategorie magisches Denken verbannt werden, wenn die Wissenschaft wirklich den ausschließenden Beweis angetreten hat.

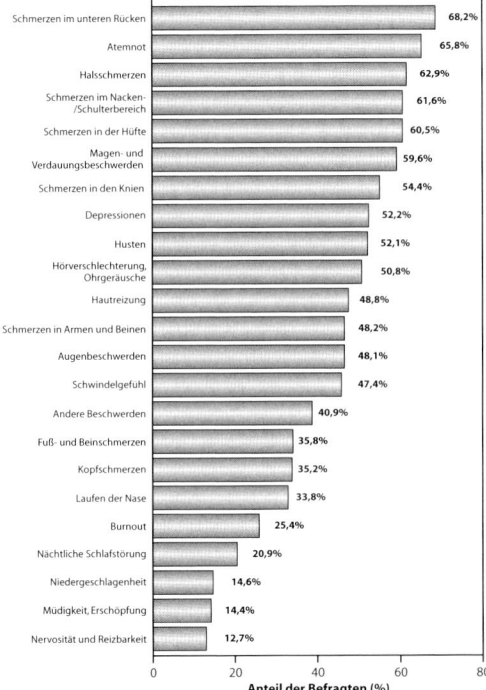

Abb. 1.6: Gesundheitliche Beschwerden bei Vollzeitbeschäftigten in Deutschland 2007, 14937 Befragte. OECD: Statista 2010 [16].

Abb. 1.6 zeigt, dass etwa 21 % der Deutschen in einem Jahr Schlafstörungen beklagen. Dieses ist allerdings deutlich weniger als Rückenschmerzen (68 %), auch Kopfschmerzen (37 %). Bezüglich der Depressionen erscheint die Zahl mit 55 % hoch, ist aber eher durch die Art der Befragung bedingt, die offenkundig deprimierendes Erleben einschließt. Die Jahresprävalenz für psychiatrisch definierte Depressionen liegt in der deutschen Bevölkerung in den letzten Jahren ziemlich stabil bei 25 %. Dass die deutsche Bevölkerung von tradier-

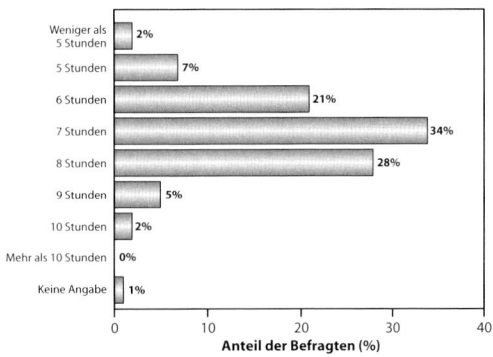

Abb. 1.7: Subjektive Schlafdauer werktags bei Erwachsenen in Deutschland, ab 18 Jahre, TNS Infratest Sozialforschung. OECD: Statista 2010 [16].

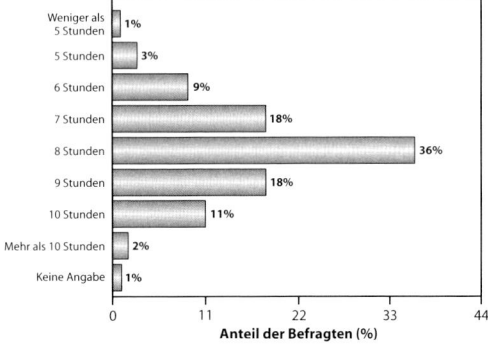

Abb. 1.8: Subjektive Schlafdauer am Wochenende bei Erwachsenen in Deutschland, ab 18 Jahre, TNS Infratest Sozialforschung. OECD: Statista 2010 [16].

Dass die Arbeitsbelastung einen deutlichen Einfluss auf die subjektive Schlafmenge hat, ist aus den Abb. 1.7 und 1.8 zu sehen. An Werktagen schlafen die Deutschen in einer Gaußschen Normalverteilung durchschnittlich etwas mehr als 7 Stunden, an den Wochenenden wiederum in einer ebenmäßigen Verteilungsglocke um 8 Stunden. Zustimmend zu interpretieren und die Belastung Schlafstörung unterstreichend ist die Abb. 1.9, in der die Zufriedenheit mit dem Schlaf wohl für den Großteil der Bevölkerung bei gut bis sehr gut zu sehen ist, ein nicht unerheblicher Teil von ca. 20 % seinen Schlaf aber als nicht ausreichend, nicht ausreichend erholsam oder schwer beeinträchtigt erlebt.

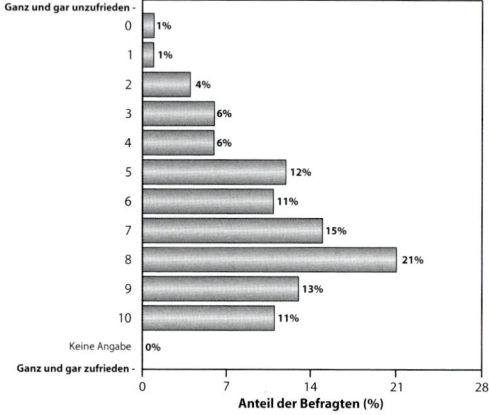

Abb. 1.9: Zufriedenheit mit dem eigenen Schlaf, Deutschland, ab 18 Jahre, TNS Infratest Sozialforschung. OECD: Statista 2010 [15].

Mit der wissenschaftlichen Erfassung des Schlafes etablieren sich in vielen Ländern wissenschaftliche und berufsständische Organisationen. International sehr bedeutsam ist die "*American Academy of Sleep Medicine AASM*" [17], die sich Anfang der 1970er Jahre formierte. Sie gab sich Regeln bezüglich der Mitgliedschaft, der Qualitätsansprüche und der Weiterbildung. 1977 akkreditierte sie das erste Labor nach einem sehr strengen Prüfverfahren, 2010 sind mehr als 2000 Schlaflabore in den USA von der AASM anerkannt. "Sleepcenters" verlangen eine ärztlich somnologische Leitung, die alle 88 Schlafstörungen diagnostizieren und auch therapieren kann. "Sleeplaboratories" beschränken sich unter pneumonologischer Leitung auf die schlafbezogenen Atmungsstörungen. Wie in allen anderen internationalen und nationalen Gesellschaften ist in der AASM die Multidisziplinarität der Mitglieder gegeben, wobei in den letzten Jahren ein Überhang der Pneumologen über die Neurologen und Psychiater, HNO-Ärzte, Psychologen, Zahnmediziner etc. zu sehen ist.

International ist der Einfluss der AASM durch die Herausgabe der "*International Classification of Sleepdisorders* ICSD" (1990) und der revidierten Form (1997) sehr groß. Die in diesem Werk niedergelegte Systematik der 88 definierten Schlafstörungen wurde praktisch überall übernommen. War die Klassifikation dieser revidierten Erstausgabe noch auf der ICD-9/DSM-IV-Einteilung gegründet, hat die zweite Auflage ICSD-2 (2005) eine vollständige Neuordnung der Schlafstörungen mit sich gebracht, die mit der vorherigen Ordnung nicht vereinbar ist. Unbefriedigend bleibt nach wie vor, dass bisher keine eindeutige Einteilung, z.B. nach ICD-10/11 oder DSM-V erfolgt ist. Wenn auch wissenschaftliche Gründe für die Neuordnung sprechen, wird die derzeitige Situation allgemein als unbefriedigend angesehen [5].

In 1971 fand unter großer Beteiligung der europäischen Schlafwissenschaftler in Würzburg ein Kongress über die Natur des Schlafes statt, den federführend Jovanovic organisierte. Hier wurde die Gründung der "*European Sleep Research Society* ESRS" beschlossen. Das Gründungskomitee bestand aus Koella (CH), Jovanovic (D), Baust (D), Gottesmann (F) Oswald (GB) und Popoviciu (RO), was die intendierte Breite der Europäischen Schlafwissenschaft dokumentiert. Zweijährlich finden seither Kongresse statt, die Mitgliedschaft in der ESRS liegt bei 2000 Mitgliedern, wobei die deutsche Beteiligung erheblich ist.

1.3. Nationale Entwicklung

In Deutschland selbst organisierte sich die Schlafmedizin 1987 aus den universitär angesiedelten Schlaflaboratorien im "*Arbeitskreis Klinischer Schlafforschungszentren* AKS". Man traf sich halbjährlich an unterschiedlichen Orten. 1992 wurde beschlossen, die Gesellschaft in "*Deutsche Gesellschaft für Schlafforschung und Schlafmedizin* DGSM" umzubenennen. Der Gründungskongress fand in Klingenmünster statt. Die Zahl der zunächst etwa 150 AKS-Mitglieder wuchs bis 2010 auf über 2300 an, was die Bedeutung und das wissenschaftliche Gewicht der Gesellschaft betont.

Multidisziplinarität, Verbesserung und Sicherung der Strukturqualität durch Akkreditierungs-Druck seit 1992, die Einführung der Prozessqualität durch den abzuprüfenden Somnologen kennzeichnen die wissenschaftlichen Bemühungen. 2003 wurde auf dem Ärztetag der Zusatztitel "Arzt für Schlafmedizin" beschlossen. Abb. 1.10 zeigt die wachsende Zahl der akkreditierten Schlaflaboratorien, derzeit sind es 322. Dazu kommt etwa die gleiche Anzahl nicht akkreditierter Laboratorien, meist im Bereich der ambulant tätigen Ärzteschaft. Deren Arbeit wie auch die der stationären Einrichtungen wird allerdings in den unterschiedlichen Bundesländern durch sehr unterschiedliche Vorschriften und Erstattungsmodelle sehr unterschiedlich erleichtert bzw. erschwert. Derzeit sind – wie übrigens auch in den USA – erhebliche Veränderungen bei den Abrechnungsmöglichkeiten vorgesehen, was von vielen als Bedrohung der Versorgung der Bevölkerung aufgefasst wird.

1.4. Lokale Entwicklung

In Klingenmünster wurde die erste Ableitung im Schlaflabor am 22.12.1988 durch R. Steinberg, H.-G. Weeß, J. Meyer und Sonja Feierstein durchgeführt. Steinberg war im Herbst 1987 von der Psychiatrischen Universitätsklinik in München als Ärztlicher Direktor nach Klingenmünster berufen worden. Er brachte die Schlafmedizin nach Klingenmünster mit, die in München durch Rüther gegründet und von ihm dann in Göttingen seit 1987 intensiv weiterverfolgt worden war. Zunächst wurde am Pfalzklinikum in zwei Betten abgeleitet, die organisatorisch an eine Station angegliedert waren. Der erhebliche Versorgungsdruck, der zu Wartezeiten bis über einem Jahr führte, ließ die Klinikverantwortlichen dann 1994 zunächst auf 4 Betten erweitern. 2001 wurde eine selbstständige schlafmedizinische Abteilung mit 12 Betten eröffnet. Die Fallzahlen stiegen demgemäß an, die Wartezeiten verringerten sich allerdings auch nicht sehr bedeutend auf vier bis sechs Monate. Durch Einstellung zweier Internistinnen konnte die schlafmedizinische Kompetenz ausgeweitet werden, der grundlegende Charakter des "Multidisziplinären Schlafzentrums" ist allerdings unverändert der eines psychiatrisch-neurologischen Labors geblieben, in dem vor allem auch Insomnien und Parasomnien diagnostiziert und behandelt werden. Nichtsdestoweniger ist die Behandlung der schlafbezogenen Atmungsstörungen eine wesentliche Versorgungsaufgabe in der Region, die sich in enger Zusammenarbeit mit Selbsthilfegruppen und 2010 in der Erweiterung um ein Atemzentrum manifestiert. Die diagnostische Trennschärfe, die sich in den ICD-10-Zahlen nur

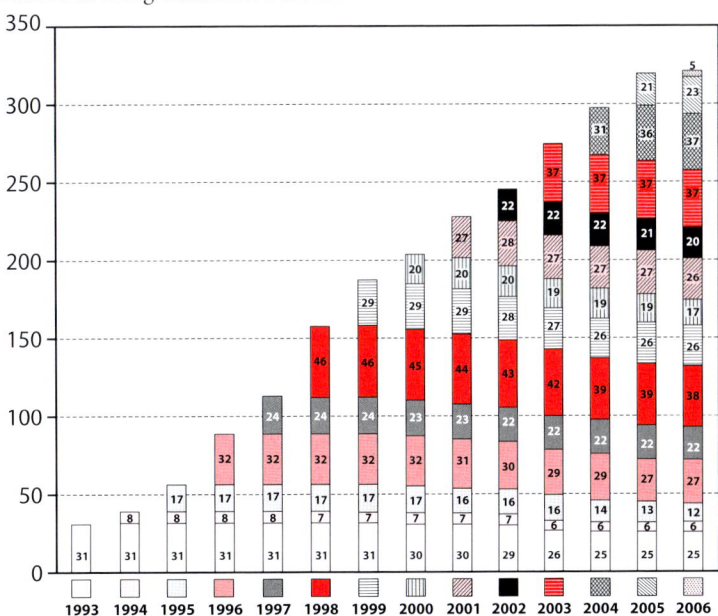

Abb. 1.10: Zunahme der akkreditierten Schlaflaboratorien in Deutschland zwischen 1993 und 2006, n=321.

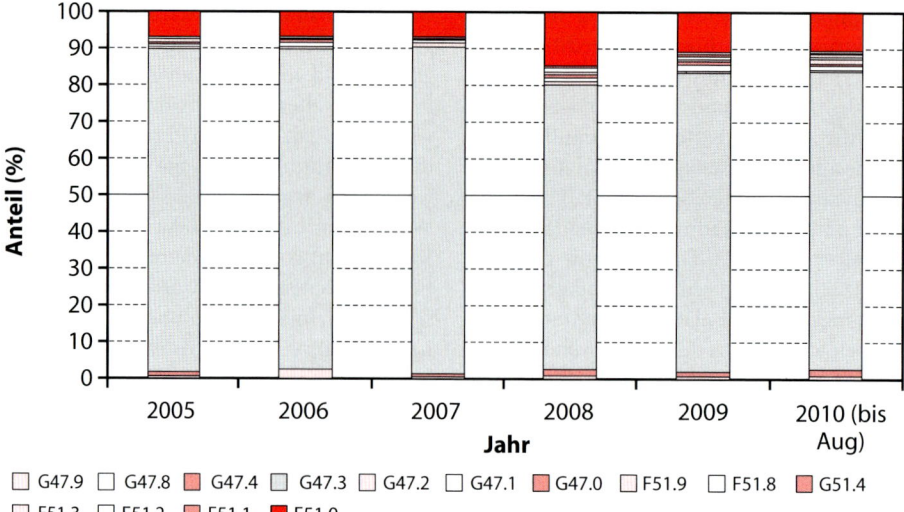

Abb. 1.11: ICD-10-Diagnosen in Prozent der Fallzahlen stationärer (ca.1000) und ambulanter (ca.600) Patienten.

ungenügend darstellt, ist durch die ICSD-Diagnostik sehr viel höher geworden. Wie in der Abb. 1.11 zu sehen ist, wird der Anteil der klar als insomnische Störung zu bezeichnenden Fälle in den letzten Jahren größer. Hier wird ein Schwerpunkt der Arbeit gesehen, der auch in der psychosomatischen Abteilung des Hauses mit Insomniegruppen und entsprechenden Behandlungskonzepten zur Therapie stationärer psychiatrischer Patienten beiträgt. Von Klingenmünster ausgehend wurde ein "Arbeitskreis klinischer Schlaflabore in Rheinland-Pfalz" gegründet, der in berufs- und gesellschaftspolitischen Fragen gehört wird. Steinberg und Weeß waren und sind von Anfang an in den Fachgremien und dem Vorstand der DGSM vertreten.

1.5. Hypnotika

Eine wesentliche Aufgabe der Schlafmedizin ist ihr Einfluss auf eine sinnvolle Verwendung von Hypnotika, was schlagwortartig immer noch sehr häufig "Absetzen" heißt. Die Einführung der *Benzodia-*

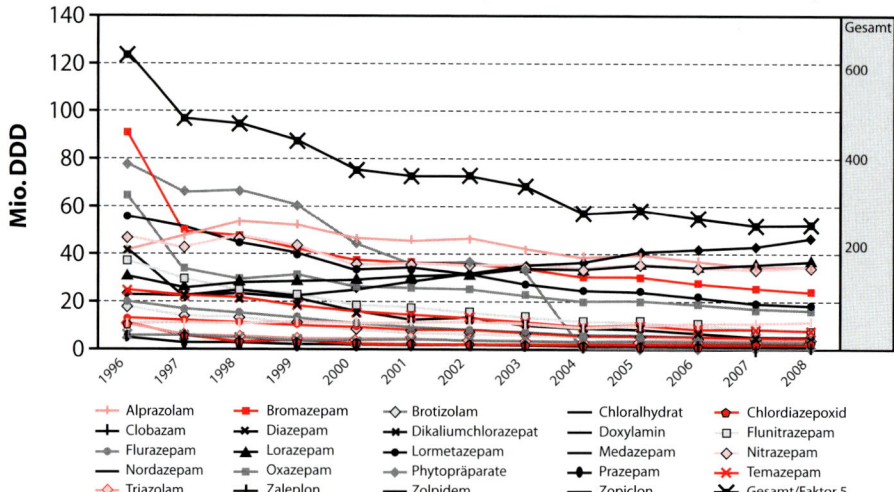

Abb. 1.12: Jährliche Benzodiazepin (BZD-RA)-Rezepte für GKV-Versicherte in Deutschland in Millionen DDD. Die linke Ordinate gilt für die Einzelderivate, die rechte für die Summenkurve. Insgesamt vermindern sich seit 1996 die Verordnungen um den Faktor 0,4 (für die Überlassung der Zahlen sei Prof. Dr. J. Fritze herzlich gedankt).

1.5. Hypnotika

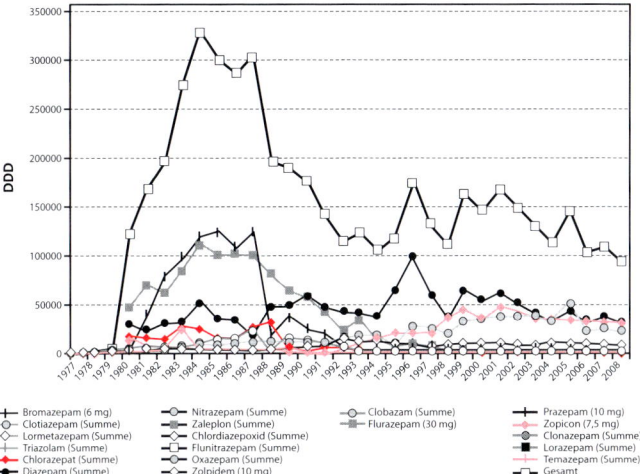

Abb. 1.13: Jährliche Verordnungen von BZD bei stationären Patienten im Pfalzklinikum in DDD. Summengipfel in den Jahren 1982-1987 durch Triazolam, Flunitrazepam und Diazepam.

zepine (BZD) 1961 befreite die Medizin, vor allem die Psychiatrie und die Suchtmedizin von den zum Teil deletären Entwicklungen der Abhängigkeiten und Intoxikationen durch Barbiturate. Hinsichtlich der Wirksamkeit auf Schlaf und Angstsymptome sowie hinsichtlich der sehr geringen Toxizität sind BZD als wesentlich sicherer anzusehen. Die Frage der Abhängigkeitsentwicklung war damit allerdings nicht gelöst [5]. Klingenmünster ließ sich seit 1987 in der Diskussion über die Verwendung von BZD-Derivaten sehr deutlich vernehmen [18-21] und hat zusammen mit der DGSM auch dazu beigetragen, dass ein vernünftigerer Umgang mit den BZD erreicht wurde, gleichzeitig aber auch verhindert wurde, dass die Gruppe unter die Betäubungsmittelgesetzgebung fällt. Letzteres wäre eine erhebliche Erschwernis in der Anwendung dieser sehr wirksamen Arzneimittel gewesen, hätte vor allem eine Verschlechterung der Therapiemöglichkeiten bedeutet.

In Abb. 1.12 sind die Verordnungen von BZD-Derivaten in den *gesetzlichen Krankenversicherungen* (GKV) seit 1996 aufgeführt. Die Maßeinheit ist nicht der geldwerte Umsatz, sondern die "*Defined Daily Dose DDD*", die den jährlich verordneten Mengen entspricht und die Medikationen untereinander vergleichbar macht. Bis auf die zunehmende Verordnung von Zopiclon ist bei allen hypnotischen oder sedierenden *BZD-Rezeptor-Agonisten* (BZD-RA) ein Rückgang zu sehen, der sich auch im Summenwert aller BZD-RA-Medikationen zeigt. Gegenüber den Verordnungen in den 80er und frühen 90er Jahren (nicht dargestellt) betragen die ärztlichen Verordnungen in 2010 weniger als ein Viertel. Diazepam und Lorazepam wurden mit aufgeführt, obwohl sie in beträchtlichem Umfang zur Tagessedierung und Anxiolyse verordnet werden. Häufig wird aber die Hauptdosis am Abend als Hypnotikum eingesetzt.

In Abb. 1.13 ist die Verschreibung der BZD-RA in Klingenmünster seit 1977 aufgezeigt. Da die Apotheke des Pfalzklinikums ausschließlich eigene stationäre Patienten versorgt und nur knapp bevorratet wird, geben die DDDs den tatsächlichen Jahresverbrauch im stationären Bereich wieder. Durch die Regionalisierung des Pfalzklinikums seit 1994 kam es zwar zu einer Verteilung auch von Klingenmünsterer Betten über die Versorgungsregion, die Pharmaka-Belieferung durch die Klinikapotheke blieb allerdings erhalten. Insofern ist die Betten-Bezugszahl nur wenig verändert. Es ist deutlich zu sehen, dass die 1980 auf den Markt kommenden BZD-Hypnotika Flunitrazepam und Triazolam in Klingenmünster sehr rasch eine sehr umfangreiche Verwendung fanden. Mit um die 300.000 verordneten BZD-DDDs in den Jahren 1983-1987 wird ein erheblicher Gipfel erreicht. Bei zu dieser Zeit 1150 Betten im Klinikum entfallen rechnerisch auf jedes Bett im Jahr ca. 260 Verordnungen, pro Tag 0,7 DDD, was objektiv als hoch anzusehen ist. 1988 beginnt unter gewechselter ärztlicher Direktion eine deutliche Rückführung. Die BZD-Diskussion der ersten Hälfte der 90er Jahre führte zu einer Abnahme auf ca. 100.000 DDD. Dann bewirkte aber

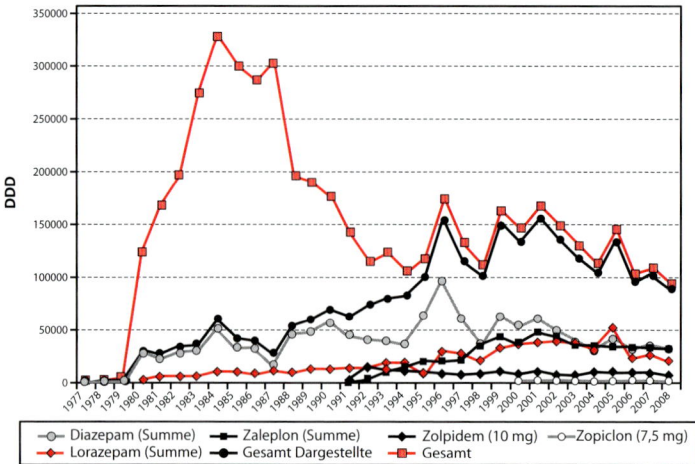

Abb. 1.14: Jährliche Verordnungen von Diazepam, Lorazepam und den 3 Z-Hypnotika in Klingenmünster. Es sind als Summenkurve der Gesamtverbrauch aus Abb. 1.13 und die der 5 aufgeführten Medikamente dargestellt.

der in Klingenmünster bei der Psychosenbehandlung erfolgte Wechsel von den sedierenden Neuroleptika hin zur Sedierung mit BZD noch einmal einen Anstieg [22]. Die Verordnung von Diazepam wird ab 1996 durch den zunehmenden Einsatz von Lorazepam vermindert. Diazepam und Lorazepam sind heute die einzigen BZD-Derivate, die in vergleichbaren Institutionen in der Bundesrepublik Deutschland als Sedativa und Anxiolytika verwendet werden [23]. Insgesamt sinkt bis 2008 die Verordnung von BZD-RA auf unter 100.000 DDD, also auf unter ein Drittel. Die BZD-Hypnotika Triazolam und Flunitrazepam werden nicht mehr verwendet.

Abb. 1.14 zeigt als Teilmenge der Abb. 1.13 die Verordnungsentwicklung von Diazepam, Lorazepam und den Z-Hypnotika in Klingenmünster. Ab 1999 erreicht Zopiclon die Verordnungsgröße von Diazepam und Lorazepam. Die dargestellten 5 Substanzen bestimmen seit 1995 praktisch den Jahresumsatz, wie an deren Summenkurve im Vergleich zur Gesamtsumme der BZD-RA nachvollzogen werden kann, die praktisch identisch sind.

BZD-RA werden seit 1987 in Klingenmünster vor allem zu Beginn der stationären Behandlungen eingesetzt und nach eingetretener Besserung rasch herunter dosiert. Seit langem gilt, dass stationäre Patienten grundsätzlich ohne BZD-RA entlassen werden. Ein breiter Einsatz von sekundären Hypnotika, fast ausschließlich Antidepressiva, hat mit zur Abnahme von BZD-RA geführt [5]. Der Vergleich mit den GKV Daten aus der Bundesrepublik zeigt, dass Klingenmünster im gleichen Trend liegt oder umgekehrt, dass die Klingenmünsterer Pharmakopolitik offenkundig von vielen als richtig angesehen und geteilt wird.

Literatur

1. Kuhn R (1988) Geschichte der medikamentösen Depressionsbehandlung. Vom Opium zum Imipramin und seinen Derivaten. In. Linde OK (Hgbr.)Pharmakopsychiatrie im Wandel der Zeit. Klingenmünster: Tilia: 10-27

2. Steinberg R (2011) 150 Jahre psychiatrische Versorgung in Klingenmünster. In: Steinberg R, Pritzel M (Hgbr) 150 Jahre Pfalzklinikum. In Vorbereitung

3. Strauss R/ Hofmannsthal H v (1908) "Elektra". Klavierauszug (1943 Boosey & Hawkes). Berlin: Adolph Fürstner: Ziffer 178-212

4. Bellini V/Scribe AE (1831) "La Sonnambula". Mailand: Ricordi

5. Steinberg R, Weeß HG, Landwehr R (2000/2010) Schlafmedizin - Grundlagen und Praxis, 2. Auflage 2010. Bremen: UNI-MED: Vorwort

6. Dement WC (2005) History of Sleep Physiology and Medicine. In: Kryger MH: Principles and practice of sleep medicine. Westchester IL: American Academy of Sleep Medicine: 1-12

7. Berger H (1930) Über das Elektroenzephalogramm des Menschen. J Psychol Neurol 40:160-179

8. Loomis AL. Harvey EN, Hobart GA (1937) Cerebral states during sleep, as studied by human brain potentials. J Exper Psychol 21: 127-144

9. Aserinsky E, Kleitman N (1953) Regularly occuring periods of eye motility, and concomitant phenomena, during sleep. Science 118:273-274

10. Gastaut H, Tassinari C, Duron B (1965) Etude polygrapique des manifestations episodiques (hypniques et respiratoires) du syndrome de Pickwick. Rev Neurol 112: 568-579

11. Jung R, Kuhlo W (1965) Neurophysiological studies of abnormal night sleep and the pickwickian syndrome. Progr Brain Res 18: 140-159

12. Lugaresi E, Coccagna G, Mantovani M et al. (1970) Effects de la trachéotomie dans des hypersomnies avec respiration periodique. Rev Neurol 123: 267-268

13. Sullivan CE, Issa FG, Berthon-Jones M et al. (1981) Reversal of obstructive sleep apnea by continuous positive airway pressure applied through the nares. Lancet 18: 862-865

14. Fujita S, Conway W, Zorick F et al. (1981) Surgical correction of anatomic abnormalities in obstructive sleep apnea syndrome: Uvulopalatopharyngoplasty. Otolaryngol Head Necl Surg 89: 923-934

15. Apkinar S (1987) Restless legs syndrome treatment with dopaminergic drugs. Clin Neuropharmacol 10:69-79

16. Statista 12/2008: Umfage in Deutschland (n=14937) durch OSHA Occupational Safety and Health Administration, USA. info@statista.com

17. American Academy of Sleep Medicine (2005) ICSD-2, International Classification of Sleep Disorders. Westchester Il

18. Steinberg R (1988) Benzodiazepin-Abhängigkeit. Psycho 10:727-728

19. Soyka M, Steinberg R, Vollmer M (1988) Entzugsphänomene bei schrittweisem Benzodiazepinentzug. Nervenarzt 59: 744-748

20. Noelle-Neumann E, Köcher R (2002) Allensbacher Jahrbuch der Demoskopie 1998-2002, Band 11. München: KG Saur/Allensbach, Bonn: Verlag für Demoskopie, Seite 41

21. Steinberg R, Weeß HG (1992) Benzodiazepine - Pro und Kontra. Fortschr Neurol Psychiat 60, Sonderheft 2:213

22. Zschernitz-Glöckner C, Steinberg R (2011) Die pharmakologische Behandlung Schizophrener im Pfalzklinikum in den Jahren 1985, 1989, 1993 und 1997. In: Steinberg R, Pritzel M (Hgbr) 150 Jahre Pfalzklinikum. In Vorbereitung

23. Steinberg R, Günther W, Laux G et al (2008) Verordnungsgewohnheiten von Psychopharmaka an deutschen psychiatrischen Krankenhäusern. Ergebnisse eine Befragung der Bundesdirektorenkonferenz. Teil II: Tranquilizer und Hypnotika. Psychopharmakotherapie 15:209-216

2. Schlaf in unserer Leistungsgesellschaft – Notwendigkeit oder Zeitverschwendung?

Der Schlaf besitzt in unserer heutigen Leistungsgesellschaft kein hohes Ansehen mehr. Schlaf ist vergeudete Zeit und "*Time is money*". Aber der Schlaf ist eine unabdingbare Grundvoraussetzung für Leistung. Nur "ausgeschlafene" Zeitgenossen können den Anforderungen unserer Leistungsgesellschaft gerecht werden.

2.1. Leben heißt Rhythmus

Mit biologischen Rhythmen befasst sich das Forschungsgebiet der Chronobiologie. Sie untersucht die Grundlagen und Beeinflussbarkeit dieser Periodik, um mit den Ergebnissen Aussagen über Abweichungen und Störungen dieser Rhythmen sowie deren Behandlung machen zu können. Im Gegensatz zur Chronobiologie ist die sogenannte "Biorhythmik" völlig unwissenschaftlich.

Der Mensch ist, wie alle Lebewesen, eingebunden in die belebte Natur und somit den periodischen Veränderungen, vor allem durch den Tag-Nacht Wechsel ausgesetzt. An periodischen Veränderungen in der Umwelt sind neben den tagesperiodischen Änderungen, der Gezeitenwechsel, der Mondwechsel und der Jahreswechsel bekannt. Während Gezeitenwechsel und lunarsynchrone Rhythmen vor allem für marine Lebewesen von Bedeutung sind, betreffen den Menschen stärker die tagesperiodischen und jahresperiodischen Periodizitäten. Der 24-Stunden-Tag, der durch die Erdrotation vorgegeben ist, setzt die Lebewesen ständig rhythmischen Veränderungen aus. Dieser natürliche "Zeitmesser" erlaubt es dem Menschen, Abläufe vorherzusagen und sich zunutze zu machen. Gleichzeitig hat sich der menschliche Organismus diesen regelmäßigen Änderungen der Umwelt angepasst. Diese Einordnung an das äußere Zeitprogramm besteht in der Entwicklung biologischer, dem Organismus innewohnender Zeitprogramme, die den Programmen der Umwelt entsprechen [16].

Die meisten Funktionen aller Lebewesen zeigen eine systematische Veränderung über Tag und Nacht. Ein "Tief" in den Leistungsfunktionen beim Menschen liegt zwischen 3:00 und 4:00 Uhr. Dann ist die Wahrnehmung verzerrt, das Zeitempfinden und die Befindlichkeit verändert und es können körperliche Missempfindungen auftreten. Die Schmerzempfindung ist nachmittags nur ein Drittel so intensiv wie morgens (☞ Abb. 2.1). Medikamente wirken ganz unterschiedlich, je nach Tageszeit der Einnahme. Die Wirksamkeit von Analgetika ist abends deutlich stärker als morgens. In der Tumorbehandlung ist die "maximal tolerable Dosis" viermal so hoch, wenn die Chemotherapie zur richtigen Tageszeit angesetzt wird, mit der Möglichkeit einer deutlich effizienteren Behandlung [6].

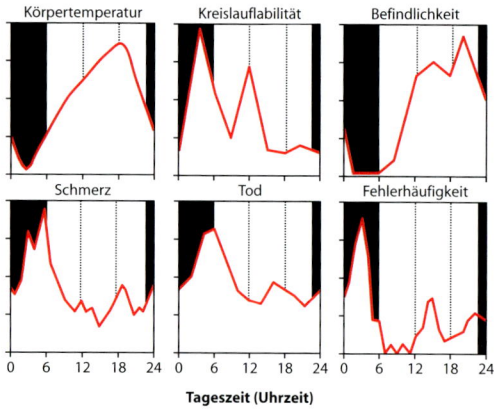

Abb. 2.1: Verlauf verschiedener physiologischer und psychologischer Funktionen sowie der Todeshäufigkeit über den 24-Std.-Tag (Tagesgang). Nach [2, 3, 4, 7, 10].

Ein Leistungstief findet sich nicht nur in der Nacht. So zeigt sich zwischen 13:00 und 14:00 am Tage noch ein weiteres, allerdings schwächer ausgeprägtes Tief. Die Leistungshochs liegen zwischen 10:00 und 11:00 vormittags und 16:00 und 17:00 Uhr nachmittags. Der Blutdruck ist morgens und abends hoch, fällt zwischendurch ab. Schlafen und Wachen, psychologische Messgrößen wie subjektive Wachheit und Leistungsfähigkeit sowie physiologische Variablen wie Körpertemperatur und Kreislauflabilität sind neben jahreszeitlichen und tagesperiodischen (zirkadianen) Schwankungen auch durch diese bedeutsamen kürzeren periodische Veränderungen gekennzeichnet. Verursacht werden diese Veränderungen durch biologische Rhythmen, endogene Zeitprogramme des Organismus, welche neben der dominierenden zirkadianen 24-Stunden-Periodik auch noch eine 12-Stunden-Periodik aufweist [16].

2.2. Die Innere Uhr

Das wohl wichtigste Forschungsergebnis der Chronobiologie bestand in der Erkenntnis, dass die vielfältigen biologischen Rhythmen durch innere Uhren erzeugt werden. Grundlage für diese Annahme waren vor allem Isolationsexperimente Anfang der 60er Jahre am Max-Planck-Institut für Verhaltensphysiologie in Andechs bei München. Geleitet wurde diese Studien von einem der Pioniere der Chronobiologie, Jürgen Aschoff [13,16]. Freiwillige Versuchspersonen lebten völlig isoliert von der Umwelt für 4 Wochen in einem unterirdischen Versuchsraum und konnten so völlig unbeeinflusst von außen, ihrem eigenen spontanen "inneren" Schlaf-Wachrhythmus nachgehen. Dabei verliefen Schlafen und Wachen, wie alle gemessenen Funktionen wie Körpertemperatur oder Leistungsfähigkeit weiterhin sehr regelmäßig. Der Rhythmus betrug aber nicht mehr 24 Stunden, wie in unserem Alltag, sondern verlängerte sich auf 25 Stunden. Diese Periodik wird auch zirkadianer Rhythmus genannt (ungefähr ein Tag). Aus diesem Ergebnis wurde postuliert, dass sogenannte "Innere Uhren" unsere Rhythmen steuern. Da aber die innere Uhr von unserem 24-Stunden-Tag abweicht, muss sie mit ihm durch bestimmte, sogenannte "Zeitgeber" synchronisiert werden. Erst Mitte der 80er Jahre stellte sich heraus, dass der wichtigste Zeitgeber das Tageslicht ist. Die Helligkeit des Lichts muss allerdings über 2500 Lux betragen. Blaues Licht scheint hierbei effektiver zu sein. Durch den regelmäßigen täglichen Lichtreiz verläuft unser endogen erzeugter zirkadiane Rhythmus synchron mit unserem Tag-Nacht Wechsel. Weitere Zeitgeber sind auch an der Synchronisation beteiligt, so der Zeitpunkt der Mahlzeiteneinnahme und der Aktivitäten.

Der Schlaf

Der Schlaf ist ein hochaktiver Zustand bei äußerlicher Ruhe, aber mit veränderter Bewusstseins- und Aktivitätslage. Er ist kein monotoner Zustand, sondern befindet sich in ständiger systematischer Veränderung. Dem Einschlafen geht ein entspannter Wachzustand voraus. Eine zielgerichtete Motorik fehlt. Auf Umweltreize erfolgt nur eine reduzierte Reaktionsfähigkeit. Der Schlaf kann im Gegensatz zum komatösen Zustand jederzeit durch geeignete Reize unterbrochen oder beendet werden. Der Schlaf ist eingebettet in den oben beschriebenen zirkadianen Rhythmus, der die Nachtzeit als optimalen Schlafzeitpunkt vorgibt. Somit überbrückt der Schlaf einen Zeitraum, der durch Funktionsineffektivität und Labilität der verschiedenen Organsysteme gekennzeichnet ist und der für die Interaktion mit der Umwelt ineffektiv ist.

Der Schlaf selber ist ein hochaktiver, verschiedene Grade von neuronaler Aktivierung durchlaufener Prozess. Der Schlafverlauf wird entsprechend der Registrierung (Polysomnographie) mittels *Elektroenzephalogramm* (EEG), *Elektromyogramm* (EMG) und *Elektrookulogramm* (EOG) in vier Schlafstadien aufgeteilt (☞ Abb. 2.2). Die Schlafstadien N1, N2 und N3 unterscheiden sich im Wesentlichen nur durch ihr EEG-Muster. Das Schlafstadium N3 wird auch als Tiefschlaf oder Deltaschlaf bezeichnet. Der Tiefschlaf ist durch eine schwere Erweckbarkeit gekennzeichnet. Neben diesen Schlafstadien ist noch das Schlafstadium REM (*Rapid Eye Movement*) zu nennen. Das REM-Stadium ist gekennzeichnet durch die schnellen Augenbewegungen und eine völlige Entspannung der Haltemuskulatur, die als Lähmung oder vom Schläfer als Bewegungsunfähigkeit erlebt wird. Die zentralnervöse Aktivität im EEG weist auf einen wachähnlichen Zustand hin. Im Stadium REM findet sich auch eine erhöhte phasische Aktivierung verschiedener Funktionen mit gelegentlich erhöhter Frequenz bei dem Herzschlag und der Atmung [12]. Die Schlafstadien N1-N3 werden auch als NREM-Schlaf (Non-REM-Schlaf) bezeichnet. Der Unterschied zwischen REM-Schlaf und NREM-Schlaf ist so gravierend, dass eine Dreiteilung in REM-Schlaf, NREM-Schlaf und Wachen zutreffender wäre als eine Unterteilung lediglich in Schlafen und Wachen. Der Anteil der Schlafstadien an der Gesamtschlafzeit beträgt bei einem gesunden Schläfer für das Schlafstadium N1 und N2 ca. 55-60 %, Stadium N3 ca. 15-25 % und Stadium REM ca. 20-25 % [12,17].

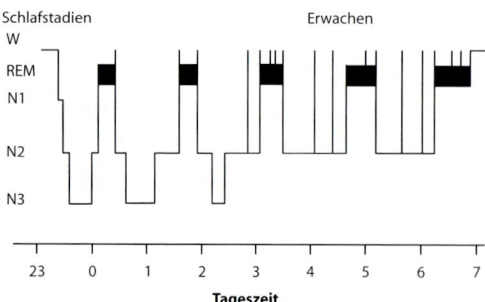

Abb. 2.2: Schlafstadienverlauf (schematisch) während einer Nacht. Schlafstadium N1 und N2 (Leichtschlaf), Stadium N3 (Tiefschlaf) und REM (*Rapid Eye Movement*)-Schlaf. **W**= Wach. Senkrechte Balken symbolisieren kurze Wachphasen.

Der Wechsel der Schlafstadien findet mit einem 90-Minuten-Wechsel statt, der als ultradianer Rhythmus (☞ Abb. 2.2) bezeichnet wird. Nächtliches Erwachen ist häufiger als angenommen, vor allem um die REM-Schlaf-Phasen und in der zweiten Schlafhälfte. Studien zeigten im Mittel über die Nacht 4 Aufwachreaktionen pro Stunde, somit bei 7 Stunden Schlaf 28 kurzfristige Wachepisoden [9]. Die Erinnerung an das Erwachen hängt jedoch von der Dauer der jeweiligen Wachphase ab. Um sich morgens an das nächtliche Erwachen zu erinnern, muss die Wachphase offenbar mindestens 3 Minuten dauern [8]. Nächtliche Wachphasen von weniger als 3 Minuten werden am nächsten Morgen nicht erinnert, im Gegensatz zu längerem Wachliegen.

Die Schlafdauer

Durchschnittlich werden in Deutschland etwa 7 Stunden geschlafen. Und zwar von 23:04 bis 6:18 Uhr, bei einer Einschlafdauer von 15 Minuten [10]. Allerdings kann die Schlafdauer interindividuell sehr unterschiedlich sein. Bei Erwachsenen werden habituelle Schlafdauern über neun Stunden als Langschläfer bezeichnet, bei weniger als 6 Stunden wird von Kurzschläfern gesprochen. Diese Abgrenzung ist allerdings nicht fest definiert und trifft nur zu, wenn sich die Betreffenden mit dieser Schlafdauer als ausgeschlafen bezeichnen. Neuere Studien deuten darauf hin, dass sowohl Kurz- aber auch Langschläfer ein erhöhtes Morbiditäts- und Mortalitätsrisiko zeigen [14].

Die Schlafdauer ist unter anderem altersabhängig. Neugeborenen schlafen 16 Stunden, der ältere Mensch kann seinen Nachtschlaf im Alter auf 5 Stunden oder weniger verkürzen. Der kürzere Nachtschlaf wird dann häufig durch vermehrten Tagschlaf ausgeglichen. Eine Ursache dieser Veränderung könnte in der Abschwächung der zirkadianen Rhythmik beim älteren Menschen liegen.

Die Schlafdauer wird auch durch die Jahreszeit (im Sommer weniger Schlaf als im Winter) und durch das Geschlecht (Männer schlafen kürzer als Frauen) bestimmt. Weiterhin sind genetischen Faktoren in Betracht zu ziehen.

Der Mittagsschlaf

Neben dem nächtlichen Tief in den Leistungsfunktionen findet sich gegen 13:00 bis 14:00 Uhr ein ähnliches, wenn auch schwächer ausgeprägtes Leistungstief. Gleichzeitig ist auch ein verstärktes Schlafbedürfnis zu beobachten. Ein zu dieser Zeit gehaltener Mittagsschlaf ist als Bestandteil unseres biologischen Programms zu sehen. Nicht nur überbrückt er einen Zeitraum, der für Leistungsanforderungen nicht geeignet ist, sondern verbessert auch die Leistungsfähigkeit und Befindlichkeit [16]. Die Schlafdauer sollte zwischen 10 bis maximal 30 Minuten liegen. Patienten mit Einschlafstörungen sollten den Mittagsschlaf möglichst kurz halten.

Störungen des Schlafes

Die Nichtbeachtung der vorgegebenen biologischen Rhythmik führt, wie gestörter Schlaf zu Tagesmüdigkeit, zu Übermüdung. Denn der Mensch läuft als biologisches Wesen keineswegs *non-stop* wie die Maschinen, sondern nach den Vorgaben seiner Inneren Uhr. Ein Ignorieren dieser biologischen Vorgaben hat seinen Preis: Neben subjektiver Müdigkeit wird objektiv weniger geleistet und es werden mehr Fehler gemacht und Unfälle verursacht. Maschinen brauchen keine Pausen, im Gegenteil, Maschinen sollen ausgelastet werden und *non-stop* laufen. Der Mensch aber ist eine schlechte Maschine. Die wissenschaftlichen Ergebnisse, die nachweisen, wie Fehler, Tageszeit und Müdigkeit zusammenhängen, sind nicht neu. Aber sie haben bisher wenig Beachtung gefunden [5].

Was die kleinen Fehler durch Müdigkeit oder menschliches Versagen kosten, wird meist unterschätzt, schließlich sind sie ja nur klein. Den Gedanken, dass ein falscher Handgriff eines übermüdeten Kontrolleurs eine Katastrophe auslösen kann, hält man in der Regel für weltfremd. Leider ist er lebensnäher, als uns lieb sein kann. Die Analyse größerer Katastrophen zeigt, dass bei deren Ursachen die Übermüdung eine unerwartet große Rolle spielt. Der Trend geht jedoch immer mehr dahin, kontinuierliche Leistung zu erwarten und zu erbringen, so dass Menschen immer auch in Zeiten arbeiten, zu denen sie müde sind. Natürlich fordert unser Lebensstil, dass immer Menschen gegen ihre Innere Uhr arbeiten müssen: Krankenhäuser, Polizei und Rettungsdienste, Energiewesen und Transportwesen setzen voraus, dass Millionen Menschen rund um die Uhr verfügbar sind. Trotzdem sollte versucht werden, Schichtarbeit auf das notwendige Minimum zu reduzieren.

Schlafende Menschen können keine Maschinen bedienen und übermüdete Menschen machen Fehler, die fatale Folgen haben können. So wurde die Katastrophe im Atomreaktor in Tschernobyl durch Fehler des Wartungspersonals nach stundenlangem Warten am frühen Morgen ausgelöst. Ebenso geschah das Tankerunglück der "Excon Valdez" nach langwierigen Bunkerarbeiten in der Nacht, durch einen übermüdeten Matrosen. Um 4:00 Uhr morgens verursachte "menschliches Versagen" den gefährlichen Störfall des Atomreaktors *"Three Mile Island"* Harrisburg. Und die Raumfähre *"Challenger"* stürzte ab, weil die Verantwortlichen am frühen Morgen, nach weniger als 2 Std. Schlaf, die falschen Entscheidungen trafen. In der Luftfahrt sind Beinahe-Unfälle verursacht durch Übermüdung der Piloten im Cockpit häufiger, als dies bekannt ist. Studien auch aus Deutschland belegen, dass die Mehrzahl der schweren Verkehrsunfälle auf Autobahnen durch Übermüdung verursacht wird [15].

Die Nichtbeachtung solcher biologischer Gegebenheiten treffen aber nicht nur Einzelschicksale. Die finanziellen Folgen übermüdungsbedingter Unfälle sind allein in Deutschland mit ca. 10 Milliarden Euro Folgekosten pro Jahr einzukalkulieren [16].

Diese Aufzählung belegt eindrucksvoll sowohl die Bedeutung der biologischen Rhythmen, als auch die Notwendigkeit eines gesunden Schlafes. Bei dauerhaften Störungen des Schlafs muss sowohl mit hohen Folgekosten, aber auch mit chronischen Folgeerkrankungen gerechnet werden. Als Beispiel hierfür mag die Schicht- oder Nachtarbeit dienen. Der Anteil der Schichtarbeiter an der Zahl der Beschäftigten beträgt 20 % bei steigender Tendenz. Vor allem bei Nachtschicht ist der Arbeiter gezwungen, zu einer Zeit zu schlafen, in der unsere Umwelt Tag signalisiert und zu arbeiten, wenn diese Nacht anzeigt. Somit arbeitet und schläft der Schichtarbeiter gegen seine eigenen biologischen Rhythmen. Auf lange Sicht kommt es zu gravierenden körperlichen und psychischen Schädigungen. Magenbeschwerden wurden von 80 % der Nachtarbeiter angegeben. Neben neurovegetativen Beschwerden werden von bis zu 95 % der Schichtarbeiter Schlafstörungen genannt. Selbst nach Beendigung der Schichtarbeit leiden 70 bis 90 % der ehemaligen Schichtarbeiter unter Schlafstörungen.

Stockholmer Erklärung

Im September 1994 tagte in Stockholm eine internationale Konferenz zum Thema "Arbeitszeiten, Übermüdung und Unfälle". Die dort versammelten Wissenschaftler verabschiedeten zum Schluss eine Konsenserklärung [1].

Die unterzeichnenden Wissenschaftler aus verschiedenen Nationen untersuchen allesamt, wie sich Arbeitszeiten, Nachtschichten und unzureichender Schlaf auf die menschliche Leistungsfähigkeit auswirken und wie man das daraus resultierende Wissen für Sicherheitsvorkehrungen und Unfallverhütung nutzen kann. Wir alle sind von folgenden Punkten überzeugt:

- Der Schlaf (des Menschen) ist ein zentrales und lebenswichtiges biologisches Grundbedürfnis.
- Wird dieses Bedürfnis missachtet, etwa durch zu kurze Schlafdauer oder durch Nachtarbeit, so können die Folgen weiter reichen, als viele wahrhaben wollen. Die schädlichen Auswirkungen von chronischem Schlafentzug, ungenügendem oder gestörtem Schlaf addieren sich. Mit jedem Faktor riskiert man mehr Fehler und Unfälle.
- Sehr lange Arbeitswege, finanzielle und soziale Anreize erhöhen ständig den Druck, länger am Stück zu arbeiten und die Arbeit selbst zu verdichten. Das kann die Müdigkeit weiter verschärfen, die ihrerseits die Arbeitsleistung beeinträchtigt.

- Weltweit schlafen Nachtschichtarbeiter bei der Arbeit oder während der anschließenden Heimfahrt häufig ein; dadurch steigt die Unfallhäufigkeit.

- Auf Fernstraßen und Stadtautobahnen ist die Gefahr einschlafbedingter Unfälle besonders hoch, insbesondere zwischen Mitternacht und sechs Uhr morgens sowie am frühen Nachmittag. Zwischen Mitternacht und sechs Uhr morgens steigt das Risiko für Straßenverkehrsunfälle mit tödlichem Ausgang deutlich an. In mehr als die Hälfte davon sind junge Männer unter dreißig Jahren verwickelt, selbst wenn Alkohol als Unfallursache bereits ausgeschlossen ist. Die derzeitige Unfallberichterstattung unterschätzt aller Wahrscheinlichkeit nach, wie häufig Verkehrsunfälle auf Einschlafen zurückzuführen sind.

- Da Ermüdung die Leistungsfähigkeit deutlich beeinträchtigt, zieht sie vermutlich viel häufiger Industrie- und Verkehrsunfälle nach sich, als sich das in den offiziellen Untersuchungen und Statistiken niederschlägt.

- Fehlende oder unzureichende Arbeitszeitregelungen gefährden in vielen Ländern die öffentliche Sicherheit. Das gilt vor allem für Branchen, in denen die Arbeit der Beschäftigten direkt auf die eigene Sicherheit zurückwirken kann, auf die öffentliche Sicherheit oder gar auf die Umwelt (zum Beispiel Verkehr, Chemie, Kernenergie).

Literatur

1. Akerstedt T. Consensus statement: Fatigue and accidents in transport operations. JSR 2000;9(4):395

2. Aschoff J. Der Tagesgang der Körpertemperatur beim Menschen. Klin. Wochenschrift 1955; 33:545-551

3. Aschoff J. Tagesperiodik der orthostatischen Kreislaufreaktion. Pflügers Archiv 1969;306:146

4. Bjerner B, Holm A, Swensson A. Diurnal variations in mental performance: a study of three-shift workers. Brit J Industr Med 1955; 12:103-110

5. Fischer J, Mayer G, Peter JH, Riemann D, Sitter H. Nicht-erholsamer Schlaf. Blackwell, Berlin, 2002.

6. Haen E, Zulley J. Chronomedizin. Roderer, Regensburg, 1994.

7. Hildebrandt G, Moser M, Lehofer M. Chronobiologie und Chronomedizin. Hippokrates, Stuttgart, 1998

8. Knab B, Engel RR. Perception of waking and sleeping: possible implications for the evaluation of insomnia. Sleep 1988;3 (11):265-272

9. Mathur R, Douglas NJ. Frequency of EEG arousals from nocturnal sleep in normal subjects. Sleep 1995: 18(5):330-333.

10. Ohayon MM, Zulley J. Prevalence of naps in the general population. Sleep and Hypnosis 1999;1: 88-97

11. Schulz H, Pollmächer T, Zulley J: Schlaf und Traum. In: Pathophysiologie des Menschen. (Hrsg.) Hierholzer K, Schmidt RF, VCH, Weinheim, 1991: 22.1-22.25

12. Schulz H (Hrsg.). Kompendium Schlafmedizin. Ecomed, Landsberg, 1996

13. Wever R: The Circadian System of Man. Springer, New York, 1979

14. Youngstedt SD, Kripke, DF: Long sleep and mortality: rationale for sleep restriction. Sleep Med Rev. 2004; 8(3):159-174

15. Zulley J, Crönlein T, Hell W, Langwieder K. Einschlafen am Steuer: Hauptursache schwerer Verkehrsunfälle. WMW17/18: 473, 1995

16. Zulley J, Knab B. Unsere Innere Uhr. Mabuse, Frankfurt, 2009

17. Zulley J. Mein Buch vom gesunden Schlaf. Goldmann, München, 2010

3. Diagnostische Methoden zur Erfassung der Tagesschläfrigkeit und der Verkehrstauglichkeit

Tagesschläfrigkeit und daraus resultierende Einschränkungen am Arbeitsplatz, bei der Fahrtüchtigkeit oder in anderen sozialen Anforderungssituationen stellen ein wesentliches Symptom vieler Erkrankungen und speziell vieler Schlafstörungen dar. Ein mit 31 % nicht unwesentlicher Teil der Bevölkerung über 16 Jahren gibt unspezifisch an, manchmal oder häufig an Schläfrigkeit zu leiden. 6,7 % der Patienten in Allgemeinarztpraxen geben ebenfalls unspezifisch Müdigkeit als Ursache für den Arztbesuch an. In einem schon fast literarischen Beispiel wird in einer Studie des (eines Versicherungsunternehmens) berichtet, dass ca. 25 % aller tödlichen Unfälle auf bayerischen Autobahnen auf Schläfrigkeit am Steuer zurückgeführt werden können. Zahlreiche Katastrophen, wie der Untergang der Exxon Valdez, der Absturz der Challenger Raumfähre, oder industrielle Unfälle, wie Tschernobyl, *Three Mile Island* und Bophal werden unter anderem auch auf Arbeitsfehler in Folge von Tagesschläfrigkeit zurückgeführt.

Müdigkeit und Schläfrigkeit können die Lebensqualität der Betroffenen und das Leistungsvermögen am Tage erheblich beeinträchtigen. In der Folge sind Arbeitsfähigkeit und Fahrtauglichkeit nicht selten eingeschränkt. Soziale Interaktionen können durch Schläfrigkeit und auch Müdigkeit so gestört werden, dass sich die Betroffenen von gewohnten Sozialkontakten zurückziehen. Hobbys, Vereinstätigkeiten, Unternehmungen im Familien- und Freundeskreis werden aufgegeben. Insuffizienzgefühle und Selbstunsicherheit infolge des fehlenden Leistungsvermögens sind nicht selten Auslöser und Grundlage sich entwickelnder erheblicher psychasthener und depressiver Störungsbilder.

3.1. Anamnese von Schläfrigkeit, Müdigkeit und Leistungsvermögen am Tage

Obwohl alle Patienten gleichermaßen über Müdigkeit oder Tagesschläfrigkeit klagen, finden sich bei genauerer Exploration Unterschiede in der Qualität der schläfrigkeits- oder müdigkeitsbezogenen Einschränkungen.

Der Begriff Müdigkeit beschreibt das subjektive Gefühl der Erschöpfung und des "Ausgelaugtseins", wie es eher bei psychosomatischen Störungen auftritt. Schläfrigkeit hingegen hat kein psychisches Korrelat. Sie tritt häufig infolge unerholsamen oder reduzierten Schlafes auf. Typisch ist hierbei die erhöhte Einschlafneigung, insbesondere in monotonen Situationen.

Patienten mit Klagen über Müdigkeit schildern primär ein Gefühl der psychischen Erschöpfung, welches nicht selten unter Stress verstärkt wird. Es kann als Ausdruck eines chronisch erhöhten Anspannungsniveaus verstanden werden. Nicht selten tritt ein Gefühl des "Überfordertseins" auf. Die müdigkeitsbezogenen Einschränkungen stehen selten in Abhängigkeit zu situativen Bedingungen, wie z.B. Autofahren, Besprechungen, Sport oder anderen Tätigkeiten. Vielmehr lassen sich eher intrapsychische Bedingungen, wie z.B. vermehrtes Stresserleben eruieren. Ausgeprägte tageszeitliche Schwankungen sind seltener zu beobachten. In Situationen, welche Schlaf erlauben, tritt Schlaf nicht auf. So finden sich bei entsprechenden Untersuchungsverfahren zur Erfassung von Schläfrigkeit am Tage, wie dem MSLT, dem MWT oder auch dem pupillographischen Schläfrigkeitstest (☞ Kap. 3.2.) keine pathologischen Schläfrigkeitswerte.

Ein anderes klinisches Bild ergibt die Schläfrigkeit am Tage, häufig infolge unerholsamen Schlafes, wie sie bei organischen Erkrankungen und organisch bedingten Schlafstörungen ohne psychogene Auslöser und ohne erhöhtes Anspannungsniveau beobachtet werden kann. Sie ist durch eine deutlich erhöhte Einschlafneigung am Tage gekennzeichnet. Ist Schlaf am Tage möglich, tritt er innerhalb kurzer Zeit ein. In Tagschlafuntersuchungen (MSLT, MWT, ☞ Kap. 3.2.) findet sich sehr häufig eine verkürzte Einschlaflatenz, im pupillographischen Schläfrigkeitstest ein pathologischer Testwert (PUI). Intrapsychische Anspannung, z.B. Stress, führt bei diesen Patienten eher zur Abnahme der Schläfrigkeit. Ebenso können interessante, motivierende Aufgaben oder Situationen die Schläfrigkeit reduzieren. In monotonen, eher reizarmen Situationen, z.B. beim Fahren auf der Autobahn, beim Fernsehen, Kino- oder Theaterbesuch, bei Vorträgen oder lang andauernden Besprechungen tritt die Schläfrigkeit vermehrt auf. Nicht selten sind ausgeprägte circadiane Schwankungen mit vermehrter Schläfrigkeit am Morgen nach dem Aufstehen (*Hangover*) und in den frühen Nachmittags- und Abendstunden. Die Menge des Nachtschlafes ist unauffällig oder sogar verlängert. Im Polysomnogramm lassen sich feinstrukturell jedoch häufig erhöhte Schlaffragmentierung mit gehäuften Stadienwechseln sowie erhöhte Leicht- und reduzierte Tiefschlafanteile feststellen. Insbesondere am Wochenende und im Urlaub werden verlängerte Schlafzeiten beobachtet.

Selbstverständlich gibt es zwischen den beiden diametral erscheinenden Formen der Schläfrigkeit und Müdigkeit viele Varianten, in denen organische und psychogene Anteile gemischt und interdependent sind. Die dargestellten charakteristischen Merkmalstypen sind jedoch nicht nur theoretischer Natur, sie weisen auch für die praktisch durchzuführende Therapie auf unterschiedliche Ansatzpunkte hin. Tab. 3.1 zeigt die Qualitäten schläfrigkeits- und müdigkeitsbezogener Einschränkungen im Überblick.

3.2. Definitionen und Randbedingungen bei der apparativen Untersuchung

Schläfrigkeits- und müdigkeitsbezogene Einschränkungen am Tage

Das wissenschaftliche Interesse an der Tagesschläfrigkeit nimmt in den letzten Jahren deutlich zu, allerdings stellt die Tagesschläfrigkeit einen jungen Forschungsbereich mit noch geringem Erkenntnisstand dar. Eine einheitliche wissenschaftliche Definition und Begriffsbestimmung der Tagesschläfrigkeit ist derzeit noch nicht gegeben. Auch eine Abgrenzung gegenüber dem im Englischen als *fatigue* bezeichneten verwandten Phänomen der Müdigkeit ist bislang nicht eindeutig erfolgt.

Unter Berücksichtigung des gegenwärtigen wissenschaftlichen Erkenntnisstandes kann unter Tagesschläfrigkeit eine verminderte Wachheit oder eine Reduktion der zentralnervösen Aktivierung verstanden werden. Variationen der zentralnervösen Aktivierung stellen eine universelle menschliche Erfahrung dar und sind im zirkadianen Rhythmus physiologisch. Kennzeichen einer reduzierten zentralnervösen Aktivierung oder einer erhöhten Tagesschläfrigkeit können Aufmerksamkeitsstö-

Müdigkeit	Schläfrigkeit
Subjektives Gefühl und Erleben von verminderter Leitungsfähigkeit bei körperlichen, psychischen und kognitiven Anforderungssituationen Intrapsychische Gebundenheit der Müdigkeit: Mattigkeit, Gefühl der Überforderung, unter Stresserleben verstärkt auftretend	Reduktion der zentralnervösen Aktivierung, der Wachheit Einschlafdrang; kein intrapsychisches Korrelat; unter Stresserleben Reduktion der Schläfrigkeit
In Situationen, in denen Schlaf möglich oder erwünscht ist, tritt Schlaf nicht auf; keine Tagschlafepisoden	In Situationen, in denen Schlaf möglich oder erwünscht ist, tritt Schlaf auf; Tagschlafepisoden
Keine Monotonie-Intoleranz	Monotonie-Intoleranz
Keine ausgeprägte zirkadiane Rhythmik	Zirkadiane Rhythmik
Monotone Situationen sind kein Schlafstimulus	Monotone Situationen als Schlafstimulus
Schlafmenge in der Nacht normal bis reduziert	Schlafmenge in der Nacht normal bis erhöht, ggf. Schlaffragmentierung
Einschlaflatenz am Tage und in der Nacht unauffällig bis verlängert	Einschlaflatenz am Tage und in der Nacht unauffällig bis verkürzt
Schlafmenge am Wochenende oder im Urlaub eher unverändert	Schlafmenge am Wochenende oder im Urlaub eher verlängert
Müdigkeit und Schläfrigkeit werden in der internationalen Literatur als *Fatigue* und *Sleepiness* bezeichnet.	

Tab. 3.1: Charakteristika von Müdigkeit und Schläfrigkeit.

rungen, Monotonieintoleranz, Einschlafneigung, Sekundenschlaf und imperative Einschlafattacken sein. Diese stehen in direktem Zusammenhang zum Leistungsvermögen in sozialen Anforderungssituationen wie sie z.B. am Arbeitsplatz oder im Straßenverkehr gegeben sind.

In der Schlafmedizin steht der nicht erholsame Schlaf als Ursache der Tagesschläfrigkeit im Mittelpunkt der diagnostischen und therapeutischen Bemühungen. Aus differentialdiagnostischen Gründen gilt es neben Schlafstörungen, körperlichen Erkrankungen und situativen Faktoren auch die circadiane Phasenlage als potentielle Ursache der Tagesschläfrigkeit in die diagnostischen und therapeutischen Bemühungen zu integrieren.

Ein theoretisches Zusammenhangsmodell zwischen nicht erholsamen Schlaf und den dem Leistungsvermögen zugrunde liegenden aufmerksamkeitsbezogenen Prozessen wird nachfolgend dargestellt. In diesem neuropsychologischen Modell, welches hinsichtlich der aufmerksamkeitsbezogenen Komponenten auf Posner & Rafal zurückgeführt werden kann und im Rahmen zahlreicher wissenschaftlicher Untersuchungen Bestätigung fand, werden fünf aufmerksamkeits- bzw. schläfrigkeitsbezogene Aspekte, die der Leistungsfähigkeit zugrunde liegen, unterschieden. Elaboriertere Modelle dürften eher wissenschaftlichen Fragestellungen vorbehalten und für praxisbezogene Fragestellungen als zu komplex betrachtet werden.

Das Modell beinhaltet die nicht der bewussten Kontrolle unterliegende tonische und phasische zentralnervöse Aktivierung. Unter der tonischen Komponente versteht man den allgemeinen Grad der Wachheit, welcher circadianen Schwankungen unterliegt. Die phasische Komponente beinhaltet die Fähigkeit, das tonische Aktivitätsniveau auf eine Anforderung, einen kritischen Reiz hin zu erhöhen. Das neuronale Substrat der Wachheit oder auch des zentralnervösen Aktivierungsniveaus wird in der Formatio reticularis des Hirnstamms angenommen. Dessen Aktivitätsniveau spiegelt sich u.a. im Frequenzbild der elektrischen Hirnaktivität, in der Herzfrequenz, im Hautwiderstand und der Pupillenweite wider (☞ Tab. 3.2).

Die Aktivierung geht den bewussten Anteilen der Aufmerksamkeit, der Vigilanz, der geteilten und selektiven Aufmerksamkeit voraus.

Unter Vigilanz wird in der neuropsychologischen Terminologie die Fähigkeit verstanden, die Aufmerksamkeit über einen längeren Zeitraum auf einem höheren oder hohen Niveau zu halten. Auf selten und zufällig auftretende Reize wird eine adäquate Reaktion gefordert. Hohe Anforderungen an die Vigilanz stellen z.B. Steuerungs- oder Überwachungsaufgaben in Kraftwerksanlagen oder längere Autobahnfahrten dar. Wichtig ist, dass diese Vigilanzdefinition nicht mit physiologischen Definitionen in Übereinstimmung steht. Dort wird der Begriff Vigilanz im Sinne der zentralnervösen Aktivierung (Grad der Wachheit) verwandt (☞ Tab. 3.2).

Geteilte Aufmerksamkeit beschreibt als neuropsychologischer Terminus die Fähigkeit zur schnellen, automatisierten und kontrollierten Informationsverarbeitung einschließlich der Fähigkeit zu serieller und paralleler Handlungsbereitschaft, wie beispielsweise beim Autofahren in unübersichtlichen, verkehrsreichen Situationen. So muss z.B. bei der Anfahrt an eine Kreuzung der PKW-Führer sich bewegende und stehende Fahrzeuge wahrnehmen, muss Beschilderungen, Ampelanlagen, Fuß-

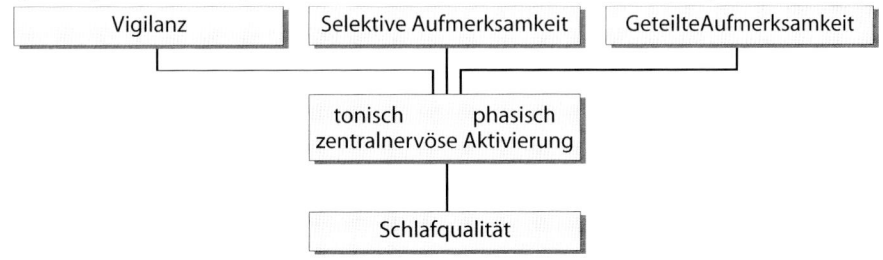

Abb. 3.1: Zusammenhang zwischen Schlafqualität und schläfrigkeitsbezogenen Einschränkungen am Tage: Die bei Schlafstörungen verminderte Schlafqualität, z.B. infolge *Slow Wave Sleep* (SWS)- oder REM-Suppression, hat eine Verminderung der nicht der bewussten Kontrolle unterliegenden, tonischen und phasischen zentralnervösen Aktivierung (Tagesschläfrigkeit) zur Folge. Diese reduziert wiederum die der bewussten Kontrolle unterliegende Vigilanz, die geteilte und selektive Aufmerksamkeit. Weitere Erklärungen im Text.

gänger usw. beachten und gleichzeitig motorische Handlungen wie Lenken, Blinken, Kuppeln und Bremsen koordiniert durchführen (☞ Tab. 3.2).

Unter selektiver Aufmerksamkeit wird die Fähigkeit verstanden, aus der Summe aller auf das Individuum einströmender Reize eine (selektive) Auswahl relevanter Stimuli zu treffen. Ein schon literarisches Beispiel ist der Bankbeamte kurz vor Schalterschluss, der seinen Kassensturz unter hohem zeitlichem Druck exakt durchzuführen hat. Er hat sich (selektiv) auf seine Aufgabe, das Geld zu zählen, zu konzentrieren und Störungen (Interferenzen) auszublenden, die durch das hektische Treiben in der Schalterhalle kurz vor Geschäftsschluss gegeben sind (☞ Tab. 3.2).

Tagesschläfrigkeit wird durch eine Vielzahl von intrinsischen und extrinsischen Bedingungen wie z.B. Lärmeinfluss, Temperatur, Aktivität, Körperhaltung, Tageszeit, Motivationslage, Einschlaffähigkeit, psychophysiologisches Arousal oder Einnahme von sedierenden bzw. aktivitätssteigernden Substanzen beeinflusst. Diese gilt es in der Untersuchungssituation zu beachten und zu kontrollieren.

Vorausgehend wurden definitorische Grundlagen bei der Erfassung der Tagesschläfrigkeit für das bessere Verständnis des Lesers dargestellt. In den folgenden Kapiteln werden die einzelnen diagnostischen Methoden ausführlich erläutert. In Deutschland haben sich einige Schlafzentren und andere medizinischen Einrichtungen auf die aufwändige Diagnostik von Tagesschläfrigkeit, Arbeitsfähigkeit und Fahrtauglichkeit bei Schlafstörungen spezialisiert. Bei entsprechenden Fragestellungen können Patienten dorthin verwiesen werden.

Trotzdem wird von einem Schlafzentrum gefordert, dass es in der Lage ist, das Risiko für eine pathologische Tagesschläfrigkeit und deren negative Auswirkungen auf das soziale Leben methodengestützt abzuschätzen. Bei positivem Befund erfolgt dann die Überweisung in ein spezialisiertes Schlafzentrum bzw. zu einem Facharzt für Arbeits- oder Verkehrsmedizin.

3.3. Diagnostische Verfahren zur Erfassung der Tagesschläfrigkeit

Ergibt sich aus den Fragebogendaten oder der Anamneseerhebung (☞ Kap. 2 und 3.6) der begründete Verdacht auf das Vorliegen von pathologischer Tagesschläfrigkeit, kommen insbesondere bei Risikopatienten objektive Untersuchungsverfahren (☞ Tab. 3.3) zur Anwendung:

Aufmerksamkeits-komponente	Merkmale
Tonische Aktivierung	• Zirkadianer Aspekt des allgemeinen Erregungsniveaus, der Wachheit • Unterliegt nicht der bewussten Kontrolle • Der Vigilanz, der selektiven und geteilten Aufmerksamkeit vorausgehend
Phasische Aktivierung	• Fähigkeit, das tonische Aktivierungsniveau auf einen kritischen Stimulus hin zu erhöhen
Selektive Aufmerksamkeit	• Fähigkeit, unter hohem Tempo, die Aufmerksamkeit über längere Zeiträume für eine bestimmte Aufgabe aufrecht zu erhalten • Fähigkeit Störreize, Interferenzen und Ablenkungen "auszublenden"
Geteilte Aufmerksamkeit	• Geschwindigkeit der Informationsverarbeitung • Fähigkeit zu geteilter und paralleler Informationsverarbeitung • Fähigkeit zu automatisierter und kontrollierter Verarbeitung
Vigilanz	• Unspezifische organismische Reaktionsbereitschaft, über lange Zeiträume auf seltene und zufällig auftretende Reize zu reagieren • Unterliegt der bewussten Kontrolle

Tab. 3.2: Definition Schläfrigkeit und assoziierte Aufmerksamkeitsprozesse.

3.3. Diagnostische Verfahren zur Erfassung der Tagesschläfrigkeit

Bei der umfassenden objektiven Erfassung von Tagesschläfrigkeit kommt jeweils mindestens ein Untersuchungsverfahren zu den schläfrigkeitsbezogenen Funktionen

- Zentralnervöse Aktivierung
- Selektive Aufmerksamkeit
- Geteilte Aufmerksamkeit
- Vigilanz

zum Einsatz. Diese werden im Kap. 3.2 einzeln ausführlich vorgestellt.

Ergibt sich aus der Anamneseerhebung der begründete Verdacht auf das Vorliegen von Müdigkeit kommen aufgrund mangelnder Sensitivität (☞ auch Kap. 2) keine objektiven Verfahren zur Erfassung der Tagesschläfrigkeit in Betracht. Vielmehr wird die Diagnosestellung "Müdigkeit" ggf. durch den Einsatz entsprechender standardisierter psychologischer Fragebogenverfahren, wie z.B.

Fragebogen zur Erfassung von Schläfrigkeit und Müdigkeit, Befindlichkeitsskalen, *State Trait Anxiety Inventory*, Beck Depressionsskala, Stressverarbeitungsfragebogen oder Landecker Inventar für Schlafstörungen weiter gesichert.

Für die Erfassung schläfrigkeitsbedingter Einschränkungen stehen eine Reihe von diagnostischen Methoden zur Verfügung (☞ Tab. 3.3). Die Untersuchungsverfahren erfassen jeweils Teilaspekte der Tagesschläfrigkeit auf verschiedenen physiologischen, kognitiven und subjektiven Funktionsebenen. Sie unterliegen in sehr unterschiedlichem Ausmaß der bewussten Kontrolle. Es ist charakteristisch, dass die Ergebnisse der einzelnen Untersuchungsmethoden, wenn sie unterschiedliche Funktions- oder Leistungsbereiche erfassen, meist nur geringe Korrelationen aufweisen. Es ist aufgrund der genannten Unterschiede bisher nicht gelungen, ein einzelnes Verfahren zu etablie-

Aufmerksamkeitskomponente	Geeignete Testverfahren
Tonische Aktivierung	• Multipler Schlaf-Latenz-Test (MSLT) • Multipler Wachbleibe-Test (MWT) • LZ-EEG (mit und ohne Verhaltensprotokoll) • Pupillographischer Schläfrigkeitstest (PST) • Psychomotorischer Vigilanztest (PVT) • Alpha Attenuation Test (ATT) • Osler-Test (OT) • Andere Reaktionszeitmessungen, z.B. Testbatterie zur Aufmerksamkeitsprüfung (TAP), Wiener Testsystem (WT)
Phasische Aktivierung	• Reaktionszeitmessungen mit Warnreiz (z.B. TAP) • EKP, z.B. CNV, SN
Selektive Aufmerksamkeit	• z.B. Arbeitsleistungsserie, Test "Selektive Aufmerksamkeit" der TAP • Reaktionszeitmessungen mit hoher zeitlicher Anforderung (z.B. FCRT)
Geteilte Aufmerksamkeit	• Wiener Determinationsgerät • Test "Geteilte Aufmerksamkeit" der TAP
Vigilanz	• z.B. Test "Vigilanz" des WT oder der TAP, Vigimar
Selbsteinschätzungsverfahren	• Epworth Sleepiness Scale (ESS) • Stanford Sleepiness Scale (SSS) • Pittsburgh Sleep Quality Index (PSQI) • Landecker Inventar für Schlafstörungen (LISST) • Fragebogen zur Erfassung von Schläfrigkeit und Müdigkeit (FSM)

Tab. 3.3: Diagnostische Verfahren zur Erfassung schläfrigkeitsbedingter Einschränkungen. **EKP** = Ereigniskorrelierte Potentiale; **CNV** = *Contingent Negative Variation*; **SN** = *Sharp Negative Variation*; **FCRT** = *Four Choice Reaction Time Task*.

ren, das als Standard für die Validierung von anderen Methoden dienen kann.

Grundsätzlich scheinen PC-gestützte, neuropsychologische Verfahren wie sie z.B. in der *Testbatterie zur Aufmerksamkeitsprüfung* (TAP), im Wiener Testsystem vorkommen, hinsichtlich des Vorliegens einer wissenschaftlichen Normierung elektrophysiologischen Methoden (z.B. *Multipler Schlaf-Latenz Test* (MSLT), *Multipler Wachbleibe Test* (MWT)) eher überlegen zu sein. In Einzelfällen liegen hier sogar alters- und intelligenzbereinigte Werte vor. Der *Pupillographische Schläfrigkeits-Test* (PST) weist als physiologische Messmethode eine wissenschaftliche Normierung auf, welche testtheoretischen Ansprüchen genügt.

In Tab. 3.3 werden die wesentlichen diagnostischen Instrumentarien zur Erfassung schläfrigkeitsbezogener Einschränkungen im Überblick dargestellt.

3.3.1. Randbedingungen der Untersuchungssituation

Die einzelnen Komponenten der Tagesschläfrigkeit (zentralnervöse Aktivierung, selektive und geteilte Aufmerksamkeit, Vigilanz) stehen in Abhängigkeit zu zahlreichen beeinflussenden Faktoren, die es im diagnostischen Prozedere zu berücksichtigen bzw. zu kontrollieren gilt:

- Dem Untersuchungstag sollte ein ungestörter und normaler Nachtschlaf, kontrolliert unter polysomnographischen Bedingungen, vorausgehen.
- Es ist darauf zu achten, dass es sich dabei nicht um die Adaptationsnacht (*first night effect*) im Schlaflabor handelt.
- Eine Medikamenten- und Suchtmittelanamnese sollte erfolgen, um Schläfrigkeit-verstärkende oder -reduzierende Medikamente und Substanzen erfassen zu können. Dazu kann insbesondere bei gutachterlichen Fragestellungen ein Urinscreening indiziert sein.
- In der Untersuchungssituation darf nicht geraucht werden und das Rauchen sollte zumindest 30 Minuten vor der jeweiligen Untersuchung eingestellt werden.
- Grundsätzlich nehmen die Patienten am Untersuchungstag keinen Alkohol oder andere stimulierende Substanzen zu sich. Entgegen anders lautenden Empfehlungen in der Literatur sollte bei gewohnheitsmäßigem regelmäßigen Konsum von Koffein dieser nicht vollständig vermieden werden. Vielmehr sollte am Untersuchungstag im üblichen Maße konsumiert werden.
- Der Untersuchungsraum sollte wohltemperiert, geräuschisoliert und im Falle von Untersuchungsverfahren, welche die Einschlaflatenz als Zielgröße beinhalten, abdunkelbar sein.
- Übermäßige körperliche Aktivitäten oder emotionale Belastungen, insbesondere vor der jeweiligen Untersuchung, sind zu vermeiden. In diesem Zusammenhang sollte auch erwähnt werden, dass die Mitteilung des medizinischen Untersuchungsbefundes oder die tägliche Visite eine emotionale Anspannung beim Patienten und in der Folge ein verändertes Untersuchungsergebnis hervorrufen können.
- Eine wesentliche Bedingung, die kontrolliert werden muss, ist die Tageszeit der Untersuchung, da es im Tagesverlauf zu ausgeprägten, zirkadian und homöostatisch bedingten Schwankungen der Schläfrigkeit (zentralnervösen Aktivierung) kommt.

3.3.2. Diagnostische Verfahren zur zentralnervöse Aktivierung

Für die meisten Verfahren zur zentralnervösen Aktivierung, mit Ausnahme des PST, liegen entweder nur unzureichende Normdaten vor, oder es zeigt sich bei Gesunden eine derart breite Streuung der Ergebnisse (z.B. MSLT), dass eine diagnostische Trennung zwischen normalen und pathologischen Werten für den Einzelnen nur in extremen Fällen gelingt. Für eine diagnostische Beurteilung ist daher in der Regel eine Synopsis aus mehreren Verfahren erforderlich, die unterschiedliche Messebenen erfassen. Dabei muss bei den meisten Verfahren die Motivationslage des Probanden in Rechnung gestellt werden.

Zu den klinisch-diagnostischen Verfahren der zentralnervösen Aktivierung gehören der MSLT, der MWT, der PST, der *Psychomotorische Vigilanztest* (PVT), der Osler Test und andere Reaktionszeitmessungen, wie sie z.B. in der *Testbatterie zur Aufmerksamkeitsprüfung* (TAP) und dem *Wiener Testsystem* (WT) vorkommen. Weitere Verfahren, wie beispielsweise die evozierten Potentiale, das LZ-EEG und der Alpha Attenuation Test finden eher bei wissenschaftlichen Fragestellungen Anwendung. Sie werden aus praktischen Gründen an dieser Stelle nur rudimentär besprochen

■ **Der Multiple Schlaf-Latenz-Test (MSLT)**

Die Methode des MSLT basiert auf elektrophysiologischen Ableitungen. Es werden zu mindestens fünf standardisierten Zeitpunkten am Tage über jeweils 20 min anhand von EEG, EOG und EMG die Einschlaflatenzen bestimmt.

Der MSLT beruht auf der Annahme, dass sich die Einschlaflatenz mit zunehmender Schläfrigkeit verkürzt darstellt. Er wurde erstmals 1977 von M. Carskadon und W.C. Dement als Verfahren zur Messung der Tagesschläfrigkeit vorgeschlagen. Durchschnittliche Einschlaflatenzen <5 Minuten galten lange Zeit als Hinweis auf das Vorliegen einer pathologischen Tagesschläfrigkeit. Gesunde erwachsene Schläfer besitzen nach Carskadon Einschlaflatenzen zwischen 10 und 20 Minuten, so dass sich für auffällige, aber nicht sicher pathologische Einschlaflatenzen Werte zwischen 5 und 10 Minuten ergeben.

Die *American Sleep Disorders Association* (ASDA) hat Anfang der 1990er Jahre angesichts der zunehmenden Bedeutung der Tagesschläfrigkeit und deren sozialmedizinischen Risiken ebenfalls eine fragwürdige, nicht evidenzbasierte Zuordnung zwischen Einschlaflatenzen im MSLT und der Schwere der Tagesschläfrigkeit getroffen. Demnach entsprechen Einschlaflatenzen zwischen 10 und 15 min einer leichten, zwischen 5 und 10 Minuten einer moderaten und zwischen 0 und 5 Minuten einer schweren Tagesschläfrigkeit.

Bei den angegebenen Grenzwerten handelt es sich nicht um empirisch gewonnene Grenzwerte, vielmehr basierten sie auf Erfahrungswissen und hielten empirischen Überprüfungen nicht stand.

Der MSLT hatte sich seit seiner Einführung bis in die jüngere Vergangenheit weltweit als Standardverfahren zur Erfassung der Tagesschläfrigkeit in der Schlafmedizin etabliert (sogenannter "experimenteller" MSLT). Eine Metaanalyse, die von der *Atlas Task Force* der AASM im Jahr 2005 publiziert wurde, ergab jedoch eine sehr eingeschränkte Aussagekraft und Validität des MSLT hinsichtlich der Erfassung von Tagesschläfrigkeit. Auf Basis dieser Metaanalyse wurden für den MSLT nachfolgende Empfehlungen für die deutlich eingeschränkte Indikation, seine standardisierte Durchführung und Auswertung getroffen. Die Ergebnisse dieser Metaanalyse haben ihn als Standardverfahren zur Erfassung der Tagesschläfrigkeit abgelöst. Allerdings bleibt seine hohe diagnostische Validität für die Narkolepsie ("klinischer MSLT") unbestritten.

▶ **Empfehlungen zur Interpretation**

Da die mittlere Einschlaflatenz im MSLT deutlich altersabhängig ist, wurden sowohl für die klinische als auch die experimentelle Version gemeinsame altersabhängige Normen ermittelt, die in Tab. 2.11 dargestellt werden. Die Metaanalyse der AASM ergab zwischen klinischer und experimenteller Version des MSLT, mit Ausnahme für die Gruppe der 30-39-Jährigen, entgegen theoretischer Annahmen keine signifikanten Unterschiede. Aus diesem Grunde wurden die Werte der beiden Versionen in Tab. 3.4 gepoolt.

▶ **Die AASM sieht folgende Indikationen für den MSLT**

- Der MSLT ist bei Patienten mit der Verdachtsdiagnose "Narkolepsie" zur Diagnosesicherung indiziert.

Altersgruppe	Mittlere Einschlaflatenz	SD	Anzahl Studien	Bemerkungen
10	10,0	4,5	25	
20	10,4	5,4	284	signifikante Differenz zu 50, 80
30	10,8	3,9	192	signifikante Differenz zu 50, 80
40	11,7	4,4	72	signifikante Differenz zu 80
50	12,1	1,1	11	signifikante Differenz zu 80
60	11,2	5,2	54	signifikante Differenz zu 80
70				
80	15,2	6,0	22	signifikante Differenz zu Allen

Tab. 3.4: Altersabhängigkeit des experimentellen und klinischen MSLT.

- Der MSLT kann als Teil des diagnostischen Prozesses zur Abgrenzung einer idiopathischen Hypersomnie von einer Narkolepsie indiziert sein.
- Der MSLT ist in der klinischen Routine bei der Diagnosestellung oder Therapieevaluation des obstruktiven Schlafapnoe-Syndroms nicht indiziert.
- Der MSLT ist in der klinischen Routine zur Bestimmung der Schläfrigkeit bei medizinischen und neurologischen Störungen (ausgenommen die Narkolepsie), der Insomnie und der zirkadianen Rhythmusstörungen nicht indiziert.

> Der MSLT scheint ein Verfahren zu sein, welches die Fähigkeit, einzuschlafen, erfasst. Diese wird von dem Vorhandensein von Tagesschläfrigkeit, aber auch von zahlreichen anderweitigen Bedingungen, wie z.B. der Fähigkeit, abzuschalten, beeinflusst. Die Fähigkeit, rasch einzuschlafen, stellt offensichtlich nicht notwendigerweise ein pathologisches Phänomen dar, sie könnte vielmehr auch ein adaptives physiologisches Verhalten sein, das es dem Individuum erlaubt, sehr rasch von Aktivität auf Ruhe "umzuschalten". Der MSLT sollte deshalb zur Einschätzung der Tagesschläfrigkeit allenfalls als eines von mehreren Verfahren herangezogen werden. Für Aussagen am Einzelfall, insbesondere zur Arbeitsfähigkeit oder Fahrtauglichkeit, ist seine Aussagekraft stark eingeschränkt. Bei der Narkolepsie-Diagnostik gilt die Validität des Verfahrens jedoch als unbestritten.

■ Der Multiple Wachbleibe-Test (MWT)

Der MWT entwickelte sich aus dem MSLT und stellt eine Abwandlung desselben dar. Methodisch basiert er auf identischen elektrophysiologischen Parameter wie der MSLT: EEG, EOG und EMG. Ihm liegt die Annahme zugrunde, dass in der Schlafmedizin, insbesondere bei Hypersomnien, weniger die Fähigkeit einzuschlafen, als vielmehr die Fähigkeit wach zu bleiben interessiert. Der MWT besitzt im Vergleich zum MSLT eine höhere Augenscheinvalidität oder auch ökologische Validität. Aus diesem Grunde wird die Untersuchung in Abwandlung zum MSLT im Sitzen, z.B. in einem bequemen Lehnstuhl, durchgeführt und der Patient instruiert, wach zu bleiben. Grundsätzlich unterliegt der MWT denselben beeinflussenden Faktoren wie der MSLT (s.o.).

Die *Atlas Task Force* der AASM gibt folgende Empfehlungen zur Durchführung und Auswertung des MWT. Den Empfehlungen liegen Erkenntnisse einer Studie von Doghramji und Mitarbeitern zugrunde und wurden durch Expertenmeinungen, welche in einem Konsensusprozess ermittelt wurden, ergänzt.

▶ Empfehlungen der Atlas Task Force der AASM zur Durchführung und Auswertung des MWT

1. Es wird ein MWT mit 4 Durchgängen zu 40 min in 2-h-Intervallen 1,5 bis 3 h nach dem gewöhnlichen morgendlichen Erwachen des Patienten empfohlen. Üblicherweise führt dies zu einem ersten Durchgang um 9 oder 10 Uhr morgens.

2. In Abhängigkeit von den klinischen Bedingungen entscheidet der Untersucher, ob eine vorausgehende Nacht mit polysomnographischer Ableitung erforderlich ist.

3. Im Rahmen der Konsensusfindung konnte keine Einigung dahingehend erzielt werden, ob der Patient ein Schlaftagebuch im Vorfeld führen sollte. Unter bestimmten klinischen Bedingungen mag das Führen eines Schlaftagebuches im Vorfeld der Untersuchung indiziert sein.

4. Der Untersuchungsraum muss von Außenlicht maximal abdunkelbar sein. Eine Lichtquelle wird knapp hinter dem Patienten angebracht, so dass diese sich gerade außerhalb seines Gesichtsfeldes befindet. Die Lichtquelle sollte eine Leuchtstärke zwischen 0,10 und 013 Lux auf Ebene der Cornea aufweisen (dies wird üblicherweise erreicht, wenn eine 7,5-Watt-Birne ca. 30 cm oberhalb des Bodens und ca. 90 cm seitlich des Kopfes des Patienten platziert wird). Die Raumtemperatur sollte vom Patienten als angenehm empfunden werden. Der Patient befindet sich während der Untersuchung in einem bequemen Lehnstuhl oder mit erhöhtem Rückenteil im Bett, so dass er sich bequem mit Rücken und Kopf anlehnen kann (alternativ können auch entsprechende Sitzkissen verwendet werden).

5. Ein möglicher Konsum von Alkohol, Koffein und anderen Substanzen vor oder während des MWT wird vom Untersucher vor dem MWT festgelegt. Ein Drogen und Medikamentenscreening kann indiziert sein, um sicherzustellen, ob eine festgestellte Wachheit oder Schläfrigkeit nicht durch andere als verschriebene Medikamente beeinflusst wird. Das Drogen- und Medikamenten-

screening wird in der Regel am Morgen vor der Untersuchung durchgeführt, kann jedoch je nach klinischen Gegebenheiten vom Untersucher modifiziert werden. Ein leichtes Frühstück wird ca. 1 h vor dem ersten Durchgang empfohlen, ein leichtes Mittagessen gleich nach dem 2. Durchgang.

6. Der MWT sollte nur von geschultem und erfahrenem Personal durchgeführt werden.

7. Die Standard Elektrodenmontage des MWT beinhaltet zwei zentrale EEG-Ableitungen (C3-A2, C4-A1) und occipitale (O1-A2, O2-A1) Ableitungen, ein EOG am linken und rechten Auge, ein mentales/submentales EMG und ein einkanaliges EKG.

8. Vor jedem Durchgang werden die Patienten nochmals s.o. gefragt, ob sie die Toilette aufsuchen möchten oder noch andere Dinge für ihr Wohlbefinden benötigen. Die Biosignaleichung vor jedem Durchgang umfasst folgende Standardinstruktionen:

   1. Bitte liegen Sie bei geöffneten Augen 30 s ruhig und entspannt.
   2. Bitte schließen Sie beide Augen für 30 s
   3. Bitte blicken Sie, ohne dabei den Kopf zu bewegen, nach rechts, dann nach links, dann wieder rechts, links, rechts, links und noch mal nach rechts.
   4. Blinzeln Sie bitte langsam 5-mal und
   5. Beißen Sie dann die Zähne fest zusammen.

9. Der Patient wird vor jedem Durchgang angewiesen: "Bitte sitzen Sie ruhig und bleiben Sie solange wie möglich wach. Schauen Sie geradeaus und nicht direkt in das Licht". Dieselbe Anweisung sollte vor jedem Durchgang gegeben werden. Unmittelbar darauf werden die Lichter als Zeichen des Untersuchungsbeginns im Patientenzimmer gelöscht. Den Patienten wird nicht erlaubt, Selbststimulationen vorzunehmen, wie beispielsweise singen oder sich ins Gesicht schlagen oder kneifen. Eine Videoüberwachung während des MWT kann hilfreich sein. Zwischen den Durchgängen ist der Patient nicht im Bett und wird am Schlafen gehindert. Diese Prozedur verlangt eine kontinuierliche Überwachung durch das Personal.

10. Schlafbeginn wird durch die erste 30-s-Epoche mit mehr als 15 s kumuliertem Schlaf definiert.

11. Der Durchgang wird nach 40 Minuten beendet, wenn kein Schlaf auftritt, oder nach eindeutigem Schlaf, welcher durch 3 aufeinander folgende Epochen Stadium 1 oder eine Epoche eines anderen Schlafstadiums definiert ist.

12. Folgende Daten werden protokolliert: Beginn und Ende jedes Durchgangs, Einschlaflatenz, *totale Schlafzeit* (TST), Schlafstadien, die im jeweiligen Durchgang erreicht wurden und die mittlere Schlaflatenz über alle 4 Durchgänge (arithmetisches Mittel).

13. Ereignisse und Bedingungen die Abweichungen vom Standard Protokoll erforderlich machen, müssen vom durchführenden Personal sorgfältig protokolliert werden, so dass diese vom Auswerter bei der Interpretation berücksichtigt werden können.

Die stellt ebenfalls, wie für den MSLT, keine Grenzwerte für das Vorliegen einer pathologischen Einschlaflatenz im MWT dar. Vielmehr wird auf die unbefriedigende Studienlage bzgl. Normwerten und den mannigfaltigen Einflüssen auf die Einschlaflatenz verwiesen. Die AASM verweist auf die Daten von Gesunden aus einer Normwertstudie von Doghramji et al., welche in Tab. 3.5 dargestellt werden.

Mittlere Einschlaflatenz (Auftreten erste Epoche mit Schlaf)	30,4 +/− 11,2 min
Obere Grenze des 95 % Vertrauensintervall (*ceiling effect*)	40,0 min
Untere Grenze des 95 % Vertrauensintervall	12,9 min

Tab. 3.5: Mittlere Einschlaflatenz im MWT 40 min Protokoll bei Kontrollpersonen (Doghramji et al. 1997).

Entsprechend der unteren Grenze des 95 % Vertrauensintervalles, welche einer Abweichung von 2 Standardabweichungen vom Mittelwert von 30,4 min entspricht, werden Einschlaflatenzen unterhalb eines Wertes von 13 min als pathologisch gewertet. Es sei angemerkt, dass diese Art der Grenzwertbildung statistischen Konventionen entspringt. Sie begründet sich nicht auf Normierungsstudien mit hypersomnischen Patienten.

▶ Die Atlas Task Force der AASM sieht folgende Indikationen für den MWT

- Beim MWT handelt es sich um ein objektives und valides Untersuchungsverfahren zur Erfassung der Fähigkeit, über einen bestimmten Zeitraum wach zu bleiben.

- Der MWT wird in Verbindung mit der klinischen Anamnese zur Erfassung der Fähigkeit wach zu bleiben durchgeführt.
- Das MWT-40-min-Protokoll wird zur objektiven Erfassung der individuellen Fähigkeit wach zu bleiben, gefordert.
- Um eine valide Erfassung von Schläfrigkeit oder Wachheit zu gewährleisten, muss der MWT unter angemessenen Bedingungen (Ableittechnik, anerkannte Durchführungsprotokolle, erfahrener und qualifizierter Auswerter) durchgeführt werden.

Der MWT ist als alleinige Methode zur Erfassung der Schläfrigkeit ungeeignet. Vielmehr wird empfohlen, weitere Testverfahren anzuwenden und die klinische Symptomatik des Patienten zu berücksichtigen.

> Der MWT stellt einen wichtigen Baustein im diagnostischen Prozedere der zentralnervösen Aktivierung dar. Er bietet im Gegensatz zum MSLT eine höhere Augenscheinvalidität, da in der Schlafmedizin häufiger die Fähigkeit wach zu bleiben, als die Fähigkeit, einzuschlafen, interessiert. Ähnlich, wie der MSLT stellt der MWT ein personal- und zeitintensives Verfahren dar. Empirisch gewonnene Norm- bzw. Grenzwerte liegen nur sehr eingeschränkt vor. Aussagen am Einzelfall erscheinen, wie beim MSLT nicht unproblematisch und bedürfen zumindest der Bestätigung durch andere Verfahren zur Tagesschläfrigkeit.

■ Der pupillographische Schläfrigkeitstest

Blickt eine gesunde, wache Person ins Dunkle, erweitert sich ihre Pupille unmittelbar. Im wachen Zustand bleibt die Pupillenweite unter Ausschluss von Licht für lange Zeit stabil. Bei starker Tagesschläfrigkeit treten dagegen bereits nach wenigen Minuten starke Schwankungen der Pupillenweite auf. Diese Wellenphänomene wurden von ihrem Erstbeschreiber Löwenstein "*fatigue waves*" genannt. Die niederfrequenten Pupillenoszillationen nehmen mit dem Ausmaß der Schläfrigkeit stark zu, dabei steigt ihre Amplitude bis zu mehreren Millimetern an.

Dem *pupillographischen Schläfrigkeitstest* (PST) liegt die Messung der spontanen Pupillenmotorik in Dunkelheit zu Grunde. Er gibt Auskunft über den Grad der unbewusst kontrollierten, zentralnervösen Aktivierung. Eine stabile Pupillenweite zeigt ein hohes Aktivierungsniveau an, dagegen drückt Instabilität der Pupillenweite Schläfrigkeit aus.

Bei der Durchführung sitzt der Patient in einem bequemen Stuhl am Messtisch, der Kopf ruht auf einer kombinierten Kinn-/Stirnstütze. Die Augen sind mit einer weichen, lichtdichten Brille (Infrarotgläser) vor Lichteinfluss geschützt. Das typische schläfrigkeitsbezogene Verhalten der Pupille wird beim PST mittels Infrarot-empfindlicher Videokamera und anschließender PC-gestützter Auswertung erfasst.

Zielvariablen sind sowohl der *Pupillenunruheindex* (PUI) in mm pro Minute als auch das Amplitudenspektrum ≤0,8 Hz als Maß für die Schwankungen der Pupillenweite.

In einem Normkollektiv von 349 Personen zwischen 20 und 60 Jahren fand sich ein Mittelwert für den Zehnerlogarithmus (ln) des PUI von 1,50 ± 0,39 mm/min. Der Normwertbereich ist in Tab. 4.6 dargestellt. Damit ergeben sich auffällige Werte ab einem ln PUI >1,89 und pathologische Werte ab einem ln PUI >2,28. Diese kritische Grenzwertbestimmung entspricht statistischen Konventionen und resultiert weniger aus inhaltlichen Überlegungen.

Werte-bereich	MW −2SD	MW− SD	MW	MW +SD	MW+ 2SD
Ln PUI/ [mm/min]	0,73	1,11	1,50	1,89	2,28
Perzentilen [%]	2,3	15,9	50	84,1	97,7
PUI [mm/min]	2,07	3,05	4,50	6,64	9,80

Tab. 3.6: Perzentile des Normwertbereiches für ln PUI und PUI.

Gegenüber den klassischen Verfahren der Schlafmedizin, wie dem MSLT und dem MWT, besitzt der PST eine deutlich höhere Ökonomie. Unter Berücksichtigung der kurzen Entwicklungsdauer des Verfahrens liegt bereits eine umfangreiche Prüfung testtheoretischer Gütekriterien vor.

3.3.3. Diagnostische Verfahren zur Erfassung 0der Vigilanz

Unter Vigilanz wird als neuropsychologischer Terminus die Fähigkeit verstanden, in langandauernden und monotonen Situationen auf seltene und zufällig auftretende Reize rasch und adäquat zu reagieren.

> Grundsätzlich sei angemerkt, dass sich einige Untersuchungsverfahren auf dem Markt befinden, deren Reizdichte so hoch ist, dass sie weniger eine Vigilanz-, als vielmehr eine Daueraufmerksamkeitsaufgabe darstellen. Auch ist auf die Aufgabendauer streng zu achten. Methoden, deren Aufgabendauer bedeutsam unter 30 min liegt, können häufig, vermutlich aufgrund motivationaler Einflüsse, nicht zwischen Gesunden und tagesschläfrigen Patienten unterscheiden bzw. maskieren die Vigilanzeinschränkungen bei Kranken.

■ Vigilanztest nach Quatember und Maly

Das computerunterstützte Testverfahren "Vigilanz" aus dem Wiener Testsystem (☞ Abb. 3.3) basiert auf dem *"clock test"*, der 1950 von Mackworth zur Messung der Vigilanz bei amerikanischen Soldaten entwickelt wurde. Anhand des Verfahrens konnten Soldaten ermittelt werden, welche eine gute Entdeckungsleistung bei der Radarüberwachung zeigten.

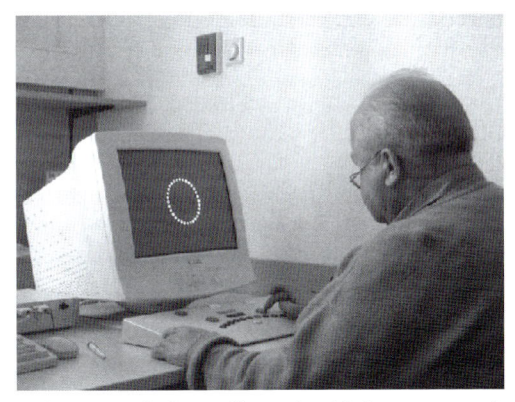

Abb. 3.2: Aufgabenstellung des Vigilanztests nach Quatember und Maly.

Es liegen drei verschiedene Testversionen vor, die sich im Aufbau, in der Gesamtdauer, der Anzahl der kritischen Reize, der Schrittdauer, der Anzahl der Teilzeiten, der Schritte und Sprünge unterscheiden. Die Testdauer bei Verdacht auf eine Einschränkungen der Vigilanz, z.B. bei schlafbezogenen Atmungsstörungen, sollten optimalerweise zwischen 60 und 90 min, minimal 30 min betragen. Eine Testdauer von 30 min oder weniger führt häufig zu einer starken Gewichtung motivationaler Effekte und damit zur Maskierung von Vigilanzeinschränkungen. Eine Normierung des Vigilanztests ist gegeben, allerdings nur eingeschränkt in der Version mit einer Testdauer von 66 Minuten. Die Beschreibung aller Normstichproben ist nicht befriedigend. Eine Version des Vigilanztests nach Quatember und Maly wurde von der Siesta Gruppe Wien gemeinsam mit der AG Vigilanz der DGSM an 200 Schlafgesunden normiert.

■ Untertest "Vigilanz" der Testbatterie zur Aufmerksamkeitsprüfung

Zur Bearbeitung der Vigilanzaufgabe sitzt der Proband vor einem Bildschirm. Vier Aufgaben mit verschiedenen Reizen (optisch, akustisch, optisch/akustisch) stehen zur Verfügung. Alle Verfahren können mit hoher oder niederer Reizdichte durchgeführt werden. Die bei der Erfassung der Vigilanz insbesondere zu berücksichtigende Dauer der Untersuchung kann bis zu 60 Minuten variiert werden. Eine ausreichende Normierung mit guter Beschreibung der Normstichprobe liegt vor.

Es stehen noch weitere Verfahren zur Erfassung der Vigilanz, wie z.B. der Vigimar der Marburger Arbeitsgruppe zur Verfügung.

3.3.4. Diagnostische Verfahren zur Erfassung der selektiven Aufmerksamkeit

Die selektive Aufmerksamkeit beinhaltet die Fähigkeit eines Individuums, aus der Summe aller auf das Individuum einströmenden Reize eine selektive Auswahl relevanter Reize zu treffen. Die Reize können unterschiedlichen Modalitäten entspringen. Nachfolgend werden beispielhaft die zwei am häufigsten in der Schlafmedizin verwandten computergestützten Verfahren vorgestellt. Sie werden auch in der Arbeitsmedizin und zur Beurteilung der Fahrtauglichkeit häufig verwendet.

■ Arbeitsleistungsserie "Pauli-Test"- Version 3.00 des Wiener Testsystems

Bei der Arbeitsleistungsserie des "Wiener Testsystems" handelt es sich um ein computergestütztes

Verfahren zur Erfassung der selektiven Aufmerksamkeit. Die Probanden haben je nach Schwierigkeitsstufe unterschiedliche Rechenaufgaben zu lösen, je nach Testversion stehen ihnen 10 bis zu 20 min zur Verfügung. Der Test gilt als intelligenzunabhängig. Eine ausreichende Normierung ist gegeben.

■ Go/NoGo der Testbatterie zur Aufmerksamkeitsprüfung

Die selektive Aufmerksamkeit kann mit dem Subtest Go/Nogo der *Testbatterie zur Aufmerksamkeitsprüfung* (TAP) geprüft werden. Es werden zwei Durchführungsvarianten angeboten, wobei die 2. Variante speziell die selektive Aufmerksamkeit misst. 5 Quadrate mit unterschiedlichem Füllmuster werden auf einem Bildschirm dargeboten. Der Patient hat dann zu reagieren, wenn eines der 5 Quadrate mit den 2 vorgegebenen Quadraten, den kritischen Reizen, übereinstimmt. Eine ausreichende Normierung ist gegeben.

3.3.5. Diagnostische Verfahren zur Erfassung der geteilten Aufmerksamkeit

Situationen, in denen geteilte Aufmerksamkeit gefordert wird, sind eher die Regel als die Ausnahme. Prüfbar ist die geteilte Aufmerksamkeit mittels sogenannter *dual-task*-Aufgaben, bei denen Probanden gleichzeitig zwei Reizdarbietungen, z.T. unterschiedlicher Modalität beachten müssen. Nachfolgend werden beispielhaft zwei computergestützte Verfahren vorgestellt, welche sowohl in der Schlafmedizin aber auch in der Arbeitsmedizin und zur Beurteilung der Fahrtauglichkeit häufig Anwendung finden.

■ Test "Geteilte Aufmerksamkeit" der Testbatterie zur Aufmerksamkeitsprüfung

Der Proband sitzt vor einem Computerbildschirm und hat zu reagieren, wenn sich aus einer Reihe sich in ihrer Position rasch verändernder Kreuze ein Quadrat ergibt. Gleichzeitig wird als akustische Aufgabe die Überprüfung einer monotonen Tonabfolge gestellt. Es kann zwischen vier verschiedenen Reizfolgen gewählt werden, um u.a. Lerneffekte bei der Testwiederholung zu vermeiden. Eine ausreichende Normierung ist gegeben.

■ Wiener Determinationsgerät

Das computergestützte "*Wiener Determinationsgerät*" (Wiener Testsystem, WDG) bietet ein Verfahren zur Messung sensorisch-motorischer Funktionen im Wahlreaktionsverhalten. Optische Reize mit Lämpchen in fünf verschiedenen Farben sind durch Drücken ihnen zugeordneter Tasten zu beantworten. Das Aufleuchten zweier zusätzlicher weißer Lämpchen muss mit linkem und rechtem Fußpedal erwidert werden. Zwei akustische Reize, ein hoher und ein tiefer Ton, erfordern das Drücken einer jeweils eigenen Taste. Bis zu vier Reize können gleichzeitig angeboten werden. Eine ausreichende Normierung ist gegeben.

3.3.6. Subjektive diagnostische Verfahren zur Beurteilung schläfrigkeitsbezogener Einschränkungen

Selbstbeurteilungsverfahren werden zur qualitativen wie quantitativen Erfassung des subjektiven Leidensdruckes der Patienten mit schläfrigkeitsbezogenen Störungen eingesetzt. In wissenschaftlichen Untersuchungen finden sich häufig nur geringe Beziehungen zwischen subjektiven und objektiven Maßen. Dies gilt insbesondere für den MSLT und den MWT, aber auch für neuropsychologische Untersuchungsverfahren. Hintergrund dürfte sein, dass subjektive Verfahren unsystematisch sowohl bei Schläfrigkeit als auch Müdigkeit zur Anwendung kommen. Weiterhin werden mit objektiven Verfahren in der Regel Aspekte der Schläfrigkeit erfasst, wohingegen subjektive Verfahren eher auf das subjektiv belastende Phänomen Schläfrigkeit in seiner Gesamtheit abzielen. Auch könnte die Abhängigkeit subjektiver Fragebogendaten von der Introspektionsfähigkeit der Patienten als weitere Ursache diskutiert werden.

Grundsätzlich sollten subjektive Angaben und Beschwerden auch bei unauffälligen objektiven Befunden nicht vernachlässigt werden, zumal einige in der Schlafmedizin eingesetzte objektive Verfahren testtheoretischen Gütekriterien kaum genügen. Bei gutachterlichen Fragestellungen ist auch auf die Verfälschbarkeit der Ergebnisse (Simulation oder Dissimulation) bei Fragebogendaten zu achten.

Nachfolgend werden Fragebogenverfahren zur Erfassung der subjektiven Schläfrigkeit und ein Fragebogen zur differentialdiagnostischen Erfassung von Schläfrigkeit und Müdigkeit vorgestellt. Beide finden in der internationalen Schlafmedizin verbreitet Anwendung.

■ Die Stanford Sleepiness Scale

Die *Stanford-Schläfrigkeits-Skala* (SSS) wird in der klinischen Routine und aber vor allem bei wissenschaftlichen Untersuchungen im Intra- oder Intergruppen-Vergleich eingesetzt. Patienten schätzen in regelmäßigen Zeitabständen, z.B. auch vor jeder Durchführung des MSLT, den Grad ihrer Wachheit anhand einer siebenstufigen Skala ein. Zur Erfassung des circadianen Verlaufs der subjektiven Schläfrigkeit wird die Bewertung von einer Stunde in 15-min-Intervallen innerhalb von 3-h-Blöcken über den Tag verteilt empfohlen.

Untersuchungen zur Sensitivität ergaben, dass bereits Bewertungen in 15-min-Intervallen diskrete Veränderungen des Grades der Wachheit wiedergeben. Aus den Punktwerten für jedes Zeitintervall wird ein Summenwert gebildet. Validitätsprüfungen im eigentlichen Sinne sind dem Autor nicht bekannt. Der Test korreliert nur schwach mit der Einschlaflatenz im MSLT. Aufgrund der fraglichen Validität des MSLTs dürfen derartige geringe Korrelationen jedoch nicht überbewertet werden.

> Die SSS ist ein gutes, weit verbreitetes Fragebogenverfahren zur Erfassung des individuellen circadianen Verlaufs der subjektiven Tagesschläfrigkeit. Da aber immer noch eine Normierung aussteht, ist eine interindividuelle Bewertung der Ergebnisse nur eingeschränkt möglich. Für den intraindividuellen Vergleich, zum Beispiel bei der Therapieevaluation, dürfte es ein gut geeignetes Verfahren darstellen.

■ Die Epworth Sleepiness Scale

Die *Epworth-Schäfrigkeits-Skala* (ESS) stellt ein einfaches Verfahren zur Quantifizierung der Einschlafneigung in Alltagssituationen dar. Aufgrund verhaltensnaher Fragen (Items) ist von einer ausreichenden interindividuellen Vergleichbarkeit auszugehen. Die Patienten werden nach der Wahrscheinlichkeit ihres Einschlafens in acht typischen Alltagssituationen befragt. Die Einzelergebnisse werden zu einem Gesamtwert zwischen 0 und 24 summiert. Die Ergebnisse müssen allerdings dann zurückhaltend interpretiert werden, wenn Patienten gewisse abgefragte Alltagssituationen gar nicht erleben, z.B. Theaterbesuche, Beifahrer im Auto etc., da die dann niedrigeren Werte der ESS das eigentliche Ausmaß der Störung verschleiern würden. Validitätsprüfungen und Normierungsstudien im eigentlichen Sinne liegen nicht vor. Aufgrund einiger klinischer Studien wird ein Punktwert größer als 10 als pathologisch betrachtet.

> Bei der ESS handelt es sich um das am meisten verwendete und am besten akzeptierte Verfahren zur Erfassung der subjektiven Schläfrigkeit und Einschlafneigung in monotonen Alltagssituationen. Es wird durch Angaben zur Wahrscheinlichkeit, in bestimmten Alltagssituationen einzuschlafen, operationalisiert. Summenwerte größer 10 gelten als pathologisch.

■ Das Landecker Inventar für Schlafstörungen (LISST)

Bei dem LISST handelt es sich um ein faktoren- und clusteranalytisch entwickeltes Screening-Verfahren, welches nicht nur zur differentialdiagnostischen Erfassung von verschiedenen Schlafstörungen und deren Auswirkungen auf das Erleben und Verhalten am Tage eingesetzt werden kann, sondern auch zur Erfassung von Leistungseinschränkungen und Tagesschläfrigkeit am Tage.

> Die Risikoabschätzung der pathologischen Tagesschläfrigkeit im Routineschlaflabor umfasst eine ausführliche Schläfrigkeitsanamnese mit besonderem Augenmerk auf Risikofaktoren in der Vergangenheit, ein Verfahren zur subjektiven Einschätzung der Tagesschläfrigkeit, z.B. ESS, und sowohl ein objektives Verfahren zur zentralnervösen Aktivierung, z.B. MWT oder PST, als auch ein Verfahren zur Überprüfung der Vigilanz mit einer Testdauer von mindestens 30 min. Dabei ist zu beachten, dass die beiden Verfahren zur zentralnervösen Aktivierung und zur Vigilanz nach Möglichkeit zu zwei Tageszeitpunkten (Vormittag: Leistungshoch, Nachmittag: Leistungstief) Anwendung finden sollten.

3.4. Untersuchung der Verkehrstüchtigkeit nach den Empfehlungen der Bundesanstalt für Straßenwesen (BASt)

Die BASt hat gemeinsam mit einer Expertengruppe im Jahr 2012 Empfehlungen zur Beurteilung der Fahrtüchtigkeit infolge Tagesschläfrigkeit formuliert, welche im Jahr 2013 verabschiedet werden.

Es wird ein gestuftes Vorgehen bei der Begutachtung empfohlen. Treten auf einer Stufe Auffälligkeiten auf, können Methoden der nachfolgenden Stufe angewandt werden.

Auf der **ersten Stufe** steht die sorgfältige Anamneseerhebung. Schläfrigkeitsbezogene Symptome werden gezielt erfragt, dazu gehören:

- Störungen der Aufmerksamkeit, insbesondere in monotonen Situationen wie Lesen, Fernsehen, Autofahren auf der Autobahn, ruhiges Sitzen, Besprechungen.
- Einschlafen oder Sekundenschlaf in monotonen Situationen
- Ungewolltes oder zwanghaftes Einschlafen auch in sozialen Anforderungssituationen

Die Anamnese kann durch strukturierte und normierte Fragebogen ergänzt werden (☞ Kap. 3.4.6). Bei einem Wert von 11 oder höher in der Eppworth Sleepiness Scale (ESS) wird von einer erhöhten Einschlafneigung in Alltagssituationen ausgegangen. Weiterhin wird zur Verbesserung der diagnostischen Sicherheit ein objektives Verfahren (☞ Tab.3.7) zur zentralnervösen Aktivierung oder Vigilanz (☞ Kap. 4.4) empfohlen. Sollten sich auf der ersten Stufe Hinweise auf eine erhöhte Tagesschläfrigkeit ergeben, kommt Stufe 2 des diagnostischen Prozederes zur Anwendung.

Auf der **zweiten Stufe** kommen verschiedene objektive Messverfahren zur Anwendung. Dabei werden mehrere Komponenten der Tagesschläfrigkeit aus den Bereichen zentralnervöse Aktivierung und Aufmerksamkeitsfunktionen getestet (siehe Bedingungen A, B und C weiter unten). Von Bedeutung ist, dass die objektiv gewonnenen Befunde in Übereinstimmung zum klinischen Eindruck vom Patienten und dessen subjektivem Erleben stehen. In Einzelfällen kann die klinische Einschätzung des begutachtenden Experten von den experimentell gewonnenen Ergebnissen abweichen. Insofern diese klinische Einschätzung des Experten im Gutachten begründbar ist, kann diese die experimentellen Befunde relativieren. Bei der Erhebung der experimentellen Befunde sind tageszeitabhängige Einflüsse (circadiane Rhythmik der Wachheit) auf die Testleistungen zu berücksichtigen. Ebenso kann neben der reinen Interpretation der Kennwerte, die Beurteilung der Testleistung im Zeitverlauf wichtige Hinweise auf das Vorliegen von Schläfrigkeit geben.

Auf der **dritten Stufe** des diagnostischen Prozesses wird bei unklaren Befunden der zweiten Stufe eine Fahrprobe angeordnet. Dabei gilt es zu berücksichtigen, dass Fahrproben bei der Beurteilung von Schläfrigkeit am Steuer Limitierungen in der Aussagekraft unterliegen können. Diese Limitierungen sollten nach Möglichkeit auf ein Minimum reduziert werden. Dazu gehört, dass während der Fahrprobe die Konversation auf das geringstmögliche Maß begrenzt wird. Wenn möglich, sollte eine Fahrt mit Monotoniebelastung (z.B. Autobahnfahrt von mindestens 30 min Dauer) vorgenommen werden. Fahrproben gelten bis zur Entwicklung valider Fahrsimulatoren als eine Kompromisslösung.

Auf Basis der erhobenen Befunde ergibt sich die **Beurteilung der Fahreignung** wie folgt:

Fahreignung ist nicht gegeben, wenn Tagesschläfrigkeit und Einschränkungen der Aufmerksamkeitsfunktionen vorliegen. Dies ist der Fall, wenn:

A. Sich in einem Untersuchungsverfahren zur zentralnervösen Aktivierung oder zur Vigilanz (☞ Tab. 3.7 Punkt 1 und Punkt 2a) mindestens ein auffälliger Befund vorliegt, oder

B. mindestens 2 der in Tab. 3.7 unter Punkt 2 benannten Aufmerksamkeitsfunktionen auffällige Befunde zeigen oder

C. sich bei mindestens 2 Verfahren zur Schläfrigkeit (☞ Tab. 3.7 Punkt 1) oder Aufmerksamkeit (☞ Tab. 3.7 Punkt 2) grenzwertige Befunde bei gleichzeitigem Vorliegen einer positiven klinischen Symptomatik finden.

Bei der Beurteilung der Testergebnisse sind Kompensationsmöglichkeiten zu berücksichtigen. Auffällige Testleistungen in einem ersten Testverfahren (z.B. Probleme aufgrund motorischer Fertigkeiten) können möglicherweise in einem zweiten Testverfahren, das den gleichen Merkmalsbereich misst, jedoch andere motorische Fähigkeiten beansprucht, ausgeglichen werden. Eine formale Unterscheidung in verschiedene Führerscheinklassen wird bei der Beurteilung der Befunde nicht vorgenommen. Allerdings sind die besonderen Risiken, Anforderungen und Rahmenbedingungen für Fahrer der Gruppe 2 (Fahrer von Fahrzeugen der Klassen C, C + E, D, D + E und der Unterklassen C1, C1 + E und D1 + E) zu beachten. Insofern sich Betroffene ihrer erhöhten Schläfrigkeit bewusst sind und einen verantwortungsvollen Umgang mit

Komponente	Merkmalsbeschreibung	Verfahren	Messgrößen
1. Schläfrigkeit/Wachheit			
Tonische zentralnervöse Aktivierung	• Voraussetzung für die Aufmerksamkeitskomponenten Vigilanz, selektive und geteilte Aufmerksamkeit • Nicht bewusst beeinflussbar	• Mehrfach-Wachbleibe-Test (MWT) • Langzeit-Pupillographie (>10 Minuten) • Monotone Reiz-Reaktionsaufgaben * • Reaktionszeitmessungen ohne Warnreiz *	• Einschlaflatenz (mehrmals am Tag gemessen) • Spontane Schwankungen des Pupillendurchmessers im Dunkeln • Definierte Anzahl ausgelassener Reaktionen infolge Einschlafens • Kognitive und motorische Reaktionszeiten und Fehlerrate
Phasische zentralnervöse Aktivierung	• Fähigkeit, das tonische Aktivierungsniveau auf einen kritischen Reiz hin zu erhöhen	• Reaktionszeitmessungen mit Warnreiz *	• Kognitive und motorische Reaktionszeiten und Fehlerrate. • Differenz zwischen Reaktionen mit und ohne Warnreiz
2. Aufmerksamkeit			
Vigilanz	• Fähigkeit über lange Zeiträume und Monotonie auf seltene, zufällig auftretende Reize zu reagieren	• Monotone Aufgaben geringer Reizdichte, Dauer >30 Minuten *	• Ausgelassene Reaktionen, Reaktionszeiten und Fehlerrate
Selektive Aufmerksamkeit	• Fähigkeit, die Konzentration und Reaktion auf einen bestimmten Reiz aus einer Summe von Reizen aufrecht zu erhalten	• Aufgaben mit zeitlicher Belastung, die Qualität und Zeit der Reaktion für einen Zielreiz aus einer Variation von verschiedenen Reizen (Distraktoren) sind von Bedeutung	• Reaktionszeiten und Fehlerrate (Zielreiz)
Geteilte Aufmerksamkeit	• Fähigkeit zu geteilter und paralleler Informationsverarbeitung • Fähigkeit zu automatisierter Verarbeitung	• Aufgaben mit Beteiligung verschiedener Sinnesmodalitäten bei gleichzeitiger zeitlicher Belastung	• Reaktionszeiten und Fehlerrate
Daueraufmerksamkeit	• Fähigkeit über lange Zeiträume auf zufällig auftretende Reize zu reagieren	• Aufgaben mit hoher Reizdichte und langer Zeitdauer >30 Minuten *	• Reaktionszeiten, ausgelassene Reaktionen und Fehlerrate

Tab. 3.7: Merkmalsbereiche und Anforderungsprofil an Untersuchungsmethoden für arbeits- und verkehrsmedizinische Untersuchungen der Tagesschläfrigkeit. Zur Beschreibung geeigneter Testverfahren für den jeweiligen Merkmalsbereich ☞ Kap. 4.4.

Tagesschläfrigkeit glaubhaft vermitteln, kann in Einzelfällen eine bedingte Fahreignung gegeben sein. Die Auflagen können eine Begrenzung der Fahrzeit, der Fahrstrecke, regelmäßige Medikamenteneinnahmen und das Verbot von monotonen Fahrbedingungen, wie z.B. Autobahnfahrten, umfassen.

Bei erfolgreich behandelter Tagesschläfrigkeit, welche durch eine erneute Begutachtung dokumentiert werden muss, besteht die Fahreignung wieder. Allerdings sind regelmäßige Kontrollen entsprechend den Leitlinien der Fachgesellschaften vorzunehmen (s.o.). Freiwillige Fahrerlaubnisunterbrechungen müssen der Straßenverkehrsbehörde nicht angezeigt werden.

3.5. Die Verantwortlichkeit des Therapeuten und des Patienten als Kraftfahrers bei Tagesschläfrigkeit

Fahrtüchtigkeit ist bei deutlicher Tagesschläfrigkeit nicht gegeben. In den Begutachtungsleitlinien zur Kraftfahreignung und der Fahrerlaubnisverordnung wird darauf hingewiesen, dass unbehandelte Schlafstörungen mit messbar auffälliger Tagesschläfrigkeit keine Eignung zum Führen eines Kraftfahrzeuges darstellen. Gleiches gilt für Lokomotivführer, Piloten, Soldaten und in der Seefahrt. Grundsätzlich ist der Fahrzeugführer vor der aktiven Teilnahme am Straßenverkehr verpflichtet, seinen Gesundheitszustand dahingehend zu prüfen, ob dieser eine aktive Teilnahme am Straßenverkehr erlaubt. §315c des Strafgesetzbuches (StGB) sieht Geldstrafen und Freiheitsstrafen bis zu 5 Jahren für eine Person vor, welche im Straßenverkehr ein Fahrzeug führt, obwohl sie

a) infolge des Genusses alkoholischer Getränke oder anderer berauschender Mittel oder

b) infolge geistiger oder körperlicher Mängel

nicht in der Lage ist, das Fahrzeug sicher zu führen und dadurch Leib und Leben eines anderen Menschen oder fremde Sachen von bedeutendem Wert gefährdet.

Die deutschen Gerichte behandeln einen schläfrigen Autofahrer ähnlich wie einen alkoholisierten Autofahrer. So hatte das Bayerische Oberlandesgericht im Jahr 2003 einen Unfallverursacher infolge Einschlafens am Steuer bei zuvor wahrgenommener Schläfrigkeit zu 18 Monaten Haft verurteilt. Darüber hinaus kann Schläfrigkeit am Steuer zum Verlust des Versicherungsschutzes führen. So führte beispielsweise ein Unfall durch Einschlafen am Steuer bei wahrgenommener Schläfrigkeit zum Verlust des Versicherungsschutzes (Oberlandesgericht Hamm, Az.: 20 U 99/97). Wichtig in diesem Kontext ist die Tatsache, dass Schläfrigkeit als Unfallursache von den Gerichten nachgewiesen werden muss. So entschied das Arbeitsgericht Kaiserslautern (Az.: 8Ca2717/01), dass einem LKW-Fahrer nicht nachgewiesen werden konnte, dass er grob fahrlässig infolge von Schläfrigkeit bzw. Einschlafen am Steuer einen Unfall verursacht habe. Bei Erkrankungen mit Tagesschläfrigkeit kann diese Eigenverantwortung entfallen. Es wurde vereinzelt entschieden, dass es Autofahrern aufgrund ihrer Schlafstörung nicht möglich gewesen sei, ihre Schläfrigkeit adäquat – wie Gesunde – rechtzeitig wahrzunehmen. Liegen allerdings Erkrankungen mit Tagesschläfrigkeit vor, welche nicht ausreichend behandelt sind und dieser Sachverhalt ist dem Patienten bekannt, gilt ein hierdurch verursachter Unfall ebenfalls als Straftat. Dem Arzt oder Psychologen kommt in diesem Kontext eine besondere Verantwortung zu. Er hat den Patienten über das Vorliegen einer die Verkehrstüchtigkeit einschränkenden Erkrankung aufzuklären. Um sich rechtlich abzusichern, sollte diese Aufklärung unter Zeugen durchgeführt werden oder in der Patientenakte dokumentiert sein. Eine Unterschrift des Patienten über die erfolgte Aufklärung kann hilfreich sein. Die Untersuchung der Verkehrstüchtigkeit hat vom Arzt oder Psychologen unter Einsatz adäquater, wissenschaftlich anerkannter Messmethoden des Fachgebietes zu erfolgen. So kann eine aufgrund tatsächlich nicht ausreichend vorhandener Vigilanz falsch positiv attestierte Fahreignung für den Arzt oder Psychologen sowohl strafrechtliche als auch zivilrechtliche Konsequenzen mit Schadensersatzforderungen durch Dritte nach sich ziehen. Ebenso kann eine falsch negativ attestierte Fahreignung mit Regressforderungen durch den Patienten einhergehen, insofern dieser dadurch negative Konsequenzen, wie z. B. den Verlust eines Arbeitsplatzes bei Berufskraftfahren, erfahren hat. Kann der Arzt oder Psychologe nachweisen, dass er zu seinem jeweiligen Ergebnis mithilfe von Messmethoden kam, welche in der Schlafmedizin allgemein wissenschaftlich anerkannt sind, werden sowohl strafrechtliche als auch zivilrechtliche Konsequenzen unwahrscheinlich.

Der Arzt oder Therapeut kann bei einem krankheits- oder problemuneinsichtigen Patienten, der trotz fehlender Fahrtüchtigkeit weiter aktiv am Straßenverkehr teilnimmt, in eine schwierige Entscheidungssituation kommen. Dies ist insbesondere dann der Fall, wenn es sich um Berufskraftfahrer handelt, welche Risikogruppen wie z.B. Gefahrguttransporter zugeordnet werden müssen. Im Einzelfall, insbesondere bei Risikogruppen, kann die Abwägung zwischen Schweigepflicht und Schutz der Allgemeinheit jedoch notwendig sein. Grundsätzlich unterliegt der Arzt oder Psychologe nach §203 StGB der Schweigepflicht, d.h. es ist dem Arzt oder Psychologen grundsätzlich untersagt, der Führerscheinstelle Befunde weiterzugeben. Eine Meldung könnte die Einleitung eines strafrechtlichen Ermittlungsverfahrens durch den Patienten nach sich ziehen, da ein Verstoß gegen §203 StGB im Raume steht. Im Einzelfall kann aber auch nach §34 StGB die Mitteilung gerechtfertigt oder notwendig sein, wenn es um die Abwendung ernstlicher Gefahren für Leib und Leben und Bewahrung der Sicherheit im Straßenverkehr geht. Unter erfolgreicher Therapie der Tagesschläfrigkeit kann der Betroffene wieder am Straßenverkehr teilnehmen.

Da die Tagesschläfrigkeit im Falle der obstruktiven Schlafapnoe nicht alleinige Folge der respiratorischen Ereignisse während der Schlafperiode ist, genügt zur Überprüfung der erfolgreichen Therapie nicht die Kontrolle der nächtlichen respiratorischen Ereignisse. Dies insbesondere auf dem Hintergrund, dass bei 10–30 % der Patienten mit obstruktiver Schlafapnoe die Tagesschläfrigkeit trotz erfolgreicher Therapie der nächtlichen Atemstillstände persistiert. Bei der obstruktiven Schlafapnoe mit ausgeprägten schläfrigkeitsbezogenen Einschränkungen sollte mangelnde Verkehrstauglichkeit bis 2 Wochen nach suffizienter Therapie angenommen werden. In einigen Untersuchungen fand sich auch zu diesem Zeitpunkt noch keine vollständige Remission aller schläfrigkeitsbezogenen Einschränkungen. Daher sollte vor Aufnahme der Berufstätigkeit eine ausführliche Untersuchung schläfrigkeitsbezogener Einschränkungen erneut stattfinden. Dies gilt insbesondere für die Risikogruppen. Hier sollte auf jeden Fall eine ausführliche Evaluation der therapeutischen Maßnahmen mit neuropsychologischen Untersuchungen erfolgen. Die Beurteilung der Fahrtauglichkeit auf der Basis nur eines einzigen Untersuchungsverfahrens (z.B. MSLT) ist aufgrund der Fülle und der Komplexität der an der Fahrtauglichkeit beteiligten Komponenten nicht möglich.

Für die Narkolepsie gibt es aufgrund der mangelnden Vorhersagbarkeit der Wirkung einzelner therapeutischer Maßnahmen keine einheitlichen zeitlichen Empfehlungen. Auch hier gilt, dass bis zum Erreichen weitgehender Remission Fahruntauglichkeit besteht. Der wissenschaftliche Beirat der Deutschen Narkolepsiegesellschaft hat sich bei Fahruntauglichkeit aufgrund Tagesschläfrigkeit und Kataplexien auf einen frühestens Zeitpunkt von 12 Monaten unter Therapie festgelegt. Die Fahrtauglichkeit sollte unter suffizienter Therapie mit neuropsychologischer Untersuchung, Schlaftagebuch (Häufigkeit von Kataplexien und imperativen Einschlafattacken), ggf. Medikamentenspiegel (zur Compliance-Kontrolle) und ggf. Fremdbeobachtung evaluiert werden. Veränderungen der Zahl und Frequenz von SOREM im MSLT sind auch bei eindeutigem klinischem Therapieerfolg nicht unbedingt zu erwarten.

Weiterführende Literatur

American Academy of Sleep Medicine Hrsg (2008). Das AASM-Manual zum Scoring von Schlaf und assoziierten Ereignissen: Regeln, Technologie und technische Spezifikationen, Steinkopff-Verlag, Heidelberg.

Böhning W, Kotterba S, Orth M, Popp R, Weeß H-G, Wilhelm B. Gräcmann N, Albrecht M. Begutachtungsleitlinien zur Kraftfahreignung. Kapitel 11.2: Tagesschläfrigkeit. Bundesanstalt für Straßenwesen. Bergisch-Gladbach. In Druck.

Kryger MH, Roth T, Dement WC (2005). Principles and Practice of Sleep Medicine (4th ed.). Philadelphia: Elsevier Saunders.

Kushida CA, Littner MR, Morgenthaler TM, et al. (2005). "Practice parameters for the indications for polysomnography and related procedures: An update for 2005". Sleep 28: 499-519.

Portable Monitoring Task Force of the American Academy of Sleep Medicine: Nancy A. Collop (Chair); W. McDowell Anderson; Brian Boehlecke; David Claman; Rochelle Goldberg; Daniel J. Gottlieb; David Hudgel; Michael Sateia; Richard Schwab (2007). Clinical Guidelines for the Use of Unattended Portable Monitors in the Diagnosis of Obstructive Sleep Apnea in Adult Patients. JCSM Journal of Clinical Sleep Medicine, 3, 7,737-747.

Weeß HG, Sauter C, Geisler P, Böhning W, Wilhelm B, Rotte M, Gresele C, Schneider C, Schulz H, Lund R, Steinberg R: Vigilanz, Einschlafneigung, Daueraufmerksamkeit, Müdigkeit, Schläfrigkeit - Diagnostische Instrumentarien zur Messung müdigkeits- und schläfrigkeitsbezogener Prozesse und deren Gütekriterien. Somnologie 4 (2000), 20-38.

4. Sekundenschlaf, Verkehrstauglichkeit, Arbeitsfähigkeit

Schlafstörungen unterschiedlichster Genese münden im Allgemeinen in eine mehr oder weniger ausgeprägte Tagesschläfrigkeit mit imperativem Schlafdrang vor allem in monotonen Situationen ein. Eine vermehrte Tagesschläfrigkeit geht aber zumeist auch mit anderen Erscheinungen einer gestörten Aufmerksamkeitsleistung einher. Hierzu gehören die Einschränkung von Wahrnehmung, Gedächtnisleistung, Entscheidungs- und Reaktionsfähigkeit [23]. All diese Faktoren beeinflussen entscheidend die Verkehrstauglichkeit sowie die Arbeitsfähigkeit der Betroffenen.

4.1. Sekundenschlaf

Bereits 1990 konnte in einer Studie des HUK-Verbandes nachgewiesen werden, dass 24 % der Unfälle mit Getöteten auf Bayerischen Autobahnen auf den Faktor Übermüdung am Steuer zurückzuführen waren [10]. Unklar hierbei verbleibt, ob es sich um ein allmähliches Einnicken am Steuer oder um einen tatsächlichen Sekundenschlaf gehandelt hat, den die Patienten beschreiben "als ob plötzlich und unaufhaltbar der Vorhang runterginge".

Befragungen der Allgemeinbevölkerung in Amerika haben ergeben, dass ca. 60 % der Befragten schon einmal müde ein Fahrzeug gesteuert haben, 17 % geben zu, beim Steuern ihres Fahrzeuges schon einmal eingeschlafen zu sein. In den USA werden zwischen 10 und 30 % aller Unfälle auf Müdigkeit am Steuer zurückgeführt [13, 24]. Ähnliche Ergebnisse zeigt eine Untersuchung in Kanada (Ontario). Von 750 befragten Autofahrern gaben 58,6 % an, müde gefahren zu sein, am Steuer eingeschlafen waren 14,5 %. Die Befragung nach den Unfallursachen erbrachte folgende Ergebnisse: Alkohol: 82,2 %, Einnahme illegaler Drogen: 71,9 %, überhöhte Geschwindigkeit: 69,2 %, abgelenkter Fahrer: 65,6 %, Telefonieren während der Fahrt: 65,4 %, Schläfrigkeit beim Fahren: 59,6 % [22]. Ein weiterer Faktor, der die Einschlafneigung beim Steuern eines Fahrzeuges überproportional zu fördern scheint, besteht in der Schichtarbeit [4]. Dies bestätigt auch eine Untersuchung von Scott et al., die bei 850 Krankenschwestern im Schichtdienst über 4 Wochen ein Logbuch führen ließen, in dem Arbeitsstunden und -zeiten, Schlafdauer sowie die Einschlafneigung am Arbeitsplatz und beim Steuern eines Fahrzeuges registriert wurden. Von den befragten Schwestern gaben 596 an, mindestens einmal nach einer Schicht müde Auto gefahren zu sein, 30 Schwestern fuhren nach jeder Schicht müde nach Hause, 57 % hatten Mühe bei der Arbeit wach zu bleiben, 41 % waren bei der Arbeit schon einmal eingeschlafen. Die Müdigkeit war am ausgeprägtesten zwischen 02:00 und 08:00 Uhr morgens [18]. Dass die Einschlafneigung in den frühen Morgenstunden am ausgeprägtesten ist und somit auch mit einer erhöhten Unfallneigung einhergeht zeigt ebenso eine Studie an 288 japanischen Lokführern. Berechnet auf 2290 Fahrten ereigneten sich 198 Beinaheunfälle, davon 33 aufgrund von Schläfrigkeit [8].

Möglicherweise spielt die Diskrepanz zwischen der subjektiven Einschätzung der Wachheit und den objektiv gemessenen Aufmerksamkeitsleistungen eine wesentliche Rolle bei der Fehleinschätzung der Fahrtauglichkeit und erhöhen somit das Risiko eines Sekundenschlafes. So konnten in einer Untersuchung an Gesunden, die alle 2 Stunden 4 mal am Tag eine EEG-überwachte Fahrsimulation über jeweils 30 Minuten durchführten, durchaus Tagesschwankungen der mittleren Reaktionszeiten (am längsten um ca. 14:00 Uhr) und sogar Mikroschlafattacken (am ausgeprägtesten um 16:00 Uhr) festgestellt werden [12]. In der subjektiven Einschätzung der Leistungsfähigkeit gaben die Probanden hingegen keine entsprechenden Tagesschwankungen bzw. Leistungstiefs an.

4.2. Verkehrstauglichkeit

Die nachfolgenden Ausführungen zur Fahrtauglichkeit beziehen sich ausschließlich auf das *obstruktive Schlafapnoe-Syndrom* (OSAS), da hierzu sicherlich die umfangreichste Datenlage vorliegt. Vorab ist anzumerken, dass es in Europa keinen einheitlichen Konsens über die Beurteilung der Verkehrstauglichkeit bei Patienten mit OSAS gibt.

Es erfolgte eine Bestandsaufnahme über die Verhältnisse der Fahrerlaubnisverordnungen in Europa, deren Ergebnisse 2008 publiziert wurden. Teilnehmer waren Vertreter von 25 Ländern. Exzessive Tagesschläfrigkeit ist nur in 9 Ländern als ein die Fahrtauglichkeit einschränkender Faktor anerkannt (Belgien, Finnland, Frankreich, Deutschland, Ungarn, Niederlande, Spanien, Schweden und England). Das OSAS als die Fahrtauglichkeit einschränkender Faktor ist in 10 Ländern (Belgien, Finnland, Frankreich, Deutschland, Ungarn, Niederlande, Spanien, Schweden, England und Polen) anerkannt. Die Experten waren sich einig, dass ein unbehandeltes OSAS zur Fahruntauglichkeit führt. In Finnland, Ungarn, Polen, Spanien, Schweden und England ist der behandelnde Arzt nach Diagnosestellung eines OSAS verpflichtet, dieses der entsprechenden Verwaltungsbehörde zu melden, hingegen wird von den Ärzten in Belgien, Deutschland Frankreich und den Niederlanden erwartet, dass lediglich der Patient ausführlich über seine Diagnose und die damit einhergehende Fahruntauglichkeit aufgeklärt wird.

Bezüglich der Wiederherstellung der Fahrtauglichkeit sind die Beurteilungen innerhalb Europas ebenfalls durchaus unterschiedlich. In 10 Ländern kann nach Vorlage eines medizinischen Zeugnisses (Allgemeinmediziner oder Spezialisten, z.B. Pneumologe oder Neurologe), welches Therapiecompliance und Symptomenkontrolle belegt, die Fahrtätigkeit wieder aufgenommen werden. Frankreich ist das einzige Land, in dem ein Berufskraftfahrer einen normalisierten *Maintenance-of-Wakefulness*-Test nachweisen muss, bevor wieder Fahrtauglichkeit besteht [2].

Die Handlungsempfehlungen der Experten über Screening und Therapie sind wie folgt: Es wird ein medizinischer Check-up durch einen Allgemeinmediziner bei Fahrern ab dem 45. Lebensjahr gefordert (z.B. Fragebogen). Bei Verdacht auf das Vorliegen eines OSAS sollte ein Schlafmediziner konsultiert werden. Laut Expertenmeinung werden folgende Richtwerte für eine potenziell bestehende Fahruntauglichkeit vorgeschlagen: Epworth Score >10, Apnoe-Hypopnoe-Index >30/h. Fahrtauglichkeit kann nach einem Monat konsequenter CPAP-Nutzung (>4 h/Nacht) angenommen werden. Die Ergebnisse sollten nach einem Jahr kontrolliert werden. Bei Berufskraftfahrern sollten ggf. zusätzliche Untersuchungen zur Beurteilung der Aufmerksamkeitsleistung erfolgen [2].

In einem weiteren Expertentreffen, dessen Ergebnisse ebenfalls 2008 publiziert wurden, war die Bestandsaufnahme in Bezug auf die Bedeutung des OSAS für die Fahrtauglichkeit in den verschiedenen europäischen Ländern vergleichbar. In dieser Konferenz forderten die Experten die Berücksichtigung aller Formen von Tagesschläfrigkeit, ebenso sollten die zu treffenden Maßnahmen sowohl Privat- als auch Berufskraftfahrer miteinschließen. Darüberhinaus sollte die Polizei explizit nach Müdigkeit als potentieller Unfallursache bei allen Unfällen fragen, und insbesondere wird die Schulung aller Berufskraftfahrer ab 2010 über Schlaf-Wach-Bedürfnisse gefordert [16]. Vorgeschlagen wird ein regelmäßiges Screening aller Fahrer (privat und beruflich). Potentielle "Warnhinweise", die den Untersucher an ein OSAS denken lassen sollten, sind Einschlafneigung am Steuer, gehäuftes Schnarchen, beobachtete Apnoen, Epworth-Score >11, Body-Mass-Index >30 kg/m² [16].

Die Groteskität der fehlenden Harmonisierung der Beurteilung in Europa sei an einem Beispiel erörtert. In England muss der Arzt nach Diagnosestellung eines OSAS dies der Verkehrsbehörde melden, ebenso wie die Wiederherstellung der Fahrtauglichkeit, nachdem er sich über die Therapiecompliance nach einem Monat (mindestens 5 Stunden pro Nacht) vergewissert hat. In Frankreich bedarf es beim Berufskraftfahrer unabdingbar eines Maintenance-of-Wakefulness-Testes mit Normalergebnissen, bevor die Fahrtauglichkeit wieder gegeben ist. Demgegenüber entscheidet in Italien der Patient nach Diagnosemitteilung und Aufklärung über Therapie und, bei Belieben, auch die ununterbrochene Fortsetzung seiner Fahrtätigkeit. Auf seinem Weg bei Fahrten durch Europa trifft er dabei auf höchst unterschiedliche gesetzliche Bewertungsmaßstäbe im Falle eines schläfrigkeitsbedingten Unfalles.

In Deutschland ist nach der *Fahrerlaubnisverordnung* (FeV) jeder Verkehrsteilnehmer primär selbst für seine Eignung zur Fahrzeugführung verantwortlich (§2 Abs. 1 FeV). Bei bestimmten Erkrankungen werden Bedenken erhoben. In der aktuellen FeV-Fassung vom 15.07.2010 wird erstmals von einer Fahruntauglichkeit bei unbehandelten Schlafstörungen mit Tagesschläfrigkeit ausgegangen und eine Therapieüberprüfung gefordert (Anlage 4 FeV) [3, 6]. Entsprechende Empfehlungen werden inzwischen erarbeitet.

Bezüglich der Wiederaufnahme der Fahrtätigkeit nach eingeleiteter CPAP-Therapie empfiehlt die Deutsche Gesellschaft für Schlafforschung und Schlafmedizin einen Zeitraum von 6 Wochen nach eingeleiteter CPAP-Therapie und den Nachweis der verbesserten Tagesleistungsfähigkeit sowie eine ausreichende Compliance [17]. Dieser Zeitraum ist aus sozialökonomischer Sicht und vor dem Hintergrund des drohenden Arbeitsplatzverlustes als kritisch zu beurteilen, zumal in eigenen Untersuchungen nachgewiesen werden konnte, dass die Fehlerrate und die Unfallhäufigkeit in der simulierten Fahrsituation bereits nach 14 Tagen effektiver CPAP-Therapie signifikant abnimmt [14, 15]. Bei privaten Kraftfahrern sollten die Aufmerksamkeitsfunktionen alle 12 Monate, bei Berufskraftfahrern alle 6 Monate kontrolliert werden [17].

Da Tagesschläfrigkeit wie oben genannt zahlreiche Ursachen haben kann, ist es nicht möglich auf alle Krankheitsbilder einzugehen. Es sei an dieser Stelle auf die Fahrerlaubnisverordnung verwiesen. Erwähnt werden sollte allerdings noch das Krankheitsbild der Narkolepsie. Hier hat sich der wissenschaftliche Beirat der Deutschen Narkolepsie Gesellschaft auf folgende Empfehlung geeinigt: Sind Einschlafattacken und Kataplexie bei der Narkolepsie vorhanden, die die Fahrtauglichkeit beeinflussen (insbesondere wenn sich bereits ein Unfall ereignet hat) ist die Fahrtauglichkeit erst nach 12 Monaten beim Nachweis eines Therapieerfolgs (Testdiagnostik, ggf. Medikamentenspiegelbestimmung zur Compliancekontrolle notwendig) gegeben [9].

4.3. Arbeitsfähigkeit

Auch hier fokussieren sich die Ausführungen auf das OSAS als eine der Kardinalursachen der Tagesschläfrigkeit, zumal hier eine ausreichende Datenlage vorliegt. Grundsätzlich ist davon auszugehen, dass ein schwergradiges OSAS die Leistungsfähigkeit des Betroffenen einschränkt. In der *Wisconsin Sleep Cohort Study* konnte nachgewiesen werden, dass ein AHI ≥15/h die psychomotorische Effizienz einschränkt (ca. 5 Jahre älter) und die Leistungsfähigkeit vergleichbar mit der Einnahme von Sedativa um ca. 50 % abnimmt [7]. Befragungen von 152 Patienten mit schwergradigem OSAS nach der Selbstbeurteilung der Leistungsfähigkeit am Arbeitsplatz ergaben, dass 66 % der Betroffenen Schwierigkeiten bei der Verrichtung ihrer Arbeit hatten. Diese betrafen vor allem die Konzentrationsfähigkeit für das Erlernen neuer Aufgaben sowie das Verrichten monotoner Tätigkeiten (p<0,001). 6 Monate nach eingeleiteter CPAP-Therapie gaben nur noch 24 % entsprechende Einschränkungen an [21]. Ebenso ist das Unfallrisiko am Arbeitsplatz bei Patienten mit OSAS bei Männern um das 2-fache, bei Frauen sogar um das dreifache erhöht [20].

In Schweden existiert ein Nationales Register für Arbeitsunfälle. Hieraus wurden prospektiv über 10 Jahre per Fragebogenaktion 2874 Männer zwischen dem 30. und 64. Lebensjahr verfolgt. In dieser Zeit ereigneten sich bei 247 der Befragten 345 Arbeitsunfälle. Die Analyse ergab, dass das Unfallrisiko signifikant gesteigert war bei der Angabe von initialem Schnarchen und Tagesschläfrigkeit (OR 2,2 95%-CI:1,3-3,8) [11]. Unfälle können nur vermieden und konsekutiv die Arbeitsfähigkeit erhalten werden wenn, insbesondere an gefährdeten Arbeitsplätzen (Berufskraftfahrer, monotone Tätigkeiten mit trotzdem vorhandenem Unfall- und konsekutivem Verletzungspotential), bereits im Vorfeld der Ausschluss einer wesentlichen Schlafstörung, insbesondere eines OSAS angestrebt wird. Subjektive Angaben des Arbeitnehmers haben sich dabei nachvollziehbarerweise z.B. wegen drohender Arbeitslosigkeit als weitgehend unzuverlässig erwiesen. So konnte in einer Untersuchung an 153 Berufskraftfahrern mit erheblichem Übergewicht (BMI 36,8 ± 73 kg/m²), die bei Befragung keine Beschwerden im Sinne eines OSAS aufwiesen, bei 77,7 % ein Respirations-Störungsindex (RDI) >5/h, bei 19 % eine Einschlafzeit im Multiplen Schlaf-Latenz-Test (MSLT) von ≤5 Minuten und bei 28,1 % eine Einschlafzeit im MSLT von ≤10 Minuten nachgewiesen werden [5].

Zumeist kann durch eine suffiziente CPAP-Therapie die Arbeitsfähigkeit wiederhergestellt bzw. erhalten bleiben. Nicht verschwiegen werden sollte jedoch, dass trotz guter Einstellung der CPAP-Therapie Patienten mit Restdefiziten und Tagesschläfrigkeit verbleiben. Bei diesen Patienten ist die gesamte schlafmedizinische Differentialdiagnostik, dargestellt in den S3-Leitlinie [19] zu bedenken, um andere Faktoren bzw. Erkrankungen, die zu Tagesschläfrigkeit führen, auszuschließen. Bei negativem Ergebnis und verbleibenden ungewollten Einschlafattacken trotz suffizienter Therapie kann u.U. die Fortführung des bisherigen Berufes nicht mehr möglich sein.

Die Bedeutung von Schlafstörungen und "*fatigue*" im Sinne eines Erschöpfungszustandes für die Langzeitarbeitsunfähigkeit wurde aktuell in einer schwedischen Untersuchung belegt. 8300 schwedische Arbeitnehmer wurden über 1,5 bzw. 2 Jahre prospektiv im Hinblick auf Krankenzeiten verfolgt. 372 Arbeitnehmer waren in diesem Zeitraum langzeitkrank (>90 Tage), 1423 Arbeitnehmer wiesen einen mittellangen Krankenstand (14-89 Tage) im Beobachtungszeitraum auf. Die Analyse ergab, dass Schlafstörungen und Erschöpfungszustände, am Beginn der Erkrankungsperiode angegeben, die Wahrscheinlichkeit der Rückkehr zum Arbeitsplatz signifikant reduzierten [1].

Letztendlich sind vor allem Arbeitsmediziner in Zusammenarbeit mit den Arbeitgebern aufgerufen, dem Betroffenen, wenn aufgrund einer unbehandelbaren Schlafstörung erforderlich, innerbetriebliche Alternativen der Fortführung einer Arbeitstätigkeit zu eröffnen bzw. solche zu schaffen.

Literatur

1. Akerstedt T, Kecklund G, Selen J (2010) Disturbed sleep and fatigue as predictors of return from long-term sickness absence. Industrial Health; 48:209-214

2. Alonderis A, Barbé, Bonsignore M et al. (2008) Medico-legal implications of sleep apnea syndrome: driving license regulations in Europe. Sleep Med 9:62-75

3. Bundesanstalt für Straßenwesen (Hrsg) (2000) Begutachtungsleitlinien zur Kraftfahrereignung. Berichte der Bundesanstalt für Straßenwesen. Mensch und Sicherheit, Heft M115

4. Crummy F, Cameron PA, Swann P et al. (2008) Prevalence of sleepiness in surviving drivers of motor vehicle collisions. Int Med J 38:769-775

5. Dagan Y, Dolyanski JT, Green A et al. (2006) BMI as a first-line screening criterion for detection of excessive daytime sleepiness among professional drivers. Traffic Inj Prev 7:44-48

6. Fromme IE (2008). Die Neuerungen in der Fahrerlaubnisverordnung (FeV) zur Bekämpfung der Gefährdung des Straßenverkehrs durch Schlafapnoe und sonstige chronische Schlafstörungen. Pneumologie 62:387-391

7. Kim HC et al. Sleep disordered breathing and neuropsychological deficits. Am J Respir Crit Care J 1997; 156: 1813-9

8. Kogi K, Ohta T. Incidence of near accidental drowsing in locomotive driving during a period of rotation. J Hum Ergon 1975; 4(1):65-7639:303-9

9. Kotterba S, Müller N, Steiner G, Mayer G (2004) Narkolepsie und Fahrtauglichkeit. Akt Neurol 31:273-278

10. Langwieder K, Sporner A, Hell W (1994): HUK-Verband, Büro für Kfz-Technik, München

11. Lindberg E, Carter N, Gislason T et al. (2001) Role of snoring and daytime sleepiness in occupational accidents. Am J Respir Crit Care Med 2001;164:2031-5

12. Moller HJ, Kayumov L, Bulmash EL et al. (2006) Simulator performance, microsleep episodes, and subjective sleepiness: normative data using convergent methodologies to assess driver drowsiness. J Psychosom Res 61:335-342

13. National Highway Traffic Safety Administration, www.nhtsa.org, National Sleep Foundation Sleep in America 2005, www.sleepfoundation.org)

14. Orth M, Duchna HW, Leidag M et al. (2005) Driving simulator performance and neuropsychological testing in OSAS before and under CPAP. Eur Respir J 26:898-903

15. Orth M, Herting A, Duchna HW et al. (2005) Fahrsimulatoruntersuchungen bei Patienten mit obstruktivem Schlafapnoe-Syndrom. Konsequenzen für die Beurteilung der Fahrtüchtigkeit? Dtsch Med Wochenschr 130:2555-2560

16. Rodenstein D (2008) Driving in Europe; the need of a common policy for drivers with OSAS. J Sleep Res 17: 281-284

17. Rühle KH, Mayer G (1998) Empfehlungen zur Begutachtung von Schlaf-Wachstörungen und Tagesschläfrigkeit. Somnologie 2:89-95

18. Scott LD, Hwang W-T, Rogers AE et al. (2007) The relationship between nurse work schedules, sleep duration, and drowsy driving. Sleep 30(12):1801-1807

19. S3-Leitlinie Nicht erholsamer Schlaf/Schlafstörungen. Deutsche Gesellschaft für Schlafforschung und Schlafmedizin. Somnologie 2009;13:4-160

20. Ulfberg J, Carter N, Edling C (2000) Sleep-disordered breathing and occupational accidents. Scand J Work Environ Health 26:237-242

21. Ulferg J, Jonssson R, Edling C (1999) Improvement of subjective work performance among OSA patients after treatment with CPAP. Psychiatry and Clin Neurosci 53:677-679

22. Vanlaar W, Simpson H Mayhew D et al. (2008) Fatigued and drowsy driving: a survey of attitudes, opinions and behaviours. J Safety Res 39:303-9

23. Weeß HG, Sauter C, Geisler P et al. (2000) Vigilanz, Einschlafneigung, Daueraufmerksamkeit, Müdigkeit,

Schläfrigkeit – Diagnostische Instrumentarien zur Messung müdigkeits- und schläfrigkeitsbezogener Prozesse und deren Gütekriterien. Somnologie 4;20-38

24. Wise MS (2006) Objective measures of sleepiness and wakefulness: application to the real world? J Clin Neurophysiol 23:39-49

5. Insomnien und Parasomnien im Kindes- und Jugendalter

"Schlaf, Kindlein, schlaf"

Ein zentrales Thema junger Eltern ist oft das Schlafverhalten ihrer Kinder. Viele Schlafstörungen im Verlauf der Kindheit und Jugend können durch eine gute Beratung zu wichtigen Regeln zu gesundem Schlaf vermieden oder verringert werden.

Säuglinge brauchen unterschiedlich viel Schlaf, müssen ihren Schlaf-Wach-Rhythmus erst entwickeln und lernen, sich selbst zu beruhigen. Bis zum 6. Lebensmonat ist es normal, dass Säuglinge nachts mindestens 1 × aufwachen, vom 6.-12. Lebensmonat schlafen 60 % der Kinder durch. 90 % der Säuglinge haben mit 5 Monaten gelernt bei Müdigkeit und befriedigten Grundbedürfnissen selbst einzuschlafen, so wird meistens der Zeitpunkt für die früheste Diagnosestellung einer manifesten Einschlaf- und Durchschlafstörung auf das Alter von 6 Monaten gelegt [18]. Mit den in Tab. 5.1 aufgeführten von der Bundeszentrale für gesundheitliche Aufklärung herausgegebene Empfehlungen können Eltern ihre jungen Kindern beim Schlafenlernen unterstützen [22].

- Informieren Sie sich zum Thema Babyschlaf
- Regelmäßigkeiten im Alltag über Tag und am Abend einführen
- Sorgen Sie für eine angenehme Schlafumgebung (angemessene Temperatur, wenig Licht, Lärm, kein Rauch)
- Babys lieben Gewohnheiten – Einschlafrituale helfen
- Übermüdung erschwert das Einschlafen- rechtzeitig das müde Kind ins Bett legen
- Die Schlafenszeit und das Aufwachen in der Nacht ruhig angehen
- Unterstützen Sie ihr Kind beim Einschlafen – aber aufwändige Einschlafhilfen vermeiden
- Nicht jedes Schlafproblem ist gleich eine Störung
- Nutzen Sie Ruhepausen zum Entspannen – holen Sie selbst tagsüber Schlaf nach
- Nutzen Sie Angeboten von Verwandten, Bekannten, die Ihnen Hilfe anbieten
- Zögern Sie nicht, sich auch fachliche Hilfe einzuholen

Tab. 5.1: Empfehlungen für Eltern von Säuglingen.

Im Alter zwischen 1-6 Jahren treten viele Schlafstörungen auf, diese Zeit ist geprägt von Ein- und Durchschlafstörungen wie auch den Parasomnien mit Albträumen, Schlafwandeln und dem Nachtschreck (Pavor nocturnus). Kleinkinder- und Kindergartenkindern haben einen enormen Wissensdurst, sie lernen schnell, aber auf sie strömen auch viele, z.T. zu viele neue und nicht immer kindgerechte Reize ein. Hilfreiche Empfehlungen (☞ Tab. 5.2) erleichtern Eltern und Kindern den gesunden Schlaf.

- Infomieren Sie sich zum Thema Kinderschlaf
- Vor dem Einschlafen zur Ruhe kommen – kein Toben, Fernsehen, Computer, aufregende Hörspiele 1 h vor dem Einschlafen
- Richtig müde schläft sich besser- tagsüber braucht ihr Kind ausreichend Bewegung, frische Luft; achten Sie auf Müdigkeitssignale ihres Kindes
- Sorgen Sie für Einschlafrituale – vorlesen, Hörspiel-CD, kurz kuscheln
- Unterstützen Sie Ihr Kind beim Einschlafen – aber aufwändige Einschlafhilfen vermeiden
- Kuscheltiere helfen beim Einschlafen
- Vermeiden Sie Schlafstörer (Lärm, helles Licht, Rauch; kein Cola oder Coffein ; keine üppigen Mahlzeiten 1 h vor dem Schlafengehen)
- Stellen Sie Regeln zum Ein- und Durchschlafen auf
- Holen Sie sich rechtzeitig fachliche Hilfe

Tab. 5.2: Empfehlungen für Eltern von Klein- und Kindergartenkindern.

Schulkinder im Alter zwischen 6-12 Jahren benötigen noch mehr als Jugendliche die elterliche Unterstützung bei der Einhaltung von Schlafhygieneregeln, wobei hier die Jugendlichen altersbedingt schon mehr in die "kontrollierte" Eigenverantwortung genommen werden.

Schlafstörungen bei Kindern und Jugendlichen werden mit einer Prävalenz von ca. 20 % angegeben. Viele Schlafstörungen bzw. einzelne Schlafstörungsbeschwerden treten nur vorübergehend, z.B. im Rahmen der Bewältigung von Entwicklungsaufgaben oder in akuten Stresssituationen auf, eine vermutlich hohe, aber noch nicht ausreichend durch Langzeitstudien nachgewiesene Zahl persistiert z.T. bis ins Erwachsenenalter hinein. [7]. Die Prävalenzangaben von Schlafstörungen beinhalten neben den Insomnien und Parasomnien auch immer die in der ICSD-2 benannten anderen, z.T. auch organisch bedingten Schlafstörungen, deren differentialdiagnostischen Klärung bei der Diagnostik von Schlafstörungen eine herausragende Rolle zukommt.

Gestörter Nachtschlaf oder erhöhte Tagesschläfrigkeit werden selten von jüngeren Kindern berichtet, sondern in der Regel von den Eltern wahrgenommen und in Abhängigkeit vom eigenen, elterlichen Leidensdruck als Problem beim Arzt vorgestellt. Nur 13,9 % der Eltern konsultieren trotz bestehender signifikanter Schlafprobleme den Hausarzt [4]. Erst Jugendliche nehmen eigene Schlafprobleme bewusst wahr [2]. Inwiefern Jugendliche dann auch eine fachgerechte Behandlung suchen oder erhalten bleibt unklar.

Kinderärzte fragen routinemäßig nach reife- und verhaltensbezogenen Aspekten des Schlafs und schlafbezogene Atmungsstörungen, Fragen zu nächtlichen Bewegungsstörungen oder Tagesschläfrigkeit werden dagegen deutlich seltener gestellt [17]. Dies kann auch aus der erlebten Praxis einer Institutsambulanz und Tagesklinik für Kinder- und Jugendpsychiatrie und -psychotherapie bestätigt werden: erst seit der gezielten Schulung der therapeutischen Mitarbeiter – Fachärzte für Kinder- und Jugendpsychiatrie/-psychotherapie und approbierte Kinder- und Jugendlichenpsychotherapeuten – zum Thema Schlafstörungen wird bei der Exploration von Patienten und Eltern mehr Gewicht auf die Erkennung von verschiedenen Schlafstörungen gelegt. Eltern erwähnen unter dem Eindruck der am Tag dominierenden erheblichen psychischen Symptomatik der Kinder und Jugendlichen Schlafstörungen oft gar nicht, obwohl sie im häuslichen Kontext am Abend eine bedeutende Rolle einnehmen. Erst auf Nachfrage berichten Eltern davon und sind sehr dankbar für Diagnostik, Beratungs-und Behandlungsangebote.

Viele Schlafstörungen sind vorübergehend und leichter Natur. Klinisch bedeutsame Kriterien für eine Schlafstörung sind die Dauer und der Ausprägungsgrad der Beschwerden. Behandlungsbedürftigkeit ist gegeben, wenn die Schlafstörung länger als einen Monat andauert, und häufiger als zwei- bis dreimal in der Woche auftritt. Die Symptomatik muss den Leitlinien zufolge in klinisch bedeutsamer Weise Leiden oder Beeinträchtigungen in sozialen, beruflichen oder anderen wichtigen Funktionsbereichen nach sich ziehen. Konkret bedeutet dies, dass die Leistungsfähigkeit am Tag oder die Emotionalität signifikant beeinträchtigt ist und eine sekundäre Beeinträchtigung der Eltern oder der Geschwister durch die Schlafstörung vorliegt [7, 8, 31].

5.1. Leitlinien zur Diagnostik und Therapie

In der pädiatrischen und kinder- und jugendpsychiatrischen Schlafmedizin gibt es keinen allgemeingültigen diagnostischen Algorithmus für die Diagnostik und Therapie. Grundsätzlich gilt aber: *"Das ... Ziel der Diagnostik von Schlafstörungen und schlafbezogenen Atmungsstörungen ist eine adäquate, effiziente, bedarfsgerechte, wirtschaftliche und nebenwirkungsarme Therapie."* [10] Nach einer pädiatrischen Basisdiagnostik werden weitere Diagnostik- und schließlich auch Therapiealgorithmen aufgestellt, die sich an den Hauptsymptomen orientieren.

In der pädiatrischen und kinder- und jugendpsychiatrischen Schlafmedizin stützen wir uns auf folgende Leitlinien/Leitfäden:

- Nichtorganische Schlafstörungen (F51), Registrierungsnummer 028-012, Entwicklungsstufe S1. Diese Leitlinie befindet sich derzeit in Überarbeitung als erneute S1-Leitlinie, bislang noch nicht veröffentlicht (geplante Fertigstellung zum 15.08.2012) [5, 16]
- Regulationsstörungen im Säuglings- und Kleinkindesalter (0-3 Jahre; F98.2 u.a.), Registriernummer 028-028, Entwicklungsstufe S1; derzeit in Überarbeitung als angemeldete S2k-Leitlinie (angemeldetes Upgrade: Säuglings- und Kleinkindpsychiatrie, Registriernummer 028-041, geplante Fertigstellung zum 31.12.2012 [5, 15]
- Nicht erholsamer Schlaf/Schlafstörung S3-Leitlinie der Deutschen Gesellschaft für Schlafforschung und Schlafmedizin [21]
- Leitfaden Kinder- und Jugendpsychotherapie: Schlafstörungen [7]

5.2. Klassifikation von Schlafstörungen

Es existieren 3 international anerkannte Klassifikationssysteme:

- ICD-10: Internationale Klassifikation von Krankheiten der WHO, 10. Revision
- DSM-IV: Diagnostisches und statistisches Manual psychischer Störungen
- ICSD-2: Internationale Klassifikation von Schlafstörungen, 2. überarbeitete Revision 2005

▪ ICD-10

Nichtorganische Schlafstörungen mit der nichtorganischen Insomnie und den Parasomnien werden in der ICD-10 unter dem Kapitel F5 "Verhaltensauffälligkeiten mit körperlichen Störungen und Faktoren" klassifiziert. Schlafstörungen werden nach ICD-10 in die "nicht-organischen Schlafstörungen" F51 und die "organischen Schlafstörungen" unterschieden [31].

In der ambulanten, teil- und vollstationären Kinder- und Jugendpsychiatrie in Deutschland werden psychische Störungen und Begleitprobleme nach dem "Multiaxialen Klassifikationsschema für psychische Störungen des Kindes- und Jugendalters nach ICD-10 der WHO" auf 6 Achsen verschlüsselt [20]. Auf Achse I wird das "Klinischpsychiatrische Syndrom" mit den sogenannten "F-Diagnosen", auf Achse IV die "Körperliche Symptomatik" beschrieben. Da den "nichtorganischen Schlafstörungen" eine primäre emotionale Ursache zugesprochen wird, werden diese auf Achse I kodiert.

Weiterhin ist aber noch einzuschätzen, ob die nicht-organische Schlafstörung ein eigenständiges Krankheitsbild und Hauptbeschwerde ist oder Merkmal einer psychiatrischen Erkrankung. Da in der Regel Kinder und Jugendliche meist erst beim Kinder- und Jugendpsychiater vorgestellt werden, wenn auch gleichzeitig eine psychiatrische Störung vermutet und möglicherweise auch diagnostiziert werden kann, ist die Prävalenz der nichtorganischen Schlafstörung als eigenständiges Krankheitsbild beim Kinder- und Jugendpsychiater eher sehr gering. Die nichtorganischen Insomnien und Parasomnien werden in der ICD-10 [20] folgendermaßen klassifiziert:

▶ Nichtorganische Schlafstörung (F51.0)

"Insomnie ist ein Zustandsbild mit einer ungenügenden Dauer und Qualität des Schlafes, das über einen beträchtlichen Zeitraum besteht und Einschlafstörungen, Durchschlafstörungen und frühmorgendliches Erwachen einschließt. Insomnie ist ein häufiges Symptom vieler psychischer und somatischer Störungen und soll daher nur zusätzlich klassifiziert werden, wenn sie das klinische Bild beherrscht. *Exkl.:* Insomnie (organisch) (G47.0)".

▶ Parasomnien

- Schlafwandeln (Somnambulismus) (F51.3)

5.3. Epidemiologie der Insomnien und Parasomnien

Die Insomnie gilt im Erwachsenenalter als die häufigste Form der Schlafstörung. In Abhängigkeit von zugrunde liegenden Definitionskriterien beschreiben 30-48 % der Befragten Insomnie-*Symptome*, in ca. 12 % mit einer Frequenz von 3 Ereignissen pro Woche, davon ca. 10-25 % in moderater bis schwerer Ausprägung [29]. Epidemiologische Studien bei Kindern und Jugendlichen beschreiben meist nur Insomnie-*Beschwerden* (Probleme einzuschlafen oder durchzuschlafen,) ohne strenge Anlegung der Kriterien der ICD-10, DSM-IV oder ICSD-2. Entsprechende Daten entstammen meist der Untersuchung einer Alterskohorte [31], größer angelegte Langzeitstudien über eine längere Altersspanne fehlen noch. Wir gehen dennoch davon aus, dass ca. 10-12 % aller Kinder und Jugendlichen ab 4 Jahre Insomnie-Beschwerden haben, die im Vorschulalter nur noch von den Parasomnien übertroffen werden. Höhere Prävalenzangaben (bis zu 40 % Schlafstörungen bei Kindern und Jugendlichen) finden sich in einigen Untersuchungen, müssen aber mit Vorsicht interpretiert werden. In der Kölner Kinderschlafstudie [7, 11, 13] konnte gezeigt werden, dass 64 % der befragten Kinder (832 Kinder, 4. Klasse) auch 1 Jahr nach der ersten Befragung fortbestehende Schlafstörungen aufwiesen. Weiterhin gibt es Hinweise darauf, dass Schlafstörungen bei vierjährigen Kindern ein prädiktiver Wert für die Entwicklung von emotionalen Problemen im Jugendalter zukommt [9]. Paavonen et al. konnten 2003 in einer vierjährigen Follow-up-Studie bei Kindern zwischen acht und 12 Jahren eine Persistenz von Schlafstörungen bei 12,1 % der Kinder finden [19]. Persistierende Schlafstörungen führen zu einem 2,5fach erhöhten Risiko für die Entwicklung psychiatrischer Symptomen – ein insbesondere für die Kinder- und Jugendpsychiatrie wichtiges Ergebnis.

Wiater und Lehmkuhl stellen im "Handbuch Kinderschlaf" [31] sehr ausführlich epidemiologische Daten der verschiedenen Schlafstörungen bzw. Schlafstörungsbeschwerden (☞ Tab. 5.5) dar.

- Pavor nocturnus (F51.4)
- Alpträume (Angstträume) (F51.5)

■ DSM-IV

Schlafstörungen werden unterteilt nach [31]:
- I. Primäre Schlafstörungen mit Dyssomnien und Parasomnien
- II. Schlafstörungen im Zusammenhang mit einer anderen psychischen Störung
- III. andere Schlafstörungen

Die hier benannten Insomnien (nichtorganische Insomnien) und Parasomnien werden (☞ Tab. 5.3) nach DSM IV folgender maßen eingeteilt:

I. Primäre Schlafstörungen	
Dyssomnien	Parasomnien
• Primäre Insomnie (307.42)	• Schlafstörung mit Albträumen (307.47) • Pavor nocturnus (307.46) • Schlafstörung mit Schlafwandeln (307.46) • Nicht näher bezeichnete Parasomnien (307.47)
II. Schlafstörung im Zusammenhang mit einer anderen psychischen Störung	
• Insomnie im Zusammenhang mit einer anderen psychischen Störung (307.42)	

Tab. 5.3: Primäre und sekundäre Schlafstörungen nach DSM IV.

Die ICSD-2 unterteilt Schlafstörungen nach pathophysiologischen Gesichtspunkten. Sie unterscheidet acht Kategorien (☞ Tab. 5.4), die hier benannten Nichtorganischen Insomnien und Parasomnien werden in eigenen Kapiteln dargestellt:

- 1. Insomnien
- 2. Schlafbezogene Atmungsstörungen
- 3. Hypersomnien zentralnervösen Ursprungs
- 4. Schlafbezogenen Störungen des zirkadianen Rhythmus
- 5. Parasomnien
- 6. Schlafbezogene Bewegungsstörungen
- 7. Isolierte Symptome, Normvarianten, ungeklärte Erscheinungsformen
- 8. Andere/sonstige Schlafstörungen

Tab. 5.4: Schlafstörungen nach ICSD-2.

Säuglinge und Kleinkinder	• Einschlafstörung im Alter von 5 Monaten: 21 %; Einschlafstörung im Alter von 5 Jahren: 12 %; Somnambulismus (2-6 J): 14,5 % • Nächtl. Aufwachen (2-6 J): 36,6-13,2 • Nächtl. Ängste (2-6 J): 39,9 %
Einschulung	• Albträume: 14 % • Nächtl. Aufwachen: 23 % • Tagesmüdigkeit 4,1 %
Grundschulalter	• Einschlafstörungen: 11,1 % • Nächtl. Aufwachen 7,1 % • Tagesmüdigkeit: 6,6 %
Jugendalter	• Einschlafprobleme (12-28 J): 10,8 %; Durchschlafprobleme 6,3 % • Tagesmüdigkeit: 25,5-54 %
Junges Erwachsenenalter (16-24)	• 62 % fühlen sich nicht ausgeruht und leistungsfähig • Tagesmüdigkeit 40 % • Schlafstörungen 12 %, davon nur 10 % in Behandlung

Tab. 5.5: Prävalenz von Schlafstörungen/Schlafstörungsbeschwerden nach Alter [3].

5.4. Diagnostik bei Insomnien und Parasomnien

- Ausschluss organischer Ursachen durch (kinder-)ärztliche Untersuchung
- Exploration Eltern und Kind/Jugendlicher (Erhebung der schlafspezifischen Anamnese)
- Schlafprotokolle
- Fragebögen
- Strukturiertes Interview (in Vorbereitung)

Tab. 5.6: Basisdiagnostik – Grundlagen des diagnostischen Prozesses.

5.4.1. Exploration/Schlafspezifische Anamnese

Bei geschilderten oder vermuteten Schlafstörungen geht es im Kern um die Erhebung der schlafspezifischen Anamnese. Sind organische Ursachen einer Schlafstörung ausgeschlossen, so stellen die Exploration der Eltern und des Kindes/Jugendlichen, Schlafprotokolle und Fragebögen die Grundlage des Weiteren diagnostischen Prozesses dar (☞ Tab. 5.4). Das Explorationsschema aus dem Leitfaden Kinder- und Jugendpsychotherapie "Schlafstörungen" [7, 8] ist dabei sehr hilfreich. Hiermit gelingt es, sich umfassend über das Kind oder den Jugendlichen, die Familie und das Umfeld zu informieren. Einen zentralen Schwerpunkt bildet die Exploration des aktuellen Schlafverhaltens und der Umgebungsfaktoren zu den Unterthemen: Abendaktivitäten, Zubettgehsituation, Schlafumgebung, Schlafsituation, Aufwachsituation am Morgen, Tagesbefindlichkeit. Aus kinder- und jugendpsychiatrischer Sicht ist zusätzlich die Exploration von psychischen Komorbiditäten unverzichtbar. Eine Zusammenstellung der wichtigsten Punkte des Explorationsschemas findet sich in Tab. 5.7:

- Angaben zum Patienten
- Vorstellungsanlass, spontan berichtete Probleme
- Freizeitaktivitäten/Interessen/Kompetenzen
- Freunde/Klassenkameraden
- Aktuelles Schlafverhalten und Umgebungsfaktoren
- Komorbidität
- Angaben zu körperlichen Erkrankungen
- Entwicklungsgeschichte des Patienten
- Belastende Lebensereignisse
- Beginn der Schlafstörung
- Aktuelle Belastungen in der Familie
- Bewältigungsversuche und Ressourcen in der Familie
- Vorbehandlungen der Schlafstörungen
- Krankheitskonzept und Therapieerwartungen

Tab. 5.7: Explorationsschema bei Schlafstörungen im Kindes- und Jugendalter [31].

5.4.2. Schlafprotokolle

Ergänzt wird die Exploration durch den Einsatz von **Schlafprotokollen, die in zwei Versionen (für Eltern und die Patienten selbst) vorliegen**: Schlafprotokolle (ausgefüllt durch die Eltern) liegen für die Altersbereiche Säuglinge und Kleinkinder,

Vorschul- und Grundschulkinder vor; Schlafprotokolle für die Patienten selbst sind für Klein- und Vorschulkinder, Grundschulkinder und für Jugendliche erhältlich und sind dem jeweiligen Entwicklungsstand angepasst. Diese Protokolle sollten für mindestens 2 Wochen – am besten über 4 Wochen – eingesetzt werden und über eine Zeitspanne, die konstante Bedingungen aufweist (z.B. 2 Wochen während der Schulzeit, Kindergartenzeit). Da in der 1. Woche von Adaptationseffekten ausgegangen werden muss, sollte ab der 2. Woche ausgewertet werden. Schlafprotokolle haben in der Regel zwei Teilen, den "Morgen" und den "Abendteil". Die erfragten Variablen werden in Tab. 5.8 dargestellt.

Abend-aktivitäten	• Zeitpunkt des Abendessens • Eingenommene Getränke, koffeinhaltig? • Beschäftigungen (Fernsehen, Spielen, PC)
Zubettgeh-situation	• Zubettgehzeit • Hilfen beim Zubettgehen • Oppositionelle Verhaltensweisen • Zubettgehrituale • Ängste des Kindes
Schlaf-situation	• Dauer von Licht aus bis zum Einschlafen • Nächtliches Erwachen • Nächtliche Aktivitäten (Toilettengang, Trinken, Spielen) • Verhaltensweisen im Schlaf
Aufwach-situation	• Erweckbarkeit • Gesamtschlafzeit • Erholsamkeit des Nachtschlafs
Tagesbefind-lichkeit	• Müdigkeit und spontane Einschlafneigung • Schlafepisoden tagsüber (Dauer und Anzahl) • Konzentrationsfähigkeit/ Leistungsfähigkeit

Tab. 5.8: Variablen eines 24-Stunden-Schlaf-Wach-Protokolls im Kindesalter [31].

5.4.3. Fragebogenverfahren

Fragebögen werden eingesetzt, um von Kindern, Jugendlichen und Eltern Informationen zum Schlafverhalten zu erhalten. Die eingesetzten Screening-Fragebögen der Kölner Kinderschlafstudie, die dem Materialienanhang des "Leitfadens Kinder- und Jugendlichenpsychotherapie; Schlafstörungen" entnommen werden können, erheben Angaben zum Schlafverhalten und zur Tagesbefindlichkeit in den letzten 3 Monaten. Aus Studien ist bekannt, dass Fragebögen Verzerrungseffekte aufweisen, da Eltern und Jugendliche entweder die aktuelle Situation oder die schlimmsten Nächte bewerten und ein längerer Zeitraum nicht einschätzbar ist. Folgende weitere aktuell übersetzte und leicht auswertbare Fragebögen liegen vor [31, 23].

- CSHQ *(Child Sleep Habit Questionnaire)*; Fragebogen für Eltern von Kindern im Alter zwischen 4-10 Jahre. Der CSHQ ist in einer deutschen Fassung unter www.dgsm.de mit Auswertungsvorlage herunterzuladen. Hierbei wird nach den Schlafproblemen der letzten Woche gefragt.

- SSR-DE (Schwerdtle et al. 2010) ist ein Selbstbeurteilungsverfahren für Kinder von 7-12 Jahren, mit einer Reihe von korrespondierenden Fragen aus dem CSHQ.

- PSQ-DE (Wiater & Sagheri 2009): Der *"Pediatric Sleep Questionnaire"* in der deutschen Übersetzung ist einsetzbar als Elternfragebogen. Zusätzlich werden zur Ergänzung noch Fragen zu Dauer der Schlafstörung und anderen psychischen Auffälligkeiten gestellt.

Weitere Ausführungen zu Schlaffragebögen und speziellen Fragenbögen zu Schlafhygiene, Tagesschläfrigkeit, Restless-Legs-Syndrom werden bei Fricke-Oerckermann et al. 2007, Schlarb et al. 2012, sowie Wiater et al. 2011 ausführlich dargestellt.

Wir auch bei anderen Störungsbildern darf anhand von Fragebögen alleine keine Diagnose gestellt werden, hierzu müssen die diagnostischen Kriterien der jeweiligen Schlafstörung mitexploriert werden. Zur erleichterten Exploration wird von der Kölner Arbeitsgruppe derzeit ein hochstrukturiertes Interview zu Schlafstörungen in Anlehnung an die genannten Klassifikationssysteme (ICD-10; DSM IV; ICSD-2) entwickelt [31].

5.4.4. Weiterführende Diagnostik

▶ EEG

Schlafentzugs- und Schlaf-EEG werden zur differentialdiagnostischen Abgrenzung von nächtlichen Epilepsieformen insbesondere bei Parasomnien empfohlen (siehe hierzu auch den Beitrag von Landwehr in diesem Buch).

▶ Polysomnographie

Im Positionspapier der AG Pädiatrie der DGSM zur Diagnostik von Schlafstörungen und schlafbezogenen Atmungsstörungen finden sich Empfehlungen zur Diagnostik, insbesondere zur Indikation der Überweisung eines Kindes zur Polysomnographie in ein Schlaflabor. Ein- und Durchschlafstörungen stellen keine primäre Indikation für eine Schlaflaboruntersuchung dar, hier stehen Exploration, Schlafprotokolle und Fragebögen an erster Stelle. Parasomnien treten zu inkonstant für eine Schlaflaboruntersuchung auf, hier wird zunächst die **Videodokumentation** durch die Angehörigen empfohlen [12].

5.5. Insomnie

Für das Kindes- und Jugendalter sind nach der ICSD-2 folgende primäre Insomnien von Bedeutung:

- Psychophysiologische Insomnie
- Anpassungsbedingte oder akute Insomnie
- Insomnie im Rahmen inadäquater Schlafhygiene
- Verhaltensabhängige Schlafstörung in der Kindheit
  - Einschlafstörung aufgrund inadäquater Einschlafassoziationen *(Sleep Onset Association Disorder)*
  - Schlafstörung aufgrund inkonsequenten Erziehungsverhalten *(Limit Setting Sleep Disorder)*

Zu den sogenannten sekundären Insomnien zählen:

- Insomnien im Rahmen einer psychischen Störung
- Insomnien im Rahmen von Medikamenten- oder Substanzmittelmissbrauch

Für das Kindes- und Jugendalter gilt wie für das Erwachsenenalter, dass eine Differenzierung der unterschiedlichen Insomnieformen in der Praxis oft nicht genau möglich ist. Es gibt eine Vielzahl an Überschneidungen innerhalb der Insomnieformen, aber auch Überschneidungsbereiche mit anderen Schlafstörungen [29]. Insbesondere Patienten der Kinder- und Jugendpsychiatrie zeigen komplexere Schlafstörungen aus einer Kombination von verhaltensabhängiger Insomnie, inadäquate Schlafhygiene und Insomnien im Rahmen der psychischen Störung, aber auch im Rahmen von Medikamentengabe, z.T. gepaart mit Parasomnien.

Fallbeispiel Mike

Der 7-jährige Mike wird von seiner Eltern zur tagesklinischen kinder- und jugendpsychiatrischen Behandlung vorgestellt bei ausgeprägten Schulproblemen mit Konzentrationsproblemen, motorischer Unruhe und aggressiven Übergriffen auf Mitschüler, sowie einem ausgeprägten Vermeidungsverhalten bei Lern-Leistungssituationen. Im häuslichen Kontext beschreiben die Eltern häufig Streitigkeiten mit den 4 weiteren Geschwistern, Probleme beim Zubettgehen mit Weigerung ins Bett zu gehen und einer deutlich verlängerten Einschlafdauer. Mikes Eltern leben sehr beengt mit ihren 5 Kindern in einer 4-Zimmer-Wohnung, beide Eltern rauchen in der Wohnung. Die 3 Jungs müssen sich ein Zimmer teilen, ebenso die 2 Schwestern. Vor dem Zubettgehen verweigert Mike Aufforderungen der Eltern zum Zähneputzen, spielt aber dann mit seinen Brüdern Konsolenspiele, tobt ausgiebig herum, oft geraten die Brüder in handgreifliche Auseinandersetzungen. Einschlafrituale gibt es keine. Seit dem Alter von 3 Jahren traten zusätzlich nachts "Schreiattacken" auf, die die mit im Zimmer schlafenden Geschwister weckten. Zusätzlich wird ein familiär gehäuft auftretendes Schlafwandeln berichtet. Im Rahmen der Diagnostik wurde eine hyperkinetische Störung des Sozialverhaltens, eine Schlafstörung im Rahmen der psychiatrischen Erkrankung bei Ausschluss organischer schlafbehindernder Ursachen, eine inadäquate Schlafhygiene, sowie Parasomnien mit Pavor nocturnus und Schlafwandeln diagnostiziert. Im Rahmen eines multimodalen Therapieprogramms erfolgen Kind-, Eltern-, und schulzentrierte verhaltenstherapeutische Behandlungsmaßnahmen, Empfehlungen zu Veränderung der Schlafumgebung werden nur begrenzt umgesetzt. Im Rahmen der medikamentösen Behandlung der hyperkinetischen Störungen, die so ausgeprägt ist, dass über den Tag verteilt Retardpräparate gegeben werden, verstärkt sich die abendliche Schlafproblematik. Insgesamt waren die Eltern trotz zusätzlicher intensiver Jugendhilfemaßnahmen massiv überfordert; die insomniebedingte Schlafsymptomatik des Jungen änderte sich erst, nachdem die Eltern sich zusammen mit dem Helfernetz entschieden, dass Mike in eine 5-Tages-Gruppe der

Jugendhilfe wechselte. Hier traten sehr rasch unter klaren abendlichen Schlafregeln, einer adäquaten Schlafhygiene deutliche Verbesserungen der Schlafproblematik auf.

Die jeweiligen Klassifikationen nach ICSD-2 und ICD-10 sind in Tab. 5.9 dargestellt [31].

5.5.1. Erklärungsansätze zur Entstehung und Aufrechterhaltung der primären Insomnie

Ein- und Durchschlafstörungen im Kindes- und Jugendalter werden von einer Vielzahl von Faktoren bedingt und aufrechterhalten.

Ungünstige, sogenannte **dysfunktionale Schlafgewohnheiten** spielen oft bei den Ursachen von Schlafstörungen eine entscheidende Rolle. Zu den *dysfunktionalen* Schlafgewohnheiten zählen das Schlafen in einer ungünstigen Schlafumgebung (Licht- und Lärmbelästigung, Teilen des Zimmers mit Geschwistern oder Eltern, Schlafen im Wohnzimmer, Rauchen im Zimmer des Kindes), ein unregelmäßiger Schlaf-Wach-Rhythmus (Mittagsschlaf bei Vorschulkindern, kurze Schlafphasen – *"Naps"* – am Nachmittag bei Jugendlichen), Nutzung des Bettes für Tagesaktivitäten (im Bett essen, lesen, grübeln, u.a.), Ausführen anregender Tätigkeiten am Abend (Beschäftigung mit Problemen, Hausaufgaben machen, Lernen, Sport, Herumtoben, Medienkonsum), Konsum von Substanzen wie Alkohol und Nikotin.

Allgemeine Definitionskriterien für eine Insomnie nach ICSD-2 (AASM 2005)	Diagnostische Kriterien für die nicht-organische Insomnie (F51.0) nach ICD-10
• Klagen über Schwierigkeiten einzuschlafen, durchzuschlafen, über frühmorgendliches Erwachen, oder über chronisch nicht erholsamen Schlaf. Bei Kindern bestehen die Schlafstörungen in bettverweigerndem Verhalten oder der Unfähigkeit, alleine einzuschlafen. Die Schlafstörungen werden bei Kindern oft nicht von den Kindern selbst, sondern von den Eltern bzw. den Bezugspersonen berichtet.	• Es liegen Einschlafstörungen, Durchschlafstörungen oder eine schlechte Schlafqualität vor
• Die Schlafbeschwerden treten auf, obwohl die Möglichkeit besteht, ausreichend zu schlafen und adäquate Schlafbedingungen vorliegen.	
• Mindestens eines der nachfolgenden Symptome, die in Zusammenhang mit der Schlafstörung stehen, wird vom Patienten berichtet: - Müdigkeit oder allgemeines Unwohlsein - Aufmerksamkeits- und Gedächtnisprobleme - Soziale, berufliche oder schulische Beeinträchtigungen - Stimmungsbeeinträchtigungen oder Irritierbarkeit - Tagesmüdigkeit - Verminderung von Motivation, Antrieb und Initiative - Erhöhte Tendenz zu Arbeitsfehlern oder Unfällen im Straßenverkehr - Anspannung, Kopfschmerzen, gastrointestinale Beschwerden infolge des Schlafmangels - Sorgen, die die Schlafstörung betreffen	• Die unbefriedigende Schlafdauer oder Schlafqualität verursachen einen deutlichen Leidensdruck oder wirken sich störend auf Alltagsaktivitäten aus • Die Betroffenen denken v.a. nach an ihre Schlafstörung und machen sich während des Tages übertriebene Sorgen über deren negative Konsequenzen.
• Anmerkung: Zeitdauer wird bei den einzelnen Schlafstörungen beschrieben	• Die Schlafstörungen treten wenigstens 3 ×/Woche über einen Zeitraum von einem Monat auf.

Tab. 5.9: Definitionskriterien für eine Insomnie.

Eltern und Familie spielen eine weitere wichtige Rolle. Als schlafstörend werden familiärer Stress, Streit und Trennung der Eltern, sowie Krankheiten, Scheidungen und Todesfälle in der Familie benannt. Eine schlechte Beziehung der Jugendlichen zu den Eltern hat ebenso einen bedeutenden negativen Einfluss.

Problematische Erziehungsverhaltensmuster bedingen die verhaltensabhängigen Insomnieformen und führen damit auch zur Persistenz der Problematik. Dazu gehören inadäquate Einschlafhilfen und Durchschlafhilfen (mit ins Bett legen, überlange Einschlafrituale, Autofahren zum Einschlafen, im Bett der Eltern schlafen u.a.), was zu assoziationsbedingten Einschlafstörungen führen kann, sowie Schlafstörungen durch inkonsequentes Erziehungsverhalten ohne ausreichende schlaffördernde Schlafrituale und Regeln zur Schlafenszeit.

Manche Kinder und Jugendliche neigen dazu, ihre Schlafdauer zu unter- und die Einschlaflatenz zu überschätzen. Diese **Fehlwahrnehmung des Schlafes** und möglicher **Tagesbeeinträchtigungen** bedingen einen Teufelskreis aus schlafbezogenen dysfunktionalen Kognitionen und Aufrechterhaltung der Schlafprobleme.

Zu den weiteren individuellen Faktoren gehören auch **dysfunktionale Emotionsregulationsstrategien** vorwiegend im Jugendalter mit Grübeln, schlafbeeinträchtigenden Kognitionen und ungünstigen Copingstrategien [23].

5.5.2. Relevante Insomnieformen im Kindes- und Jugendalter

Folgende im ICSD-2 beschriebene und in Tab. 5.10 dargestellte Insomnien sind für das Kindesalter relevant [31].

Die **verhaltensabhängige Insomnie** nimmt eine herausragende Rolle bei den kindlichen Ein- und Durchschlafstörungen ein. Den Kindern fällt es schwer einzuschlafen und/oder durchzuschlafen. Hierbei werden 2 Typen unterschieden:

- Die assoziationsbedingte Einschlafstörung (*"sleep onset association type"*): die Kinder entwickeln eine Abhängigkeit des Einschlafens an unangebrachte Rituale, Objekte und Stimuli. Diese Insomnieunterform ist dann als krankhaft anzusehen, wenn es dadurch zu ausgeprägten Einschränkungen des täglichen Lebens kommt [21]. Kinder lernen sehr schnell, dass sie diese "Assoziationen" benötigen, um einzuschlafen und auch um nach dem Aufwachen wieder einzuschlafen.
  Beispiele für diese inadäquaten Einschlafassoziationen sind Autofahrten zum Einschlafen, Eltern müssen sich mit ins Bett legen, Fön usw. als Beruhigungshilfe.

- Bei der Schlafstörung aufgrund inkonsequenten Erziehungsverhaltens (*limit-setting type*) versucht das Kind das Ins-Bett-Gehen hinauszuzögern, verweigert das Zu-Bett-Gehen und verweigert nachts nach dem Erwachen das Wieder-Zurück-Ins-Bett-Gehen. Diese Widerstände gegen das Zu-Bett-Gehen werden häufig durch fehlende konsequente Erziehungshaltung aufrechterhalten. Es handelt sich zumeist um Kinder, bei denen auch tagsüber oppositionelles Verhalten im familiären Kontext auftaucht.

5.6. Parasomnien

Mit Parasomnie werden abnorme Schlafbesonderheiten "neben" dem Schlafbezeichnet. Es kommt zu Unterbrechungen des Schlafs beim Erwachen, beim partiellen Erwachen oder Schlafstadienwechsel i.d.R. ohne Beeinträchtigung der Schlafqualität bzw. der Erholsamkeit des Schlafes [29].

In der ICSD-2 (2005) sind folgende für das Kindes- und Jugendalter relevante Parasomnien klassifiziert.

- Pavor nocturnus
- Somnambulismus
- Albträume

Parasomnien werden als passagere, durch neuronale Reifungsvorgänge bedingte Entwicklungsphänomene im Kleinkindesalter verstanden. Parasomnien gelten dann als Prädiktor für psychische Auffälligkeiten, wenn die Episoden sehr häufig sind, eine ungewöhnlich späte Erstmanifestation in der Kindheit/Jugend aufweisen, bzw. nach Intervall erneut auftreten oder sich bis ins Erwachsenenalter erstrecken [28]. Parasomnien treten bei einzelnen kinder- und jugendpsychiatrischen Störungsbildern gehäuft auf: so sind Parasomnien und Enuresis signifikant häufiger bei hyperkinetischen Kindern [27], Angststörungen häufiger vergesellschaftet mit Insomnien, aber auch vermehrt mit Parasomnien [1]. Auch ist bekannt, dass diese

5.6. Parasomnien

nichtorganischen Phänomene durch organische Schlafstörungen getriggert werden können.

Parasomnien werden nach Gesichtspunkten der Schlafarchitektur eingeteilt: (hier beispielhafte Auswahl) [29]:

- **Non-REM-Schlaf-assoziiert (Arousalstörungen)**
  - Nachtschreck (Pavor nocturnus)
  - Schlafwandeln (Somnambulismus)
  - Schlaftrunkenheit

- **REM-Schlaf-assoziiert**
  - Albträume
  - REM-Schlaf-Verhaltensstörung
  - Isolierte wiederkehrende Schlafparalyse

- **Andere Parasomnien**
  - Enuresis nocturna

Die Enuresis nocturna zählt aus schlafmedizinischen Gesichtspunkten als Schlafstörung, muss

Nach ICSD-2 relevante Insomnien des Kindes- und Jugendalters	Diagnostische Kriterien nach AASM 2005
Schlafanpassungsstörung (akute Insomnie)	• Allgemeine Kriterien der Insomnie erfüllt • Reaktion auf Stressor • Remission wird erwartet • Dauer weniger als 3 Monate • Keine andere Erklärung für die Schlafstörung

Psychophysiologische Insomnie	• Allgemeine Kriterien der Insomnie erfüllt
	• Dauer länger als 1 Monat
	• Hinweise auf ein konditioniertes Schlafproblem und/oder eine erhöhte Arousal-Niveau in der Bettsituation wegen
	  - Exzessive Fokussierung und erhöhte Ängstlichkeit hinsichtlich des Schlafes
	  - Schwierigkeiten einzuschlafen zur erwünschten Bettzeit, zu anderen Zeiten aber möglich
	  - Besserer Schlaf außerhalb der gewohnten Schlafumgebung
	  - Kognitive Arousal im Bett mit Grübeln und mangelhafte Fähigkeit zu Gedankenstopp
	  - Erhöhte körperliche Anspannung im Bett
	• Keine andere Erklärung für die Schlafstörung

Schlafstörung mit inadäquater Schlafhygiene	• Allgemeine Kriterien der Insomnie erfüllt
	• Dauer länger als 1 Monat
	• Mindestens eine der folgenden schlafinkompatiblen Verhaltensweisen
	  - Inadäquater Schlaf-Wach-Rhythmus, zu lange im Bett, Tagesschlafepisoden
	  - Konsum von Alkohol, Nikotin, Koffein, insb. Zeitnah zu Schlafenszeiten
	  - Aktivierende Aktivitäten (kognitiv, emotional, physisch) vor dem Schlafengehen
	  - Anregende Tätigkeiten wie Fernsehen, Lesen, Lernen, Essen, Grübeln, Planen im Bett
	  - Keine angenehme schlafförderliche Schlafumgebung
	• Nicht durch andere Schlafstörung erklärt

Tab. 5.10: Insomnien des Kindesalter – Kriterien nach ICSD-2 und AASM 2005 im Vergleich.

aber aus kinder- und jugendpsychiatrischen Gesichtspunkten eigens diagnostiziert und behandelt werden.

5.6.1. Non-REM-Schlaf-assoziierte Parasomnien

Die **Non-REM-Schlaf-assoziierten** Parasomnien **Pavor nocturnus und Schlafwandeln** beunruhigen Eltern zu nächst sehr. Meist können die Eltern die Phänomene nach ausführlicher Psychoedukation besser einordnen und so lernen, damit umzugehen. Die Kinder können sich in der Regel nicht an den Pavor oder das Schlafwandeln erinnern, sie sollten auch nicht durch die Eltern unnötig beunruhigt und geweckt werden. Bei Persistenz ins Erwachsenenalter hinein wünschen sich auch Jugendliche gelegentlich eine therapeutische Unterstützung. Bei der Beratung ist es wichtig, auf den Charakter des Entwicklungsphänomens hinzuweisen, weiterhin auf Ursachen, auslösende und möglicherweise verstärkende Faktoren wie Vererbung, extreme Belastung, Schlafentzug und Fieber. Notwendige Sicherheitsvorkehrungen sollten mit den Eltern und später den jugendlichen Patienten festgelegt werden. Pavor nocturnus und Schlafwandeln treten auch häufig verstärkt in der Lebensphase auf, in der Kinder den Mittagsschlaf beenden und der Tiefschlafdruck zunimmt. Das Wiedereinführen eines Mittagsschlafs und die ein regelmäßiger Schlaf-Wach-Rhythmus sind denkbare und sinnvolle Interventionen. Positive Effekte konnten auch durch das antizipatorische Wecken (15-30 min vor der Episode) und durch Entspannungsverfahren erzielt werden [6, 21, 29].

5.6.2. REM-Schlaf-assoziierten Schlafstörungen

Albträume zählen zu den **REM-Schlaf-assoziierten Schlafstörungen**. Da an den ängstigenden Traum erinnert wird, sollten die Eltern dem Kind danach zunächst Sicherheit vermitteln und nach den Albtrauminhalten fragen. Schließlich sollten sie dem Kind zusichern, im Falle des erneuten Albtraums wieder für Sicherheit des Kindes sorgen zu wollen. Weitere unspezifische, aber oft hilfreiche Maßnahmen sind: Einrichten eines Nachtlichts, ein Lieblingsstofftier als Beschützer, sich vergewissern, dass das Kind nur altersgemäße Medien konsumiert, hilfreiche Bilderbücher wie z.B. das "Traumfresserchen" von Michael Ende, auch kann ein "Traumfänger" zusammen mit dem Kind gebastelt werden.

Die REM-Schlafverhaltensstörung wird in verschiedenen Publikationen [29, 31] als Differentialdiagose zu Pavor nocturnus und Schlafwandeln genannt, jedoch sind dazu keine Fallbeschreibungen aus dem Kindes- und Jugendalter bekannt.

5.6.3. Andere Parasomnien

In der Tab. 5.11 werden die Symptome, Zusatzsymptome, Epidemiologie, Zeitpunkt des Auftretens, Schlafstadium, Erinnerung, Ätiologie, Diagnostik und Differentialdiagnosen zusammengestellt.

5.7. Prävention und Therapie von Insomnien und Parasomnien im Kindes- und Jugendalter

5.7.1. Prävention von Schlafstörungen im Kindes- und Jugendalter

Eine wichtige Rolle bei der Prävention von Schlafstörungen im Kindesalter kommt den Kinderärzten insbesondere bei den Vorsorgeuntersuchungen zu. Studien zeigen, dass die antizipatorische Beratung von Eltern im Rahmen von Vorsorgeuntersuchungen die elterliche Erziehungskompetenz erhöht und durch Beratungen zum Schlafverhalten und Abgabe von Informationsmaterialien damit auch das Schlafverhalten der Kinder verbesserte [30]. Im frühen Säuglingsalter sollte bereits präventiv beraten werden zur Einübung positiver Schlafgewohnheiten und Strukturierung des Tagesablaufs, insbesondere bei unruhigen, dysregulierten Säuglingen [18]. Eltern können hilfreiche Informationsmaterialien erhalten oder auf Internetseite hingewiesen werden [22]. Schlafhygieneregeln sollten bei jeder Vorsorgeuntersuchung mit den Eltern, bei der J1 mit den Jugendlichen selbst besprochen werden.

5.7.2. Therapie der Insomnien und Parasomnien

5.7.2.1. Psychoedukation und Schlafhygiene

Die Behandlungsbedürftigkeit von Insomnien und Parasomnien wird entsprechend der Diagnostikkriterien definiert als das Auftreten der Symptomatik mindestens 3 ×/Woche, länger als 1 Monat

Parasomnien	Pavor nocturnus Nachtschreck, *night terror, sleep terror*	Schlafwandeln Somnambulismus	Albträume
Symptome	Aufschrecken, Schrei, offene Augen, Furcht; In 30-50 % Übergang in Schlafwandeln	Körperbewegungen, z.B. Aufstehen, Umhergehen, komplexe automatisierte Handlungen	Angstträume, die das Kind aufwecken, Furcht Inhalte: Verfolgung, Tod oder Verletzung, Fallen
Zusatz-symptome	Starke körperliche Symptome, Schwitzen Herzklopfen	Zusätzliche vegetative Symptome möglich	Moderate vegetative Angstreaktion
Epidemiologie	Lebenszeitprävalenz: Kinder und Jugendliche 20 %, Altersgipfel 3-6 J.	Prävalenz bis zu 30 % im Alter 4-6 J., bis Pubertät 17 %, Erwachsene: <1-4 %	Lebenszeitprävalenz 100 %, Altersgipfel 6-10 Jahre, Abnahme ab jungen Erwachsenenalter
Zeitpunkt des Auftretens	Meist 1. Nachthälfte	Meist 1. Nachthälfte	Meist 2. Nachthälfte
Schlafstadium	Tiefschlaf	Tiefschlaf	Traumschlaf, REM-Schlaf
Erweckbarkeit	Schwer erweckbar und danach desorientiert	Schwer erweckbar und danach desorientiert	Keine Desorientierung, aber verzögertes Wiedereinschlafen
Erinnerung	Keine Erinnerung an das Geschehen	Keine Erinnerung an das Geschehen	Gute Erinnerung an das Geschehen
Ätiologie	Veranlagungs-Stress-Modell	Veranlagungs-Stress-Modell, Medikamente	Veranlagungs-Stress-Modell, Ängstlichkeit, emotionale Labilität, Medikamente, PTSD
Diagnostik	Schlafanamnese, Fremdanamnese, Zeitpunkt!, Welche Verhaltensweisen?, Traumerinnerung?, Häufigkeit der "Anfälle"?, Erholsamkeit des Schlafs? Medikamente? • Video der Eltern, Schlafentzugs-EEG, Langzeit-Epilepsie-Diagnostik • bei Kindern und Jugendlichen: selten Polysomnographie		
Differential-diagnose	andere Parasomnien, REM-Schlaf-Verhaltensstörung, nächtl. epileptische Anfälle bei Schlafwandeln: Schlaftrunkenheit		andere Parasomnien, nächtl. Panikattacken

Tab. 5.11: Differenzialdiagnostik der Parasomnien.

andauernd, Beeinträchtigungen mit Tagesschläfrigkeit, aber auch Verhaltens – und emotionale Auffälligkeiten. Eltern, die ihre Kinder mit geringer ausgeprägten Problemen vorstellen, bzw. Jugendliche, die aufgrund des eigenen Leidensdrucks eine Behandlung wünschen, können bereits durch Psychoedukation über den Schlaf, sowie durch Ansprechen von Schlafhygieneregeln profitieren.

Die Grundlagen der Therapie von Insomnien und Parasomnien im Kindes- und Jugendalters sind die ausführliche Psychoedukation von Patienten und deren Eltern, sowie nach ausführlicher Erklärung die Aufforderung zur Einhaltung von Schlafhygieneregeln.

Bei der wissenschaftlich fundierten Psychoedukation sollten verschiedene Entwicklungsaspekte des Schlafs mit den "normalen" Abweichungen, sowie auch die unterschiedlichen unter die nach ICSD-2-Kategorien Insomnien und Parasomnien fallenden Schlafstörungen im Kindes- und Jugendalter angesprochen und erklärt werden. Dazu gehören die Vermittlung von Kenntnissen über die Schlafarchitektur mit Schlafzyklen, Erklärung der Schlafstadien, Verteilung Non-REM zu REM-

Schlaf und Entwicklung der Gesamtschlafmenge. Hier geht es vor allem um den Abbau von unrealistischen Erwartungen von Eltern und gelegentlich auch der Patienten an das Phänomen Schlaf.

Ergänzt wird die Psychoedukation durch die Herausarbeitung und Darstellung von Ursachen und aufrechterhaltenden Faktoren der Schlafstörung.

Die zentrale Rolle in Beratung und Therapie spielen die Schlafhygieneregeln. Je nach Alter und Entwicklung werden sie im jungen Kindesalter mit den Eltern, im Vorschul- und Grundschulalter mit Eltern und Kindern und dann mit den Jugendlichen selbst besprochen. Viele dieser Regeln (☞ Tab. 5.12, 5.13) sind Eltern, Kindern und Jugendlichen bekannt, werden aber aus verschiedenen Gründen nur unzureichend umgesetzt [6, 23, 31].

- Regelmäßige Zubettgeh- und Aufstehzeiten entsprechend dem Schlafbedürfnis Ihres Kindes
- Mittagsschlaf nicht nach 15 Uhr
- Ausreichend Bewegung am Tag
- Bett nur zum Schlafen benutzen
- Elternbett ausschließlich exklusiver Ausweichort
- Schlafen oder Zubettgehen nicht als Strafe verwenden
- Nie im Kinderschlafzimmer rauchen
- Adäquates Schlafambiente
- Keine koffein- oder teeinhaltigen Getränke
- Weder mit vollem Magen, noch hungrig ins Bett gehen
- Den Tag abends ausklingen lassen, damit Ihr Kind zur Ruhe kommt
- 60 Minuten vor dem Zubettgehen nur ruhige Aktivitäten
- Abends keine aufregenden CDs anhören und keine anregenden Spiele spielen
- Keine Medikamente, die den Schlaf "stören"
- Schlafritual durchführen
- Kein nächtliches Essen
- Nachts kein helles Licht
- Morgens am Tageslicht aufhalten
- Regelmäßiger, strukturierter Tagesablauf

Tab. 5.12: Schlafhygieneregeln für Kinder im Alter zwischen 4-13 Jahren.

- Das Bett sollte nur zum Schlafen genutzt werden (Ausnahme: sexuelle Aktivitäten)
- In einer angemessenen Schlafumgebung schlafen
- Keine langen Wachzeiten im Bett verbringen
- Regelmäßige Zubettgeh- und Aufstehzeiten auch am Wochenende einhalten
- In der Nacht nicht auf die Uhr schauen
- Schlafrestriktion: Bei langen Bettzeiten, aber nur geringer Schlafdauer die Bettzeit verkürzen. In 15-Minuten-Schritten kann die Bettzeit dann nach und nach verlängert werden.
- Vermeiden von Tagschlaf (vor 17 Uhr, nicht länger als 30 min)
- Vermeiden von koffeinhaltigen Getränken, Alkohol und Rauchen
- Keine schweren Mahlzeiten am Abend
- Regelmäßige körperliche Aktivität am Tag
- Kein geistige oder körperliche Aktivierung in der Stunde vor dem Zubettgehen
- Durchführen eines individuellen Schlafrituals

Tab. 5.13: Schlafhygieneregeln für Jugendliche.

Fallbeispiel Anna-Lena

Die 14-jährige Anna-Lena wird zur Routine-Kontrolluntersuchung in der kinder- und jugendpsychiatrischen Ambulanz vorgestellt. Bei ihr wurde vor Jahren ein ADHS diagnostiziert, im Rahmen einer adaptiven multimodalen Behandlung erhält sie eine Stimulantientherapie, ohne negative Auswirkung auf das Schlafverhalten. Seit Jahren schlafbeeinträchtigend ist eine ausgeprägte Neurodermitis. Akut schildert sie Einschlafprobleme und Tagesmüdigkeit, wünscht eine schlaffördernde Medikation. Die Exploration ergibt, dass sie seit 2 Monaten ein Smartphone besitzt, mindestens bis 23.00 Uhr mit Freunden chattet und SMS schreibt. Sie beendet erst, wenn ihre Freundin zu müde zum Chatten ist. In der Nacht liegt das Handy neben ihr im Bett, häufig melden sich noch Freunde im Laufe der gesamten Nacht, denen Anna-Lena auch immer antwortet. Leider ist sie nicht bereit, diese schlafbeeinträchtigende Verhalten zu ändern, auch scheint die Mutter nicht in der Lage zu sein, entsprechende Regeln zu Hause aufzustellen und umzusetzen. Ein schlafförderndes Medikament erhält sie nicht, sondern einen baldigen Folgetermin in der Ambulanz.

Kinder und Jugendliche benötigen häufig eine elterliche Unterstützung zur Umsetzung der Schlafhygieneregeln mit Hilfe von altersangemessenen

Belohungssystemen. Veränderungsziele sollten individuell abgesprochen und an die zugrunde liegende Störung angepasst werden. Jugendliche mit Schlafstörungen sollten zu allererst motiviert werden, Schritt für Schritt Schlafhygieneregeln einzuhalten, Schwerpunktthemen sind dabei: TV nicht mehr vor dem Schlafen im Bett zu schauen, Laptop aus dem Bett verbannen, keine SMS oder E-Mails vom Smartphone aus dem Bett schreiben, Handy nachts aus oder mindestens lautlos und außerhalb des Bettes ablegen.

Betz [3] wies nach, dass ca. 10 % der Jugendlichen nächtliche SMS erhalten und dadurch geweckt werden. Die Zahl dürfte heute bei der steigenden Verbreitung von Smartphones unter Jugendlichen noch deutlich erhöht sein.

5.7.2.2. Psychotherapeutische Therapieverfahren bei der Behandlung von Insomnien

Bei Säuglingen und Kleinkindern werden Methoden zur Verbesserung des erwünschten Verhaltens und zur Minderung des unerwünschten Verhaltens eingesetzt.

Beispiele für die Verbesserung des erwünschten Verhaltens sind positive Verstärkung, Hinweisreize geben (Diskrimination), Abendsituation in einzelne aufeinanderfolgende Schritte einteilen, Durchführung verstärken *(shaping)*; entspannende positive Routine vor dem Einschlafen, sowie das schrittweise Zurücknehmen von eingesetzten Verstärkern, die anfangs noch benötigt wurden (Fading).

Methoden zur Minderung des unerwünschten Schlafverhaltens sind die graduale Extinktion, dabei wird der belohnende Stimulus nach einem festgesetzten abgestuften Zeitplan zurückgehalten. Alleiniges "Schreien lassen" ist nicht empfehlenswert! Bei Problemen des Durchschlafens kann auch die Methode des geregelten Weckens ca. 15 min vor der erwarteten Aufwachzeit durchgeführt werden. Bei Kindern, die das Zu-Bett-Gehen dadurch herauszögern, dass sie immer wieder aus dem Zimmer kommen, kann auch die Methode der Auszeit im Zimmer genutzt werden.

Bei schlafbezogenen Ängsten können Methoden der kognitiven Umstrukturierung hilfreich sein, bei schlafbezogenen Konflikten werden Eltern angeleitet, Grenzen zu setzen, Aufforderungen zu geben und Konsequenzen (positive wie negative) durchzuführen.

Ältere Kinder und Jugendliche profitieren vom Erlernen von Entspannungsverfahren und ebenso von kognitiven Verfahren [8, 23, 31].

5.7.2.3. Psychotherapeutische Therapieverfahren bei der Behandlung von Parasomnien

Ergänzend zu Psychoedukation und Erklärung von Schlafhygieneregeln, sowie zu Sicherheitsvorkehrungen insbesondere beim Schlafwandeln können weitere speziellere psychotherapeutische Therapieverfahren eingesetzt werden. Die Gesamtübersicht über einzusetzenden Therapiemaßnahmen findet sich in Tab. 5.15:

Bei Pavor nocturnus und Schlafwandeln	Bei Albträumen
• Aufklärung	• Aufklärung
• Sichere Schlafumgebung schaffen	• Schlafhygiene
• Schlafhygiene	• Medienkonsum überprüfen
• Entspannungsübungen	• Entspannungsübungen
• Vorsatzformeln, antizipatorisches Wecken	• Bilderbücher, Traumfänger, Stofftier
• Kognitive Verhaltenstherapie	• *"Imagery rehearsal treatment"*, "Lass uns überlegen, wie wir das Monster verjagen können"

Tab. 5.14: Therapiemaßnahmen.

Bei Schlafwandeln und Pavor nocturnus können Entspannungsverfahren zur Reduktion von Anspannung (Stress) als auslösendem Faktor unterstützend wirksam sein, weiterhin autosuggestive Verfahren mit Vorsatzbildung. Therapeut und Patient erarbeiten einen Merksatz, der das angestrebte Verhalten bei Wiederauftreten der Episode in eine Formel bringt:

"Wenn ich meinen Schrei höre, drehe ich mich um und schlafe weiter", " Wenn ich den Boden unter den Füßen spüre, lege ich mich wieder hin und schlafe weiter" [6, 31].

Bei Albträumen erweist sich eine aus der Hypnotherapie abgeleitet Methode *"Imagery Rehearsal Therapy"* als höchst effektiv. Kinder werden angeleitet den erinnerten Albtraum aufzuschreiben oder zu malen, ein neues Traumende selbst zu schreiben oder eine Helferfigur einzufügen und diese Bewältigungsstrategie täglich einzuüben.

In Einzelfällen sind auch längerfristige Psychotherapien, insbesondere beim gemeinsamen Auftreten mit anderen psychischen Störungen notwendig,

5.7.3. Spezielle Therapieprogramme

5.7.3.1. Schlafstörungen im Kindes- und Jugendalter – Ein Therapiemanual für die Praxis

Das "Fledermausprogramm" [6] ist ein Eltern-zentriertes Therapieprogramm für Eltern von Kindern mit Schlafstörungen im Alter von 4 bis 13 Jahren. Es ist im Einzel- und Gruppensetting einsetzbar. Die Sitzung 2 (Schlafhygieneregeln) kann auch zu Beratungszwecken isoliert herausgegriffen werden. Das Therapieprogramm enthält gut einsetzbare Materialien, wurde jedoch an einer sehr kleinen Stichprobe (Gruppe mit vier Familien und eine Einzeltherapie) evaluiert.

5.7.3.2. Mini-KiSS, KiSS und JuST

Diese multimodalen Trainingsprogramme wurden von der Abteilung für Klinische und Entwicklungspsychologie in Tübingen von Schlarb et al. entwickelt, sie werden in Tübingen und Würzburg angeboten und fortlaufend wissenschaftlich evaluiert [24, 25].

Mini-KiSS ist ein multimodales Kurzzeitinterventionsprogramm für Eltern von Kindern mit Schlafstörungen im Alter zwischen 0,5 bis 4 Jahren. KiSS für Eltern und deren Kinder von 5 bis 10 Jahren, sowie JuST für Jugendliche ab 11 Jahren. Die Therapieprogramme umfassen jeweils 6 Sitzungen à ca.90 Minuten und basieren vorwiegend auf verhaltens- und hypnotherapeutischen Vorgehensweisen. Das Kind lernt z.B. mit dem Plüschleoparden "Kalimba aus dem Zauberland" sein Schlafverhalten zu verändern.

Erste Ergebnisse der wissenschaftlichen Evaluation zeigten deutliche Verbesserungen des Schlafverhaltens der Kinder, z.B. hinsichtlich der Zubettgeh-Schwierigkeiten, der Einschlafverzögerung und der schlafbezogenen Ängste. Neben dem elterlichen Erziehungsverhalten verbesserten sich auch die Einigkeit der Eltern bezüglich der Erziehung, die psychische Befindlichkeit der Eltern (vor allem hinsichtlich Depressionen) und das elterliche Kompetenzgefühl.

Modul	Thema	Sitzung	Inhalt
Modul 1 (immer durchführen)	Allgemeine Informationen zum Schlaf und grundsätzliche Voraussetzungen zur Verbesserung des Schlafverhaltens	Sitzung 1	Informationen zum Schlaf
		Sitzung 2	Schlafhygiene
Modul 2	Allgemeine Tipps zum Erziehungsverhalten in problematischen Situationen	Sitzung 3	Oppositionelles Verhalten und Schlaf
		Sitzung 4	Ängste und Schlaf
Modul 3	Interventionen zur Verbesserung des Schlafverhaltens bei speziellen Schlafstörungen	Sitzung 5	Ein- und Durchschlafprobleme
		Sitzung 6	Albträume, Nachtschreck und Schlafwandeln
Modul 4 (immer durchführen)	Stabilisierung des Schlafverhaltens und Umgang mit Rückfällen	Sitzung 7	Stabilisierung des Schlafverhaltens und Umgang mit Rückfällen

Tab. 5.15: Module des "Fledermausprogramms".

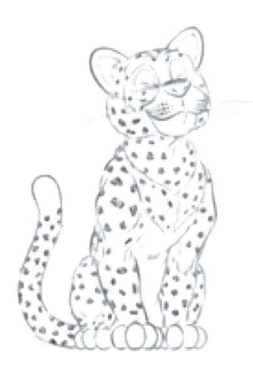

Abb. 5.1: Kalimba aus dem Mini-KiSS (http://www.pi.uni-tuebingen.de/psychotherapeutische-ambulanz/angebote-fuer-erwachsene/elterntraining-fuer-kinder-mit-schlafstoerungen/ueber-mini-kiss.html vom 01.10.2012).

5.7.3.3. Mini-KiSS-online

Im Rahmen einer Evaluationsstudie wurde vom psychologischen Institut der Universität Tübingen das Internet-basierte Programm "Mini-KiSS" als Onlineberatung angeboten [26]. Die Nutzung neuer Medien macht das Programm zu einem zukunftsweisenden, interessanten Ansatz.

5.7.4. Medikamentöse Behandlung von Schlafstörungen im Kindes- und Jugendalter

Die medikamentöse Behandlung nimmt eine untergeordnete Rolle bei der Behandlung von Insomnien und Parasomnien im Kindes- und Jugendalter ein. In der eigenen kinder- und jugendpsychiatrischen Praxis stellen wir jedoch immer wieder fest, dass viele Eltern und auch Jugendliche eher rascher nach medikamentöser Behandlung fragen. Gerade wenn in der Umsetzung von Schlafhygieneregeln oder verhaltenstherapeutischen Maßnahmen sich die gewünschten Erfolge nicht so rasch wie gewünscht einstellen, tritt die Frage nach Medikamenten in den Vordergrund. In einzelnen Fällen kann eine medikamentöse Begleitbehandlung indiziert sein, wobei für die pharmakologische Behandlung nur eine gering fundierte Studienlage vorliegt [7, 8, 31]. Folgende Grundsätze sollten berücksichtigt werden:

- Die Wahl der Schlaf-induzierenden oder -aufrechterhaltenden Substanz richtet sich nach der Form der Schlafstörung
- Die Dauer der Behandlung sollte so kurz wie möglich sein, mehr als 4 Wochen Behandlungsdauer sollte nur in Ausnahmefällen (neurologische/psychiatrische Krankheitsbilder) durchgeführt werden.
- Die Wahl der effektiven Dosis ist im Kindesalter individuell festzulegen.
- Der Zeitpunkt der Einnahme ist in der Regel ca. 20-30 min vor Schlafbeginn

5.8. Schlafstörungen bei kinder- und jugendpsychiatrischen Störungsbildern

Kinder- und jugendpsychiatrische Störungsbilder sind sehr häufig mit Schlafstörungen assoziiert [7, 13, 31]. Die aktuellen Befunde zeigen ein wechselseitiges Beeinflussungsverhältnis zwischen Schlafstörungen und psychiatrischen Störungen. Diskutiert werden verschiedene Hypothesen: Schlafstörung als Folge psychischer Belastung, Schlafstörung als Ausgangspunkt einer psychiatrischen Störung oder unabhängiges Auftreten beider Störungen oder beide Auffälligkeiten als Teil einer gemeinsamen Symptomatik [31].

Unabhängig von wissenschaftlichen Hypothesen sehen wir im Kindes- und Jugendalter Schlafstörungen gehäuft bei:

- ADHS/Hyperkinetische Störungen
- Tic-Störungen/Gilles-de-la-Tourette-Syndrom
- Tiefgreifenden Entwicklungsstörungen/Autismusspektrumstörung
- Affektive Störungen
- Angststörungen
- Posttraumatische Belastungsstörungen
- Schulabsentismus und Schulleistungsstörungen

Bei vorgestellten Schlafstörungen sollten immer auch emotionale – und Verhaltensstörungen exploriert werden, umgekehrt bei vorgestellten Patienten mit psychiatrischen Symptomen immer auch nach Schlafstörungen und Tagessymptomatik gefragt werden.

■ Fallbeispiel Max

Der 13-jährige Max wird regelmäßig zur medikamentösen Begleitbehandlung vorgestellt. Bei ihm wurde im Alter von 5 Jahren ein Asperger-Autismus diagnostiziert, weiterhin eine Reihe an Komorbiditäten, die in wechselhafter Ausprägung die Gesamtproblematik mit beeinflussen. Aktuell dominieren Einschlafstörungen, eine Zwangssymptomatik und ein heftige Störung des Sozialverhaltens mit oppositionellem Verhalten. Die Schlafstörung persistiert seit dem Kleinkindesalter, belastet die Familie sehr, ihn weniger. Ein medikamentöser Behandlungsversuch mit Melatonin jetzt im Alter von 13 Jahren zeigte gute Erfolge, leider musste diese Medikation bei einem notwendig gewordenen Wechsels des Antidepressivums zur Behandlung der Zwangserkrankung bei vorhandener Kontraindikation (Fluvoxamin und Melatonin) wieder abgesetzt werden. Patient und Familie sehen die Zwangssymptomatik als so beeinträchtigend, so dass sie wieder die Schlafprobleme in Kauf nehmen. Alternative Medikamente zur Behandlung der Zwangsstörung zeigten leider keine ausreichende Wirkung.

Literatur

1. Alfano CA, Ginsburg GS, Kingery JN (2007) Sleep-related problems among children and adolescents with anxiety disorders. J Am Acad Child Adolesc Psychiatry 2007;46:224-232

2. Amschler DH, McKenzie JF. Elementary students` sleep habits and teacher observations of sleep-related problems. Journal of School Health 2005;75:50-56.

3. Betz M, Cassel W, Köhler U. Schlafgewohnheiten und Gesundheit bei Jugendlichen und jungen Erwachsenen Auswirkungen von Schlafdefizit auf Leistungsfähigkeit und Wohlbefinden. Dtsch med Wochenschr 2012; 137-A28

4. Blunden S, Lushington K, Lorenzen B, Ooi T, Fung F, Kennedy D. Are sleep problems under-recognised in general practice? Archives of Disease in Childhood 2004; 89:708-712.

5. Deutsche Gesellschaft für Kinder- und Jugendpsychiatrie und Psychotherapie u.a. (Hrsg.). Leitlinien zur Diagnostik und Therapie psychischer Störungen im Säuglings-, Kindes- und Jugendalter (3. Überarbeitete Aufl.). Köln, Deutscher Ärzte Verlag, 2007.

6. Fricke L, Lehmkuhl G. Schlafstörungen im Kindes und Jugendalter EinTherapiemanual für die Praxis. Hogrefe, Göttingen, 2006

7. Fricke-Oerckermann L, Frölich J, Lehmkuhl G, Wiater A. Leitfaden Kinder- und Jugendpsychotherapie Schlafstörungen. Hogrefe, Göttingen, 2007

8. Fricke-Oerckermann L, Frölich J, Lehmkuhl G, Wiater A. Ratgeber Schlafstörungen, Informationen für Betroffenen, Eltern, Lehrer und Erzieher, Hogrefe, Göttingen, 2007

9. Gregory AM, O`Connor TG. Sleep problems in childhood: a longitudinal study of development change and associations with behavioral problems. Journal of the American Academy of Child and Adolescent Psychiatry 2002;41:964-971.

10. Hoch B. Leitlinien zur Diagnostik und Therapie in Wiater A, Lehmkuhl G (2011) Handbuch Kinderschlaf, Grundlagen, Diagnostik und Therapie organischer und nichtorganischer Schlafstörungen. Schattauer, Stuttgart, 2011.

11. Kraenz S, Fricke L, Wiater A, Mitschke A, Breuer U, Lehmkuhl G. Häufigkeit und Belastungsfaktoren bei Schlafstörungen im Einschulalter. Praxis Kinderpsychol Kinderpsychiatr 2004;53:3-18

12. Kirchhoff F, Feldmann E, Kramer A, Scholle S, Erler Th, Hoch B, Mühlig-Hofmann A, Paditz E, Schäfer Th, Schneider B, Schlüter B, Urschitz M, Wiater A. Positionspapier der Arbeitsgruppe Pädiatrie der Deutschen Gesellschaft für Schlafforschung und Schlafmedizin (DGSM) zur Diagnostik von Schlafstörungen und schlafbezogenen Atmungsstörungen im Kindes- und Jugendalter, 2011, aus http://www.charite.de/dgsm/dgsm/dgsm_arbeitsgruppen_paediatrie.php?language=german vom 01.10.2012

13. Lehmkuhl G, Wiater A, Mitschke A, Fricke-Oerckermann L. Schlafstörungen im Einschulalter- Ursachen und Auswirkungen. Deutsches Ärzteblatt 2008;47:809-14

14. Leitlinie Nichtorganische Schlafstörung aus: http://www.awmf.org/leitlinien/detail/anmeldung/1/ll/028-012.html vom 01.10.2012

15. Leitlinie Säuglings-und Kleinkindpsychiatrie aus: http://www.awmf.org/leitlinien/detail/anmeldung/1/ll/028-041.html vom01.10.2012

16. Nichtorganische Insomnie (F51) aus http://www.dimdi.de/static/de/klassi/icd-10-gm/kodesuche/online fassungen/htmlgm2013/block-f50-f59.htm vom 01.10.2012

17. Owens JA. The practice of pediatric sleep medicine: results of a community survey. Pediatrics 2001;10:1-9.

18. Papousek M, Scholtes K, Rothenburg S, von Hofacker N, Cierpka M. Ein- und Durchschlafstörungen in den ersten beiden Lebensjahren, Monatszeitschrift Kinderheilkunde 2009;157:483-492

19. Paavonen EJ, Solantaus T, Almquist F, Aronen ET. Four-year follow-up study of sleep and psychiatric symptoms in preadolescents: relationship of persistent and temporary sleep problems to psychiatric symptoms. Journal of Developmental and Behavioral Pediatrics 2003;24:307-314.

20. Remschmidt H, Schmidt M, Poustka F. Multiaxiales Klassifikationsschema für psychische Störungen des Kindes- und Jugendalters nach ICD-10 der WHO. Mit einem synoptischen Vergleich von ICD-10 und DSM-IV, 2006, 5.vollst.überarb. Auflage, Huber, Bern.

21. S-3 Leitlinie. Nicht erholsamer Schlaf/Schlafstörungen. Deutsche Gesellschaft für Schlafforschung und Schlafmedizin (DGSM). Somnologie 2009;13:4-160

22. Schlafen aus: http://www.kindergesundheit-info.de/themen/schlafen/vom 01.10.2012

23. Schlarb AA. Praxisbuch KVT mit Kindern und Jugendlichen, Störungsspezifische Strategien und Leitfäden, 2012, 1. Auflage. Beltz, Weinheim

24. Schlarb AA, Brandhorst I, Hautzinger M. Mini-KiSS-ein multimodales Gruppentherapieprogramm für Eltern von Kleinkindern mit Schlafstörungen. Z Kinder-Jugendpsychiatr Psychother 2011;39(3):197-206

25. Schlarb AA, Hust C, Hautzinger M. JuSt: multimodaler Trainingsprogramm für Jugendliche mit Insomnie-erste Ergebnisse. Somnologie 2009;13(Suppl 2):70.

26. Schlarb AA, Kosmala E, Wahl M, Hautzinger M. Konzeption eines Elterntrainingsprogramms für Kinder zwischen 6 Monaten und 5 Jahren. Somnologie 2007; (Suppl 1)11:20

27. Stein MA. Unravelling sleep problems in treated and untreated children with ADHD. Journal of Child Adolesc Psychpharmacol 1999;9:157-168

28. Stores G. A clinical guide to sleep disorders in children and adolescent. Cambridge: United Kingdom at the University Press 2001

29. Stuck B, Maurer J, Schredl M, Weeß HG. Praxis der Schlafmedizin-Schlafstörungen bei Erwachsenen und Kindern Diagnostik, Differentialdiagnostik und Therapie. Springer, Heidelberg, 2009

30. Weber P, Jenni O. Screening in child health—studies of the efficacy and relevance of preventive care practices. Dtsch Arztebl Int 2012;109(24): 431-5.

31. Wiater A, Lehmkuhl G. Handbuch Kinderschlaf, Grundlagen, Diagnostik und Therapie organischer und nichtorganischer Schlafstörungen. Schattauer, Stuttgart. 2011

32. Wolke D, Meyer R, Ohrt B, Riegel K. Häufigkeit und Persistenz von Ein- und Durchschlafstörungen im Vorschulalter: Ergebnisse einer prospektiven Untersuchung an einer repräsentativen Stichprobe in Bayern. Praxis Kinderpsych Kinderpsychiatr 1994;43:331-9

Hilfreiche Informationen zu Schlafprotokollen

http://www.kindergesundheit-info.de/fuer-eltern/schlafen/schlafen1/dokument-das-schlafprotokoll/

http://www.charite.de/dgsm/dgsm/fachinformationen_fragebogen.php

Schlafprotokolle (M05-M09) aus Schlafstörungen, Leitfaden Kinder und Jugendpsychiatrie, 2007

6. Hypersomnien und schlafbezogene Atmungsstörungen bei Kindern

6.1. Tagesschläfrigkeit bei Kindern – ein unterschätztes Problem

In der Schule einschlafende Kinder und Jugendliche, schlechte Schlafhygiene und exzessiver Medienkonsum sind in den letzten Jahren zu einem weltweit anerkannten Gesundheitsproblem geworden. Grundsätzlich muss zwischen Tagesmüdigkeit und Tagesschläfrigkeit unterschieden werden. Tagesschläfrigkeit (oft auch Hypersomnie genannt) weist auf ein Einschlafphänomen hin, die Tagesmüdigkeit hingegen drückt einen physisch und/oder psychischen Zustand der Müdigkeit aus, die nicht unbedingt mit einer erhöhten Einschlafneigung verbunden ist.

Es gibt subjektive, behaviorale und objektive Definitionen der Hypersomnie. Aufgrund dieser uneinheitlichen Definitionen ist die genaue Prävalenz der Hypersomnie unbekannt. In einer großen japanischen Studie gaben 25 % der Jugendlichen an nahezu ständig tagsüber schläfrig zu sein [17]. Mädchen waren häufiger betroffen als Jungen. Tagesschläfrigkeit war assoziiert mit höherem Body Mass Index und Schlafenszeiten von weniger als 7,5 Stunden pro Nacht. Schlafstörungen, eingeschränkte körperliche Aktivitäten und erhöhter Medienkonsum stellten sich als die Tagesschläfrigkeit begünstigende Faktoren heraus. In einer finnischen Studie wurde die Prävalenz der Tagesschläfrigkeit bei Jugendlichen und jungen Erwachsenen mit 28 % angegeben [33]. Bei mehr als dreiviertel der Befragten persistierte die Symptomatik über 2 Jahre. Dies stimmt gut mit deutschen Prävalenzschätzungen überein. So gaben 29 % der im Rahmen der Kölner Kinderschlafstudie befragten Elfjährigen an, tagsüber müde zu sein [39]. In einer aktuellen amerikanischen Studie wurde die Prävalenz von exzessiver Tagesschläfrigkeit auf 15 % geschätzt [8]. Hier waren die wichtigsten Prädiktoren der Bauchumfang, Asthma, elterlich berichtete Symptome von Ängstlichkeit und Depression und Schwierigkeiten mit dem Einschlafen. Interessanterweise waren polysomnographische Variablen, Koffeinkonsum und Allergien nicht prädiktiv für das Vorliegen von Tagesschläfrigkeit. Die Prävalenz ist bei adipösen Kindern noch höher. Amerikanische Studien legen in dieser Gruppe eine Prävalenz von bis zu 49 % nahe [18]. Diese Daten suggerieren, dass zumindest bei einem Teil der Kinder mit exzessiver Tagesschläfrigkeit eine Schlafstörung im engeren Sinn die Ursache sein dürfte. Im Folgenden werden Ursachen, Mechanismen, Krankheitsbilder und die mögliche Diagnostik bei einer Hypersomnie beschrieben.

6.2. Besonderheiten der Tagesschläfrigkeit bei Kindern

Tagesschläfrigkeit wird bei Kindern häufig übersehen, negiert oder als Faulheit, Langeweile oder Demotivation missinterpretiert. Insbesondere bei kleinen Kindern ist die Erkennung oft schwierig, da sich Schläfrigkeit – im Gegensatz zu älteren Kindern und Jugendlichen – in diesem Alter oft als Überaktivität, Irritabilität und Aggressivität äußert. Langer Nachtschlaf, Mittagsschlafphasen und kurze Nickerchen tagsüber werden bei jungen Kindern zu Recht als normal und wünschenswert eingeschätzt. Einige Besonderheiten sollten aber Beachtung finden:

- Das Kind schläft mehrere Stunden länger als es für ein Kind dieses Alters zu erwarten wäre. Für die Einschätzung der zu erwartenden Schlafdauer stehen mittlerweile gute Referenzwerte zur Verfügung, die auf großen populationsbasierten Kohorten beruhen und als altersabhängige Perzentilkurven vorliegen [22].
- Der Mittagsschlaf bleibt über das typische Kleinkindalter hinaus erhalten und setzt sich bis ins Schulalter fort.
- Das Kind ist schläfrig zu Zeiten und bei Aktivitäten wo andere Kinder gleichen Alters aktiv und aufmerksam sind.
- Das Kind beginnt wieder länger zu schlafen als zuvor. Sollten diese Alarmsymptome auftreten, ist eine weiterführende Abklärung anzuraten.

6.3. Ursachen und Mechanismen

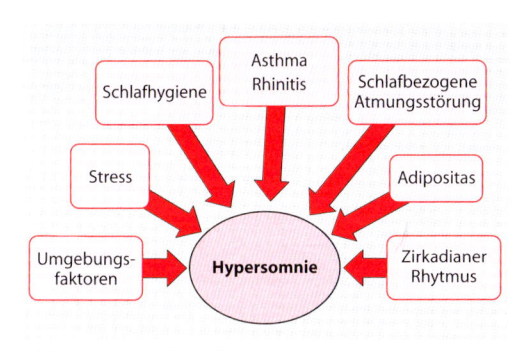

Abb. 6.1: Ursachen der Hypersomnie.

Die Hypersomnie wird durch mehrere Faktoren bedingt: soziale, psychische und physische Einflüsse modulieren das Auftreten von Tagesschläfrigkeit (☞ Abb. 6.1). Grunderkrankungen wie Asthma, Rhinitis und Adipositas führen *per se* zu einer erhöhten Tagesschläfrigkeit [9]. Neurophysiologische Hintergründe der Hypersomnie wurden bereits Anfang des 20. Jahrhundert untersucht, als Freiherr von Economo in Wien eine gravierende Epidemie von exzessiver Tagesschläfrigkeit als "europäische Schlafkrankheit" oder *Encephalitis lethargica* beschrieb, die zwischen 1915-1927 auftrat [38]. Zum ersten Mal wurden die physiologischen Mechanismen der Hypersomnie und Vigilanz ergründet und eine anatomische Schädigung des Zwischenhirnes als Ursache für die Hypersomnie festgestellt. Zwischen 1930-1940 erforschten Moruzzi und Magoun das retikuläre System [30]. Stimulationsexperimente des Thalamus und Hypothalamus wurden von W. Hess sowie Frédéric Bremer in den 40er Jahren des letzten Jahrhunderts durchgeführt [5]. Später wurde die Wichtigkeit der Formatio reticularis (oder auch aszendierendes retikuläres System) für die Kontrolle der Wachheit festgestellt. Diese Entdeckungen lieferten die Grundlage für die heutige Erkenntnis der physiologischen Hintergründe der Hypersomnie. Genaue molekulare Mechanismen sind aber immer noch großteils unklar.

6.4. Krankheitsbilder

6.4.1. Verhaltensinduziertes Schlafmangelsyndrom

Diese Schlafstörung wird nach der zweiten Ausgabe der *International Classification of Sleep Disorders* (ICSD2; [2]) zu den Hypersomnien gezählt. Die Prävalenz dieser Schlafstörung ist unklar. In einer großen australischen Studie schliefen 5 % der untersuchten Fünf- bis Zehnjährigen weniger als 9 Stunden, was als nicht altersadäquat eingestuft wird [4]. Die Prävalenz dürfte bei Jugendlichen und jungen Erwachsenen deutlich höher sein. Hier ist das verhaltensinduzierte Schlafmangelsyndrom unter den häufigsten Ursachen für exzessive Tagesschläfrigkeit zu finden.

Ausreichender Schlaf spielt für die Festigung von Lern- und Gedächtnisprozessen eine entscheidende Rolle. Mehrere Studien konnten bisher einen Zusammenhang zwischen Schlafdauer und Schulleistung aufzeigen. Eine Studie an 3120 Schüler zeigte z.B., dass diejenigen mit schlechten Noten um 25 Minuten weniger Schlaf hatten und im Durchschnitt um 40 Minuten abends später schlafen gingen. Sogenannte "Kurzschläfer" (Schlafdauer weniger als 6:45 Stunden) zeigten deutlich mehr Verhaltensauffälligkeiten, Tagesmüdigkeit, und depressive Verstimmung. Zusätzlich zeigten betroffene Kinder an Wochenenden eine noch ausgeprägtere Verschiebung der Schlafperiode [41]. Eine umfassende Metaanalyse von 17 Studien fasste die Assoziation zwischen Schlafdauer und Schulleistungen zusammen [11]. Trotz eines signifikanten Zusammenhangs zwischen Schlafdauer und Schulleistungen, ergab sich allerdings nur eine schwache Gesamtkorrelation. Die absolute Schlafdauer dürfte daher nur teilweise die schlafbedingten schlechten Schulleistungen erklären. Die Ergebnisse weisen auf komplexere Zusammenhänge mit anderen schlafbezogenen Faktoren wie z.B. relativer Schlafmangel und/oder mangelnde Schlafqualität hin, die durch die dadurch entstehende Tagesschläfrigkeit zu neurokognitiven Folgen führt.

Da es für Kinder keine eigenen Kriterien gibt, werden die diagnostischen Kriterien der ICSD2 benutzt:

- Tagesschläfrigkeit oder andere Verhaltensauffälligkeiten, die auf Tagesschläfrigkeit hinweisen.
- Das Problem besteht fast täglich für zumindest 3 Monate.
- Die übliche Schlafdauer ist generell kürzer als man es von altersadjustierten Normwerten erwarten würde. Schwierig ist diese Einschätzung bei Kindern mit langer Schlafdauer. Diese könnten, trotz augenscheinlich normaler Schlafzeiten, trotzdem unter einer individuellen Schlafrestriktion leiden. Für die individuelle Schätzung der benötigten Schlafdauer sollten daher auch die üblichen Schlafzeiten der biologischen Eltern miteinbezogen werden.
- An Wochenenden und in den Ferien schläft das Kind deutlich länger als gewöhnlich unter der Woche.
- In der Polysomnographie zeigt sich eine kurze Schlaflatenz von <10 Minuten und eine hohe Schlafeffizienz von >90 %.
- Im multiplen Schlaflatenztest (MSLT) kann eine kurze mittlere Schlaflatenz von <8 Minuten und mehrere Sleep Onset Rapid Eye Movement (REM)-Perioden beobachtet werden.
- Die Hypersomnie lässt sich durch eine andere Ursache nicht besser erklären. Oft ist die Differenzierung zu anderen Hypersomnien schwierig, sodass ein Therapieversuch mit Verlängerung der Gesamtschlafzeit und konsekutiver Besserung der Symptomatik die Diagnose erst ex juvantibus erhärten kann.

6.4.2. Narkolepsie

Fast die Hälfte der erwachsenen Narkolepsiepatienten geben an, bereits im Kindesalter Symptome gehabt zu haben, aber nur wenige werden auch im Kindesalter diagnostiziert. Die Diagnosestellung erfolgt meist erst ab der Adoleszenz und sehr selten vor dem 5. Lebensjahr. Die Symptomatik der Narkolepsie beim Kind unterscheidet sich nicht wesentlich von der Narkolepsie beim Erwachsenen und ist gekennzeichnet durch exzessive Tagesschläfrigkeit, Einschlafattacken mit erholsamen Kurzschlafepisoden, Kataplexien, Schlafparalysen und hypnagoge Halluzinationen [2]. Neuere Studien zeigten auch, dass fragmentierter nächtlicher Schlaf, periodische und nicht-periodische Beinbewegungen, Restless-Legs-Syndrom und REM-Schlafverhaltensstörungen mit der Narkolepsie assoziiert sein können [23]. Diagnosekriterien sind neben der exzessiven Tagesschläfrigkeit und der Kataplexie eine mittlere Schlaflatenz vom höchstens 8 Minuten und mindestens 2 Sleep-Onset-REM-Perioden im MSLT sowie einen Hypocretin-1-Gehalt <110 pg/ml im Liquorpunktat.

In letzter Zeit wurden pädiatrische Narkolepsiefälle deutlich früher und näher am Beginn des Krankheitsausbruches diagnostiziert. Dies führte zu neuen Erkenntnissen über die frühe Symptomatik der Erkrankung, insbesondere über das Auftreten der Kataplexien. Diese sind auch im Kindesalter fast immer emotional getriggert und können zu Stürzen auf den Boden führen. Neue Studien beschreiben auch einen "kataplektischen Status" mit schwankendem Gangbild und typischer kataplektischer Facies, die durch Gesichtshypotonie, Ptosis und Zungenprotrusion gekennzeichnet ist. Unbewusste Handlungen wie "sich kratzen" oder "Kopf schütteln" kommen dabei seltener vor [32].

Große Diskussion gibt es über den Zusammenhang zwischen der H1N1 ("Schweinegrippe") Grippeschutzimpfung Pandemrix und einer erhöhten Inzidenz pädiatrischer Narkolepsiefällen nach der Massenimmunisierung mit dem obg. Impfstoff im Herbst/Winter/Frühjahr 2009/2010. In Finnland war die Einjahres-Inzidenz für Narkolepsie vor dem 18. Lebensjahr von 0,31 pro 100.000 Einwohner für die Jahre 2002 bis 2009 auf 5,3 pro 100.000 Einwohner für das Jahr 2010 ums 17-fache (!) angestiegen [31]. Interessanterweise war die Inzidenz für Erwachsene im gleichen Zeitraum gleich geblieben. Einen ähnlichen Anstieg der Inzidenz der Narkolepsie bei Kindern fand man auch in Schweden (Erhöhung um das 6,6-fache [14]). Die Fälle, die zeitlich nach der Grippeschutzimpfung aufgetreten waren, zeigten einen plötzlichen Beginn der ersten Symptome und ausgeprägte klinische Verlaufsformen. 94 % der Fälle hatten eine Kataplexie und alle zeigten eine verkürzte Schlaflatenz und mindestens 2 Sleep-Onset-REM-Perioden im MSLT. Von 13 untersuchten Kindern hatten alle einen erniedrigten Hypocretin-1-Gehalt. Im Vergleich zu den 2002 bis 2009 erfassten Fällen, zeigten diese Narkolepsiefälle ein jüngeres Alter bei Diagnosestellung (12,1 versus 15,3 Jahre), einen kürzeren Abstand zwischen dem Auftreten der Tagesschläfrigkeit und der Kataplexie (36 versus 546 Tage) und eine kürzeren Abstand zwischen

Auftreten der ersten Symptome und der Diagnosestellung (8 versus 48 Monate) [31].

Therapie der Wahl ist auch beim Kind Modafinil oder Methylphenidat, wenn die Wirkung von Modafinil nicht ausreicht. Zur Behandlung einer ausgeprägten Durchschlafstörung hat sich auch Natriumoxybat bewährt. Eine Behandlung der Kataplexien ist mit Clomipramin möglich [21].

6.4.3. Schlafbezogene Atmungsstörungen

Die schlafbezogenen Atmungsstörungen sind prävalente Krankheitsbilder, die bis 10 % der gesamten pädiatrischen Bevölkerung betreffen kann [28]. Dabei ist die zentrale Schlafapnoe selten, die genaue Prävalenz ist aber bisher unklar. Bei Patienten mit kraniofazialen oder kardiologischen Grunderkrankungen kann die Prävalenz um die 3 % betragen [1, 13]. Typische pädiatrische Erscheinungsbilder sind das kongenitale zentrale Hypoventilationssyndrom (früher auch als "Undine-Syndrom" bezeichnet [27]), die Adipositas-assoziierte zentrale Schlafapnoe [24], die Chiari-asoziierte zentrale Schlafapnoe [1] und die obstruktive Schlafapnoe des Kindes.

Leitsymptom der obstruktiven Schlafapnoe ist auch beim Kind das habituelle Schnarchen, das als deutlich hörbares und in mindestens 4 von 7 Nächten auftretendes Schnarchen definiert ist. Das Krankheitsspektrum beginnt mit dem primären Schnarchen, geht über einen erhöhten oberen Atemwegswiderstand und obstruktive Hypoventilation bis hin zur klassischen obstruktiven Schlafapnoe, die im Kindesalter eine Prävalenz von 1-3 % hat [28].

Primäres Schnarchen zeigt keine Gasaustauschprobleme und keine erhöhte Arousalanzahl. Bei Kindern mit erhöhtem oberen Atemwegswiderstand findet man eine Limitation des Atemflusses (wie z.B. durch das Abflachen der nasalen Staudruckkurve in der Polysomnographie), phasenverschobene bis paradoxe Atmung, inspiratorische Schulter, Anstiege des CO_2 oder eine erhöhte Arousalanzahl. Die klassische obstruktive Schlafapnoe imponiert dann mit den typischen obstruktiven Apnoen, Hypopnoen und Entsättigungen, wobei beim Kind die Hypopnoen meist überwiegen. Im Gegensatz zum Erwachsenen liegt eine obstruktive Schlafapnoe beim Kind bereits bei einem Apnoe-Hypopnoe-Index von 1 pro h vor.

Pathophysiologisch ist die obstruktive Schlafapnoe durch eine mechanisch-dynamische Verengung der oberen Atemwege zu erklären. Durch das Wachstum des adenotonsillären Gewebes kommt es oft bei Kleinkindern zu einer anatomisch bedingten Obstruktion des Pharynxbereichs [7]. Mittlerweile ist durch die prävalent werdende Adipositas und die damit verbundene Einlagerung von Fettgewebe im Bereich der oberen Atemwege die Adipositas-assoziierte obstruktive Schlafapnoe auch beim älteren Kind und Jugendlichen zu einem Problem geworden [3].

Durch das Auftreten von Apnoen, Entsättigungen und häufigen Weckreize kann die obstruktive Schlafapnoe auch beim Kind zu kardiovaskulären und neurokognitiven Folgen führen [19]. In den letzten Jahren hat die Erkenntnis über die negativen Folgen von Schnarchen und der obstruktiven Schlafapnoe stark zugenommen. So können multiple Arousals (d.h. vermehrte Weckreize während des Schlafs) auch außerhalb von Apnoen und Hypopnoen auftreten und so auch dann zu neurokognitiven Folgen führen, wenn keine intermittierenden Hypoxämien vorliegen. Dies könnte erklären warum primäres Schnarchen ohne Vorliegen einer obstruktiven Schlafapnoe bei Kindern bereits mit Tagessymptomen assoziiert sein kann. Bei Kindern könnte dieses Phänomen noch ausgeprägter sein als bei Erwachsenen. Hier kommen auf jedes elektroenzephalographisch sichtbare Arousal etwa 3 sogenannte "subkortikale" (elektroenzephalographisch nicht sichtbare) Arousals. Die dadurch ausgelöste Verminderung der Schlafqualität könnte bei vielen Kindern zu Tagesschläfrigkeit und anderen neurokognitiven Auffälligkeiten führen.

Eine im Jahre 2001 in Deutschland durchgeführte Untersuchung an 1144 Grundschülern zeigte, dass habituell schnarchende Kinder häufiger schlechte Noten in Mathematik, Sachunterricht und Rechtschreibung hatten, als Kinder, die nie geschnarcht hatten [36]. Auch nach dem Adjustieren für wichtige Störgrößen (z.B. mütterliche Schulbildung) zeigte sich ein deutlicher Dosis-Wirkungsgradient zwischen der Häufigkeit des Schnarchens und dem Risiko für schlechte Noten in den obengenannten Fächern. In späteren Publikationen aus dieser

Studie konnten auch Zusammenhänge zwischen habituellem Schnarchen, Konzentrationsproblemen, Verhaltensauffälligkeiten, Tagesmüdigkeit und -schläfrigkeit sowie schlechten Schulleistungen aufgezeigt werden [35]. Der stärkste Prädiktor für schlechte Noten bei habituellen Schnarchern war hierbei die von den Eltern berichtete Tagesmüdigkeit und -schläfrigkeit.

In derselben Studie wurde festgestellt, dass auch habituell schnarchende Kinder ohne obstruktive Schlafapnoe ähnlich ausgeprägte neurokognitive Einschränkungen zeigten, wie Kinder mit obstruktiver Schlafapnoe. Einschlafen während des Unterrichts oder vor dem Fernseher war z.B. bei Kindern mit primärem Schnarchen genauso häufig zu finden wie bei Kindern mit obstruktiver Schlafapnoe [6]. Diese exzessive Einschlafneigung war deutlich und signifikant höher als bei nicht-schnarchenden Kindern.

Die obstruktive Schlafapnoe muss frühzeitig erkannt und behandelt werden. Die dafür empfohlene Diagnostik ist die Polysomnographie [29, 34]. Da die Polysomnographie leider nicht überall verbreitet und aus Kosten- oder anderen Gründen nicht möglich ist, wurde ein Algorithmus zur einfacheren klinischen Diagnostik entwickelt, dessen Ziel die frühzeitige Erkennung von Risikopatienten ist (AG Pädiatrie, Deutsche Gesellschaft für Schlafforschung und Schlafmedizin; www.charite.de/dgsm/dgsm/dgsm_arbeitsgruppen_paediatrie).

Die Behandlung der obstruktiven Schlafapnoe im Kindesalter muss oft interdisziplinär erfolgen. Eine Abklärung durch den HNO-Arzt (insbesondere junge Kinder, Adipositas, Trisomie 21, neuromuskuläre Erkrankung), den Kieferorthopäden (insbesondere Trisomie 21, Pierre-Robin-Sequenz, kraniofaziale Fehlbildung, Dysgnathie) und den Schlafmediziner sollte je nach klinischen Hinweisen erfolgen. Mögliche Behandlungsansätze sind:

- Medikamente (nasale Steroide, Montelukast)
- Operationen (z.B. Adenotomie, Tonsillotomie, Adenotonsillektomie, Conchotomie, Septumkorrektur, etc.)
- Kieferorthopädie (Gaumenplatten, Gaumennahterweiterung, Zahnspange, Distraktion)
- Logopädie (insbesondere myofunktionelle Therapie)
- Atmungsunterstützung (CPAP, BiPAP, Tracheotomie in schweren Fällen) [26]

6.5. Diagnostik der Tagesschläfrigkeit

6.5.1. Anamnese

Die Frage "Fühlst Du Dich tagsüber sehr müde?" sollte routinemäßig bei jeder kinderärztlichen Vorstellung gestellt werden. Auf Grund der zahlreichen Differenzialdiagnosen ist eine umfangreiche allgemeinpädiatrische Anamnese und klinisch-neurologische Untersuchung notwendig. Einige anamnestische Hinweise wie Schnarchen (schlafbezogene Atmungsstörungen) oder kataplektische Attacken (Narkolepsie) können dabei bereits richtungweisend sein. Das Schlafprotokoll ist das wichtigste Instrument zur Erfassung von Schlafsymptomen und Schlafzeiten. Auf Grund der möglichen Differenzierung in Tag-, Nacht- und Gesamtschlafdauer und unter Einbeziehung von alters- und geschlechtsspezifischen Referenzwerten kann Tagesmüdigkeit von Tagesschläfrigkeit und Hypersomnie unterschieden werden [22]. Darüber hinaus sind mögliche Ursachen der Tagesschläfrigkeit (z.B. Insomnie, Schlafmangelsyndrom, Zirkadiane Schlaf-Wach-Rhythmusstörung) nachweisbar.

6.5.2. Visuelle Analogskala

Besonders bei jüngeren Kindern ist der Einsatz einer visuellen Analogskala (VAS) sehr empfehlenswert. Hier kann ein Kind leicht durch das Ankreuzen oder Zeigen auf ein wach, bzw. schläfrig aussehendes Gesicht seine Vigilanz erklären. Der Einsatz dieser VAS wurde bereits in mehreren Studien durchgeführt und in einer Überblicksarbeit detailliert dargestellt [16].

6.5.3. Fragebögen

In letzter Zeit wurden Fragebögen zur Tagesschläfrigkeit bei Kindern entwickelt (z.B. *Pediatric Daytime Sleepiness Scale* [12]) oder vorhandene Fragebögen der Erwachsenenschlafmedizin für Kinder adaptiert (z.B. *Epworth Sleepiness Scale* für Eltern und Kinder [20]). Leider wurde bisher kein deutscher Fragebogen mittels Goldstandard validiert, sodass ein abschließendes Urteil über die Testgüte der Fragebögen ausbleiben muss. Erste deutsche Referenzwerte für die *Epworth Sleepiness Scale* für

Kinder wurden von Handwerker publiziert (☞ Tab. 6.1; [20]).

Geschlecht	Alter (Jahre)	Median	90. Perzentile	Maximum
Junge	6-12	1,5	4	7
Mädchen	6-12	3	7,8	13
Junge	13-19	7,5	12,7	14
Mädchen	13-19	7	11	16

Tab. 6.1: Referenzwerte für die *Epworth Sleepiness Scale* für Kinder.

6.5.4. Multipler Schlaflatenztest

Der MSLT gilt momentan als Goldstandard zur Diagnostik von Tagesschläfrigkeit bei Kindern [25]. Für Kinder wurden Normwerte bezogen auf das Pubertätsstadium (sog. Tanner-Stadium) erhoben, so dass dieses für die Auswertung der Ergebnisse erfasst werden muss (☞ Tab. 6.2; [10]). Kritikpunkte am MSLT sind, dass es ein aufwändiges Verfahren ist, die Fähigkeit rasch einzuschlafen nicht unbedingt ein pathologisches Phänomen ist, die Auswertung untersucherabhängig ist und dass die Normwerte an geringen Fallzahlen ermittelt wurden. Unbestritten ist jedoch seine Bedeutung in der Diagnostik der Narkolepsie.

Autor	Tanner-Stadium	Mittlere Schlaflatenz	Standardabweichung
Kotagal et al. [25]	I	18,8	1,8
	II	18,3	2,1
	III	16,5	2,8
	IV	15,5	3,3
	V	16,2	1,5
Fallone et al. [15]	I	18,2	2,9
	II	17,4	1,2
	III	20,1	0,2
	IV	17,6	2,2
	V	18,7	1,5

Tab. 6.2: Referenzwerte für den MSLT bei Kindern.

6.5.5. Pupillographischer Schläfrigkeitstest

Der pupillographische Schläfrigkeitstest wird verwendet, wenn am Tage der Wachheitsgrad einer Person erfasst werden soll [40]. Im Gegensatz zum MSLT (8 Stunden) dauert der pupillographische Schläfrigkeitstest nur 11 Minuten. Meist wird diese Untersuchung im Umfeld einer Abklärung im Schlaflabor durchgeführt. Allerdings wurde dieser Test bisher fast ausschließlich bei Erwachsenen angewendet und die testtheoretischen Gütekriterien, einschließlich der Validität, ausschließlich an Erwachsenenkollektiven überprüft. Nun liegen Ergebnisse einer eigenen Machbarkeits- und Referenzwerte-Studie an 154 Tübinger Schulkindern im Alter von 6 bis 17 Jahren vor [37]. Diese zeigen, dass sich der Test bei 94 % der Kinder ab 6 Jahren durchführen lässt und dass sich die Referenzwerte für den Pupillenunruheindex signifikant von Referenzwerten für Erwachsene unterscheiden. Außerdem korreliert der Test deutlich mit der Schlafdauer in der Nacht vor dem Test. Dies ist ein Hinweis, dass die Pupillographie auch beim Kind tatsächlich Vigilanz und damit indirekt Tagesschläfrigkeit misst. Erste Referenzwerte für Kinder sind in Tab. 6.3 dargestellt. Weitere Studien zur Validität und Prädiktion von schläfrigkeitsassoziierten Folgen (z.B. Konzentration und Lebensqualität) sind derzeit in der Durchführung.

Literatur

1. Alsaadi MM, Iqbal SM, Elgamal EA, Gozal D (2012) Sleep-disordered breathing in children with Chiari malformation type II and myelomeningocele. Pediatr Int 54 (5):623-626.

2. American Academy of Sleep Medicine (2005) International classification of sleep disorders, 2nd ed.: Diagnostic and coding manual. American Academy of Sleep Medicine, Westchester, Illinois.

3. Arens R, McDonough JM, Corbin AM, Rubin NK, Carroll ME, Pack AI, Liu J, Udupa JK (2003) Upper airway size analysis by magnetic resonance imaging of children with obstructive sleep apnea syndrome. American

Maß	Geschlecht	Perzentile						
		5	10	25	50	75	90	95
Pupillenunruheindex	Jungen	4,11	5,19	6,50	7,87	11,70	17,06	19,64
	Mädchen	3,30	4,06	5,06	6,68	9,15	12,05	12,80

Tab. 6.3: Referenzwerte für den pupillographischen Schläfrigkeitstest bei Kindern (eigene Daten; N=154).

Journal of Respiratory & Critical Care Medicine 167 (1):65-70.

4. Biggs SN, Lushington K, van den Heuvel CJ, Martin AJ, Kennedy JD (2011) Inconsistent sleep schedules and daytime behavioral difficulties in school-aged children. Sleep Med 12 (8):780-786.

5. Bremer F (1972) [The activating reticular formation and the physiologic problem of sleep: an evaluation]. Acta Neurol Belg 72 (2):73-84.

6. Brockmann PE, Urschitz MS, Schlaud M, Poets CF (2012) Primary snoring in school children: prevalence and neurocognitive impairments. Sleep & Breathing = Schlaf & Atmung 16 (1):23-29.

7. Brooks LS, B; Bacevice, AM (1998) Adenoid size is related to severity but not the number of episodes of obstructive apnea in children J Pediatr 132 (4):682-686.

8. Calhoun SL, Fernandez-Mendoza J, Vgontzas AN, Mayes SD, Tsaoussoglou M, Rodriguez-Munoz A, Bixler EO (2012) Learning, attention/hyperactivity, and conduct problems as sequelae of excessive daytime sleepiness in a general population study of young children. Sleep 35 (5):627-632.

9. Calhoun SL, Vgontzas AN, Fernandez-Mendoza J, Mayes SD, Tsaoussoglou M, Basta M, Bixler EO (2011) Prevalence and risk factors of excessive daytime sleepiness in a community sample of young children: the role of obesity, asthma, anxiety/depression, and sleep. Sleep 34 (4):503-507.

10. Carskadon MA, Dement WC (1987) Sleepiness in the Normal Adolescent. In: Guilleminault C (ed) Sleep and Its Disorders in Children. Raven Press, New York, pp 53-66.

11. Dewald JF, Meijer AM, Oort FJ, Kerkhof GA, Bogels SM (2010) The influence of sleep quality, sleep duration and sleepiness on school performance in children and adolescents: A meta-analytic review. Sleep medicine reviews 14 (3):179-189.

12. Drake C, Nickel C, Burduvali E, Roth T, Jefferson C, Pietro B (2003) The pediatric daytime sleepiness scale (PDSS): sleep habits and school outcomes in middle-school children. Sleep 26 (4):455-458.

13. Driessen C, Mathijssen IM, De Groot MR, Joosten KF (2012) Does central sleep apnea occur in children with syndromic craniosynostosis? Respir Physiol Neurobiol 181 (3):321-325.

14. Eurosurveillance editorial t (2011) Swedish Medical Products Agency publishes report from a case inventory study on Pandemrix vaccination and development of narcolepsy with cataplexy. Euro surveillance: bulletin europeen sur les maladies transmissibles = European communicable disease bulletin 16 (26).

15. Fallone G, Acebo C, Arnedt JT, Seifer R, Carskadon MA (2001) Effects of acute sleep restriction on behavior, sustained attention, and response inhibition in children. Percept Mot Skills 93 (1):213-229.

16. Fallone G, Acebo C, Arnedt JT, Seifer R, Carskadon MA (2001) Effects of acute sleep restriction on behavior, sustained attention, and response inhibition in children. Percept Mot Skills 93 (1):213-229.

17. Gaina A, Sekine M, Hamanishi S, Chen X, Wang H, Yamagami T, Kagamimori S (2007) Daytime sleepiness and associated factors in Japanese school children. J Pediatr 151 (5):518-522, 522 e511-514.

18. Gozal D, Kheirandish-Gozal L (2009) Obesity and excessive daytime sleepiness in prepubertal children with obstructive sleep apnea. Pediatrics 123 (1):13-18.

19. Gozal D, O'Brien L, Row BW (2004) Consequences of snoring and sleep disordered breathing in children. Pediatr Pulmonol Suppl 26:166-168.

20. Handwerker G (2002) Epworth Sleepiness Scale für Kinder (ESS-K). In: Deutsche Gesellschaft für Schlafforschung und Schlafmedizin, Schulz H, Geisler P, Rodenbeck A (eds) Kompendium Schlafmedizin für Ausbildung, Klinik und Praxis, vol 5. ecomed Medizin, Landsberg/Lech.

21. Handwerker G (2007) Narkolepsie. Monatsschr Kinderheilkd 155:624-629.

22. Iglowstein I, Jenni OG, Molinari L, Largo RH (2003) Sleep duration from infancy to adolescence: reference values and generational trends. Pediatrics 111 (2):302-307.

23. Jambhekar SK, Com G, Jones E, Jackson R, Castro MM, Knight F, Carroll JL, Griebel ML (2011) Periodic limb movements during sleep in children with narcolepsy. J Clin Sleep Med 7 (6):597-601.

24. Kohler MJ, van den Heuvel CJ (2008) Is there a clear link between overweight/obesity and sleep disordered breathing in children? Sleep Med Rev 12 (5):347-361; discussion 363-344.

25. Kotagal S, Goulding PM (1996) The laboratory assessment of daytime sleepiness in childhood. J Clin Neurophysiol 13 (3):208-218.

26. Kuhle S, Urschitz MS, Eitner S, Poets CF (2008) Interventions for obstructive sleep apnea in children: A systematic review. Sleep Med Rev.

27. Lingappa L, Panigrahi NK, Chirla DK, Burton-Jones S, Williams MM (2012) Congenital Central Hypoventilation Syndrome with PHOX2B Gene Mutation. Indian J Pediatr.

28. Lumeng JC, Chervin RD (2008) Epidemiology of pediatric obstructive sleep apnea. Proc Am Thorac Soc 5 (2):242-252.

29. Marcus CL, Brooks LJ, Ward SD, Draper KA, Gozal D, Halbower AC, Jones J, Lehmann C, Schechter MS, Sheldon S, Shiffman RN, Spruyt K (2012) Diagnosis and management of childhood obstructive sleep apnea syndrome. Pediatrics 130 (3):e714-755.

30. Moruzzi G (1972) The sleep-waking cycle. Ergeb Physiol 64:1-165.

31. Partinen M, Saarenpaa-Heikkila O, Ilveskoski I, Hublin C, Linna M, Olsen P, Nokelainen P, Alen R, Wallden T, Espo M, Rusanen H, Olme J, Satila H, Arikka H, Kaipainen P, Julkunen I, Kirjavainen T (2012) Increased incidence and clinical picture of childhood narcolepsy following the 2009 H1N1 pandemic vaccination campaign in Finland. PLoS One 7 (3):e33723.

32. Plazzi G, Pizza F, Palaia V, Franceschini C, Poli F, Moghadam KK, Cortelli P, Nobili L, Bruni O, Dauvilliers Y, Lin L, Edwards MJ, Mignot E, Bhatia KP (2011) Complex movement disorders at disease onset in childhood narcolepsy with cataplexy. Brain : a journal of neurology 134 (Pt 12):3480-3492.

33. Saarenpaa-Heikkila O, Laippala P, Koivikko M (2000) Subjective daytime sleepiness in schoolchildren. Fam Pract 17 (2):129-133.

34. Standards and indications for cardiopulmonary sleep studies in children. American Thoracic Society (1996). Am J Respir Crit Care Med 153 (2):866-878.

35. Urschitz MS, Eitner S, Guenther A, Eggebrecht E, Wolff J, Urschitz-Duprat PM, Schlaud M, Poets CF (2004) Habitual snoring, intermittent hypoxia, and impaired behavior in primary school children. Pediatrics 114 (4):1041-1048.

36. Urschitz MS, Guenther A, Eggebrecht E, Wolff J, Urschitz-Duprat PM, Schlaud M, Poets CF (2003) Snoring, intermittent hypoxia and academic performance in primary school children. Am J Respir Crit Care Med 168 (4):464-468.

37. Urschitz MS, Heine K, Peters T, Brockmann PE, Weible K, Diem J, Durst W, Wilhelm B (2010) Erste Referenzwerte für den pupillographischen Schläfrigkeitstest (PST) bei Kindern – Ergebnisse des Projekts Schlafen – Wachen – Lernen. Somnologie 14 (Suppl. 1):41.

38. Von Economo C (1917) Encepahlitis lethargica. Wien Klin Wochenschr 30:581-585.

39. Wiater A, Mitschke A, von Widdern S (2005) Sleep Disorders and Behavioural Problems among 8- to 11-Year-Old Children. Somnologie 9:210-214.

40. Wilhelm B, Wilhelm H, Ludtke H, Streicher P, Adler M (1998) Pupillographic assessment of sleepiness in sleep-deprived healthy subjects. Sleep 21 (3):258-265.

41. Wolfson AR, Carskadon MA (1998) Sleep schedules and daytime functioning in adolescents. Child Dev 69 (4):875-887.

7. Organische Ursachen von Insomnien

Schlafstörungen sind eine häufige Gesundheitsbeschwerde, die aber nur bei gewissen Symptomkonstellationen, vor allem der durch die Schlafstörung bedingte eingeschränkte Tagesbefindlichkeit, und bei einem Auftreten von wenigstens dreimal pro Woche die Wertigkeit einer klinischen Diagnose bekommt. Diese Symptomkonstellationen betreffen nicht nur die Unerholsamkeit des Schlafes, sondern auch das Auftreten bestimmter anderer Erkrankungen, die sowohl Ursache als auch Folge der Schlafstörung sein können, was besonders die schlafbezogenen Atmungsstörungen betrifft. Ausgehend hiervon werden den Schlaflaboren meist Patienten zugewiesen, die eine Schlafstörung mit entsprechender störungsspezifischer anderer Symptomatik aufweisen. Die Aufgabe der Schlaflabore ist dann die spezielle Diagnostik, Differentialdiagnostik und Therapie. Somit stellt sich jeden Tag mehrfach neu die Frage, wie organische Befunde in der Gesamtsymptomatik des einzelnen Patienten zu bewerten sind. Besteht ein schlafmedizinisches Zentrum aus einem Schlaflabor mit vorgeschalteter Spezialambulanz, so muss bereits hier eine Bewertung der Symptomatik samt bekannter oder noch ambulant zu erhebenden möglichen organischen Befunden erfolgen, um zu entscheiden, ob und zu welchem Zeitpunkt eine polysomnographische Untersuchung sinnvoll ist.

7.1. Ursachen von Schlafstörungen

Praktisch jede psychische, neurologische oder internistische Erkrankung kann eine akute und/oder chronische Schlafstörung auslösen, möglich sind dabei symptomatisch sowohl Insomnien als auch . Als Beispiele seien hier nur Depressionen, Hypo- und Hyperthyreosen, ein Morbus Parkinson oder andere neurologische Erkrankungen, ein Eisenspeichermangel, COPD oder Diabetes genannt. Typisch ist auch die übermäßige Müdigkeit und Erschöpftheit nach einer Chemotherapie, für die seit einigen Jahren eine eigene Therapie-Leitlinie besteht. Sofern solche Begleiterkrankungen therapeutisch nicht ausreichend eingestellt sind, wird häufig von einer polysomnographischen Untersuchung abgesehen. Andererseits können anamnestisch nicht erfragbare spezifische Schlafstörungen dann übersehen werden oder die psychische oder organische Ursache wird in ihrer Auswirkung auf die Schlafstörung überschätzt. Gleichzeitig gelingt aber z.B. die medikamentöse Hypertonus-Einstellung oft erst dann, wenn zuvor eine vorhandene schlafbezogene Atmungsstörung effektiv behandelt wurde. Ähnliches gilt aus der klinischen Erfahrung für therapieresistente depressive Patienten mit parallel vorhandener organisch bedingter Schlafstörung.

Nun können hier nicht alle Formen von (organischen) Schlafstörungen abgehandelt werden, zumal bei Störungen wie z.B. Parasomnien oder irregulären Schlaf-Wach-Mustern eine eindeutige Zuordnung zu den Bereichen organisch versus nicht-organisch derzeit nicht zu treffen ist. Epidemiologisch als organische Schlafstörung wichtig ist vor allem die obstruktive Schlafapnoe. Ein *Apnoe-Hypopnoe-Index* (AHI) von >5/Stunde findet sich epidemiologisch dagegen bei etwa 20 % der erwachsenen Bevölkerung, ein Index von >15 bei einem von 15 Erwachsenen, ohne dass dies etwas zur klinischen Therapiebedürftigkeit aussagt [1]. Ein Restless-Legs-Syndrom tritt bei 5-15 % der Erwachsenen auf, insbesondere mit zunehmendem Alter. Während das RLS anamnestisch auch hinsichtlich des Schweregrades gut fassbar ist, gilt dies nicht für das Syndrom periodische Gliedmaßenbewegungen (PLMD), dass bei bis zu 64 % der über 60-Jährigen auftreten kann und laut telefonischer Befragung 3,9 % der Gesamtbevölkerung betreffen soll [2], wobei periodische Beinbewegungen ohne weitere Symptomatik ohne klinische Bedeutsamkeit sind [1]. Dennoch bekommen sowohl ein erhöhter AHI als ein PLMD eine klinische Wertigkeit sobald sie mit insomnischen oder hypersomnischen Beschwerden mehr als dreimal pro Woche und einer eingeschränkten Tagesbefindlichkeit verbunden sind.

Diese hohen Prävalenzen machen deutlich, dass diesen Störungen nur dann ein Krankheitswert zukommen kann, sofern eine weitere Symptomatik besteht. So sinkt die Prävalenz der obstruktiven Apnoe auf 2-4 % der 30- bis 60-Jährigen, sofern eine klinische Symptomatik mitberücksichtigt wird, während PLMs nur als klinisch bedeutsam gelten, wenn sie mit einem so genannten Arousal einher gehen.

7.2. Komorbiditäten

Wie bereits angedeutet, finden sich spezifische organische Schlafstörungen gehäuft beim Vorliegen zahlreicher anderer Erkrankungen als auch untereinander.

So treten erhöhte PLM-Indices nicht nur bei 52 % der untersuchten Patienten mit einer schweren kongestiven Herzinsuffizienz, 18 % der Patienten mit arterieller Hypertonie sowie bei unterschiedlichsten neurologischen und psychiatrischen Störungen auf; ein PLM-Index von >5 zeigte sich bei 24 % der Patienten mit der Verdachtsdiagnose einer schlafbezogenen Atmungsstörung und erwies sich als prädiktiv für den Krankheitsverlauf bei Patienten mit Niereninsuffizienz bzw. für die Rückfallrate bei Patienten mit Alkoholkrankheit.

Der Zusammenhang der obstruktiven Schlafapnoe mit arterieller Hypertonie, Herzinsuffizienz, Schlaganfall und mit der Mortalität gilt als gesichert. Ferner besteht eine Assoziationen der obstruktiven Schlafapnoe mit der koronaren Herzkrankheit und Herzrhythmusstörungen. Diese Zusammenhänge sind sowohl für die OSA-Patienten in der Gesamtpopulation [3] als auch für OSA-Patienten mit Herz-Kreislauf-Erkrankungen nachgewiesen [4]. Ein Zusammenhang mit der pulmonalen Hypertonie, dem Diabetes mellitus, der Niereninsuffizienz und der Atherosklerose ist wahrscheinlich, aber noch nicht bzw. nur für Subgruppen von Patienten belegt.

In all diesen Fällen bedarf die organische Schlafstörung unabhängig von der Grunderkrankung einer spezifischen, gesonderten Therapie.

7.3. Organische Schlafstörungen bei Insomnien

Unter einer behandlungsbedürftigen primären respektive psychophysiologischen Insomnie leiden in Deutschland 4 % der erwachsenen Bevölkerung. In Schlaflaboren mit neurologisch-psychiatrischem Schwerpunkt bestätigte sich bei etwa einem Drittel der polysomnographisch untersuchten Patienten mit einer insomnischen Symptomatik eine psychische Störung, meist eine Depression oder eine Angsterkrankung, bei knapp einem Drittel fand sich eine schlafbezogene Atmungsstörung oder eine Syndrom periodischer Gliedmaßenbewegungen im Schlaf und nur bei etwa 20 % bestand eine primäre/psychophysiologische Insomnie. Einer eigenen Untersuchung zufolge ergibt sich bei 22,5 % Patienten mit einer primären bzw. psychophysiologischen Insomnie nach der Durchführung einer Polysomnographie eine schlafmedizinisch relevante Zusatzdiagnose, bei 25 % aller polysomnographierten Patienten einer Änderung der Hauptdiagnose. Insgesamt würde ohne Polysomnographie bei 10 % aller untersuchten Patienten eine CPAP-pflichtige schlafbezogene Atmungsstörung und bei 18 % ein behandlungsbedürftiges Syndrom periodischer Gliedmaßenbewegungen übersehen worden sein. Diese Zahlen entsprechen ähnlichen Untersuchungen bei Patienten mit primärer Insomnie in Freiburg und Regensburg (persönliche Mitteilungen von Prof. D. Riemann, Freiburg und T. Crönlein, Regensburg).

Klinische Hinweise wie z.B. ein LWS-Syndrom auf ein PLMD oder morgendliche Mundtrockenheit auf ein OSA sind dabei dem schlafmedizinisch Erfahrenen durchaus geläufig, reichen aber bei fehlenden weiteren Hinweisen nicht aus, um eine meist lebenslange Therapie zu beginnen. Entsprechend wird aufgrund der hohen Komorbidität mit anderen Schlafstörungen für Insomnie-Patienten eine polysomnographische Untersuchung empfohlen, wenn mehrere nicht-medikamentöse und medikamentöse Therapien ohne den gewünschten Erfolg verblieben.

Patienten mit Depressionen leiden nicht nur zu etwa 80 % an insomnischen Beschwerden, sondern weisen ein 5,3 fach erhöhtes Risiko für ein OSA auf, d. h. jeder 5. depressive Patient zeigt eine Insomnie/Hypersomnie in Verbindung mit nächtlichen Atempausen und/oder nächtlicher Luftnot auf [5]. Klinisch fallen diese Patienten häufig auch durch ihre Therapieresistenz bzgl. einer antidepressiven Therapie auf. Letzteres gilt auch, wenn parallel zur psychischen Störung ein PLMD besteht, das durch SSRIs oder TZAs entweder ausgelöst oder verschlechtert wird [6].

7.4. Cortisol-Spiegel bei Schlafgestörten mit und ohne begleitende psychische und/oder organische Schlafstörung

Mittlerweile gilt die Kenntnis erhöhter Plasma-Cortisol-Spiegel als Maß für die Aktivierung der Hypothalamus-Hypophysen-Nebennieren-Achse unter Stress bei Patienten mit polysomnographisch objektivierbarer psychophysiologischer Insomnie als etabliert. Zusammen mit einem erniedrigten nächtlichen Melatonin-Spiegel bei Patienten mit langjährigen Durchschlafstörungen, ergibt sich hieraus neben dem psychologischen Teufelskreis ein psychoneuroendokriner Circulus vitiosus der Insomnie (☞ Abb. 7.1). Insofern ist auch für psychische Auslöser wie lang andauernde Belastungssituationen, aber auch akuten Stress, mit erhöhten Cortisol-Spiegeln zumindest ein organisches Korrelat von Beginn an vorhanden. In der Folge stellt sich – unter langfristiger Beeinträchtigung der Melatonin-Sekretion – ein neues neuroendokrines Gleichgewicht ein, dass dann die Schlafstörung selbstständig und ohne weitere psychische Faktoren aufrechterhalten kann.

Vergleicht man nun schlafgestörte Patienten unabhängig von der Art der Schlafstörung und der Symptomatik (Müdigkeit oder Schläfrigkeit) dahingehend, ob gleichzeitig eine psychische Störung vorliegt, so lässt sich eigenen Ergebnissen bei insgesamt 80 Schlaflabor-Patienten (47 ohne psychiatrische Diagnose/Nebendiagnose) zufolge festhalten, dass dies hinsichtlich ihrer Speichel-Cortisol-Werte im Tagesverlauf keinen Unterschied macht. Jedoch kam es zu einer deutlichen Cortisol-Erhöhung bei Patienten mit paralleler psychischen Störung, sobald ein AHI >10 auftrat (☞ Abb. 7.2); ein erhöhter PLM-Index blieb ohne Einfluss auf die Cortisol-Werte. Auch die REM-Schlaf-Parameter und die WASO unterschieden sich zwischen den Gruppen mit/ohne psychische Störung nur, wenn ein OSAS vorlag. Möglicherweise ist in der verstärkten Dysfunktion der HPA-Achse bei Patienten mit sowohl einer psychischen Störung als auch einer OSAS deren höhere Therapieresistenz begründet.

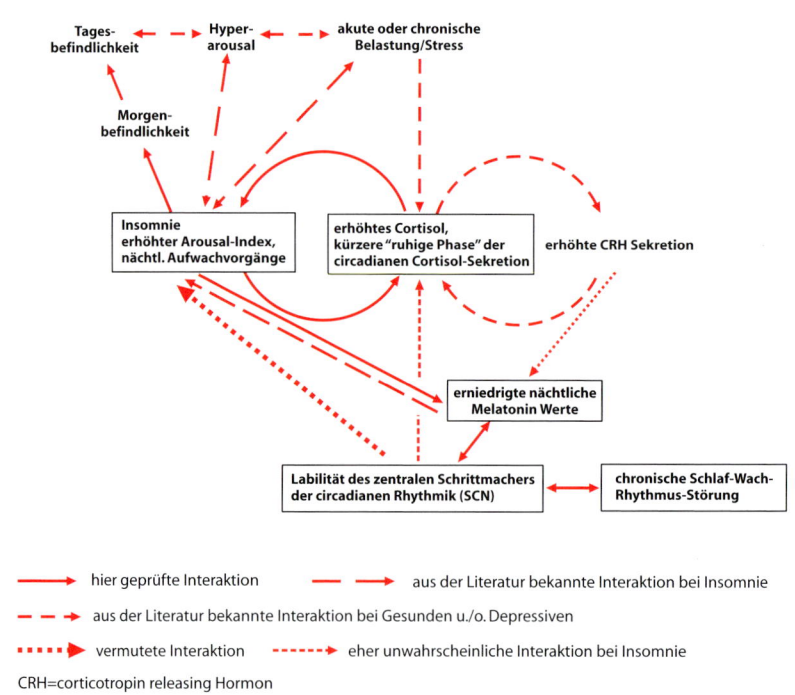

Abb. 7.1: Psychoneuroendokriner Circulus vitiosus der psychophysiologischen Insomnie: Entstehungs-, Erhaltungs- und Chronifizierungsmechanismen.

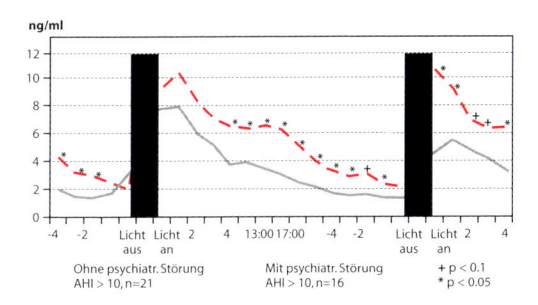

Abb. 7.2: Erhöhte Cortisol-Werte bei Patienten mit schlafbezogener Atmungsstörung und psychiatrischer Komorbidität.

7.5. Psychische Störungen bei organischen Schlafstörungen

Während das bisher dargestellte darauf hin weist, dass insbesondere anamnestisch nicht erfragbare organische Störungen häufig unterschätzt werden und damit ggf. nicht nur eine Fehldiagnose, sondern auch eine insuffiziente Therapie zumindest mitbedingen, darf andererseits auch das häufige Auftreten psychischer Störungen sowie der psychophysiologischen, chronischen Insomnie bei klassischen organischen Schlafstörungen keinesfalls unterschätzt werden. Beispielshalber sei hier nur erwähnt, dass sich bei jedem 6. Patienten mit schlafbezogener Atmungsstörung eine Depression findet und umgekehrt bei jedem 5. depressiven eine schlafbezogene Atmungsstörung [5]. Neue Studien in Deutschland zeigen, dass bei 24 % der Patienten mit einem AHI >9 eine klinisch relevante Depression als wesentliche Komorbidität vorliegt [7,10]. Auch sind bei gleichem AHI die kognitiv-emotionalen und mentalen Schwierigkeiten wie auch die Einnahme von Schlafmedikation und einer RLS/PLMD-Symptomatik immer dann signifikant erhöht, wenn die schlafbezogene Atmungsstörung mit einer Insomnie einher geht [8, 11].

7.6. Therapeutische Konsequenzen

Die schnelle psychoneuroendokrine Chronifizierung der Insomnie bedingt als wichtigste therapeutische Konsequenz, dass Schlafstörungen möglichst schnell erkannt und ggf. therapiert werden müssen um eine Chronifizierung zu verhindern. Ob eine frühere Behandlung langfristig dann auch das Risiko des Auftretens einer Depression vermindert, muss aufgrund der fehlenden Studienlage derzeit offen bleiben.

Auch die aufgezeigten bei Insomnien haben eine hohe therapeutische Bedeutsamkeit. Dies betrifft zum einen das Erkennen und die Behandlung anderer schlafmedizinisch relevanter Störungen, vor allem der schlafbezogenen Atmungsstörung und des Syndroms periodischer Gliedmaßenbewegungen als mögliche, erst polysomnographisch diagnostizierbare, Ursache mit den jeweiligen entsprechenden Therapie-Optionen. Zum anderen lässt sich aus der hohen Rate von Depressionen bei Schlafgestörten, und insbesondere bei denjenigen mit insomnischen Symptomen, die Forderung nach einem psychiatrischen Konsil für alle Patienten eines schlafmedizinischen Zentrums/Schlaflabors ableiten. Zwar werden nach dem Algorithmus der S3-Leitlinie nicht erholsamer Schlaf/Schlafstörungen die Betroffenen erst dann einem Schlafmediziner/Somnologen vorgestellt werden sollen, wenn alle anderen Grund- oder Begleiterkrankungen klinisch suffizient therapiert sein sollten, gleichzeitig ist im täglichen Umgang mit den Betroffenen in vielen Fällen aufgrund hohen Rate von organischen und psychischen Komorbiditäten eine enge Kooperation notwendig. So bessert sich eine schwere therapieresistente Depression möglicherweise erst dann, wenn die Schlafapnoe suffizient behandelt wird; eine effiziente CPAP-Einstellung gelingt erst, wenn bei Patienten mit Angststörungen keine Panik-Attacken mehr auftreten. Weiter ist zu beachten, dass viele Antidepressiva ein Syndrom periodischer Gliedmaßenbewegungen auslösen oder verschlechtern können, so dass sich dieser Effekt beispielsweise in einer Therapieresistenz der Depression äußern kann oder umgekehrt viele Antidepressiva nicht primär zur Behandlung der Depression eingesetzt werden können, wenn ein PLMD gesichert vorliegt.

Zusammenfassend lässt sich festhalten, dass organische Ursachen eher unter- als überschätzt werden sobald ein Schlafgestörter eher insomnische als hypersomnische Symptome schildert und keine erfragbaren klassische Hinweise auf ein Restless-Legs-Syndrom oder eine schlafbezogene Atmungsstörung vorliegen. Bei persistierender, therapieresistenter Insomnie mit und ohne Depression und Vorliegen – auch unspezifischer – Hinweise auf eine organische Komorbidität ist daher durchaus die Vorstellung bei einem Schlafmediziner/Somnologen und ggf. auch eine polysomnographische Untersuchung zum Ausschluss organischer Ursachen sinnvoll.

Literatur

1. Deutsche Gesellschaft für Schlafforschung und Schlafmedizin (DGSM) (2009) S3 Leitlinie Nicht erholsamer Schlaf/Schlafstörungen. Somnologie 13: 4-160

2. Ohayon MM, Roth T (2002) Prevalence of restless legs syndrome and periodic limb movement disorder in the general population. J Psychosom Res 53: 547-554

3. Punjabi NM (2008) The epidemiology of adult obstructive sleep apnea. Proc Am Thorac Soc 5: 136-143

4. Somers VK, White DP, Amin R, Abraham WT, Costa F, Culebras A, Daniels S, Floras JS, Hunt CE, Olson LJ, Pickering TG, Russell R, Woo M, Young T; American Heart Association Council for High Blood Pressure Research Professional Education Committee, Council on Clinical Cardiology; American Heart Association Stroke Council; American Heart Association Council on Cardiovascular Nursing; American College of Cardiology Foundation (2008) Sleep apnea and cardiovascular disease: an American Heart Association/american College Of Cardiology Foundation Scientific Statement from the American Heart Association Council for High Blood Pressure Research Professional Education Committee, Council on Clinical Cardiology, Stroke Council, and Council On Cardiovascular Nursing. In collaboration with the National Heart, Lung, and Blood Institute National Center on Sleep Disorders Research (National Institutes of Health). Circulation 118: 1080-111

5. Ohayon MM The effects of breathing-related sleep disorders on mood disturbances in the general population (2003) J Clin Psychiatry 64: 1195-2000

6. Yang C, White DP, Winkelmann JW (2005) Antidepressants and periodic leg movements of sleep. Biol Psychiatry 58: 510-5 41

7. Riemann D, Klein T, Rodenbeck A, Feige B, Horny A, Hummel R, Weske G, Al-Shajlawi A, Voderholzer U (2002) Psychiatry Res 113: 17-27

8. Rodenbeck A, Hajak G, Meier A, Cohrs S, Jordan W (2005) Psychoneuroendokrine Pathomechanismen der psychophysiologischen Insomnie. Somnologie 9: 21-32

9. Rodenbeck A, Huether G, Rüther E, Hajak G (2002) Neurosci Lett 324: 159-163

10. Acker J, Piehl A, Herold J, Richter K, Scholz F, Ficker JH, Niklewski G (2008) Prävalenz von depressiven Störungen bei Patienten mit Obstruktivem Schlafapnoe-Syndrom in der klinischen Routineversorgung – Ergebnisses eines dreimonatigen Surveys. Somnologie 12 Suppl: 24 (Abstrakt 61)

11. Krakow B, Melendrez D, Ferreira E, Clark J, Warner TD, Sisley B, Sklar D (2001) Prevalence of insomnia symptoms in patients with sleep-disordered breathing. Chest 120: 1923-1929

8. Schlaf und Schlafstörungen im höheren Lebensalter

Ältere Menschen berichten häufig übereinen gestörten oder nicht erholsamen Schlaf [1]. Subjektive und objektive Messverfahren zeigen bei älteren Menschen hohe Prävalenzen für Schlafstörungen [2]. Als Folge der Überalterung unserer Gesellschaft steigt daher die Gesamtprävalenz von Schlafstörungen.

Die klinische Präsentation von Krankheiten ist bei alten Menschen durch alterstypische Veränderungen, externe Einflussfaktoren, Multimorbidität und Polypharmazie gekennzeichnet. Dieses typische altersmedizinische Szenario stellt für den behandelnden Arzt eine große diagnostische und therapeutische Herausforderung dar. In der helfen hier unter dem Begriff "geriatrisches Assessment" zusammengestellte Messverfahren.

Schlafstörungen spielen auch in der Altersmedizin eine wichtige Rolle, werden aber noch zu selten bei der Versorgung alter Menschen berücksichtigt [3]. So erfolgt die Erhebung einer Schlafanamnese oder die Frage nach Schnarchen, Atempausen oder Tagesmüdigkeit bei alten Menschen viel zu selten, obwohl gerade im Bereich des Schlafes häufig relevante Störungen vorliegen [2].

Wie viele andere Körperfunktionen, so verändert sich auch der Schlaf mit zunehmendem Lebensalter. Die Kenntnis des normalen Schlafes im hohen Lebensalter ermöglicht die Abgrenzung vom gestörten Schlaf.

8.1. Normale altersassoziierte Veränderungen des Schlafes

Normalwerte für den Schlaf im höheren Lebensalter können durch die Analyse des Nachtschlafes von physisch und psychisch gesunden alten Menschen gewonnen werden. Die in Tab. 8.1 aufgeführten Kennzahlen für den Nachtschlaf resultieren aus einer Studie an gesunden alten Menschen, die über Anzeigen angeworben wurden [4]. Von 433 Freiwilligen erfüllten 40 (9 %) die strengen Einschlusskriterien. Die untersuchten Probanden durften an keiner Schlafstörung, Depression, Demenz oder anderen psychiatrischen oder internistischen Erkrankung leiden. Zudem war eine Medikation mit Psychopharmaka oder der Konsum von Schlaf- oder Genussmitteln in den letzten 2 Wochen vor der Untersuchung ein Ausschlusskriterium. Die Mittelwerte aus der 2. und 3. Nacht im Schlaflabor wurden berücksichtigt und sind in Tab. 8.1 für Männer, Frauen für jeweils zwei Altersgruppen zusammengestellt. Diese Daten gelten als normal für den gesunden Altersschlaf. Jedoch weist die geringe Einschlussrate von 9 % der Freiwillen auch darauf hin, dass bedeutsame Komorbiditäten bei alten Menschen eher die Regel sind und bei der Interpretation von Schlafstörungen wahrscheinlich eine bedeutsame Rolle spielen.

Wesentliche Ergebnisse dieser Studie sind eine allenfalls leicht reduzierte Gesamtschlafzeit, eine deutlich reduzierte Schlafeffizienz, eine leicht verlängerte Einschlaflatenz und eine nächtliche Wachzeit von etwa einer Stunde.

	Männer		Frauen	
Teilnehmerzahl [N]	9	10	11	10
Altersgruppe [Jahre]	60-70	70-80	60-70	70-80
Registrierzeit [min]	435±54	460±62	433±28	459±38
Einschlaflatenz [min]	18±19	28±25	20±9	28±22
Gesamtschlafzeit [min]	345±58	359±45	372±31	376±31
Schlafeffizienz [%]	80±11	79±11	86±6	82±11
WASO [min]	72±38	73±54	42±21	54±42
Arousals [N]	7±3	7±2	7±2	8±3

Tab. 8.1: Normalwerte für wichtige Schlafparameter gesunder älterer Menschen in der Polysomnographie [4]. WASO: *Wake after Sleep Onset.*

In einer großen Metaanalyse versuchten Ohayon et al. Normalwerte für den Schlaf über die menschliche Lebensspanne zu ermitteln [5]. In diese Analyse konnten Daten aus 65 Studien mit insgesamt 3577 Teilnehmern bei einem Altersspektrum von 5 bis 102 Jahren eingeschlossen werden. Für diese Metaanalyse wurden nur Studien berücksichtigt, die numerische Daten aus einer Polysomnographie oder Aktigraphie lieferten. Wichtige Ergebnisse aus dieser Metaanalyse sind für die älteren Teilnehmer qualitativ in Tab. 8.2 dargestellt.

Altersgruppen [Jahre]	40-60 vs. 60-70	60-70 vs. >70
Gesamtschlafzeit	↓	↔
Einschlaflatenz	↔	↔
Schlafeffizienz	↓	↓
Stadium 1	↑	↔
Stadium 2	↑	↔
Tiefschlaf	↓	↔
REM-Schlaf	↓	↔
REM-Latenz	↔	↔
WASO	↑	↔

Tab. 8.2: Qualitative Veränderung von Parametern des normalen Schlafes nach Altersgruppen [5].

In Tab. 8.2 werden Parameter des Schlafes von mittelalten (40-60 Jahre), älteren (60-70 Jahre) und alten (70+ Jahre) Menschen gegenübergestellt. Die größten Veränderungen finden sich zwischen den Gruppen der mittelalten und älteren Personen. Nach dem siebzigsten Lebensjahr nahm nur noch die Schlafeffizienz weiter ab. Konkret reduzierte sich die Gesamtschlafzeit vom 40. bis zum 70. Lebensjahr um etwa 10 Minuten pro Dekade und veränderte sich danach kaum noch. Der Tiefschlafanteil sank um etwa 2 % pro Dekade und die Schlafeffizienz sank um etwa 3 % pro Dekade. Vom 30. bis zum 70. Lebensjahr stiegt die nächtliche Wachzeit (WASO) um etwa 10 Minuten pro Dekade an und verändert sich danach kaum noch. Weniger deutlich verändern sich die Einschlaflatenz und der Anteil an Leichtschlaf. Bei der Einschlaflatenz betrug der Unterschied zwischen den Altersgruppen etwa 5 %, wenn die unter 20-jährigen mit den über 70-jährigen verglichen wurden.

8.2. Schlafanamnese bei älteren Menschen

Alte Menschen sollten angesichts der Häufigkeit von Schlafstörungen grundsätzlich bezüglich ihres Schlafes befragt werden [6]. Hier sind Kenntnisse über die altersnormalen Veränderungen des Nachtschlafes wichtig, um Klagen über einen gestörten Schlaf einordnen und eine unrealistische Erwartungshaltung an das eigene Schlafvermögen korrigieren zu können [7]. Untersuchungen zeigen, dass trotz der Häufigkeit von Schlafstörungen im Alter [8] eine gezielte Befragung der Patienten unterbleibt [9]. Dies führt auch dazu, dass relevante Störungen unentdeckt bleiben und eine weitere Abklärung und Behandlung nicht erfolgen können [10].

Gerade bei älteren Menschen haben sich zur Erhebung der Schlafanamnese Screeningfragen als hilfreich erwiesen. Die Zusammenstellung dieser Fragen basiert auf einem Konsens von Experten der geriatrischen Schlafmedizin [11]. Mithilfe dieser Fragen lassen sich Schlafstörungen orientierend den Kategorien Insomnie, Hypersomnie und Parasomnie zuordnen [11]. Wird eine dieser Screeningfragen bejaht, soll gezielt in der entsprechenden Kategorie weiter gesucht werden.

- Um wie viel Uhr gehen Sie normalerweise zu Bett?
- Zu welcher Uhrzeit erwachen Sie morgens normalerweise?
- Fällt es Ihnen häufig schwer einzuschlafen?
- Wie oft wachen Sie in der Nacht auf?
- Wenn Sie nachts aufwachen, fällt es Ihnen schwer wieder einzuschlafen?
- Schnarchen Sie nachts oder haben Sie Atempausen?
- Bewegen sie sich nachts heftig im Bett oder treten Sie um sich?
- Wissen Sie, ob Sie im Schlaf essen, umherlaufen, treten oder Schreien?
- Fühlen Sie sich tagsüber überwiegend müde oder schläfrig?
- Schlafen Sie mehrfach tagsüber ein?
- Kommt es vor, dass Sie tagsüber einschlafen, ohne dies zu wollen?
- Wie viel Schlaf benötigen Sie, um sich wach und leistungsfähig zu fühlen?
- Nehmen Sie irgendwelche Präparate, um Ihren Schlaf zu verbessern?

Tab. 8.3: Screeningfragen zur Aufdeckung von Schlafstörungen bei älteren Menschen [11].

8.3. Insomnie beim alten Menschen

Die diagnostischen Kriterien einer Insomnie, wie sie in Kap. 13. aufgeführt sind, gelten auch im hohen Lebensalter. Die Angaben zur Häufigkeit einer Insomnie bei alten Menschen reichen bis zu 50 % und sind von den verwendeten Selektions- und Diagnosekriterien abhängig [16, 17, 24-26] Im höheren Lebensalter nimmt dabei der Anteil der sekundäre Insomnieformen deutlich zu [1].

Für die Abklärung der für eine Insomnie typischen Beschwerden hat sich beim alten Menschen der in Abb. 8.1 dargestellte Algorithmus als hilfreich erwiesen [11].

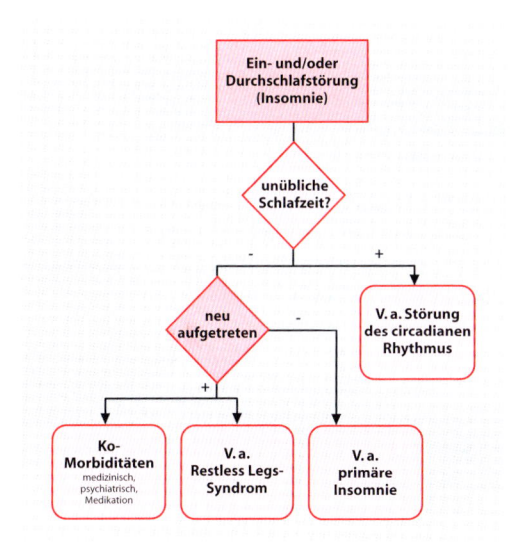

Abb. 8.1: Algorithmus zur Abklärung von Ein-und Durchschlafstörungen im höheren Lebensalter [11].

Dieser Algorithmus hilft, die Klagen über Ein- und Durchschlafstörungen einzuordnen.

Die Notwendigkeit der Behandlung einer Insomnie ergibt sich auch im höheren Alter aufgrund der Symptomatik, des Leidensdruckes und der mit einer Insomnie assoziierten Gesundheitsstörungen [12]. Ältere Menschen mit Insomnie stürzen häufiger, zeigen häufiger kognitive Probleme, sind in ihrer Leistungsfähigkeit und Selbstversorgungsfähigkeit deutlicher beeinträchtigt und haben eine höhere Mortalität als ältere Menschen ohne Insomnie [12-18].

Die Behandlung einer Insomnie orientiert sich an der auslösenden Ursache. Bei älteren Menschen muss aufgrund der Multimorbidität mit höherer Wahrscheinlichkeit von einer sekundären Insomnie ausgegangen werden [12]. Weiterhin können gerade im höheren Lebensalter mehrere Ursachen für eine Insomnie gleichzeitig vorliegen, sowie primäre und sekundäre Insomnien im Sinne einer partiell primären Insomnie überlappen [1].

Die Grundlage der Behandlung einer Insomnie im Alter ist die konsequente Suche nach den auslösenden Faktoren und Erkrankungen sowie deren Beseitigung. Neben dem Umsetzen der Empfehlungen der Schlafhygiene müssen insbesondere depressive Episoden und persistierende Schmerzen behandelt werden [19]. Verhaltenstherapeutische Maßnahmen wie Stimuluskontrolle und Schlafrestriktion sind auch bei alten Menschen hoch effektiv [20-22]. Diese Verfahren werden an anderer Stelle in diesem Buch näher beschrieben (☞ Kap. 10. und 13.).

Die Umsetzung verhaltenstherapeutischer Interventionen stößt aber da an ihre Grenzen, wo die physischen und funktionellen Fähigkeiten der Patienten aufgrund von Gebrechlichkeit (*frailty*) und Pflegebedürftigkeit nicht mehr ausreichen, um den Anweisungen zu folgen. Hier kann eine als Counter control bekannte Abwandlung der Stimuluskontrolle helfen. Die Patienten sollen bei Ein- oder Durchschlafstörungen ihr Bett nicht mehr verlassen, sondern sich bewusst mit anderen Tätigkeiten wie Lesen, Fernsehen oder Musikhören beschäftigen bis sie wieder das Gefühl haben, einschlafen zu können. Counter control ist weniger wirksam als Stimuluskontrolle, doch bessern sich Einschlaflatenz und Durchschlafvermögen um 20 bis 30 % [23].

Die am häufigsten verwendeten Präparate zur pharmakologischen Behandlung der Insomnie sind die Benzodiazepine und die Nicht-Benzodiazepin-Hypnotika. Die Indikation zur Pharmakotherapie einer Insomnie sollte im höheren Alter kritisch überdacht werden. Entschließt man sich zu einer solchen Behandlung, sollte mit einer niedrigen Dosis begonnen und nur langsam gesteigert werden: "*Start low, go slow*". Die Wirksamkeit der Benzodiazepine und Nicht-Benzodiazepin-Hypnotika konnte in Studien belegt werden. In einer Metaanalyse ließ sich zeigen dass die Gesamtschlafzeit zunahm und die Zahl der nächtlichen Aufwachphasen sank, jedoch stiegen auch die unerwünschten Effekte [24]. Die unerwünschten Effekte waren abhängig von der Art des verwendeten Präparates, der verwendeten Dosis und der Dauer der Einnahme [24]. Für andere Präparate wie Antihistaminika, Antidepressiva oder Neuroleptika gibt es keine Evidenz bezüglich der Behandlung der Insomnie im höheren Lebensalter. Zusätzlich müssen die anticholinergen Effekte dieser Präparate im Hinblick auf ihre ein Delir auslösende, die Hirnleistung beeinträchtigende und die eine Schlafapnoe verstärkenden Wirkungen bedacht werden [25-27].

Zusammenfassend ist die Insomnie im höheren Lebensalter häufig eine Komorbidität bei physischen und psychiatrischen Erkrankungen. Die Behandlung orientiert sich primär an den vorliegenden Erkrankungen bei Berücksichtigung der verordneten Pharmakotherapie. Die spezifische Behandlung sollte primär verhaltenstherapeutisch sein mit den entsprechenden Modifikationen. Die erfolgreiche Behandlung einer Insomnie führt auch bei alten Menschen zu einer Verbesserung der Lebensqualität und Funktionalität im Alltag [11].

8.4. Tagesschläfrigkeit beim alten Menschen

Tagesschläfrigkeit bezeichnet das Einschlafen in alltäglichen Situationen, in denen Wachheit üblich oder gewünscht ist [5]. Tagesschläfrigkeit ist kein belangloses Phänomen. Sie beeinträchtigt die Lebensqualität [28] und führt bei älteren Menschen zu Funktionseinschränkungen im Alltag [29, 30], prädisponiert zur Heimunterbringung [31], verschlechtert die Hirnleistung [32] und hat prognostische Bedeutung [33]. Die Ursachen der Tagesschläfrigkeit sind vielfältig. Bei der Abklärung der Tagesschläfrigkeit im höheren Lebensalter hilft der in Abb. 8.2 dargestellte Algorithmus.

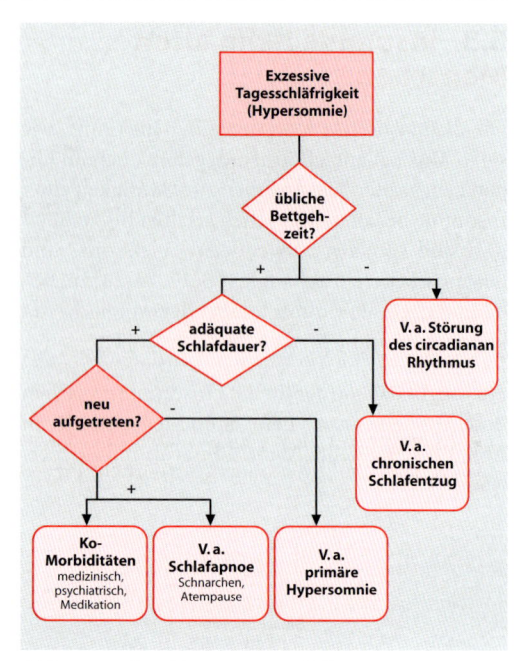

Abb. 8.2: Algorithmus zur Abklärung von Tagesschläfrigkeit [11].

Die wesentlichen Ursachen einer Tagesschläfrigkeit können vier Krankheitsgruppen zugeordnet werden. Im Rahmen der Anamnese und Fremdanamnese wird das Schlafverhalten erfragt. Hier ergeben sich erste Hinweise auf Störungen des zirkadianen Rhythmus oder auf ein chronisches Schlafdefizit. Die letztere Ursache betrifft jedoch eher Jugendliche. In einer von uns durchgeführten Befragung von 5430 konsekutiven geriatrischen Klinikpatienten lag die angegebene Bettgehzeit bei 5,5 % der Befragten vor 19:00 Uhr und bei 29 % zwischen 19:00 Uhr und 21:00 Uhr. Eine frühe Bettgehzeit war assoziiert mit Mobilitätsproblemen, Heimunterbringung und Schläfrigkeit am Tage. Gerade Routineabläufe in Krankenhäusern und Pflegeheimen stören den zirkadianen Rhythmus älterer Menschen und begünstigen Schlafstörungen.

Eine weitere häufige Ursache für Tagesschläfrigkeit im Alter sind schlafbezogene Atemstörungen, die gerade bei älteren Menschen eine hohe Prävalenz zeigen [34, 35]. In der klinischen Geriatrie sind je nach verwendetem Grenzwert mehr als die Hälfte der Patienten betroffen. Aufgrund der gegebenen Behandelbarkeit schlafbezogener Atemstörungen sollte die Indikation zu einer entsprechenden Abklärung bei älteren Menschen großzügig gestellt werden. Das Thema der schlafbezogenen Atemstörungen im hohen Lebensalter und bei multimorbiden Patienten ist komplex und wird in einem eigenen Kapitel dieses Buches abgehandelt (☞ Kap. 20.).

Weitere Erkrankungen mit Tagesschläfrigkeit sind die Herzinsuffizienz, fortgeschrittene Demenz-Syndrome, depressive Episoden, Schmerz-Syndrome, die Exsikkose sowie Elektrolyt- und Blutzuckerentgleisungen [11]. Hier erfolgt die Behandlung den entsprechenden Leitlinien zur Therapie der Grundkrankheiten.

Das Management der Tagesschläfrigkeit macht eine verlässliche Erfassung erforderlich, damit deren Ausmaß und Veränderung bei Behandlung erfasst werden können. Auch bei alten Menschen geschieht dies häufig mithilfe der Epworth Sleepiness Scale (ESS) [36]. Diese Skala wurde in viele Sprachen übersetzt und in zahlreichen Kulturkreisen validiert. Für ältere Menschen liegen jedoch keine Validierungsstudien vor. Auch ist ihre Anwendbarkeit bei multimorbiden alten Menschen eingeschränkt [37]. In einer eigenen Untersuchung konnten wir zeigen, dass nur ein Drittel geriatrischer Klinikpatienten in der Lage war, die ESS vollständig auszufüllen. Die Patienten mit kompletter Bearbeitung der ESS waren jünger, mobiler und ohne gravierende kognitive Einschränkungen [38].

Aufgrund dieser Erfahrungen entwickelten wir ein neues Messinstrument zur Erfassung von Tagesschläfrigkeit im hohen Lebensalter. Dieses Instrument wurde als Fremdbeurteilungsskala konzipiert und durch ein objektives externes Verfahren validiert [39]. Dieser Fragebogen, der Essener Fragebogen Alter und Schläfrigkeit (EFAS), misst andauernde Tagesschläfrigkeit *(trait sleepiness)* und kann kostenlos von der Homepage der DGSM heruntergeladen werden (**www.dgsm.de**).

Untersuchungen an geriatrischen Patienten zeigen, dass andauernde Tagesschläfrigkeit mit vielen Problemen in der Geriatrie interferiert. So beeinflusst sie das Ergebnis der geriatrischen Rehabilitation deutlich. In einer Studie an geriatrischen Klinikpatienten fanden wir einen signifikanten Bezug zwischen beobachteter Tagesschläfrigkeit (EFAS) und der Funktionalität im Alltag [30]. Abb. 8.3 zeigt die Beziehung zwischen dem Barthel-Index bei Klinikaufnahme und Entlassung sowie Tagesschläfrigkeit bei geriatrischen Klinikpatienten.

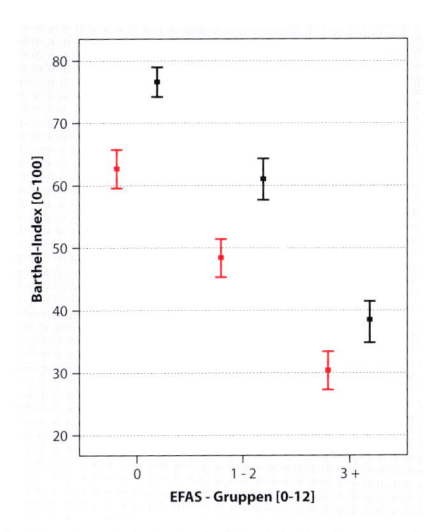

Abb. 8.3: Barthel-Index (BI) bei Aufnahme und Entlassung in Abhängigkeit von Tagesschläfrigkeit bestimmt mittels EFAS. Die Werte für den BI einschließlich 95 % Konfidenz-Intervall sind bei Aufnahme (rot) und Entlassung (schwarz) für fehlende (EFAS=0; N=214), leichte (EFAS=1-2; N=222) und ausgeprägte (EFAS >2; N=202) Tagesschläfrigkeit dargestellt.

Tagesschläfrigkeit ist mit einer erhöhten Unfallrate assoziiert [40, 41]. Der Unfall des alten Menschen ist der Sturz. Der Sturz gehört zu den eingreifendsten negativen Erlebnissen alter Menschen. Alte Menschen entwickeln nach einem Sturz Ängste, Depressionen und eine Rückzugstendenz mit Vermeidungsverhalten, die als Post-Fall-Syndrom den Weg zu Pflegebedürftigkeit und Heimunterbringung bahnen [42-44]. Es bricht nicht nur der Knochen, sondern auch das Herz.

Die Verhinderung von Stürzen gehört zu den wichtigsten Aufgaben in der Geriatrie. Sturzereignisse gelten als ein multifaktorielles Geschehen ist. Um das individuelle Sturzrisiko abschätzen zu können, werden Risikofaktoren ermittelt und zu Scores zusammengefasst. Auf dieser Grundlage werden dann individualisierte Strategien zur Sturzprophylaxe erarbeitet.

Tagesschläfrigkeit gilt bisher nicht als Risikofaktor für einen Sturz, obwohl dies plausibel ist. Ein Grund dafür ist darin zu sehen, dass Tagesschläfrigkeit bei älteren Menschen nicht regelmäßig erfragt wird und dass bisher keine geeigneten Fragebögen zur Erfassung von Tagesschläfrigkeit im Alter verfügbar waren.

Wir untersuchten daher in einer retrospektiven Analyse Registerdaten geriatrischer Klinikpatienten auf eine Assoziation zwischen Tagesschläfrigkeit und Sturz. Von den zufällig ausgewählten 608 Patienten waren 17,4 % während des stationären Aufenthaltes gestürzt. 18,4 % der Patienten erhielten eine sedierende Medikation. Davon entfielen 5,9 % auf Benzodiazepin-Hypnotika, 8,6 % auf Nicht-Benzodiazepin-Hypnotika und 3,9 % auf niedrigpotente Neuroleptika. In einer multifaktoriellen logistischen Regressionsanalyse waren eine positive Sturzvorgeschichte in den letzten drei Monaten mit einem relativen Risiko von 4,9 (95 % CI 2,7-92), Tagesschläfrigkeit mit einem relativen Risiko von 4,5 (95 % CI 2,3-91) und eine sedierende Medikation mit einem relativen Risiko von 1,4 (95 % CI 1,2-1,9) unabhängig voneinander und signifikant mit einem stationären Sturzereignis assoziiert. Hohes Lebensalter, Demenz-Syndrom oder die zur Aufnahme führende Erkrankung hatten keinen signifikanten Einfluss auf die Sturzrate. Diese Analyse unterstreicht die Bedeutung der Tagesschläfrigkeit in der Geriatrie. Sie zeigt auch, dass der Einfluss der sedierenden Medikation bei Berücksichtigung von Tagesschläfrigkeit abnimmt.

Diese Ergebnisse zeigen beispielhaft, dass die Behandlung geriatrischer Patienten ohne schlafmedizinisches Wissen lückenhaft bleiben muss. Die Relevanz der Tagesschläfrigkeit für geriatrische Syndrome kann mit belastbaren Daten belegt werden. Das Management der Tagesschläfrigkeit wird damit zu einem geriatrischen Kernthema. Mit dem EFAS steht erstmals ein Instrument zur validen Erfassung von Tagesschläfrigkeit in der Geriatrie zur Verfügung. Tagesschläfrigkeit ist auch in der Geriatrie ein modifizierbarer Faktor. Daher ergibt sich auch die Notwendigkeit, bisher etablierte Rehabilitationskonzepte kritisch zu überdenken und um den Faktor Tagesschläfrigkeit zu erweitern.

Literatur

1. Lichstein K, Morin C (2000) Treatment of Latelife Insomnia. Sage Publcations, Inc.

2. Roepke SK, Ancoli-Israel S (2010) Sleep disorders in the elderly. Indian J Med Res 131:302-310.

3. Martin J, Shochat T, Ancoli-Israel S (2000) Assessment and treatment of sleep disturbances in older adults. Clin Psychol Rev 20:783-805.

4. Reynolds CF, Kupfer DJ, Taska LS, Hoch CC, Sewitch DE, Spiker DG (1985) Sleep of healthy seniors: a revisit. Sleep 8:20-29.

5. Ohayon MM, Carskadon MA, Guilleminault C, Vitiello MV (2004) Meta-analysis of quantitative sleep parameters from childhood to old age in healthy individuals: developing normative sleep values across the human lifespan. Sleep 27:1255-1273.

6. [No authors listed] (1999) Insomnia: Assessment and management in primary care. National Heart, Blood, and Lung institute Working Group on Insomnia. Am Fam Physician 59: 3029-3038.

7. Cooke JR, Ancoli-Israel S (2011) Normal and abnormal sleep in the elderly. Handb Clin Neurol 98:653-665.

8. Hatoum HT, Kania CM, Kong SX, Wong JM, Mendelson WB (1998) Prevalence of insomnia: a survey of the enrollees at five managed care organizations. Am J Manag Care 4:79-86.

9. Netzer NC, Hoegel JJ, Loube D et al. (2003) Prevalence of symptoms and risk of sleep apnea in primary care. Chest 124:1406-1414.

10. Namen AM, Wymer A, Case D, Haponik EF (1999) Performance of sleep histories in an ambulatory medicine clinic: impact of simple chart reminders. Chest 116:1558-1563.

11. Bloom HG, Ahmed I, Alessi CA et al. (2009) Evidence-based recommendations for the assessment and management of sleep disorders in older persons. J Am Geriatr Soc 57:761-789.

12. Ancoli-Israel S, Cooke JR (2005) Prevalence and comorbidity of insomnia and effect on functioning in elderly populations. J Am Geriatr Soc 53:S264-71.

13. Poor Sleep is Associated with Poorer Physical Performance and Greater Functional Limitations in Older Women. Associated Professional Sleep Societies, LLC.

14. Blackwell T, Yaffe K, Ancoli-Israel S et al. (2006) Poor sleep is associated with impaired cognitive function in older women: the study of osteoporotic fractures. J Gerontol A Biol Sci Med Sci 61:405-410.

15. Blackwell T, Yaffe K, Ancoli-Israel S et al. (2011) Association of sleep characteristics and cognition in older community-dwelling men: the MrOS sleep study. Sleep 34:1347-1356.

16. Stone KL, Ancoli-Israel S, Blackwell T et al. (2008) Actigraphy-measured sleep characteristics and risk of falls in older women. Arch Intern Med 168:1768-1775.

17. Ensrud KE, Blackwell TL, Ancoli-Israel S et al. (2012) Sleep disturbances and risk of frailty and mortality in older men. Sleep Med 13: 1217-25.

18. Stone KL, Ewing SK, Ancoli-Israel S et al. (2009) Self-reported sleep and nap habits and risk of mortality in a large cohort of older women. J Am Geriatr Soc 57:604-611.

19. Martin JL, Fung CH (2007) Quality indicators for the care of sleep disorders in vulnerable elders. J Am Geriatr Soc 55 Suppl 2:S424-30.

20. [No authors listed] (1996) NIH releases statement on behavioral and relaxation approaches for chronic pain and insomnia. Am Fam Physician 53:1877-8, 1880.

21. [No authors listed] (1999) Insomnia: assessment and management in primary care. National Heart, Lung, and Blood Institute Working Group on Insomnia. Am Fam Physician 59:3029-3038.

22. National Institutes of Health (2005) National Institutes of Health State of the Science Conference statement on Manifestations and Management of Chronic Insomnia in Adults, June 13-15, 2005. Sleep 28:1049-1057.

23. Davies R, Lacks P, Storandt M, Bertelson AD (1986)Countercontrol treatment of sleep-maintenance insomnia in relation to age. Psychol Aging 1:233-238.

24. Glass J, Lanctôt KL, Herrmann N, Sproule BA, Busto UE (2005) Sedative hypnotics in older people with insomnia: meta-analysis of risks and benefits. BMJ 331: 1169.

25. Dassanayake T, Michie P, Carter G, Jones A (2011) Effects of benzodiazepines, antidepressants and opioids on driving: a systematic review and meta-analysis of epidemiological and experimental evidence. Drug Saf 34: 125-156.

26. Singler K, Singler B, Heppner HJ (2011) Akute Verwirrtheit im Alter. Dtsch Med Wochenschr 136:681-684.

27. Wilson SJ, Nutt DJ, Alford C et al. (2010) British Association for Psychopharmacology consensus statement on evidence-based treatment of insomnia, parasomnias and circadian rhythm disorders. J Psychopharmacol (Oxford) 24:1577-1601.

28. Avlund K, Damsgaard MT, Schroll M (2001) Tiredness as determinant of subsequent use of health and social services among nondisabled elderly people. J Aging Health 13:267-286.

29. Avlund K, Damsgaard MT, Sakari-Rantala R, Laukkanen P, Schroll M (2002) Tiredness in daily activities among nondisabled old people as determinant of onset of disability. J Clin Epidemiol 55:965-973.

30. Frohnhofen H, Popp R, Frohnhofen K, Fulda S (2013) Impact of daytime sleepiness on rehabilitation outcome in the elderly. Adv Exp Med Biol 755:103-110.

31. Whitney CW, Enright PL, Newman AB, Bonekat W, Foley D, Quan SF (1998) Correlates of daytime sleepiness in 4578 elderly persons: the Cardiovascular Health Study. Sleep 21:27-36.

32. Blackwell T, Yaffe K, Ancoli-Israel S et al. (2011) Association of sleep characteristics and cognition in older community-dwelling men: the MrOS sleep study. Sleep 34:1347-1356.

33. Newman AB, Spiekerman CF, Enright P et al. (2000) Daytime sleepiness predicts mortality and cardiovascular disease in older adults. The Cardiovascular Health Study Research Group. J Am Geriatr Soc 48:115-123.

34. Ancoli-Israel S, Kripke DF, Klauber MR, Mason WJ, Fell R, Kaplan O (1991) Sleep-disordered breathing in community-dwelling elderly. Sleep 14:486-495.

35. Gehrman PR, Martin JL, Shochat T, Nolan S, Corey-Bloom J, Ancoli-Israel S (2003) Sleep-disordered breathing and agitation in institutionalized adults with Alzheimer disease. Am J Geriatr Psychiatry 11:426-433.

36. Johns MW (1991) A new method for measuring daytime sleepiness: the Epworth sleepiness scale. Sleep 14: 540545.

37. Onen F, Moreau T, Gooneratne NS, Petit C, Falissard B, Onen SH (2013) Limits of the Epworth Sleepiness Scale in older adults. Sleep Breath 17: 343-50.

38. Frohnhofen H, Popp R, Willmann V, Heuer HC, Firat A (2009) Feasibility of the Epworth Sleepiness Scale in a sample of geriatric in-hospital patients. J Physiol Pharmacol 60 Suppl 5:45-49.

39. Frohnhofen H, Fulda S, Frohnhofen K, Popp R (2013) Validation of the Essener Questionnaire of Age and Sleepiness in the elderly using pupillometry. Adv Exp Med Biol 755:125-132.

40. Blazejewski S, Girodet P, Orriols L, Capelli A, Moore N (2012) Factors associated with serious traffic crashes: a prospective study in southwest France. Arch Intern Med 172:1039-1041.

41. Ghosh D, Jamson SL, Baxter PD, Elliott MW (2012) Continuous measures of driving performance on an advanced office-based driving simulator can be used to predict simulator task failure in patients with obstructive sleep apnoea syndrome. Thorax 67:815-821.

42. Frith J, Kerr S, Robinson L et al. (2012) Falls and fall-related injury are common in older people with chronic liver disease. Dig Dis Sci 57:2697-2702.

43. Halvarsson A, Franzén E, Ståhle A (2012) Assessing the relative and absolute reliability of the Falls Efficacy Scale-International questionnaire in elderly individuals with increased fall risk and the questionnaire's convergent validity in elderly women with osteoporosis. Osteoporos Int.

44. Jellesmark A, Herling SF, Egerod I, Beyer N (2012) Fear of falling and changed functional ability following hip fracture among community-dwelling elderly people: an explanatory sequential mixed method study. Disabil Rehabil 34:2124-2131.

9. Insomnie und Depression – verhindert eine frühzeitige Insomnietherapie das Auftreten psychischer Störungen?

Laut der Internationalen Klassifikation der Schlafstörungen (2. Ausgabe; [1]) wird Insomnie definiert als Einschlaf- und/oder Durchschlafschwierigkeit oder nicht erholsamer Schlaf, der von einer eingeschränkten Funktionsfähigkeit während des Tages begleitet wird. Zudem muss diese Beschwerde mindestens 4 Wochen persistieren. Von diesem Symptombild sind in westlichen Industrienationen etwa 10 % der Bevölkerung betroffen [2], wobei dies stärker für Frauen als für Männer gilt [3] und die Prävalenz mit dem Alter zunimmt [2]. Bei den meisten Betroffenen ist eine Insomnie (= Schlaflosigkeit) eine chronische Einschränkung. Mehr als 70 % aller Menschen, die an einer Insomnie leiden, werden auch im nächsten Jahr darunter leiden [4]. Die Krankheitskosten der Insomnie wurden in den USA auf mehr als 60 Milliarden Dollar pro Jahr geschätzt, wenn man sowohl direkte als auch indirekte Kosten wie etwa eingeschränkte Arbeitsfähigkeit oder auch Krankschreibungen mit einbezieht [5].

Die primäre Insomnie (PI) wird als Schlafbeschwerde in Abwesenheit eines ursächlichen medizinischen oder psychischen Krankheitsfaktors interpretiert und man geht davon aus, dass etwa 2 bis 4 % der erwachsenen Bevölkerung davon betroffen sind [2]. Jedoch treten Insomnien in den meisten Fällen komorbid mit körperlichen Erkrankungen (etwa kardialen Erkrankungen, Schmerzerkrankungen [6]) oder psychiatrischen Erkrankungen auf, wie z.B. Depressionen, posttraumatischen Belastungsstörungen, Alkoholabhängigkeit, bipolaren Störungen, Essstörungen, generalisierter Angst und Zwangsstörungen [7, 8].

IM DSM-V [9], das 2013 veröffentlicht wird, wird die neue Kategorie *"Insomnia Disorder"* eingeführt, die die alte Dichotomie in primäre/sekundäre Insomnien ersetzen wird.

Forschungsarbeiten aus den letzten Jahren haben sich intensiv auf den Zusammenhang zwischen Insomnien und depressiven Erkrankungen konzentriert. Zweifelsohne gehen depressive Episoden in fast allen Fällen mit Störungen der Schlafkontinuität einher. Eine kürzlich veröffentlichte Studie konnte zeigen, dass ambulante Patienten, die eine Behandlungen für eine depressive Episoden aufsuchen, sehr häufig insomnische Symptome aufweisen, dass diese häufig nicht behandelt sind und einen erhöhten Schweregrad der Depression anzeigen [10]. Zudem gehören Veränderungen des Schlafs zu den klinisch am häufigsten auftretenden und auch wissenschaftlich am besten belegten biologischen Veränderungen der Depression [11]. Zu diesen Auffälligkeiten gehören einerseits die unspezifischen Alterationen der Schlafkontinuität sowie eine Reduktion des Tiefschlafs und die Desinhibition des REM-Schlafs. Darunter versteht man eine Verkürzung der REM-Latenz (d.h. der Zeit zwischen Einschlafen und Auftreten der 1. REM-Periode), eine Verlängerung der ersten REM-Periode und eine erhöhte Anzahl von Augenbewegungen im REM-Schlaf (erhöhte REM-Dichte = *REM density*) (☞ Abb. 9.1 zur Veranschaulichung). Obwohl die Zusammenhänge zwischen Schlafstörungen und Depressionen gut bekannt sind und schon ausführlich von Kraepelin, dem Begründer der modernen Psychiatrie, beschrieben wurden [12], hat sich die Konzeptualisierung des Zusammenhangs zwischen beiden Symptomkomplexen in den letzten zehn Jahren deutlich verändert. Traditionellerweise werden und wurden insomnische Symptome primär als Symptom einer Depression angesehen. Diese Sichtweise wurde jedoch in Frage gestellt durch empirische Befunde, dass insomnische Symptome einer Depression häufig sehr lange vorausgehen können; ebenso gib es Daten, dass bei einigen Patienten mit Depressionen die Insomnie selbst bei adäquater Depressionsbehandlung im Zustand der Remission persistiert [13].

Insomnien werden unter anderem deswegen nun als unabhängige Krankheitsentität gesehen mit ganz verschiedenen klinischen Verläufen und Charakteristika in Abhebung zur Depression. Nichts desto trotz hat die lange angenommene traditionelle Perspektive der Insomnie als Konsequenz oder Symptom der Depression dazu geführt, dass Langzeituntersuchungen zur Direktio-

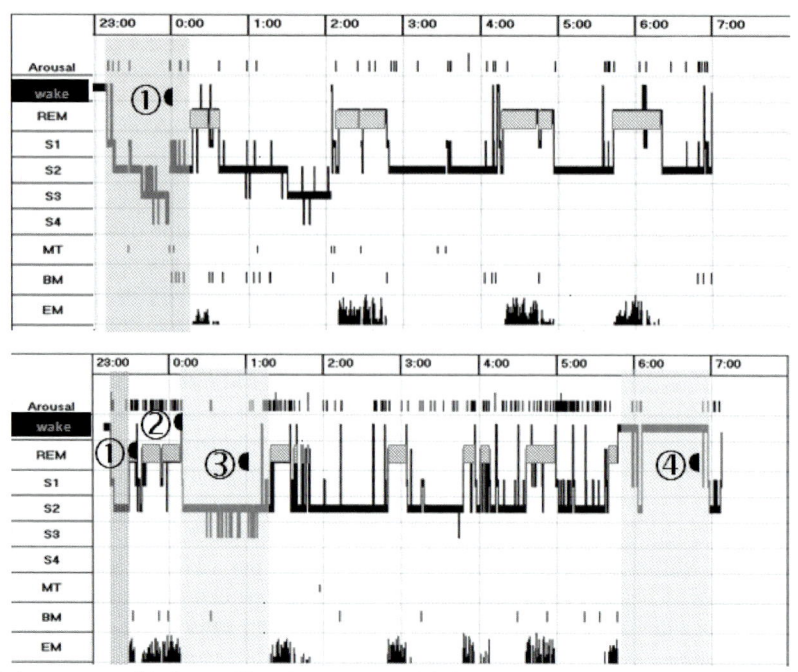

Abb. 9.1: Polysomnographische Profile. Oben: **Guter Schläfer**, REM-Latenz; unten: **Patient mit Depression**, 1. Verkürzte REM-Latenz, 2. Verlängerung der 1. REM-Periode, 3. Abnahme des Tiefschlafs, 4. Eingeschränkte Schlafkontinuität.

nalität und zu den psychobiologischen Mechanismen, die dem Zusammenhang zwischen Insomnie und Depression zugrunde liegen, fehlen. In dieser Übersicht wollen wir diese Frage weiter angehen und insbesondere darauf abheben, ob eventuell die frühzeitige Behandlung von Insomnien zur Verhinderung psychischer Erkrankungen, insbesondere Depressionen, beitragen kann.

9.1. Epidemiologische Befunde

9.1.1. Interaktion zwischen Depression und Insomnie

Eine chronische Insomnie kann bereits Jahre vor der Ersterkrankung an einer depressiven Episode auftreten. Deshalb haben verschiedene Studien die Frage untersucht, ob insomnische Symptome einen unabhängigen klinischen Prädiktor für Depression darstellen können. Eine von uns durchgeführte Metaanalyse [14] hat die Ergebnisse aller longitudinalen epidemiologischen Studien zusammengefasst, die zu dieser Frage zwischen 1980 und 2010 publiziert wurden. Insgesamt konnten 21 Studien ausgewählt werden (☞ Abb. 9.2), die ein mittleres Follow-up nach 71 Monaten durchführten, wobei insgesamt 3200 Teilnehmer mit einem mittleren Alter von 46 Jahren an diesen Studien teilnahmen. Die Logarithmen der sogenannten *Odds Ratio*s und ihre Konfidenzintervalle wurden in die metaanalytische Zusammenfassung einbezogen. Die statistische Metaanalyse ergab ein zusammengefasstes *Odds Ratio* von 2,1 (CI 1,9-2,4); dies bedeutet, dass Menschen, die an einer Insomnie leiden, ein zweifach erhöhtes Risiko haben im weiteren Verlauf eine Depressionen zu entwickeln, verglichen mit Menschen, die keine Schlafprobleme aufweisen. Zudem ergab die metaanalytische Auswertung, dass bei Menschen mit insomnischen Symptomen die Depressionsinzidenz in den nächsten Jahren bei 13,1 % lag, während es bei Menschen ohne Schlafschwierigkeiten 4 % waren [15]. Aus früheren Studien wissen wir, dass die mittlere Depressionsinzidenz in der Allgemeinbevölkerung etwa bei 9 % liegt [16]. Somit zeigt unsere Metaanalyse einerseits, dass die Depressionsinzidenz bei Menschen mit Insomnie erhöht ist, während sie andererseits bei Menschen ohne insomnische Symptome deutlich reduziert ist. Eine neuere Studie [17] konnte zudem belegen, dass insbesondere Einschlafschwierigkeiten (nicht je-

9.1. Epidemiologische Befunde

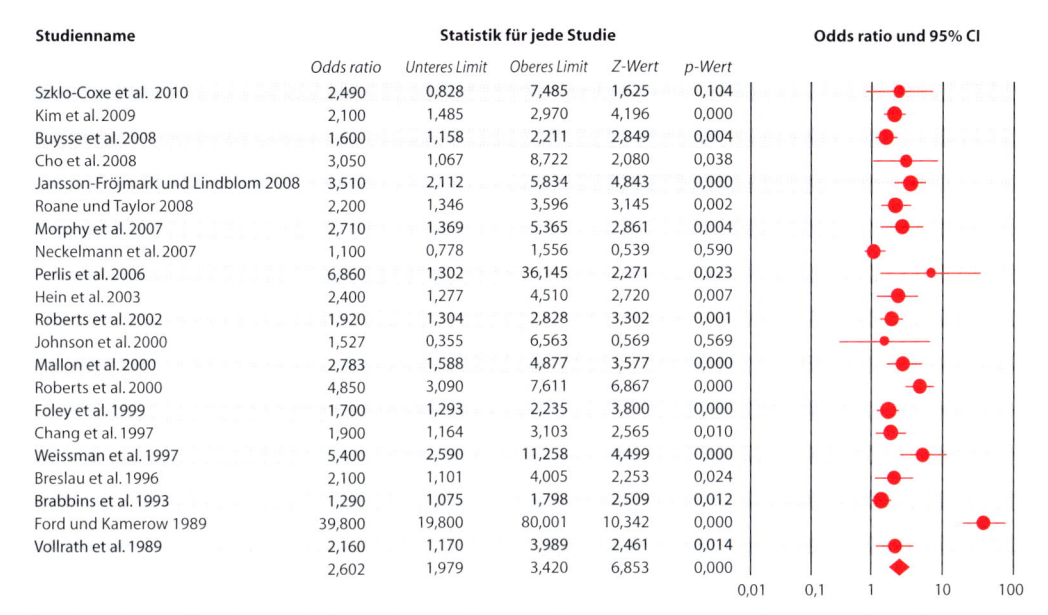

Studienname	Odds ratio	Unteres Limit	Oberes Limit	Z-Wert	p-Wert
Szklo-Coxe et al. 2010	2,490	0,828	7,485	1,625	0,104
Kim et al. 2009	2,100	1,485	2,970	4,196	0,000
Buysse et al. 2008	1,600	1,158	2,211	2,849	0,004
Cho et al. 2008	3,050	1,067	8,722	2,080	0,038
Jansson-Fröjmark und Lindblom 2008	3,510	2,112	5,834	4,843	0,000
Roane und Taylor 2008	2,200	1,346	3,596	3,145	0,002
Morphy et al. 2007	2,710	1,369	5,365	2,861	0,004
Neckelmann et al. 2007	1,100	0,778	1,556	0,539	0,590
Perlis et al. 2006	6,860	1,302	36,145	2,271	0,023
Hein et al. 2003	2,400	1,277	4,510	2,720	0,007
Roberts et al. 2002	1,920	1,304	2,828	3,302	0,001
Johnson et al. 2000	1,527	0,355	6,563	0,569	0,569
Mallon et al. 2000	2,783	1,588	4,877	3,577	0,000
Roberts et al. 2000	4,850	3,090	7,611	6,867	0,000
Foley et al. 1999	1,700	1,293	2,235	3,800	0,000
Chang et al. 1997	1,900	1,164	3,103	2,565	0,010
Weissman et al. 1997	5,400	2,590	11,258	4,499	0,000
Breslau et al. 1996	2,100	1,101	4,005	2,253	0,024
Brabbins et al. 1993	1,290	1,075	1,798	2,509	0,012
Ford und Kamerow 1989	39,800	19,800	80,001	10,342	0,000
Vollrath et al. 1989	2,160	1,170	3,989	2,461	0,014
	2,602	1,979	3,420	6,853	0,000

Abb. 9.2: Forest-Plot einer statistischen Metaanalyse zum Zusammenhang zwischen Insomnie und Depression. Modif. nach [13].

doch frühmorgendliches Erwachen und Durchschlafstörungen) Depression in einer Stichprobe älterer Menschen (>65 Jahre) 3 Jahre später vorhersagten. Salo und Kollegen [18] wiesen nach, dass spezifische Symptome einer Insomnie wie etwa Einschlafstörungen, Durchschlafstörungen, frühmorgendliches Erwachen und nicht erholsamer Schlaf auch getrennt voneinander die Wahrscheinlichkeit einer Depressionsbehandlung in einer großen Stichprobe von über 40.000 Teilnehmern (Altersrange von 19 bis 70 Jahre, 81 % Frauen) bei einem 3-jährigen *Follow-up* vorhersagten.

Obwohl die beiden neuen Studien viele intervenierende Variablen kontrolliert haben, gilt für die 21 Studien, die wir in unserer Metaanalyse betrachtet haben, dass weitere Forschungsarbeiten notwendig ist, um insbesondere intervenierende Variablen wie etwa Ängstlichkeit zu kontrollieren. Ebenso haben die meisten der von uns analysierten Studien nicht auf die Tagesbeeinträchtigung der insomnischen Patienten abgezielt. Insofern wäre zu vermuten, dass Insomnie als Störung inklusive Tageskonsequenzen einen stärkeren Einfluss auf die Entwicklung/Inzidenz von Depressionen hat als Schlafprobleme alleine. Zudem liegen bislang nur wenige Studien an Kindern und Jugendlichen vor. Diese Fragestellung ist besonders interessant, da vorstellbar ist, dass Interventionen zu einem frühen Zeitpunkt im Leben eventuell dauerhafte oder nachhaltige Effekte für die weitere Entwicklung haben könnten. Obwohl gezeigt wurde, dass der kausale Zusammenhang zwischen Insomnie und Depression bidirektional ist [19], weisen viele klinische Daten darauf hin, dass insomnische Beschwerden einer manifesten Depression zeitlich vorangehen. Insofern könnte ein besseres Verständnis der Insomnie als klinischem Prädiktor von Depressionen auch die Pathogenese der Depression erhellen.

9.1.2. Insomnie und suizidales Verhalten

Die Erforschung der Zusammenhänge zwischen Insomnie und Depression, insbesondere der zeitlichen Abläufe, ist auch deswegen von fundamentaler Wichtigkeit, da gezeigt werden konnte, dass insomnische Symptome erhöhte Suizidalität prädizieren können [20]. Da die Depression die am häufigsten mit Suizidalität verbundene psychische Erkrankung ist, scheint es auf der Hand zu liegen, dass insomnische Beschwerden das Risiko sowohl für Depressionen als auch Suizidalität erhöhen. McCall und Kollegen [20] haben 15 Studien analysiert, die sich mit dem Zusammenhang zwischen Schlafstörungen und Suizidalität befassten. Betrachtet man die Ergebnisse dieser Studien zusammen, so zeigt sich, dass eine Insomnie die häufigste Schlafstörung darstellte, die mit Suizidalität/Suizidversuchen einherging. Vier der 4 Studien hatten ein prospektives Design – aus diesen ging hervor, dass Insomnie ein relevanter Risikofaktor für Tod durch Suizid ist. Eine von Bjørngaard durchgeführte 20-jährige prospektive Studie [21] hat den Zusammenhang zwischen Schlafproblemen und Suizidrisiko in einer Population von 75.000 Norwegern untersucht. Viele mögliche intervenierende Variablenwurden kontrolliert, wie etwa Alter, Geschlecht, medizinische Erkrankungen, Medikation etc. Die Datenanalyse ergab, dass eine Beschwerde über häufige Schlafschwierigkeiten einen wichtigen Marker für ein späteres Suizidrisiko darstellt, insbesondere, wenn zusätzlich Angst, Depression und erhöhter Alkoholgenuss präsent sind. Ein stärkerer Zusammenhang zwischen Schlaflosigkeit und Suizid wurde bei jüngeren im Vergleich zu älteren Teilnehmern gefunden.

9.2. Neurobiologische Befunde und Insomnie

9.2.1. Psychophysiologisches Hyperarousal

Bislang verstehen wir die Pathophysiologie der chronischen Insomnie nur unvollständig. Es besteht jedoch weitgehender Konsens, dass bei chronischen Insomnien ein psychophysiologisches Hyperarousal vorliegt (Überblick bei Riemann et al., [22]). Diese Vorstellung geht davon aus, dass belastende Stressoren jedwelcher Art eine akute Insomnie auslösen können, die jedoch meist nur transient ist, d.h. sistiert sobald der auslösende Stressor wegfällt. Das Hyperarousalkonzept postuliert, dass die insomnischen Symptome bei einer Subgruppe Betroffener persistiert; dabei handelt es sich um Menschen, die kognitiv stark auf die Symptome fokussieren und die beginnen über die Schlafbeschwerden zu grübeln. Die kognitive Aktivität ist wiederum mit erhöhter emotionaler und physiologischer Aktivierung verbunden; das so erlebte "Hyperarousal" auf verschiedenen Ebenen, das subjektiv als "Nichtabschaltenkönnen" erlebt wird, wird als zentraler Mechanismus der Aufrechterhaltung/Chronifizierung von Insomnien angesehen. Aus neurobiologischer Sicht entwickelten Saper und Kollegen [23] ein Modell, das den gegenwärtigen Wissensstand der Grundlagen der Schlaf-Wach-Regulation zusammenfasst. Der Zustand der Wachheit hängt von einem Netzwerk von Zellgruppen im Hypothalamus (Neurotransmitter: Orexin) ab, die Input in Vorderhirn und Kortex geben. Monoaminerge Zellgruppen des ARAS (Aufsteigend Retikulär Aktivierendes System) und des VLPO (Ventrolateraler Präoptischer Nucleus) geben Output an alle relevanten Neuronengruppen in Hypothalamus und Hirnstamm, die an der Arousal- und Schlafregulation beteiligt sind. Die Neurone desVLPO sind primär während des Schlafs aktiv und sezernieren die inhibitorischen Neurotransmitter Galanin und GABA. Der VLPO erhält zudem Afferenzen von den monoaminergen Systemen und seine Neurone werden durch Noradrenalin und Serotonin gehemmt. Saper und Kollegen schlugen nun vor, dass die reziproke Inhibition der VLPO-Neuronen durch "wach-aktive" Neuronen und umgekehrt, d.h. die Hemmung der Arousal-induzierenden Neurone durch den VLPO, als ein sogenannter "Flip-Flop-Schalter" (= *flip-flop switch*) zwischen Wachen und Schlafen fungieren. Dieser Regelkreis ist darüberhinaus in zirkadiane und homöostatische Prozesse eingebunden, die den Schlaf-Wach-Rhythmus regulieren. Man könnte nun spekulieren, dass ein dysfunktionaler "Switch" zwischen Arousal und Schlaf der Pathogenese der primären Insomnie zugrundeliegt. So könnte ursächlich für chronische Insomnien etwa eine Imbalance zwischen Arousal- und schlafinduzierenden Systemen sein, etwa mit einer Überaktivität des Orexin-Systems oder einer Hypofunktion des VLPO. Nofzinger und Kollegen [24] konnten z.B. mit Hilfe von PET-Untersuchungen zeigen, dass es bei Insomniepatienten im Schlaf nur zu einer eingeschränkten Deaktivierung verschiedener Hirnareale im Vergleich zu guten gesunden Schläfern kam. Ein erhöhtes psychophysiologisches Arousal wird auch bei depressiven Erkrankungen postuliert und geht dort wie bei chronischen Insomnien mit erhöhter Kortisolausschüttung einher [22]. Eventuell könnte diese Übereinstimmung das gehäufte gemeinsame Auftreten beider Erkrankungen erklären.

9.2.2. Emotionalität

Orexinerge Neurone spielen ebenso eine Rolle bei der Regulation affektiver Prozesse.So wurden efferente Pfade von der Amygdala zu Orexinneuronen im lateralen Hypothalamus (LHA) nachgewiesen und es konnte gezeigt werden, dass orexinerge Neurone und die Orexinproduktion durch emotionale Ereignisse angeregt werden [25, 26]. Studien zum Schlafentzug demonstrierten, dass Schlaf eine wichtige Rolle für die Regulation emotionaler Erfahrungen spielt. Experimentelle Untersuchungen haben gezeigt, dass schlafdeprivierte Individuen weniger gut in der Lage sind, emotionale Ausdrücke von Gesichtern richtig einzuschätzen als Menschen, die ausgeschlafen sind [27]. Schlafdeprivation hat zudem einen negativen Effekt auf die Fähigkeit relativ hervorstechenden Emotionen einzuschätzen, die sich etwa auf Bedrohung oder Belohnung beziehen [28]. Zudem hatte Schlafentzug einen negativen Effekt auf emotionale Erfahrungen bei Jugendlichen [29] und bei Kindern im Alter von 30 bis 36 Monaten [30].

Physiologische Antworten auf visuelle emotionale Stimuli wurden in 3 Schlafentzugsstudien untersucht. Yoo et al. [31] konnten zeigen, dass eine einzige Nacht Schlafentzug signifikant die Reaktion der Amygdala auf aversive visuelle Stimuli erhöhte. Franzen et al. [32, 33] konnten in zwei Studien belegen, dass nach Schlafentzug signifikant stärkere pupilläre Antworten auf negative emotionale Bilder im Vergleich zu positiven Stimuli auftraten.

Experimenteller Schlafentzug ist jedoch nicht vergleichbar mit einer chronischen Insomnie. In der Tat handelt es sich bei einer Insomnie nicht notwendigerweise um eine quantitative Störung des Schlafs, sondern in erster Linie um eine Unzufriedenheit mit der Qualität des erlebten Schlafs und daraus resultierender Beeinträchtigungen der Tagesbefindlichkeit. Veränderungen der Emotionalität bei primärer Insomnie wurden durch verschiedene Muster des subjektiven Erlebens von Gefühlen bestätigt. Das kognitive Modell der Insomnie [34] beschreibt, dass die vermehrte kognitive Aktivität, die von Menschen mit Insomnie erlebt wird, als exzessiv negativ getönt erlebt wird. Das psychobiologische Modell der Insomnie [35] schlägt vor, dass Insomnien sowohl durch starke positive als auch negative Emotionen gekennzeichnet wird. Neue experimentelle Daten legen es nahe, dass Menschen mit Insomnie generell mehr negative Emotionen haben und dies speziell in der Zeit vor dem Schlafengehen [36, 37]. Obwohl der Zusammenhang zwischen Emotionen und Insomnie mehr und mehr zu einem Fokus der Forschung wird, wird die Rolle positiver Emotionen bislang nur wenig verstanden und die physiologischen Korrelate emotionaler Prozesse bei der Insomnie wurden nur sehr selten untersucht [z.B. 38]. In einer eben publizierten Studie wurde gezeigt, dass Menschen mit Insomnie ein erhöhtes physiologisches "Craving" in Abhängigkeit von schlafbezogenen positiven Stimuli verglichen mit guten Schläfern [39] aufweisen. Eigene unveröffentlichte Daten zeigen, dass Menschen mit Insomnie mit einer reduzierten Aktivität der Amygdala auf negative emotionale Stimuli mit mittlerem Arousal-Level im Vergleich zu guten Schläfern reagieren [40].

Zusammenfassend wurden veränderte emotionale Reaktionen sowohl subjektiver als auch physiologischer Art bei primären Insomnien nachgewiesen. Die Art dieser emotionalen Veränderungen wurde bislang jedoch wenig ergründet und wird kontrovers diskutiert. Diese Forschungsrichtung ist auch deswegen bedeutsam, weil Veränderungen der Emotionsregulation den Zusammenhang zwischen Insomnie und Depression erklären könnten.

9.2.3. REM-Schlaf-Instabilität: ein neues Insomnie-Modell?

Polysomnographische Studien haben eindeutig zeigen können, dass die primäre Insomnie durch eine erniedrigte REM-Schlaf Menge und erhöhte Arousals während des REM-Schlafs charakterisiert ist [41]. Wir haben, basierend auf dieser Beobachtung, die sogenannte REM-Schlaf Instabilitätshypothese der Insomnie [42], formuliert. Während des Non-REM-Schlafs werden neuronale Zentren durch GABA gehemmt, ein Prozess, bei dem der VLPO eine zentrale Rolle spielt. Der REM-Schlaf hingegen ist charakterisiert durch ein differentes und einzigartiges neuronales Muster; es muss eine ausgewogenen Balance zwischen erregenden und inhibierenden Hirnaktivitäten bestehen, um diesen hoch aktiven Gehirnzustand, der von Muskelatonie begleitet wird, zu initiieren und aufrechtzuerhalten. Die neuronale Aktivität im REM-Schlaf wird dominiert durch einen cholinergen Input in höhere Hirnareale und eine Hemmung noradrenergen, serotonergen und orexinergen Outputs. Mäkela et al. [43] konnten zeigen, dass eine Überexpression von Orexin mit reduziertem REM-Schlaf bei transgenen Mäusen verbunden war. Unsere Hypothese einer REM-Schlaf Instabilität schlägt vor, dass eine mäßige aber chronische REM-Schlaf-Reduktion und – Fragmentation die Arousals und Weckreaktionen bei Patienten mit chronischer Insomnie erhöht und erlebte Erfahrung von Stress verstärkt. Im Hinblick auf den Zusammenhang mit der Depression haben wir [42] vorgeschlagen, dass eine chronische Fragmentation des REM-Schlafs mit basalen Prozessen der Emotionsregulation interferiert und damit auch neuronale Netzwerke im limbischen und paralimbischen System tangiert werden. Mit zunehmender Persistenz der Insomnie könnte man sich zudem vorstellen, dass zu einem gewissen Zeitpunkt ein REM-Schlaf-Rebound (manifestiert als verkürzte REM-Latenz und erhöhte REM-Dichte) auftritt, der dann auch das Auftreten einer depressiven Episode erleichtern würde.

9.3. Die transdiagnostische Hypothese der Insomnie

Komorbidität bei psychischen Erkrankungen ist sehr häufig und insgesamt mit einer schlechteren Prognose und größeren Inanspruchnahme des Gesundheitssystems verbunden. Borsboom und Mitarbeiter [44] haben einen Netzwerkansatz zum Verständnis psychischer Erkrankungen vorgeschlagen. Dieses Modell schlägt vor, dass Komorbidität auf das Vorkommen von Symptomen zurückzuführen ist, die bei verschiedenen Krankheiten vorkommen können, sogenannte "Brückensymptome". Insomnie scheint ein sehr relevantes Brückensymptom zu sein, da es innerhalb des DSM-IV den höchsten Prozentsatz mit in Verbindung auftretenden Symptomen von allen gelisteten Symptomen überhaupt teilt [44]. Zudem ist die Insomnie ein Symptom vieler verschiedener psychischer Erkrankungen, wie etwa Depression, Angsterkrankung, Alkoholentzug, bipolare Störung etc. (für eine komplette Liste siehe Harvey [45]. Benca und Kollegen [46] haben vor über 20 Jahren eine Metaanalyse polysomnographischer Studien bei verschiedenen psychischen Erkrankungen publiziert, einschließlich affektiven Störungen, Angsterkrankungen, Schizophrenien, Borderline-Störungen, Essstörungen, Alkoholmissbrauch, Demenz, Insomnie und Narkolepsie. Die Autoren kamen zu der Schlussfolgerung, dass, obwohl Schlafveränderungen bei allen Erkrankungen nachweisbar waren, keine Veränderungen in einer einzigen Schlafvariable eine hohe Spezifität für eine bestimmte psychische Erkrankung hatte.

Damit konsistent hat Harvey [45, 47] die Hypothese vorgeschlagen, dass es sich bei insomnischen Beschwerden um einen sogenannten transdiagnostischen Prozess im Kontext psychischer Erkrankungen handeln könnte. Dieser Prozess würde generell zur Entwicklung und Aufrechterhaltung psychischer Erkrankungen beitragen. Eine kürzlich veröffentlichte Longitudinalstudie wies nach, dass Insomnie ein signifikanter Prädiktor für krankheitsbedingte Langzeitabwesenheiten vom Arbeitsplatz war [48]. Die Autoren dieser Studie postulieren, dass insomnische Beschwerden somit ein unabhängiger Risikofaktor für Fehlzeiten am Arbeitsplatz seien, was wiederum generell auf eine reduzierte Lebensqualität und eingeschränkte psychische Gesundheit hinweise.

9.4. Daten zur Therapie

Die kognitiv verhaltenstherapeutische Behandlung der Insomnie (KVT-I) wurde als wirksam für die primäre Insomnie sowohl im Kurzzeit- als auch Langzeitverlauf nachgewiesen [49, 50]. Die weiter vorne dargestellten epidemiologischen Daten im Hinblick auf die prädiktive Bedeutsamkeit von Insomnien für Depressionen haben die Frage aufgeworfen, ob die psychologische Behandlung der Insomnie auch in Fällen von Insomnie komorbid mit Depressionen effektiv ist. Taylor und Mitarbeiter [51] konnten zeigen, dass KVT-I nicht nur insomnische Symptome besserte, sondern darüberhinaus depressive Symptome bei 10 Patienten mit komorbider Depression und Insomnie beeinflusste. Manber et al. [52] konnten zeigen, dass eine zusätzliche KVT-I in Kombination mit antidepressiver Medikation bei 30 Patienten mit Depression und Insomnie insgesamt ein besseres Behandlungsergebnis garantierte als antidepressive Medikation alleine. Manber und Kollegen haben diese Forschungsstrategie weiter entwickelt und mit einer großen Studie [53] zeigen können, dass die KVT-I sowohl Insomniesymptome verbesserte als auch Symptome wie Energieverlust, Produktivität, Selbsteinschätzung und andere Aspekte der Befindlichkeit bei Patienten mit und ohne Depression. Zudem wurde nachgewiesen, dass die KVT-I bei Patienten mit residualer Depression und refraktärer Insomnie beide Symptombereiche deutlich bessern konnte [54]. In einer randomisierten Studie [55] bei chronischer primärer Insomnie bzw. Patienten mit komorbiden Insomnien mit verschiedenen psychischen Erkrankungen konnte zudem gezeigt werden, dass die KVT-I einer Intervention die nur auf Schlafhygiene abzielte im Hinblick auf Insomnie und auf psychiatrische Symptome deutlich überlegen war.

Diese Befunde, wenn auch zum Teil nur vorläufiger Art, legen es nahe, dass eine zusätzliche psychologische Behandlung für Insomnien nach standardisierten Protokollen (KVT-I) für viele psychiatrische Erkrankungen insgesamt das Behandlungsergebnis bessern könnte. Betrachtet man den beschriebenen longitudinalen Zusammenhang zwischen Insomnie und Depression und die transdiagnostische Hypothese, so sollte theoretisch die frühe und adäquate Behandlung von Insomnien zur Prävention psychischer Erkrankungen bzw. Depressionen beitragen können. Insofern besteht ein starkes Interesse daran, neue Algorithmen zu entwickeln, wie in großem Umfang Insomnien frühzeitig behandelt werden könnten. Vorgeschlagen wurden bereits *Stepped-care*-Modelle [56] oder Internet-basierte Therapieansätze [57]. Weitere umfangreiche Forschungsarbeiten sind jedoch notwendig, um nachzuweisen, dass die KVT-I-Psychopathologie generell reduziert bzw. in diesem Sinn präventiv wirksam werden kann, d.h. zum Beispiel dass Auftreten depressiver Erkrankungen verhindern kann.

9.5. Schlussfolgerungen

Der Perspektivenwechsel im Hinblick auf den Zusammenhang zwischen Insomnie und Depression hat in bedeutendem Maße die Forschung zur Pathophysiologie der Insomnie stimuliert. Wir wissen nun, dass die Insomnie als unabhängige Störung/Erkrankung oder Einheit oft einer psychi-

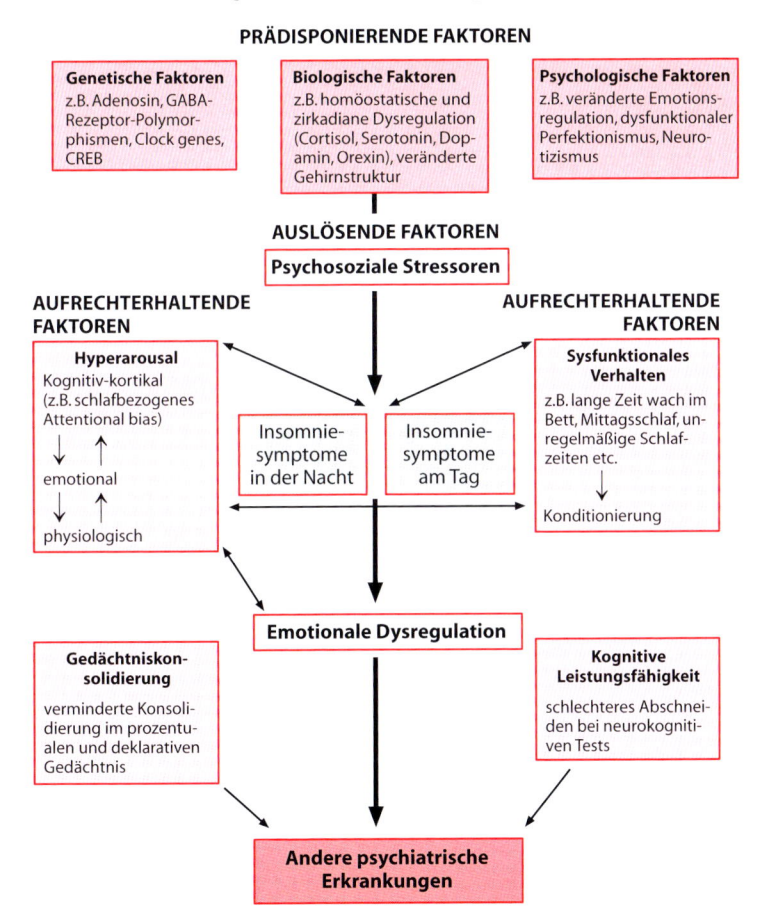

Abb. 9.3: Psychobiologisches Insomnie-Modell [siehe 22, 38, 42, 59]. Erläuterung siehe Text.

schen Befindlichkeitsstörung oder Erkrankung vorausgeht [13, 47]. Deshalb erscheint es für uns von äußerster Wichtigkeit zu evaluieren, ob die frühe und adäquate Behandlung von Insomnien das Risiko für psychische Erkrankungen verhindern kann. Basierend auf einer neurobiologischen Perspektive der Depression [58, 59] könnten drei neuronale Systeme bei depressiven Erkrankungen verändert sein: das Arousal-System, das affektive und das kognitive System. Wir postulieren, dass eine Veränderung der Aktivität des Arousal-Systems ("Hyperarousal") durch akute Stressoren in Gang gesetzt wird und bei chronischen Insomnien persistiert – diese Arousalstörung ist wiederum mit einer moderaten REM-Schlafdeprivation gekoppelt. Diese REM-Deprivation, die Einfluss auf affektive Prozess nimmt, könnte ursächlich für eine Veränderung emotionaler Reaktionen auf positive/negative Stimuli sein (☞ Abb. 9.3).

Die Hypothese oder Theorie, dass Insomnie ein Vorläufer der Psychopathologie generell ist und dass die Behandlung der Insomnie zumindest partiell psychiatrische Erkrankungen vorbeugen könnte, ist von höchstem Interesse und stellt eine große wissenschaftliche und klinische Herausforderung dar. Eindeutige Belege dafür, dass man durch die Behandlung von Insomnien signifikant das Risiko für und das Auftreten psychischer Erkrankungen reduzieren kann, fehlen jedoch bisher noch – möglicherweise liegt das aber auch daran, dass entsprechende Forschungsdesigns große Fallzahlen an Probanden und lange Untersuchungszeiträume benötigen.

Anmerkung

Unsere Arbeitsgruppe hat in den letzten Jahren intensiv zum Zusammenhang zwischen Insomnie und Depression geforscht und publiziert. Bei Übersichtsarbeiten wie der vorliegenden sind deshalb Überlappungen mit früheren eigenen Veröffentlichungen unvermeidlich. Dies gilt insbesondere für die Referenzen: [10, 14, 15, 22, 38, 42, 59].

Literatur

1. AASM (American Academy of Sleep Medicine). International Classification of Sleep Disorders. 2nd ed. Westchester, Il: AASM; 2005.

2. Ohayon M. Epidemiology of insomnia: What we know and what we still need to learn. Sleep Medicine Reviews 2002, 6: 97-111.

3. Zhang B, Wing YK. Sex differences in insomnia: A meta-analysis. Sleep 2006, 29: 85-93.

4. Morin CM, Bélanger L, LeBlanc M et al. The natural history of insomnia: A population-based 3-year longitudinal study. Arch Intern Med 2009, 169: 447-453.

5. Kessler RC, Berglund PA, Coulouvrat C et al. Insomnia and the performance of US workers: Results from the American insomnia survey. Sleep 2011, 34: 1161-1171.

6. Roszkowska J, Geraci SA. Management of insomnia in the geriatric patient. Am J Med 2010, 123: 1087-1090.

7. Smith MT, Huang MI, Manber R. Cognitive behavior therapy for chronic insomnia, occurring within the context of medical and psychiatric disorders. Clin Psychol Rev 2005, 25:559-592.

8. Riemann D, Voderholzer U. Primary insomnia: a risk factor to develop depression? J AffectDisorders 2003, 76: 255-259.

9. Riemann, D, Morin, C, Reynolds, CF. Das Kapitel Schlafstörungen im DSM-V: ein Zwischenbericht. Z Psychiat Psychol und Psychother 2011, 4, 275-280.

10. Sunderajan P, Gaynes BN, Wisniewski SR et al. Insomnia in patientswithdepression: A STAR*D report. CNS Spectrum 2010, 15: 394-404.

11. Riemann D, Berger M, Voderholzer U. Sleep in depression: Resultsfrompsychobiologicalstudies. BiolPsychol 2001, 57: 67-103.

12. Kraepelin E. Psychiatrie. Leipzig: JA Barth 1909.

13. Manber R, Chambers AS. Insomnia and depression: A multifaceted interplay. Curr Psychiatry Rep 2009, 11: 437-442.

14. Baglioni C, Battagliese G, Feige B et al. Insomnia as a predictor of depression: A meta-analytic evaluation of longitudinal epidemiological studies. J Affect Disorders 2011, 135: 10-19.

15. Baglioni C,Spiegelhalder, K, Nissen, C, Riemann, D. Depression and insomnia: causal relationships and clinical implications. EPMA Journal 2011, 2, 287-293.

16. Murphy JM, Nierenberg AA, Laird NM et al. Incidence of major depression: Prediction from subthreshold categories in the Stirling County Study. J Affect Disord 2002, 68: 251-259.

17. Yokoyama E, Kaneita Y, Saito Y et a.: Association between depression and insomnia subtypes: A longitudinal study on the elderly in Japan. Sleep 2010, 33: 1693-1702.

18. Salo P, Siversten B, Oksansen T et al. Insomnia symptoms as a predictor of incident treatment for depression: Prospective cohort study of 40,791 men and women. Sleep Medicine 2012, 13: 278-284.

19. Jansson-Fröjmark M, Lindblom K. A bidirectional relationship between anxiety and depression, and in-

somnia? A prospective study in the general population. J Psychosom Res 2008, 64: 443-449.

20. McCall WV, Blocker JN, D'Agostino R Jr et al. Insomnia severity is an indicator of suicidal ideation during a depression clinical trial. Sleep Medicine 2010, 11: 822-827.

21. Bjørngaard JH, Bjerkeset O, Romundstad P, Gunnell D. Sleeping problems and suicide in 75,000 Norwegian adults: A 20 year follow-up of the HUNT I study. Sleep 2011, 34: 1155-1159.

22. Riemann D, Spiegelhalder K, Feige B et al. The hyperarousal model of insomnia: A review of the concept and its evidence. Sleep Medicine Reviews 2010, 14: 19-31.

23. Saper CB, Cano G, Scammell TE. Homeostatic, circadian and emotional regulation of sleep. J Comp Neurol 2005, 493: 92-98.

24. Nofzinger EA, Price JC, Meltzer CC et al. Towards a neurobiology of dysfunctional arousal in depression: The relationship between beta EEG power and regional cerebral glucose metabolism during NREM sleep. Psychiatry Res 2000, 98: 71-91.

25. LeDoux J. The amygdalae. Curr Biol 2007, 17: 868-874.

26. Sakurai T, Mieda M. Connectomics of orexin-producing neurons: Interface of systems of emotion, energy homeostasis and arousal. Trends in Pharmacological Sciences 2011, 32: 451-462.

27. Pallesen S, Johnsen BH, Hansen A et al. Sleep deprivation and hemispheric asymmetry for facial recognition reaction time and accuracy. Percept Mot Skills 2004, 98: 1305-1314.

28. van der Helm E, Gujar N, Walker MP. Sleep deprivation impairs the accurate recognition of human emotions. Sleep 2010, 33: 335-342.

29. McGlinchey EL, Talbot LS, Chang KH et al. The effect of sleep deprivation on vocal expression of emotion in adolescents and adults. Sleep 2011, 34: 1233-1241.

30. Berger RH, Miller AL, Seifer R et al. Acute sleep restriction effects on emotion responses in 30- to 36-month-old children. J Sleep Res 2011, In press.

31. Yoo SS, Gujar N, Hu P et al. The human emotional brain without sleep – A prefrontal amygdala disconnect. CurrBiol 2007, 17: R877-R878.

32. Franzen PL, Siegle GJ, Buysse DJ. Relationships between affect, vigilance and sleepiness following sleep deprivation. J Sleep Res 2008, 17: 34-41.

33. Franzen PL, Buysse DJ, Dahl RE et al. Sleep deprivation alters pupillary reactivity to emotional stimuli in healthy young adults. Biol Psychol 2009, 80: 300-305.

34. Harvey AG. A cognitive model of insomnia. Behav Res Ther 2002, 40: 869-893.

35. Espie CA. Insomnia: Conceptual issues in the development, persistence, and treatment of sleep disorders in adults. Annu Rev Psychol 2002, 53: 215-243.

36. Buysse DJ, Thompson W, Scott J et al. Daytime symptoms in primary insomnia: A prospective analysis using ecological momentary assessment. Sleep Medicine 2007, 8: 198-208.

37. McCrae CS, McNamara JP, Rowe MA et al. Sleep and affect in older adults: using multilevel modelling to examine daily associations. J Sleep Res 2008, 17: 42-53.

38. Baglioni C, Spiegelhalder K, Lombardo C, Riemann D. Sleep and emotions: A focus on insomnia. Sleep Medicine Reviews 2010a, 14: 227-238.

39. Baglioni C, Lombardo C, Bux E et al. Psychophysiological reactivity to sleep-related emotional stimuli in primary insomnia. Behav Res Ther 2010b, 48: 467-475.

40. Baglioni C, Spiegelhalder K, Lombardo C et al. Neurobiological correlates of emotional processes in primary insomnia. [abstract O177]. Presented at the 20th Congress of the European Sleep Research Society. Lisbon, Portugal; September 14-18, 2010c.

41. Feige B, Al-Shajlawi A, Nissen C et al. Does REM sleep contribute to subjective wake time in primary insomnia? A comparison of polysomnographic and subjective sleep in 100 patients. J Sleep Res 2008, 17: 180-190.

42. Riemann D, Spiegelhalder K, Nissen C et al. REM sleep instability – A new pathway for insomnia? Pharmacopsychiatry 2012, In press.

43. Mäkelä KA, Wigren HK, Zant JC et al. Characterization of sleep-wake patterns in a novel transgenic mouse line overexpressing human prepro-orexin/hypocretin. ActaPhysiol2010, 198: 237-249.

44. Borsboom D, Cramer AOJ, Schmittmann VD et al. The small world of psychopathology. PLoS ONE 2011, 6:e27407.

45. Harvey AG. Insomnia, psychiatric disorders, and the transdiagnostic perspective. Current Directions in Psychological Sciences 2008, 17: 299-303.

46. Benca RM, Obermeyer WH, Thisted RA, Gillin JC. Sleep and psychiatric disorders. A meta-analysis. Arch Gen Psychiatry 1992, 49: 651-668.

47. Harvey AG, Murray G, Chandler RA, Soehner A. Sleep disturbance as transdiagnostic: Consideration of neurobiological mechanisms. Clin Psychol Rev 2011, 31: 225-235.

48. Siversten B, Overland S, Bjorvatn B et al. Does insomnia predict sick leave? The Hordaland Health Study. J Psychosom Res 2009, 66: 67-74.

49. Morin CM, Bootzin RR, Buysse DJ et al. Psychological and behavioral treatment of insomnia: Update of the recent evidence (1998-2004). Sleep 2006, 29: 1398-1414.

50. Riemann D, Perlis ML. The treatments of chronic insomnia: a review of benzodiazepine receptor agonists and psychological and behavioural therapies. Sleep Med Rev 2009, 13: 205-214.

51. Taylor DJ, Lichstein KL, Weinstock J et al. A pilot study of cognitive-behavioral therapy of insomnia in people with mild depression. BehavTher 2007, 38: 49-57.

52. Manber R, Edinger JD, Gress JL et al. Cognitive behavioural therapy for insomnia enhances depression outcome in patients with comorbid major depressive disorder and insomnia. Sleep 2008, 31: 489-495.

53. Manber R, Bernert RA, Suh S, et al. CBT for insomnia in patients with high and low depressive symptom severity: Adherence and clinical outcomes. Journal of Clinical Sleep Medicine 2011, 7: 645-652.

54. Watanabe N, Furukawa TA, Shimodera S et al. Brief behavioral therapy for refractory insomnia in residual depression: An assessor-blind, randomized controlled trial. J Clin Psychiatry 2011, 72: 1651-1658.

55. Edinger JD, Olsen MK, Stechuchak et al. Cognitive behavioral therapy for patients with primary insomnia or insomnia associated predominantly with mixed psychiatric disorders: A randomized clinical trial. Sleep 2009, 32: 499-510.

56. Espie CA, MacMahon KMA, Kelly HL et al. Randomized clinical effectiveness trial of nurse-administered small-group cognitive behaviour therapy for persistent insomnia in general practice. Sleep 2007, 30: 574-584.

57. Ritterband LM, Thorndike FP, Gonder-Frederick LA et al. Efficacy of an internet-based behavioral intervention for adults with insomnia. Arch Gen Psychiatry 2009, 66: 692-698.

58. Nissen C, Nofzinger E. Sleep and depression: A functional neuroimaging perspective. In Pandi-Perumal SR, Ruoti RR, Kramer M, editors. Sleep in Psychosomatic Medicine. Boca Raton FL: Taylor and Francis; 2006: 51-65.

59. Baglioni C, Riemann D. Is chronic insomnia a precursor to depression? Epidemiological and biological findings. Current Psychiatry Reports 2012, 14, 511-518.

10. Verhaltenstherapeutische Kurzzeitintervention bei primären Insomnien

Im vorliegenden Beitrag wird neben den ätiologischen Vorstellungen der primären Insomnie (PI) ein integratives verhaltenstherapeutisches Trainingsprogramm vorgestellt, wie es am Pfalzklinikum für Psychiatrie und Neurologie in Klingenmünster seit 2002 zur Anwendung kommt. Neben den ätiologischen Vorstellungen der PI, aus denen sich die einzelnen der im Folgenden näher zu beschreibenden Therapiemodule ableiten, werden die Ergebnisse einer Therapiekatamnese über einen Zeitraum von ein bis vier Jahren dargestellt.

10.1. Primäre Insomnie

Der Begriff der primären Insomnie entstammt aus dem psychiatrischen Klassifikationssystem . Synonym hierzu werden die Begriffe "nicht organische Insomnie" (nach ICD-10) oder "psychophysiologische Insomnie" (ICSD-2) verwendet. Die primäre Insomnie beschreibt allgemein einen Mangel an Schlafquantität und/oder Schlafqualität. Der Begriff legt auf den ersten Blick eine komplette Schlaflosigkeit nahe, beschreibt jedoch zumeist eine graduale Störung und damit eine Hyposomnie. Die Symptome reichen dabei von mangelndem Ein- und/oder Durchschlafvermögen bis zu frühmorgendlichem Erwachen. Der Schlaf wird von den Betroffenen als oberflächlich und wenig erholsam geschildert, die nächtlichen Wachphasen infolge vermehrter innerer Anspannung und der Unfähigkeit, schlafstörende Gedanken abzuschalten, in hohem Maße als aversiv erlebt. Am Tage klagen die Betroffenen über ein vermindertes Leistungsvermögen und Müdigkeit als Folge ihrer Schlafstörung. Die Insomnie ist dabei ein subjektives Phänomen: Die individuelle Wahrnehmung eines möglicherweise gestörten Schlafes und die im Schlaflabor objektivierte Schlafqualität müssen nicht zwangsläufig übereinstimmen. Die Beschwerden müssen sich innerhalb eines Monats in der Mehrzahl der Nächte wiederholen und beim Patienten Einbußen des Wohlbefindens und der Klagen über Einbußen der Leistungsfähigkeit am Tage nach sich ziehen. Neben der beschriebenen primären Insomnie können Insomnien sekundär als Folge von organischen oder psychiatrischen Erkrankungen, aufgrund der Einnahme von schlafstörenden Substanzen oder im Rahmen anderer Schlafstörungen auftreten; sie werde dann als komorbide Insomnien bezeichnet.

10.2. Epidemiologie

Die in der schlafmedizinischen Literatur berichteten epidemiologischen Angaben der primären Insomnie variieren beträchtlich, vorwiegend wegen unterschiedlicher, den jeweiligen Studien zugrunde liegenden Definitionen der primären Insomnie sowie der Verwendung unterschiedlicher diagnostischer Instrumentarien [1].

Die wohl aussagefähigsten Daten zur Prävalenz von Insomnien wurden von der Arbeitsgruppe um Ohayon erhoben, die zwischen den verschiedenen Formen der Insomnie unterschieden. Die Arbeitsgruppe führte in mehreren westeuropäischen Ländern eine standardisierte Telefonbefragung bei Tausenden von Probanden durch und ermittelte für die auf den Richtlinien von DSM-IV-Kriterien beruhenden Diagnose "primäre Insomnie" eine Prävalenzrate von 5,6 % in Frankreich, von 6,4 % in England, 6,0 % in Deutschland [2] und ebenfalls 6,0 % in Italien. Dabei konnte neben einem ausgeprägten positiven Alterseffekt ein deutliches Überwiegen weiblicher Betroffener beobachtet werden.

10.3. Ätiopathogenese: Erklärungsansätze zur Entstehung und Aufrechterhaltung der primären Insomnie

Zur Erklärung der Entstehung und Aufrechterhaltung der PI finden sich in der einschlägigen Literatur Modelle, die Persönlichkeitsfaktoren, lerntheoretische Ansätze, das Stresskonzept sowie physiologische oder kognitive Überaktivierung favorisieren. Im Folgenden werden die jeweiligen Ansätze dargestellt, um dann die aus diesen Ansätzen hervorgegangenen integrativen Modelle darzustellen.

10.3.1. Persönlichkeitsfaktoren

Die persönlichkeitstheoretischen Ansätze gehen der Frage nach, ob und in welchem Ausmaß prämorbide Persönlichkeitsmerkmale zur Unterscheidung von Patienten mit PI und gesunden Kontrollpersonen geeignet sind. Hier wurden in einer Reihe von Studien im Vergleich zu Gesunden vor allem erhöhte Werte im MMPI und FPI in den Persönlichkeitsmerkmalen "Depression" [3] und "Angst" bzw. "Psychasthenie" [4] festgestellt. Riedel & Lichstein [5] kommen in ihrem kritischen Übersichtsartikel zu dem Schluss, dass in den Studien, in denen kein psychiatrisches Screening durchgeführt wurde, durchweg erhöhte Werte in den MMPI-Skalen "Depression" und "Psychasthenie" gefunden wurde. Wurde jedoch ein begleitendes psychiatrisches Screening durchführt und Patienten mit sekundärer Insomnie im Rahmen einer psychiatrischen Primärerkrankung von der weiteren Erhebung ausgeschlossen, konnte lediglich in der Hälfte der Studien signifikante Unterschiede in den genannten Skalen ermittelt werden, wobei die beobachteten Ausprägungen der genannten Störungen jedoch in der Regel noch nicht im pathologischen Bereich lagen. Diese Befunde legen nahe, dass Patienten mit PI eine leichte Akzentuierung der Persönlichkeitsmerkmale Angst und Depression aufzeigen, die jedoch noch nicht im pathologischen Bereich liegen. Neben den bereits genannten Merkmalen wurden in der wissenschaftlichen Literatur die im Folgenden aufgeführten Charakteristika "schlechter Schläfer" wiederholt identifiziert: Hypochondrie/Klagsamkeit, Neurotizismus, nächtliches Grübeln und angstbezogene Beobachtung des Schlafverhaltens (Fokussing; z.B. [3]). Die Frage, ob spezifische Persönlichkeitseigenschaften die Entwicklung einer psychophysiologischen Insomnie begünstigen oder vielmehr als Konsequenz der Schlafstörung auftreten, wurde in der wissenschaftlichen Literatur kontrovers diskutiert. Obgleich noch Längsschnittstudien fehlen, die eine abschließende Aussage über das zugrunde liegende Wirkungsgefüge erlauben, legen vor allem Studien mit experimentell rekrutierten Insomnie-Patienten, Vergleichsstudien mit Personen mit Schlafwahrnehmungsstörung und Studien zur Therapieevaluation nahe, dass die beobachteten alterierten Persönlichkeitsprofile nicht als Folge, sondern eher als Ursache der Schlafstörung zu werten sind [6]. Hierbei wird das Auftreten einer manifesten Schlafstörung nicht durch die genannten Faktoren per se ausgelöst, sondern im Sinne einer erhöhten Vulnerabilität begünstigt, die vor allem moderierend auf den kausalen Zusammenhang zwischen vermehrtem Stresserleben und dem Auftreten insomnischer Beschwerden wirkt [1].

10.3.2. Das Stresskonzept

Vertreter dieses Ansatzes untersuchen den Beitrag Stress-auslösender Ereignisse hinsichtlich der Entstehung und Aufrechterhaltung von insomnischen Störungen. In kontrollierten Untersuchung konnte gezeigt werden, dass bei ca. 75 % der Schlafgestörten die Häufung von belastenden Lebensereignissen, insbesondere Beziehungs- und Gesundheitsprobleme sowie Verlusterlebnisse, mit dem Beginn der Schlafstörung einhergingen. Umgekehrt gibt ca. ein Viertel der Allgemeinbevölkerung an, vornehmlich in stressbezogenen Situationen unter passageren Schlafstörungen zu leiden. Ob transienter Stress zu einer dauerhaften oder passageren Schlafstörung führt, hängt in erster Linie von den Copingstrategien ab, über die die Person verfügt. Als maladaptive Copingstrategien werden verlängerte Bettzeiten, vermehrter Tagesschlaf, Alkohol- und Medikamentenmissbrauch sowie Schonverhalten am Tage beschrieben [7]. Die bereits erörterten Arbeiten zum Beitrag von Persönlichkeitsmerkmalen liefern weitere Anhaltspunkte für inadäquate kognitive Coping-Strategien im Umgang mit Belastungen. Zwanghafte Denkstrukturen im Sinne exzessiven Grübelns, Internalisierung von Konflikten, Fokussierung auf die Schlafstörung mit ausgeprägtem Monitoring, das auf schlafbedrohliche Hinweisreize ausgerichtet ist, können ebenso wie der Versuch der Gedankenkontrolle – bei der das aktive Bemühen, nichts zu denken, entgegen der eigentlichen Intention zu einer Steigerung der kognitiven Aktivität führt [8] – zu einer deutlichen Zunahme der kognitiven und physiologischen Aktivierung im Sinne der im Folgenden darzustellenden physiologischen und kognitiven Arousaltheorien führen und eine Chronifizierung der Schlafstörung nach sich ziehen. Das Hyperarousal und die wahrgenommene Unfähigkeit, das eigene Schlafverhalten kontrollieren zu können, können dabei im Verlauf der Erkrankung die Funktion des Hauptstressors einnehmen [7].

10.3.3. Lerntheoretische Ansätze

Diese Ansätze gehen von der Annahme aus, dass Schlafstörungen durch Konditionierungsprozesse ausgelöst und aufrechterhalten werden. Beim Schlafgesunden wirkt das Schlafzimmer als konditionierter Hinweisreiz auf Schlaf. Treten in dieser Umgebung jedoch vermehrt schlafinkompatible, aktivierende Verhaltensweisen wie Lesen, Fernsehen, Essen auf (Schlafexperten sprechen in diesem Zusammenhang von einer "schlechten Schlafhygiene"), verliert das Schlafzimmer seinen schlafauslösenden Charakter und wird stattdessen mit Aktivierung verknüpft. Konditioniert an die Schlafumgebung werden neben diesen beobachtbaren äußeren Aktivitäten auch kognitive Aktivitäten, wie Grübeln über aktuelle Tagesereignisse oder Planungen für den nächsten Tag [9, 10]. Ist die Schlafstörung etabliert, wirken die gleichen Mechanismen als aufrechterhaltende Bedingungen. Unterstützt wird die Bedeutsamkeit dieses Ansatzes vor allem durch Wirksamkeitsstudien, die die Effektivität der aus diesem Ansatz abgeleiteten Stimuluskontroll-Therapie belegen (s.u.).

10.3.4. Hyperarousaltheorien

Diese Ansätze postulieren ein Hyperarousal auf physiologischer, kognitiver und emotionaler Ebene. Auf *physiologischer Ebene* konnte bereits Monroe [11] in seiner klassischen Untersuchung zeigen, dass "schlechte" und "gute" Schläfer neben Unterschieden in schlafspezifischen Parametern, wie verlängerter Einschlaflatenz, verringerter Gesamtschlafzeit (TST) und vermindertem REM- Anteil auch Unterschiede hinsichtlich weiterer physiologischer Maße aufzeigen; so wurde bei "schlechten" Schläfern bereits 30 Minuten vor dem Einschlafen als auch während des Schlafes eine erhöhte Rektaltemperatur, eine erhöhte Vasokonstriktion und vermehrte Körperbewegungen im Vergleich zu den schlafgesunden Kontrollen registriert. Vor dem Hintergrund der oben dargestellten Befunde, dass Patienten mit PI häufig über ein vermehrtes Stresserleben berichten, wurde in jüngeren Studien die Bedeutung des Hypothalamus-Hypophysen-Nebennierenrinden-Systems (HHNS) in der Ätiopathogenese der PI untersucht. Aus neuroendokriner Sicht wird das HHN- System als Indikator der Stressbelastung des Organismus und das Nebennierenrindenhormon Cortisol als Maß für dessen Aktivität herangezogen. Bei Patienten mit PI zeigen sich nun im 24h-Verlauf signifikant erhöhte Cortisol-Werte im Blutplasma und Corticosteroide im Urin bei gleichzeitig reduzierter Melatoninkonzentration, wobei sowohl die Serum- wie auch die Urinkonzentration einen sehr deutlichen negativen Zusammenhang mit Parametern der Schlafqualität aufzeigen [12].

Nach der Hauptursache der Schlafstörung befragt, werden von den Betroffenen kognitive Störeinflüsse zehnmal häufiger als somatische Beschwerden genannt. Dieses *kognitive Hyperarousal* manifestiert sich zum einen in einer ausgeprägten Grübelneigung, zum anderen in einer deutlichen Fokussierung auf das Schlafproblem. Grübeln beschreibt inhaltlich eine gedankliche sorgenvolle Überaktivität, wobei die Betroffenen die Unfähigkeit verspüren, diese Aktivität kontrollieren zu können (im Sinne von "Nicht-Abschalten-Können"). Gegenstand des Grübelns sind dabei neben Problemen des Alltags, die noch zu Beginn der Störung dominieren, die Schlaflosigkeit selbst und ihre möglichen negativen Konsequenzen. Interessanterweise haben die genannten Inhalte unterschiedliche Auswirkungen auf den Schlaf: So konnten Untersuchungen sowohl mit Gesunden als auch Patienten mit PI zeigen, dass angstbesetzte, nicht-schlafbezogene Grübelinhalte vor dem Schlafen zu einer Verlängerung der Einschlaflatenz im subjektiven Erleben führen, die objektiv jedoch nicht nachweisbar ist. Erst wenn sich die Sorgen inhaltlich um eine mögliche Schlaflosigkeit und antizipierte negative Konsequenzen drehen, verlängert sich auch die objektive Einschlaflatenz beachtlich. Dieser Effekt wurde verstärkt, wenn die Versuchspersonen aufgefordert wurden, die Einschlafzeit mittels einer Uhr zu überwachen. Das ängstlich-sorgenvolle Konzentrieren der Aufmerksamkeit auf die Schlaflosigkeit und mögliche Konsequenzen wird nach Hoffmann et al. [13] als *Focussing* bezeichnet, Harvey [8] spricht von *Monitoring*, wobei hier neben der vermehrten kognitiven Aktivierung die damit einhergehende *emotionale Aktivierung* im Sinne von Angst hervorgehoben wird. Ursächlich für das erhöhte Focussing sind dysfunktionale Kognitionen über die Natur des Schlafes, Schlaflosigkeit und deren Konsequenzen sowie external-stabile ("Mein Schlaf ist aufgrund eines chemischen Ungleichgewichts gestört") und nicht-kontrollierbare Attributionsstile ("Ich habe keinen

Einfluss auf meinen Schlaf"), die deutliche korrelative Zusammenhänge mit dem Schweregrad der Insomnie aufzeigen und zu vermehrtem (emotionalem) Stresserleben führen.

10.3.5. Integrative Ansätze

Wie aus der Darstellung der einzelnen theoretischen Erklärungsansätze hervorgeht, bestehen deutliche konzeptuelle Überlappungen und Interdependenzen, was in die Formulierung von integrativen Modellvorstellungen mündete, die das Zusammenspiel der einzelnen Komponenten in einem komplexen Wirkungsgefüge darstellen (z.B. [7, 8, 14]). Diesen Vorstellungen zufolge begünstigen spezifische Ausprägungen wie Alter, Geschlecht oder medizinische und neurologische Erkrankungen im Zusammenspiel mit psychologischen Faktoren, unter die die oben aufgeführten Persönlichkeitsmerkmale sowie externale Kontrollüberzeugungen subsumiert werden, die Ausbildung einer *Vulnerabilität* hinsichtlich der Entstehung eines psychophysiologischen (also physiologischen und kognitiven) Hyperarousals. Akuter Stress kann nun im Sinne eines *Auslösers* bei gegebener Vulnerabilität zu einem deutlich erhöhten Arousal mit konsekutiven Schlafstörungen führen. Inadäquate Glaubenssätze, die eine Bewertung der potentiellen Konsequenzen von Schlaflosigkeit als gefährlich implizieren, begünstigen eine Chronifizierung der Schlafstörung, indem sich die Inhalte des Grübelns vom ursprünglichen Problem lösen und sich immer mehr um die befürchteten negativen Konsequenzen der Schlafstörung drehen. Durch die zunehmende erhöhte Angst, nicht schlafen zu können, findet ein verstärktes *Monitoring* im Sinne einer selektiven Aufmerksamkeitszuwendung hinsichtlich schlafbedrohlicher Hinweisreize statt, wodurch die Wahrscheinlichkeit, selbst schwache Hinweise wahrzunehmen, deutlich steigt, zudem durch die Erregung per se vermehrt körperliche Sensationen salient werden, die – im Sinne der bei Angsterkrankungen typischen Ex-Consequentia-Schlussfolgerungen – als Hinweis für das Vorliegen von Gefahr gewertet werden, was wiederum die Aktivierung steigert und das Schlafvermögen weiter beeinträchtigt. Meidungsverhalten, wie der Versuch, das Denken zu stoppen, führen zu einer Verstärkung der kognitiven Aktivierung durch vermehrtes Gedankenrasen. Das Schlafzimmer übernimmt über Konditionierungsprozesse zunehmend die Funktion des Hinweisreizes eines aversiven Zustandes, indem keine Kontrolle mehr über den Schlaf möglich ist. Am Tage leiden die Betroffenen dann unter einer

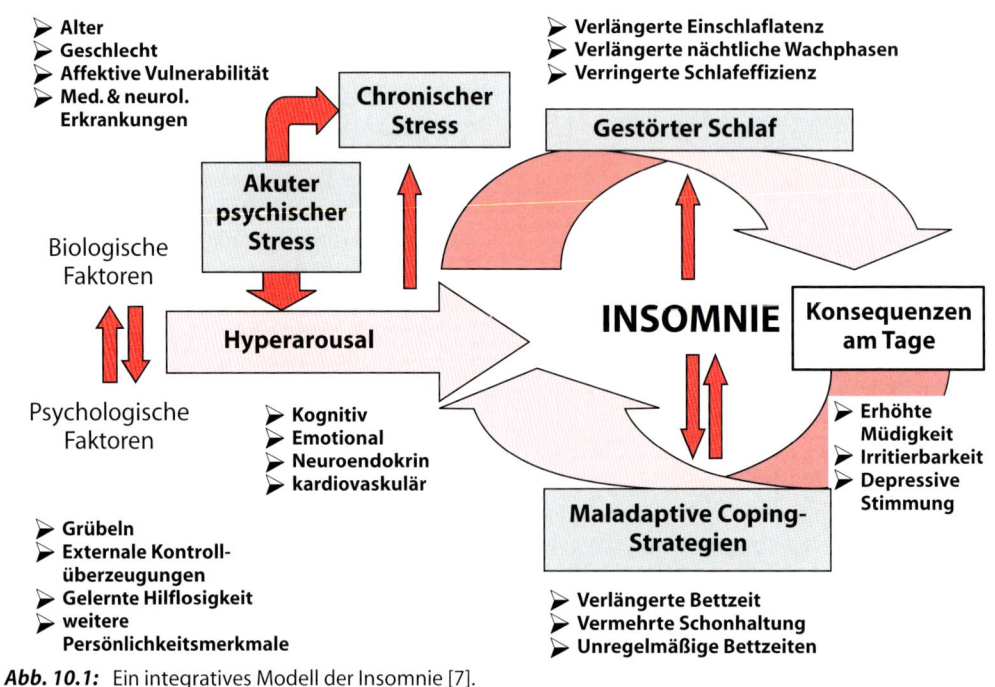

Abb. 10.1: Ein integratives Modell der Insomnie [7].

verstärkten Müdigkeit, eine subjektiv wahrgenommene Leistungsminderung und häufig Stimmungsbeeinträchtigung. Inadäquate Coping-Strategien wie Tagesschlaf und verlängerte nächtliche Bettzeiten sowie ausgeprägtes Schonverhalten mit dem damit verbunden Verlust sozialer Verstärker führen zu einer weiteren Verschlechterung des Schlafvermögens und einer Zunahme des Hyperarousals, was im Zusammenspiel mit den oben erwähnten Konditionierungsprozessen gleichsam eines Teufelskreis' zu einer *Aufrechterhaltung* und *Chronifizierung* der Schlafstörung führt. Dabei können die tagsüber beklagten, oft jedoch nicht objektivierbaren Leistungseinschränkungen, ebenfalls durch ein verstärktes Monitoring erklärt werden: Aus der Angst heraus, nicht leistungsfähig zu sein, folgt ein verstärktes Monitoring; durch die selektive Aufmerksamkeitszuwendung auf potentielle Hinweisreize, die auf eine Bestätigung der befürchteten Konsequenzen hindeuten, werden selbst marginale, im zirkadianen Verlauf physiologisch auftretende Vigilanz- und Leistungsminderungen entdeckt und als Bestätigung der zugrunde liegenden (irrationalen) Einstellungen gewertet, was – ebenfalls im Teufelskreis – zur Erhöhung der kognitiven Aktivität bzw. des Monitoring mit begleitender physiologischer Aktivierung und vermehrtem Stresserleben führt.

Das Wirkungsgefüge ist in Abb. 10.1 zusammenfassend dargestellt.

10.4. Therapiemodule

Dem multimodalen ätiologischen Wirkungsgefüge zufolge wird eine Vielzahl von therapeutischen Verfahren in Kombination eingesetzt, wobei sich die jeweiligen Verfahren hinsichtlich ihrer zugrunde liegenden Wirkmechanismen den oben beschriebenen theoretischen Ansätzen zuordnen lassen. So basieren die Schlafrestriktions- und die Stimuluskontroll-Therapie auf dem lerntheoretischen Ansatz, die Entspannungstherapie kommt im Rahmen der Reduktion des physiologischen (und des kognitiven) Hyperarousals zum Einsatz, die Psychoedukation zielt in erster Linie auf eine Verminderung der schlafbezogenen Ängste und somit des kognitiven und physiologischen Hyperarousals, die kognitive Therapie auf dysfunktionale Einstellungen und Verhaltensweisen, die zu vermehrten schlafbezogenen Ängsten führen und somit das Hyperarousal bedingen bzw. verstärken.

Tab. 10.1 gibt eine zusammenfassende Darstellung der dem Training zugrunde liegenden Module.

Therapie	Kurzbeschreibung
Psychoedukation und Schlafhygiene	Allgemeine Aufklärung über die Natur des Schlafes unter besonderer Betonung schlafdienlicher Verhaltensweisen
Stimuluskontrolle	Anleitungen, die darauf abzielen, mit Schlaf inkompatible Verhaltensweisen zu unterlassen und Etablierung eines regelmäßigen Schlaf-Wach-Rhythmuses
Schlaf-Restriktions-Therapie	Reduktion der Bettzeit, um nächtliche Wachphasen im Bett zu minimieren und Schlafdruck aufzubauen
Entspannungstraining	Abbau der psychophysiologischen Anspannung oder des Gedankenrasens
Paradoxe Intention	Umgehung des *"trying too hard"*-Phänomens, indem das befürchtete Verhalten – das Nicht-Schlafen – verordnet wird
Kognitive Therapie	Veränderung dysfunktionaler Einstellungen und Attributionsstile
Stressbewältigung	Einführung in das Stresskonzept, adaptiert nach Lazarus & Folkman 1984); Vermittlung ausgewählter Techniken zur kurzfristigen Erregungsreduktion und langfristiger Reduktion von Belastung

Tab. 10.1: Überblick über die wichtigsten Therapiemodule.

10.4.1. Psychoeduktation und Schlafhygiene

Im Rahmen der Psychoedukation werden die Betroffenen zu "Experten" über den Schlaf ausgebildet. Hierdurch können falsche Annahmen über die Natur des Schlafes und die Konsequenzen von Schlaflosigkeit korrigiert werden, was zu einer Reduktion der schlafbezogenen Sorgen führt und somit das Fundament zur Besserung des Schlafvermögens bereitet. Physiologische Mechanismen des Schlafes werden den Patienten insofern vermittelt, als dass der Sinn notwendiger Verhaltensänderungen im Rahmen therapeutischer Maßnahmen nachvollzogen werden kann: Die Patienten sollen ein Verständnis für die Entstehung und Aufrechterhaltung der Schlafstörung bekommen; insbesondere ist bei der Wissensvermittlung darauf zu achten, dass ein möglichst intuitives Verständnis der Ursache der Schlafstörung – des intentionalen Einschlafen-Wollens mit der damit verbundenen Aktivierung, die den Schlaf dann verhindert ("trying too hard") – ermöglicht wird, was am Besten durch einen interaktiven Wissensvermittlungsstil, der die Patienten mit ihren Erfahrungen einbezieht, ermöglicht wird. Entmachtet werden sollen falsche, im Hinblick auf das Schlafvermögen dysfunktionale Meinungen (von Schlafforschern gerne als "Schlafmythen" oder "Irrmeinungen" bezeichnet) über den Schlaf, wie sie auszugsweise im Folgenden dargestellt sind:

- Der Schlaf vor Mitternacht ist der beste Schlaf.
- Morgenstund hat Gold im Mund.
- Nächtliches Erwachen ist ein Beleg von Schlafstörungen.
- Man muss mindestens 8 h Schlafen, um ausgeruht zu sein.
- Regelmäßiger Schlaf ist lebenswichtig; Schlafstörungen (im Sinne von PI) sind lebensbedrohlich.
- Wer nachts schlecht schläft, kann tagsüber nichts leisten.

10.4.2. Schlafhygiene

Schlafhygiene beschreibt allgemein Umstände, Maßnahmen und Verhaltensweisen, die sich positiv auf den Schlaf auswirken [15]. Bei bereits bestehenden Schlafstörungen ist die alleinige Anwendung schlafhygienischer Maßnahmen nicht ausreichend. Jedoch kann eine fehlende Schlafhygiene die Wirksamkeit der übrigen Verfahren im Wege stehen bzw. eine weitere Verschlechterung des Schlafvermögens nach sich ziehen. Schlafhygiene umfasst die folgenden Verhaltensanleitungen

- Koffein und Nikotin zuletzt spätestens 8-10 Stunden vor dem Schlafengehen zu sich nehmen; Alkohol am Abend vermeiden
- sportliche Aktivitäten 3 Stunden vor dem Schlafengehen beenden
- Geräusche, Licht und hohe Temperaturen im Schlafzimmer vermeiden
- keine schwere Mahlzeiten vor dem Zubettgehen
- das Bett nur zum Schlafen nutzen; nicht fernsehen, essen, lesen oder grübeln
- Durchführung eines Einschlafrituals
- nachts nicht auf den Wecker schauen
- regelmäßige Bettzeiten, auch am Wochenende
- kein Tagesschlaf

10.4.3. Stimuluskontrolle

Die Stimuluskontrolle geht auf Bootzin [16] zurück und basiert auf der lerntheoretischen Annahme (s. o.), dass bei Schlafgestörten das Bett und seine Umgebung nicht mehr mit Entspannung und Schlaf assoziiert ist, sondern mit schlafinkompatiblen Aktivitäten wie Fernsehen, Lesen, Problemlösen, Grübeln etc. in Verbindung gebracht wird, die zu einem erhöhten psychophysiologischen Aktivierungsniveau führen und somit das Eintreten von Schlaf behindern. Ziel der Maßnahmen ist es folglich, bei den Schlafgestörten wieder eine assoziative Verknüpfung zwischen Schlafzimmer und Entspannung und Ruhe aufzubauen, so dass eine Reduktion der Aktivierung erfolgen und Einschlafen ermöglicht werden kann. Bootzin (ebenda) empfiehlt die folgenden Regeln, die zu einer Korrektur der falschen Gewohnheiten führen sollen:

- nur dann zu Bett gehen, wenn man müde ist
- keine Aktivitäten wie Fernsehen, Lesen, Grübeln etc. im Bett
- sowohl in der Einschlafphase als auch in nächtlichen Wachphasen nicht länger als 10 Minuten wach im Bett verbringen, dann aufstehen und erst dann wieder ins Bett zurückgehen, wenn man sich ausreichend schläfrig fühlt

- regelmäßige Aufstehzeiten – auch nach einer schlechten Nacht oder am Wochenende
- kein Mittagsschlaf

Neben dem Aufbau einer Assoziation zwischen Schlaf und Schlafstätte beruht der Wirkmechanismus der Stimuluskontrolle noch auf einem zweiten Mechanismus: Durch die Methode kommt es zu einer verringerten Bettzeit, so dass – ähnlich der Schlafrestriktion – durch partielle Schlafdeprivation zunächst ein Schlafdefizit entsteht und dadurch mehr "Schlafdruck" aufgebaut wird.

10.4.4. Schlafrestriktion

Die von Spielman, Saskin & Thorphy [17] entwickelte Schlafrestriktionstherapie ist ein symptomorientiertes Verfahren, bei dem durch Einschränkung der Bettliegezeit ein partieller Schlafdeprivationszustand hergestellt wird, der bei hinreichender zeitlicher Anwendung zu einer Zunahme der Schlafeffizienz und Schlafkontinuität führt. Bei der Methode wird die Gesamtbettzeit der zu Beginn der Therapie angegebenen Gesamtschlafenszeit angeglichen. Da der Schläfer zunächst die nun (eingeschränkt) zur Verfügung stehende Bettzeit nicht mit Schlaf füllen kann, entsteht ein Schlafdefizit, das bei hinreichender Dauer über den sich aufbauenden Schlafdruck zu einer Besserung der Schlafkontinuität und -effizienz führt. Erreicht der Schläfer über mehrere Tage hinweg eine Schlafeffizienz von 85-90 %, wird die Bettzeit um 15 Minuten verlängert, bis er diese Zeit erneut über mehrere Tage hinweg mit zu 85 bis 90 % mit Schlaf füllt. Angestrebt wird eine Gesamtschlafdauer zwischen 6 und 8 Stunden, wobei die zeitliche Dauer der Maßnahme auf ca. 8 Wochen angelegt ist. Nach Ablauf der eigentlichen Therapie kann der Patient im Falle einer Symptomverschlechterung dann selbstständig die Bettzeiten verkürzen. Neben dem Schlafdeprivationseffekt wird der von der Stimuluskontrolle bekannte psychologische Effekt erzielt: Durch die Verkürzung der langen Wachliegezeiten wird eine weitere Verselbständigung der Störung unterbunden, indem die fortlaufende assoziative Kopplung zwischen dem Stimulus Bett und den aversiven Erlebnissen wie Grübeln, Ärger, Frustration über mangelndes Schlafvermögen etc. unterbrochen und die Bildung schlafkompatibler Assoziationen ermöglicht wird.

10.4.5. Paradoxe Intention

Das therapeutische Rational der paradoxen Intention bei insomnischen Schlafstörungen liegt in der Theorie der Leistungsangst (*performance anxiety*) begründet, nach der die Ursache der insomnischen Schlafstörung darin besteht, dass die Betroffenen versuchen, ihren Schlaf willentlich zu beeinflussen. Bei der Methode werden die Patienten angehalten, das Verhalten zu zeigen, das sie am meisten fürchten: Wach zu bleiben. Dadurch wird das eigentliche Problemverhalten, das aktive Einschlafen-Wollen im Sinne des oben beschriebenen *"trying too hard"*-Phänomens, aufgegeben.

10.4.6. Kognitive Therapie

Gegenstand der kognitiven Therapie bei Schlafstörungen ist die Identifizierung und Korrektur falscher Einstellungen über den Schlaf und unrealistischer Befürchtungen über die Konsequenzen der Schlaflosigkeit [18], die im Bett zu einer Zunahme der psychophysiologischen Aktivierung im Sinne von Schlaferwartungsängsten führen und einer selbsterfüllenden Prophezeiung gleich, eine Verschlechterung des Schlafvermögens nach sich ziehen.

Zielvariablen der kognitiven Therapie sind nach Morin et al. [18]:

- unrealistische Erwartungen an den Schlaf ("Ich muss jede Nacht 8 Stunden schlafen.")
- falsche Annahmen über die Ursachen der Insomnie ("Meine Schlaflosigkeit resultiert aus einer Beeinträchtigung meines Stoffwechsels; ich bin krank.")
- Katastrophisierung der Konsequenzen ("Ich werde nichts leisten können ohne ausreichenden Schlaf.")
- Fehlattributionen durch Herstellung eines kausalen Zusammenhangs zwischen wahrgenommenen Leistungsschwächen am Tage und der Schlafstörung ("Meine Konzentrationsschwierigkeiten sind durch den Schlaf bedingt.")
- Ausbildung einer Leistungsangst bei gleichzeitig erlebtem Kontrollverlust über das Schlafvermögen ("Ich habe keine Kontrolle über meinen Schlaf mehr.")

Im therapeutischen Setting werden die patientenspezifischen Fehleinstellungen identifiziert und mittels kognitiver Techniken wic sokratischen

Dialoges korrigiert und durch adäquate Einstellungen ersetzt [1].

10.4.7. Entspannungsverfahren

Vor dem Hintergrund des bei Patienten mit PI beobachteten, sowohl am Tage als auch in der Nacht erhöhten psychophysiologischen Arousals [7], gehören Entspannungsverfahren zu den Standardmethoden in der Behandlung der PI [1]. Zu den wichtigsten Verfahren gehören die Folgenden:

- Progressive Muskelrelaxation (PM)
- Biofeedback
- Autogenes Training
- Meditationstraining
- Phantasiereise

Im vorliegenden Gruppentraining werden die PM und die Phantasiereise zur Reduktion des psychophysiologischen Arousals eingesetzt. Die *PM* findet aus zweierlei Überlegungen Eingang in das Trainingsprogramm: Zum einen ist die Effektivität der PM im Hinblick auf Schlafstörungen in einer Vielzahl von Untersuchungen belegt worden, zum anderen ist sie unserer klinischen Erfahrung nach deutlich einfacher von Patienten mit PI zu erlernen als bspw. das Autogene Training. Der *Phantasiereise* kommt als Imaginationsübung eine besondere Rolle zu: Sie wird vor allem als Maßnahme gegen das nächtliche Grübeln eingesetzt, indem die Betroffenen lernen, statt zu versuchen, "nichts" zu denken – was letztlich das Grübeln verstärkt – einen "Spaziergang in Echtzeit in der Phantasie" zu unternehmen und sich dabei auf Sinnesempfindungen zu konzentrieren (was sehe, höre, rieche, fühle, schmecke ich?). Belastende, aktivierende Kognitionen sollen also durch wenig aktivierende, idealerweise beruhigende Kognitionen ersetzt werden. Dabei wird herausgestellt, dass sich zu Beginn immer wieder gewohnte, grüblerische Gedanken "einschleichen", die bei zunehmender Übung aber immer mehr im Hintergrund bleiben.

10.4.8. Stressbewältigung

Aufgrund des Beitrages des Stresserlebens als auslösendes Moment der Schlafstörung wird in diesem Modul im Rahmen der psychoedukativen Vermittlung des Stressmodels nach Lazarus und Folkman [19] der Fokus auf die mit dem Stresserleben am Tage und dem Stresserleben in der Nacht einhergehenden Kognitionen gelenkt und diese mit den Teilnehmern gemeinsam erarbeitet. In Anlehnung an das SORK-Schema nach Kanfer & Saslow [20] werden die hieraus resultierenden emotionalen, kognitiven, vegetativen und verhaltensbezogenen Reaktionen erarbeitet und ihre negativen Konsequenzen auf die Leistungsfähigkeit, das Wohlbefinden am Tage und das anschließende Schlafvermögen in der Nacht herausgestellt [21]. Anschließend werden Strategien zur kurzfristigen Erregungskappung – wie etwa spontane Entspannung und positive Selbstverbalisationen – sowie Strategien zur langfristigen Reduktion von Belastung vermittelt [22], die sich beispielsweise an das "W-Schema" nach Kaluza und Basler [23] anlehnen.

10.5. Formale Struktur und Ablauf des Trainings

Die Inhalte der Module werden in zwei gruppentherapeutischen Settings vermittelt: Das erste Setting erstreckt sich über einen Zeitraum von sieben Sitzungen mit wöchentlichen Sitzungen von 90-minütiger Dauer, wobei zwischen der sechsten und siebten Sitzung eine zweiwöchige Pause eingelegt wird, die Therapiedauer also auf insgesamt 8 Wochen angelegt ist. Aufgrund der großen Teilnehmerzahl von Patienten außerhalb des eigentlichen Einzugsbereiches des Pfalzklinikums und dem für diese Patienten bestehenden erhöhten Fahr- und Übernachtungsaufwand wurden im Jahr 2004 die Trainingsmodule erstmals in einer zweitägigen Blockveranstaltung angeboten, die sich jeweils von morgens 9:00 bis abends 18:00 erstrecken. Insgesamt finden pro Jahr seither zwischen vier und sechs solcher "Blockseminare" statt, deren Evaluation seit dem Jahr 2004 durchgeführt wird. Im Folgenden werden Struktur und Ablauf des zweitägigen Seminars beschrieben, die zusammenfassend in Tab. 10.2 dargestellt sind.

10.5. Formale Struktur und Ablauf des Trainings

Tag Nr.	Inhalte
1	• Einführung: Vorstellungsrunde, Klärung der Therapieziele der Teilnehmer. Darstellung von Struktur und Ablauf des Therapieprogramms • Edukation: Informationen zu Schlaf, zirkadianen Rhythmen und Schlafsstörungen • Faktoren, die Insomnie bedingen und aufrechterhalten: Circulus vitiosus der Insomnie unter besonderer Hervorhebung des paradoxen Effekts des intentionalen Einschlafenwollens aufgrund von Schlaferwartungsängsten bzw. Ängsten vor den Folgen der Schlaflosigkeit; "Irrmeinungen" des Schlafes • Behandlungsmethoden: Schlafhygiene; Stimuluskontrolle, Schlafrestriktion, paradoxe Intention • Einführung in die Entspannungsverfahren: PM, Phantasiereise, Autogenes Training
2	• Blitzlicht; Erfahrungsberichte der Teilnehmer, Besprechung von Problemen bei der Umsetzung; Rekapitulation der Maßnahmen • Einführung in die medikamentöse Therapie der Insomnie • Einführung in die Stressbewältigung: Stressmodell nach Lazarus, PALME Modell, PM, Phantasiereise • welche Verfahren sind individuell geeignet; Besprechung von Problemen bei der Umsetzung im Alltag • Umgang mit zukünftigen Phasen der Schlaflosigkeit

Tab. 10.2: Inhalte von Tag eins und Tag zwei.

Tag 1 beginnt mit der Darstellung des Ablaufs des Trainingsprogramms. Im Anschluss findet die Vorstellungsrunde statt, der eine besondere Bedeutung zukommt: Hier ist insbesondere im Hinblick auf den Aufbau einer vertrauensvollen therapeutischen Beziehung darauf zu achten, dass den Teilnehmern genügend Zeit gewährt wird, ihre eigene Krankengeschichte darzustellen, beklagen doch gerade Patienten mit PI in besonderem Maße das Nicht-Ernst-Genommen-Werden ihrer Beschwerden von Seiten der Behandelnden. Im Anschluss erfolgt die Vermittlung von Grundlagenwissen über den Schlaf, seine mögliche Störungen und deren Konsequenzen. Dieser Teil ist insofern von großer Bedeutung, als dass Patienten sehr häufig mangelndes Wissen, vermeintliche Standards bzw. "Irrmeinungen" (s. o.) bezüglich des Schlafes und in der Folge starke Befürchtungen, z.B. die Gesundheit betreffend, entwickelt haben. Durch eine fundierte Wissensvermittlung können bereits an dieser Stelle viele Ängste und Befürchtungen entmachtet werden, so dass die Teilnehmer ausreichend Gelegenheit erhalten, Befürchtungen zu äußern und Fragen zu stellen. Im Anschluss erfolgt, unter Berücksichtigung der individuellen Störungsverläufe der Teilnehmer, die gemeinsame Erarbeitung des zentralen Mechanismus der Erkrankung, des Teufelskreises der Insomnie, wie er in Abb. 10.1 dargestellt ist. Durch diese Vorgehensweise wird gewährleistet, dass die Übertragbarkeit auf die individuelle Problematik maximiert werden kann.

Anschließend werden die oben aufgeführten therapeutischen Methoden vor dem Hintergrund ihres jeweiligen Wirkmechanismus vermittelt und im Sinne eines Barrierenmanagements mögliche "Stolpersteine" bei der Umsetzung der jeweiligen Maßnahmen vorweggenommen, um die Volition während der Umsetzungsphase zu maximieren. Hierzu gehört bspw. der Hinweis, dass sich die Tagesbefindlichkeit bei der Durchführung der Schlafrestriktion oder Stimuluskontrolle zu Beginn verschlechtern kann, da insgesamt zunächst weniger Schlaf verfügbar ist, dieser Effekt sich jedoch umkehrt, sobald die Methode greift; dieses "Tal" jedoch notwendigerweise durchschritten werden muss, um eine nachhaltige Besserung zu erreichen. Ebenso werden am ersten Tag der Zusammenhang zwischen Entspannung und Schlafstörungen dargestellt, der Wirkmechanismus mentaler Vorstellungen vermittelt und anhand von Vorstellungsübungen (bspw. "Zitronenübung") erlebbar gemacht: Die PM wird hier eingeführt und am Ende des Tages unter Anleitung des Therapeuten durchgeführt. Zum Abschluss von Tag eins wird eine Phantasiereise durchgeführt.

Der zweite Tag beginnt mit einem "Blitzlicht", indem die Teilnehmer ihre aktuelle Befindlichkeit schildern und über Verlauf und Qualität der vergangenen Nacht berichten. Dieser Phase kommt eine besondere Bedeutung zu, da hier bereits meist von einigen Patienten eine Besserung des Schlafvermögens unter Benennung der ursächlichen Verhaltensänderung und somit des Wirkmechanismus geschildert werden; ferner können bei Patienten, die unverändert schlecht schlafen, die klassischen Fehlverhaltensweisen und -einstellungen zeit- und erlebensnah nochmals gemeinsam erarbeitet werden, was die Konsolidierung des Gelernten optimiert und die Korrektur der "Fehlverhaltensweisen" begünstigt. An dieser Stelle ist der Therapeut gefordert, sehr detailliert die den Umsetzungsschwierigkeiten zugrunde liegenden Ursachen gemeinsam mit den Patienten zu erarbeiten und die Teilnehmer im sokratischen Dialog die Lösung des Problems selbst erarbeiten zu lassen, was vor dem Hintergrund der stattgehabten Wissensvermittlung i. d. Regel ohne Probleme umsetzbar ist. Nach einer Einführung in die medikamentöse Therapie, bei der Vor- und Nachteile gängiger Schlafmittel und sogenannter "sekundärer Schlafmittel" besprochen werden, erfolgt eine Einführung in das Stresserleben am Tage, seine Ursachen, seine körperlichen und mentale Korrelate und seinen Zusammenhang mit der Schlafstörung in der Nacht. Die Wissensvermittlung erfolgt wiederum interaktiv, so dass die Inhalte mit Hilfe der Vorerfahrungen der Teilnehmer in bestehende Wissens- und Erlebensstrukturen integriert werden können. Ein wesentliches Ziel besteht darin, die gemeinsamen Mechanismen des Stresserlebens am Tage sowie der Schlafstörung – und damit des Stresserlebens in der Nacht – zu erkennen, so dass die Umsetzung des eingeführten Stressbewältigungsmodells nachvollziehbar wird. Nach der Durchführung einer erneuten gemeinsamen PM werden die Teilnehmer einzeln angehalten, sich ein Verfahren auszusuchen bzw. mehrere Verfahren zu kombinieren (bspw. Stimuluskontrolle mit Phantasiereise) und einen konkreten Therapieplan für die nächsten zwei Monate zu entwerfen. An dieser Stelle werden bereits mögliche Barrieren vorweggenommen und mögliche Gegensteuerungsmöglichkeiten besprochen. Darüber hinaus wird der Umgang mit einer erneuten Schlaflosigkeit, wie er etwa nach zukünftigen Belastungssituationen entstehen kann, besprochen.

10.6. Wirksamkeitsstudie

10.6.1. Stichprobe

Insgesamt wurden die Daten von 107 Patienten (42 Männer, 65 Frauen) mit PI, die in vier aufeinanderfolgenden Jahren (Jahr 1 bis 4: 15, 27, 33, 32 Teilnehmer) an einem der Seminare teilgenommen hatten, einer Evaluation unterzogen. Tab. 10.3 gibt die deskriptiven Kennwerte der Gesamtstichprobe hinsichtlich des Alters, unterteilt nach Geschlechtszugehörigkeit, wieder.

	Alter		
	Gesamt	Frauen	Männer
N	107	65	42
M	57,13	56,4	58,3
SD	11,91	12	11,8
Min	28	28	28
Max	86	86	79

Tab. 10.3: Deskriptive Kennwerte der Gesamtpatientenstichprobe der Therapieevaluation (PI). **M** = Mittelwert; **SD** = Standardabweichung; **Min** = Minimalwert; **Max** = Maximalwert.

10.6.2. Auswahl der Teilnehmer und Messinstrumente

Der Zuweisung zum Schlafseminar ging ein ambulantes Eingangsgespräch voraus, in der die Diagnose einer PI gestellt wurde. Ferner wurden zum Ausschluss weiterer Schlafstörungen das LISST [24] sowie mehrere standardisierte Fragebögen zum Ausschluss relevanter psychiatrischer Erkrankungen eingesetzt. Vor und nach der Therapie wurde der Fragebogen zur Erfassung spezifischer Persönlichkeitsmerkmale Schlafgestörter (FEPS II) vorgelegt [13]. Das Verfahren erfasst mittels der Skalen "Grübeln" die kognitive Überaktivität im Sinne des Grübelns und mittels der Skala "Focussing" das oben beschriebene *Monitoring*. Ferner wurde ein eigens entwickeltes Therapieevaluationsinstrument eingesetzt, das relevante Schlafparameter ebenso wie schlafförderliche und schlafhinderliche Verhaltensweisen sowie im Kurs vermittelte Techniken erhebt und mit einer vierstufigen Antwortskala im Lickerformat versehen wurde. Die Katamnese wurde nach einem, zwei, drei und 4 Jahren nach Beendigung des Seminars durchgeführt. Zur Erfassung der bei Patienten mit PI dominierenden Tagessymptomatik der Müdigkeit wurde das ISM [10] eingesetzt.

10.6.3. Verfahren

Der Überprüfung der Therapieeffekte wurde ein 2 × 4 (vorher/nachher × Jahrgang 1 bis 4) faktorielles Design mit Messwiederholung zugrunde gelegt und mittels MANOVAs und ANOVAs überprüft. Auf eine ausführliche Darstellung der Ergebnisse der jeweiligen Analysen wird an dieser Stelle verzichtet. In Tab. 10.4 sind die Ergebnisse zusammenfassend dargestellt; bei fehlender Signifikanz der Effekte wurde folgerichtig auf die Berechnung von Effektstärken berichtet, was in der Tabelle durch einen fehlenden Eintrag der Effektstärken in Spalte 5 ersichtlich ist. Da für die Interaktion der Untersuchungsfaktoren auf nahezu allen Zielvariablen keine signifikanten Resultate repliziert werden konnten, sind in Tab. 10.4 ausschließlich die Ergebnisse der Analysen des Zeitfaktors "vorher/nachher" aufgeführt.

10.6.4. Ergebnisse

11 % der Teilnehmer gaben an, dass sich ihr Schlafvermögen normalisiert habe, 54 % berichteten über eine deutliche Verbesserung und 34 % über eine nicht bedeutsame Besserung des Schlafvermögens. 2 % der Teilnehmer beklagten eine Verschlechterung des Schlafes in der Nachbefragung. In der zweiten Spalte von Tab. 10.4 finden sich die Mittelwerte vor Therapie, in der dritten die Mittelwerte nach Therapie, in der fünften die Differenz und in der sechsten Spalte die jeweiligen Effektstärken (ES). Im Mittel wurde eine Verkürzung der Wachzeit nach dem erstmaligem Einschlafen (WASO) um 34 Minuten und eine Verlängerung der Schlafdauer (TST) um 0,8 Stunden erzielt, wobei die Bettzeit (TIB) zum Zeitpunkt der Katamnese wieder auf dem Ausgangsniveau vor der Teilnahme am Schlafseminar lag. Eine deutliche Reduktion konnte sowohl hinsichtlich der Schlaferwartungsangst bei mittlerer ES (0,54) als auch des Gefühls des Kontrollverlustes ("ausgeliefert sein") bei hoher ES (1,05) erzielt werden. Das Fokussieren der Aufmerksamkeit am Tage auf den Schlaf und mögliche negative Konsequenzen konnte bei einer ES von 0,72 ebenfalls deutlich reduziert werden. Die erlebte Hilflosigkeit gegenüber dem Schlafproblem zeigte mit einer ES von 0,65 einen bedeutsamen Rückgang. Im Hinblick auf die nächtliche Zeitregistrierung konnte ein sehr starker Effekt erzielt werden (0,84). Insgesamt wurde am Tage eine Verbesserung der allgemeinen Leistungsfähigkeit (0,34), des Konzentrationsvermögens (0,45) und der Stimmung (0,63) berichtet. Interessanterweise konnte nur eine triviale bzw. nicht signifikante Veränderung der schlafhygienisch bedeutsamen Variablen Fernsehen und Essen im Bett erzielt werden. Von den vermittelten Methoden wurde bzw. wird bei wieder auftretenden Schlafproblemen die PM von 65,6 %, die Phantasiereise von 70 %, nächtliches Aufstehen von 65,5 %, kürzere Bettzeiten (im Sinne des Schlafrestriktionsansatzes) von 68,4 % und konstante Bettzeiten von 96,1 % mehr oder weniger regelmäßig durchgeführt. Nach der subjektiven Wirksamkeit der einzelnen Maßnahmen befragt wurden vor allem konstante Bettzeiten – 84,5 % sehen in der Methode einen bedeutsamen Faktor in der Verbesserung des persönlichen Schlafvermögens –, die Phantasiereise (61,4 %), kürzere Bettzeiten (61,3 %), die PM (61 %) nächtliches Aufstehen (59,7 %) und Grübeln außerhalb des Bettes (41,7 %) im Sinne des Stimuluskontrollansatzes genannt. In einem Folgeschritt wurde nach Hinweisen gesucht, weshalb ein Teil der Stichprobe nicht von der Maßnahme profitierte. Hier zeigte sich, dass die Personen, die nicht von der Maßnahme profitierten (34 %), im Vergleich zu den Respondern insgesamt weniger konsequent in der Durchführung der Kürzung der Bettzeiten waren und im Bett weiterhin verstärkt grübelten, anstatt das Bett dann zu verlassen. In allen weiteren schlafbezogenen Verhaltensweisen konnte kein bedeutsamer Unterschied zwischen Respondern und Nonrespondern ermittelt werden. Es zeigte sich weiterhin, dass die Responder deutlich mehr kontrollbezogene Kognitionen aufwiesen; so fühlten sie sich dem Schlafproblem weniger ausgeliefert, machten sich weniger Gedanken über ihren Schlaf und berichteten über ein größeres Maß an Gelassenheit gegenüber ihrem Schlafproblem, mithin also ein Hinweis für die deutliche Wirksamkeit einer gelungenen kognitiven Umstrukturierung, die zu einer Entkatastrophisierung des Schlafproblems führte. Auf den Skalen des FEPS II zeigten sie folgerichtig einen deutlichen Rückgang der Grübelneigung und Fokussierung auf das Schlaf-

problem, wohingegen die Non-Responder unveränderte Werte zum Katamnesezeitpunkt berichteten.

Variable	$M_{prä}$	M_{post}	Δ	ε
TIB (h)	7,51	7,51	0,0	—
SOL(min)	48,73	32,01	16,72	0,44
WASO (nächtliche Wachzeit nach dem erstmaligem Einschlafen in min)	69,95	35,22	34,73	0,68
TST (h)	4,94	5,75	−0,8	0,58
Angst am Abend vor dem Schlafengehen	2	1,46	0,54	0,54
Ausgeliefert sein	2,97	2,03	0,93	1,05
Monitoring am Tag	2,24	1,56	0,68	0,72
Fernsehen im Bett	1,53	1,38	1,15	0,16
Essen im Bett	1,18	1,13	0,05	—
Frühmorgendliches Erwachen	2,975	2,39	0,56	0,65
Hilflosigkeit	2,84	2,3	0,54	0,65
Stresserleben am Tage	2,58	2,18	0,4	0,53
Stressbewältigung am Tage	2,2	3.02	0,8	0,54
Nächtliche Zeitregistrierung (Wecker)	2,83	2,03	0,8	0,84
Leistungsfähigkeit	2,6	2,9	0,3	0,34
Konzentration	2,32	2,65	−0,33	0,45
Stimmung	2,52	2,84	0,32	0,63

Tab. 10.4: Mittelwerte, Differenzen und Effektstärken der abhängigen Variablen.

10.6.5. Schlussfolgerung

Das vorgestellte Gruppenprogramm führt in den relevanten Zielvariablen zu überwiegend mittleren bis hohen Effektenstärken. Insbesondere die Techniken der Stimuluskontrolle und Schlafrestriktion (und damit auch regelmäßige Bettzeiten), die Phantasiereise und die PM erweisen sich als wirksame Therapiebausteine und werden von den Teilnehmern beim erneuten Auftreten von Schlafproblemen eingesetzt. Insgesamt zeigen die Teilnehmer eine deutlich gelassenere Einstellung gegenüber dem Schlaf, was eine gelungene kognitive Umstrukturierung untermauert.

Die Vergleichbarkeit der beschriebenen Effekte über vier Teilnehmerjahrgänge hinweg ist als deutlicher Hinweis für die Stabilität der Effekte zu werten. Vor diesem Hintergrund kann die im Titel dieses Beitrags gestellte Frage, ob es sich bei der Insomnietherapie am Pfalzklinikum um eine wirksame Methode oder eher um "Wellnessmedizin" handelt, eindeutig zugunsten der Methodenwirksamkeit beantwortet werden.

Literatur

1. Morin CM. Measuring outcomes in randomized clinical trials of insomnia treatments. Sleep Medicine Reviews 2003; 7: 263-279.

2. Ohayon MM. Epidemiology of insomnia: what we know and what we still need to learn. Sleep Medicine Reviews 2002; 6: 97-111.

3. Kohn L, Espie CA. Sensitivity and specificity of measures of the insomnia experience: a comparative study of psychophysiological insomnia, insomnia associated with mental disorder and good sleepers. Sleep 2005; 28: 104-112.

4. Alapin I, Fichten CS, Libman E, Creti L, Bailes S, Wright J. How is good and poor sleep in older adults and college students related to daytime sleepiness, fatigue, and ability to concentrate? Journal of Psychosomatic Research 2000; 49: 381-390.

5. Riedel BW, Lichstein KL. Insomnia and daytime functioning. Sleep Medicine Reviews 2000; 4: 227-298.

6. Stepanski, E., Lamphere, J., Badia, P., Zorick, F. & Roth, T. (1984). Sleep fragmentation and daytime sleepiness. Sleep 1984; 7: 18-26.

7. Riemann D, Voderholzer U. Consequences of Chronic (Primary) Insomnia: Effects on Performance, Psychiatric and Medical Morbidity – An Overview. Somnologie 2002; 6: 101-108.

8. Harvey AG. A cognitive model of insomnia. Behavior Research and Therapy 2002; 40: 869-893.

9. Lacks P. Behavioral treatment of persistent insomnia. New York: Pergamon Press 1987.

10. Binder R. Entwicklung eines Instruments zur differentiellen Erfassung von müdigkeits- und schläfrigkeitsbezogenen Aspekten bei ausgewählten Schlafstörungen (Psychologie, Band 52). Landau: Verlag empirische Pädagogik 2006.

11. Monroe LJ. Psychological and physiological differences between good and poor sleepers. Journal of Abnormal Psychology 1967; 72: 255-264.

12. Rodenbeck A, Hajak G, Meier A, Cohrs S, Jordan W. Psychoneuroendokrine Pathomechanismen der psychophysiologischen Insomnie. Somnologie 2005; 9, 21-32.

13. Hoffmann RM, Schnieder G, Heyden T. Fragebogen zur Erfassung spezifischer Persönlichkeitsmerkmale Schlafgestörter (FEPS II). Göttingen: Hogrefe, 1996

14. Espie CA, Broomfield NM, MacMahon KM, Macphee LM, Tayler LM. The attention-intention-effort pathway in the development of psychophysiologic insomnia: an invited theoretical review. Sleep Med Rev 2006; 10: 215-245.

15. Hauri PJ. Sleep hygiene, relaxation therapy, and cognitive interventions. In: Hauri PJ, Case studies in insomnia. New York: Plenum Publishing Corporation 1991: 65-84.

16. Bootzin RR. A stimulus control treatment for insomnia. Proceedings of the American Psychological Associations 1972: 395-396.

17. Spielman AJ, Saskin P, Thorpy MJ. Treatment of chronic insomnia by restriction of time in bed. Sleep 1987; 10: 45-56.

18. Morin CM, Hauri PJ, Espie CA, Spielman AJ, Buysse DJ, Bootzin RR. Nonpharmacologic treatment of chronic insomnia. Sleep 1999; 22: 1134-1156.

19. Lazarus RS, Folkman S. Appraisal and coping. New York: Springer, 1984.

20. Kanfer H, Saslow G. Behavioral Analysis: An alternative to diagnostic classification. Archieves of General Psychiatry 1974; 12: 529-538.

21. Kaluza G. Psychologische Gesundheitsförderung und Prävention im Erwachsenenalter. Eine Sammlung empirisch evaluierter Interventionsprogramme. Zeitschrift für Gesundheitspsychologie 2006; 14: 171-196.

22. Fuchshuber A. Positiver Umgang mit Stress – wie Selbstmanagement gelingen kann. Verhaltenstherapie und Verhaltensmedizin 2008; 29: 3-18.

23. Kaluza G, Basler D. Gelassen und sicher im Stress. Berlin: Springer, 1996.

24. Weeß HG, Schürmann T, Binder R, Steinberg R. Das Landecker Inventar zur Erfassung von Schlafstörungen (LISST). Frankfurt: Harcourt Test Services, 2004.

11. Stationäre verhaltenstherapeutische Gruppentherapie bei chronischen und schweren Formen der Insomnie

Bei der Behandlung der primären Insomnie gilt die kognitive Verhaltenstherapie (KVT-I = Kognitive Verrhaltenstherapie für Insomnien) als Methode der ersten Wahl [1]. Sie basiert im Wesentlichen auf effektiven Einzelmethoden wie Bettzeitenverkürzung (BZV) [2] und Stimuluskontrolle [3], welche in ein kognitives Therapiemodell eingebettet werden [4]. Die KVT-I ist in verschiedenen Studien gut evaluiert [5], es zeigt sich, dass sie vor allem einen nachhaltigen Effekt hat, der über das Therapieende noch messbar ist [6]. Effektivitätsstudien beziehen sich jedoch ausschließlich auf den ambulanten Bereich und die klinische Erfahrung zeigt, dass es schwere Formen der Insomnie gibt, die ambulant nicht behandelt werden können und von daher unterversorgt bleiben. Für diese spezielle Gruppe von Patienten wurde ein stationäres Programm der KVT-I entwickelt und evaluiert [7]. Was sind die Wirkmechanismen dieser stationären Therapieform und worin unterscheidet sie sich gegenüber der ambulanten Therapie?

11.1. Entstehungsmodell der primären Insomnie und aufrechterhaltende Mechanismen

Hypothesen über Wirkmechanismen der KVT-I hängen eng mit dem zugrundeliegenden Entstehungsmodell der primären Insomnie zusammen. Je nachdem, ob die primäre Insomnie als konditioniertes Verhalten oder als organische Erkrankung verstanden wird, ergeben sich unterschiedliche Annahmen über therapeutische Wirkmechanismen. Die Verhaltenstherapie geht davon aus, dass die Insomnie ein mehr oder weniger erlerntes bzw. konditioniertes komplexes Verhaltensmuster ist, welches durch dysfunktionale Einstellungen, Fehlverhalten und ein erhöhtes Anspannungsniveau aufrechterhalten wird [9-11] und sich in dieser spezifischen Eigendynamik der willkürlichen Beeinflussung entzieht. Das Modell der psychophysiologischen Insomnie kann als therapeutische Schnittmenge aller möglichen Unterformen und Mischbilder der Insomnie verstanden werden. Die Aufrechterhaltung der Störung wird in Abb. 11.1 verdeutlicht.

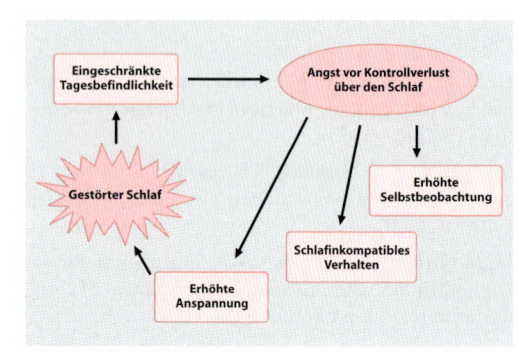

Abb. 11.1: Erklärungsmodell der psychopysiologischen Insomnie.

Ausgehend von der Erfahrung, schlecht zu schlafen und tagsüber beeinträchtigt zu sein, entsteht die Sorge bzw. Angst, die Kontrolle über den Schlaf verloren zu haben. Dies unterscheidet Insomniepatienten von anderen Schlafgestörten, welche die Müdigkeit und Konzentrationsstörung am nächsten Tag als belastend, aber nicht als beängstigend wahrnehmen. Aus der Ängstlichkeit heraus entstehen die Symptome, welche für die Insomnie typisch sind, nämlich eine erhöhte Selbstbeobachtung, Vermeidung von Dingen bzw. Umständen, die den Schlaf vermeintlich verschlechtern, eine verzerrte Schlafwahrnehmung und letztlich ein erhöhtes Arousalniveau, welches Einschlafen erschwert. Diese Verhaltensweisen sind für die primäre Insomnie gut belegt. Beispielhaft sei hier die für Insomniepatienten typische verstärkte ängstliche Selbstbeobachtung angeführt, welche den automatischen Einschlafprozess erheblich stören kann. Espie hat dies den Attention-Intention-Effort-Pathway genannt [11].

Die perpetuierende Erfahrung nicht schlafen zu können und dem Schlaf hilflos gegenüberzustehen, führt zu einer Veränderung der Einstellung zum Schlaf. Morin hat diese dysfunktionalen Einstellungen bei Insomniepatienten nachgewiesen

11.2. Wie wirkt die Verhaltenstherapie bei der psychophysiologischen Insomnie?

Die Verhaltenstherapie hat das Ziel, dieses Wechselspiel zwischen gestörtem Schlaf, ängstlicher Sorge und dysfunktionalem Verhalten wirksam zu unterbrechen. Der Betroffene soll lernen, sein Verhalten und sein Denken dahingehend zu ändern, dass natürlicher Schlaf wieder möglich ist. Ein wesentlicher Bestandteil der KVT-I ist dabei die Vermittlung von Erfolgserlebnissen bezüglich der eigenen Schlaffähigkeit. Viele Patienten machen die Erfahrung, immer wieder "gute Nächte" neben den überwiegend schlechten zu haben. In der Therapie lernen sie, Schlaf nicht mehr als Zufallsprodukt unabhängig von eigenen Anstrengungen zu sehen, sondern als Ergebnis, eines schlafkompatiblen, also schlafhygienischen Verhaltens. Die positive Selbstwahrnehmung als Schläfer führen langfristig zu einer Reduktion des Hyperarousal und einer wachsenden Fähigkeit zur Entspannung, welches Einschlafen wieder möglich macht.

Ein wesentlicher Wirkmechanismus der KVT-I besteht dabei in der Konfrontation des Patienten mit neuen Verhaltensweisen, die er einhalten muss, um den Schlaf zu verbessern. Konfrontation deswegen, weil diese neuen Verhaltensmuster wie zum Beispiel die Bettzeitenreduktion bei dem Patienten in der Regel Unbehagen bis zu Angst auslösen. So fürchten viele Patienten, die Bettzeiten zu reduzieren, da sie meinen, dadurch noch weniger Schlaf zu bekommen. Dahinter steckt die irrationale Annahme, dass sie in jeder Nacht längere Zeit wach liegen und dass eine Verkürzung der Bettzeit auf Kosten der eh schon geringen Schlafzeit gehen würde.

In der Therapie wird der Patient durch Aufklärung motiviert, die neuen Verhaltensmaßnahmen auszuprobieren und bei der Ausführung therapeutisch begleitet. Wenn der Patient durch den gezielten Aufbau des Schlafdrucks erste Erfolgserlebnisse bezüglich seiner Schlafqualität erfährt, kann er innerhalb der Therapie lernen, dies auf sein Verhalten zu attribuieren und somit die Kontrolle über den Schlaf wieder zu gewinnen. Es kommt also zu einer Reattribuierung der eigene "Schlafkompetenz".

11.3. Versorgungssituation der primären Insomnie im ambulanten Bereich

Der hohe edukative Anteil in der KVT-I macht es möglich, die Therapie grundsätzlich auch mit reduziertem Therapeuten-Patienten Kontakt zu vermitteln. Es gibt mittlerweile Studien, die zeigen, dass nach einer nur vier-stündigen Vermittlung der Therapieinhalte eine Verbesserung des Schlafes erreicht werden kann [13]. Dies hat die Entwicklung vor Selbsthilfeprogramme angestoßen [14] und natürlich einen großen Markt von Ratgebern Platz geschaffen. In der Regel wird die KVT-I im ambulanten gruppentherapeutischen Setting angeboten. Dabei gilt eine durchschnittliche Dauer von 8 Stunden, die in wöchentlichen Abständen abgehalten werden.

Die Effektivität dieser multimodalen Gruppenprogramme steht mittlerweile außer Frage [15]. Der Vorteil der KVT-I gegenüber psychopharmakologischer Therapieformen ist die Nachhaltigkeit des Effektes. Dies unterstreicht die Bedeutung der Verhaltensänderung bei der Therapie. Die KVT-I wirkt vor allem über den Mechanismus, dass der Patient seinen Schlaf über die Veränderung seines Verhaltens kontrollieren kann und ihn nicht durch eine pharmakologische Substanz verbessern muss. Dies wird als Hauptwirkmechanismus gesehen. Während einer KVT-I kann eine Reduktion der Hypnotikaeinnahme problemlos erfolgen [16].

Ambulante KVT-I wird in Deutschland in vielen Schlafambulanzen aber auch durch niedergelassenen Psychotherapeuten angeboten. Standardmanuale sind die von Riemann & Backhaus [17] und Müller & Paterok [18].

11.4. Grenzen der ambulanten KVT-I

Bei all diesen vielversprechenden Therapieangeboten sollte jedoch nicht vergessen werden, dass die primäre Insomnie selten alleine vorkommt. Studien zeigen, dass es eine hohe Komorbidität mit psychiatrischen und körperlichen [19, 20], aber auch anderen organischen Schlafstörungen gibt [21]. Diesen komplizierenden Faktoren sollte vor allem in der Diagnostikphase Rechnung getragen werden, um unerwünschte Nebenwirkungen der KVT-I zu vermeiden. So führt insbesondere eine systematische Bettzeitenverkürzung [2] zu einem gefährlichen Anstieg der Müdigkeit. Dies wird verstärkt, wenn der Schlaf zusätzlich durch eine organische Ursache (wie z.B. Schlafapnoe oder Periodische Beinbewegungen im Schlaf) gestört wird. Diese unerkannten schlafmedizinischen Komorbiditäten [22-24] können unter Umständen der Grund dafür sein, warum Patienten in rein ambulanten Behandlungsformen scheitern. Zwar gibt es mittlerweile gute ambulante Untersuchungsmethoden für die Schlafapnoe oder auch Periodische Beinbewegungen im Schlaf, allerdings geben diese keine umfassende Information über das Ausmaß der verursachten Schlaffragmentation. Dies kann nur die Polysomnographie leisten.

Eine weitere Grenze für ambulante KVT-I ist eine unerkannte Depression. Die Differentialdiagnose einer Depression und einer primären Insomnie ist im Querschnitt oft nicht möglich. Patienten führen in der Regel ihre Verzweiflung und ihre Antriebslosigkeit auf den schlechten Schlaf zurück und Depressionen gehen in der Regel mit Schlafstörungen einher. Für depressive Patienten ist die Durchführung einer Standard KVT-I in der Regel zu anstrengend, die sie u.U. eher abbrechen lässt. In diesem Fall kann es sein, dass er dies als Versagen attribuiert und depressiv verarbeitet. Man weiß zwar, dass die KVT-I auch bei Depressionen hilft [25] allerdings bedarf dies einer besonderen Adaptation.

Die Angst vor unangenehmen Folgen einer Hypnotikareduktion ist oft ein weiterer limitierender Faktor im ambulanten Setting. Die Erfahrung zeigt, dass es Patienten gibt, welche ihr Medikament nicht eine einzige Nacht weglassen können. Dieses Verhalten ist so irrational wie viele andere symptomatische Verhaltensweisen bei der primären Insomnie auch, was den meisten Patienten in der Regel bewusst ist. Wenn allerdings die Angst größer ist als das Vertrauen in die Therapie kann an diesem Punkt eine KVT-I scheitern.

Schließlich ist die mangelnde Kontrolle über die Einhaltung der Maßnahmen ein entscheidender Nachteil der ambulanten KVT-I. Auch wenn die Patienten motiviert sind, scheitert die Durchführung häufig an folgenden Punkten:

- Missverständnis über die Durchführungsregeln. Patienten verstehen zwar in der Regel die BZV, verwechseln dann jedoch nicht selten morgendliches Aufstehen mit dem Aufwachen und bleiben länger liegen
- Mangelnde Disziplin: Besonders in den Wintermonaten bedarf es einer erheblichen Motivation, das Bett morgens immer zur gleichen Zeit zu verlassen, vor allem wenn es draußen noch dunkel ist. Das Gleiche gilt für ungewolltes Einschlafen vor der vereinbarten Zubettgehzeit.

Da sich der Effekt der BZV nur bei konsequenter Anwendung einstellt, sind die Patienten frustriert, wenn sie aus Nachlässigkeit keine Verbesserung des Schlafes erfahren, andererseits aber sich den Mühen dieser Maßnahme weitgehend unterzogen haben. Aktometer in Kombination mit einem Schlafprotokoll erleichtern zwar die Kontrolle im ambulanten Setting, sind jedoch nicht immer vorhanden und geben auch keinen Aufschluss über kurzes Einschlafen außerhalb der Bettzeiten.

Zusammenfassend lässt sich sagen, dass mit der ambulanten Form der KVT-I zwar Insomnien gut behandelt werden können, komplizierte Formen der Insomnie bzw. Therapie-Abbrecher jedoch häufig an strukturellen Problemen scheitern. Die Non-Responder werden dann oft antidepressiv oder in psychosomatischen Einrichtungen behandelt, hier allerdings in der Regel mit anderen Erkrankungen zusammen, also nicht störungsspezifisch. Ein Teil der therapiemotivierten Patienten bleibt somit verhaltenstherapeutisch unterversorgt.

11.5. Ein neues standardisiertes stationäres KVT-I Gruppenprogramm für Insomnien

Um den schwierigen Fällen von Insomnie eine Therapiemöglichkeit zu geben, wurde ein stationäres Gruppenprogramm entwickelt und liegt mittlerweile als Manual vor [7]. Das Programm hat eine Dauer von 14 Tagen, in denen die Patienten in einer geschlossenen Gruppe behandelt werden, das heißt, alle Patienten werden am gleichen Tag aufgenommen und entlassen. Die Gruppenstärke beträgt ca. 8 Patienten. Zu Beginn der Therapie findet eine Polysomnographie zur Erhebung der aktuellen Schlafqualität und zur Untersuchung etwaiger organischer Ursachen statt. Den Patienten wird freigestellt, ob sie die Untersuchung mit oder ohne Schlafmittel durchführen wollen. Falls der Patient die Hypnotika absetzen möchte, erfolgt dies zu Beginn der Therapie unter ärztlicher Kontrolle. Unmittelbar nach der Polysomnographie erfolgt eine ausführliche individuelle Aufklärung des Patienten über seine Schlafdaten. Der Patient erhält dabei Informationen über seinen gemessenen Schlaf und kann sie mit seiner Schlaferinnerung vergleichen.

Die Module der KVT-I werden in täglichen Gruppensitzungen vermittelt (☞ Tab. 11.1). Bei der modifizierten Bettzeitenverkürzung (BZV) (Crönlein et al. 2013) wird eine Dauer von 6 Stunden zugrunde gelegt, bei älteren Patienten auch mal 6½ Stunden. Die Patienten erhalten zusätzlich Einzelgespräche, Entspannungs- und Bewegungstherapie, eine spezielle Schulung in Schlafwahrnehmung und eine Einführung in Meditationstechniken. Die Einhaltung der Maßnahmen wird durch das Pflegepersonal aber auch durch die Gruppenmitglieder selber überwacht. Am Ende der Therapie findet eine Kontrollpolysomnographie statt. Alle Patienten werden psychiatrisch und neurologisch untersucht und während der Therapie regelmäßig visitiert.

Erste Evaluationen zeigen, dass sich durch diese zweiwöchige Intervention bei Patienten mit einer schweren Insomnie eine langanhaltende Verbesserung des Schlafes erreichen lässt [7], vor allem zeigt sich eine Verbesserung des objektiven Schlafes schon während der Therapie, die dann therapeutisch genutzt werden kann und eine langanhaltende Reduktion der Hypnotikaeinnahme mit sich führt.

Therapiemodul	Beschreibung
Im ambulanten Setting	
Bettzeitenverkürzung	Reduktion der Bettzeiten auf 6 Stunden
Stimuluskontrolle	Der Patient wird dazu angehalten, dass Bett im Falle von Einschlafproblemen zu verlassen
Entspannungsübungen	Die Patienten lernen unterschiedliche Methoden der Entspannung
Psychoedukation	Die Patienten erhalten eine ausführliche Aufklärung über die Regeln der Schlaf-Wach-Regulation, über die Physiologie des Schlafes, über das Krankheitsbild der Insomnie und über Ursachen und Folgen gestörten Schlafes
Meditation	Einführung in eine Meditationstechnik und die Bedeutung der Achtsamkeit bei Schlafstörungen
Zusätzlich im stationären Setting	
Polysomnographie	Durchführung einer Standard-Polysomnographie nach den Kriterien der DGSM mit Aufklärung des Patienten
Abendliche Aktivierung	Kontrolle der Abendaktivitäten zur Vermeidung vorzeitigen Einschlafens
Verhaltensanalyse im Einzelgesprächen	Erstellung einer individuellen Verhaltensanalyse. Der Patient soll die psychodynamische Bedeutung des gestörten Schlafes in seiner aktuellen Situation verstehen lernen.

Tab. 11.1: Therapiemodule und Erklärung der ambulanten und stationären KVT-I.

11.6. Was sind die besonderen Wirkmechanismen einer stationären Therapie?

11.6.1. Prinzip der letzten Instanz

Die klinische Erfahrung zeigt, dass der erste Wirkmechanismus sich allein schon in der Tatsache äußert, dass es diese "letzte" therapeutische Instanz für Patienten gibt. Espie beschreibt ein Modell der gestuften Behandlungsangebote für Insomnien, je nach Schweregrad der Insomnie [26]. Ein stationäres Behandlungsangebot könnte in diesem Sinne als letzte verhaltenstherapeutische Instanz angesehen werden. So berichten Patienten nicht selten, dass sie während der Wartezeit auf Therapiebeginn schon eine Verbesserung erfahren. Insbesondere Patienten mit frustranen Therapieerfahrungen haben die Hoffnung auf Heilung oft bereits aufgegeben, was teilweise durch Fehlinformationen, wie z.B. "Sie werden wohl mit der Störung leben müssen.", verstärkt wird. Die Aussicht auf die Behandlung in einer spezifischen Einrichtung gibt dem Patienten das Gefühl, mit seiner Störung ernst genommen zu werden und erweckt darüber hinaus Vertrauen und auch Hoffnung in die Heilbarkeit der Störung.

11.6.2. Kontrollierte Durchführung

Ein weiterer wichtiger Wirkmechanismus ist die kontrollierte Durchführung der Therapiemodule. Dies wird vor allem bei der BZV deutlich. Viele Patienten berichten von frustrierenden Versuchen mit der BZV. In der Evaluationsphase der stationären Therapie wurden dabei folgende Gründe deutlich: Patienten begreifen die Grundlagen der BZV oft erst dann, wenn sie sie erfolgreich angewandt haben. Die klinische Erfahrung zeigt, dass sich die BZV zwar recht gut vermitteln lässt, im Laufe der Therapie jedoch seitens der Patienten immer wieder Fragen kommen, wie z.B. ob man morgens "tatsächlich aufstehen" oder "sich nur den Wecker stellen" sollte. Diese Missverständnisse sind keine Folge nachlässiger Erläuterung der Therapieinhalte oder eingeschränkter Auffassungsgabe seitens der Patienten. Die BZV ist ein unangenehmes Modul und wird deshalb eher missverstanden. Jeden Tag zur gleichen Zeit aufstehen zu müssen unabhängig davon, ob der Körper sich "gerade mal seinen Schlaf holt", ist für Insomniepatienten eine beängstigende Aussicht. Sie lassen sich deshalb oft erst nach den ersten positiven Erfahrungen ernsthaft auf die Methode ein. Ab diesem Zeitpunkt wächst dann auch das Vertrauen in die Therapie als solche und in die Person des Therapeuten. Das stationäre Setting bietet den Vorteil der der Kontrolle,

- die Patienten werden notfalls morgens geweckt,
- sie werden beobachtet, ob sie nicht vor der Bettzeit einschlafen
- und sie können nicht unbeobachtet außerhalb der vereinbarten Bettzeiten (z.B. tagsüber) schlafen.

Ein besonderes Problem bei der Durchführung der BZV ist die Verschlechterung des Schlafes in den ersten Tagen. Der Schlaf verbessert sich in der Regel auch bei stringenter Anwendung erst nach ca. drei bis vier Tagen, meist in Form schnelleren Einschlafens und erst später durch die Reduktion nächtlicher Wachzeiten. Während dieser Zeit des Abwartens sind die Patienten meist frustriert. Hier zeigen sich Vorteile des stationären Settings, welches eine größere Nähe zwischen Therapeut und Patient gewährleistet und somit Frustrationen schneller auffangen kann.

Das stationäre Setting bietet zudem die Möglichkeit die schwierige Zeit am Abend bis zum Einschlafen mit Aktivität zu überbrücken. Die Patienten werden dazu angehalten, Außenaktivitäten in der Gruppe wahrzunehmen. Das bedeutet, sie sollen abends Spaziergänge machen, kulturelle Veranstaltungen besuchen oder Gesellschaftsspiele unternehmen. Durch diese soziale Aktivierung bemerken die Patienten, dass sie tatsächlich entgegen ihren Erwartungen abends länger aufbleiben können und dass sich diese Mühe auch lohnt. Sie bemerken jedoch auch, dass die frühen Bettzeiten am Abend unter Umständen auch eine Funktion hatten, nämlich die Leere des Abends zu füllen. Diese Themen können dann zeitnah gut thematisiert werden.

Zusammenfassend kann gesagt werden, dass durch die enge Kontrolle der BZV nicht nur die korrekte Durchführung kontrolliert werden kann, sondern dadurch ein fundiertes Verständnis oft erst erreicht werden kann. Dieses geht in der Regel einher mit der Einsicht in früheres Fehlverhalten und kann somit die Grundlage für eine echte Verhaltensänderung bilden.

11.6.3. Einübung in Reinform

"Das habe ich schon probiert und es hat nicht geholfen". Dies ist ein mittlerweile häufig geäußerter Satz frustrierter Insomniepatienten, die sich in die KVT-I eingelesen haben und an der Durchführung im häuslichen Bereich gescheitert sind. Dies liegt zum einen an einem mangelhaften Verständnis von der korrekten Durchführung, aber auch daran, dass bei einigen Patienten häuslicher Alltag und Pflichten eine Durchführung erschweren. Ein Grund kann zum einen ein "zu wenig" an sozialer Aktivierung sein, z.B. wenn vor allem ältere Patienten alleine wohnen oder es bestehen zu viele Pflichten, sei es durch Kinderbetreuung oder Beruf. Das stationäre Setting bietet einen optimalen Rahmen, die Module ohne die Grundangst, "ich muss am nächsten Tag fit sein" auszuprobieren.

Somit stellen sich Patienten im stationären Rahmen eher unangenehmen oder konfrontativen Modulen als im häuslichen und beruflichen Alltag und haben auch so eher die Chance einen Benefit zu erfahren. Der Transfer in den häuslichen Bereich ist ein schwieriger Punkt in der Therapie und wird am Ende der Therapie in einer eigenen Sitzung bearbeitet.

11.6.4. Sichtbare Verbesserung des Schlafes

Die Durchführung einer Polysomnographie zu Beginn aber auch am Ende der Therapie spielt für die Wirksamkeit eine ganz besondere Rolle. Im Gegensatz zur anderen Störungen wie Tinnitus oder Schmerz kann Schlaf physiologisch gemessen und von daher für den Patienten sozusagen sichtbar gemacht werden. Der Patient lernt die körperliche Entsprechung seiner Schlafwahrnehmung kennen. Die Diagnostik mittels Polysomnographie bietet folgende Vorteile

- **Umfassende Differentialdiagnostik:** Insomnien, auch primäre Formen, wie zum Beispiel die psychophysiologische Insomnie können zusammen mit anderen Schlafstörungen auftreten. Hierzu gehören vor allem schlafbezogene Atmungsstörungen aber auch periodische Beinbewegungen. Die Behandlung der organischen Störung allein verbessert nicht die Insomnie (Roth 2009), da diese durch andere Faktoren aufrechterhalten wird, die trotz einer erfolgreichen Therapie der organischen Schlafstörung weiterbestehen. Untersuchungen haben gezeigt, dass vor allem bei Frauen organische Schlafstörungen übersehen werden [23].
- **Status quo der Schlafqualität:** Die Polysomnographie zu Beginn der Therapie gibt ein genaues Bild der aktuellen Schlafqualität. Wie sieht die Schlafkontinuität aus? Was für eine Schlafeffizienz erreicht der Patient? Bei Insomniepatienten ist eine relativ große Varianz der gemessenen Schlafqualität bekannt [27]. All diese Informationen sind für die Behandlung einer schweren bislang therapieresistenten Insomnie unerlässlich, da der Therapeut Informationen über das Ausgangsniveau des Schlafes bekommt.
- **Schlafwahrnehmung:** Es ist bekannt, dass Insomniepatienten ihren Schlaf in der Regel unterschätzen [28]. Die Schlaflatenz wird meist überschätzt und nächtliche kurze Schlafzeiten können nicht wahrgenommen werden und werden zugunsten Wachseins in der Erinnerung geglättet. Diese systematische Unterschätzung des Schlafes kann einen physiologisch messbaren Therapieerfolg natürlich relativieren. So kann das Ausbleiben einer Schlafkonsolidierung trotz Einhaltung aller Maßnahmen auch an einer simplen Schlafwahrnehmungsstörung liegen. Allerdings leiden nicht alle Insomniepatienten an einer Schlafwahrnehmungsstörung und es gibt auch Patienten, die ihren Schlaf relativ präzise einschätzen können. Die Polysomnographie am Anfang der Therapie gibt wichtige Informationen über die Validität der Schlafeinschätzung des Patienten. Diese individuellen Informationen bilden dann eine wichtige Grundlage für die weitere Therapiearbeit.
- **Therapieerfolg sichtbar machen:** Das "Sichtbarmachen" des Schlafes nach erfolgreicher Durchführung der BZV ist für die Patienten, die oft noch während der Therapie zweifeln, eine ganz besondere therapeutische Hilfe. In der langjährigen Durchführung der stationären Therapie hat sich gezeigt, dass der Moment der Aufklärung nach der Kontrollpolysomnographie am Ende der Therapie für den Patienten von besonderer Wichtigkeit ist. Die Patienten haben mittlerweile Informationen über die Schlafphysiologie erhalten und können ihre polysomnographischen Daten nun deuten. Sie haben gelernt, dass es neben der subjektiven Ebene des Schlafes mit dem Gefühl der Erholsamkeit auch noch die objektive gibt. Spätestens hier zeigt sich, dass der Schlaf oft zu Unrecht für ein Gefühl der Anspannung und der mangelnden Erholsamkeit verantwortlich gemacht wird. Wenn der physiologische Erfolg, wie zum Beispiel eine Reduktion der Wachzeiten, eine schnellere Einschlaflatenz oder eine Zunahme von Deltaschlaf "schwarz

auf weiß" sichtbar ist, reagieren die Patienten in der Regel erleichtert, auch wenn das subjektive Gefühl noch "hinterher hängt". Erstens erfahren sie, dass sie ihren Schlaf tatsächlich ohne medikamentöse Hilfe verbessern können und zweitens sind sie auf dieser Basis zugänglicher für andere mögliche Ursachen für ihr Missempfinden, die sie unter Umständen vorher geleugnet haben. Diese aufrechterhaltenden Faktoren können eine erhöhte Anspannung oder spezifische Ängste sein und können nun psychotherapeutisch besser bearbeitet werden.

Die Polysomnographie kann dem Patienten also seine eigene Schlafwahrnehmung aufzeigen und die Verbesserung auf physiologischer Ebene sichtbar machen. Der Patient hat so die Möglichkeit ein anderes Vertrauensverhältnis zur KVT-I aufzubauen.

11.6.5. Intensivierte Gruppendynamik

Das Gruppensetting bei der KVT-I bietet besondere Vorteile. Erstens fühlt sich der Patient mit seiner Schlafstörung nicht mehr alleine. Im Austausch mit anderen Betroffenen kommt der Effekt zur Geltung, der allen Gruppentherapien und auch Selbsterfahrungsgruppen gemeinsam ist: Es entsteht ein WIR-Gefühl und der Patient ist der Isolation mit seinem Krankheitsgefühl enthoben. Der Leidensdruck verteilt sich nun auf mehrere Schultern, die Ängste und Erwartungen werden also gebündelt und gehen in der Erwartung der Gruppe auf. Dies erleichtert die therapeutische Arbeit, da der Therapeut sich nun auf die "reine" Schlaftherapie beschränken kann und die individuellen Probleme der verschiedenen Teilnehmer zunächst einmal zurückstellen kann. Diese können dann in den Einzelsitzungen bearbeite werden. Die Gruppe ermöglicht also eine Straffung des Programms.

Sie ermöglicht aber auch mit gruppendynamischen Aspekten wie Lernen am Modell zu arbeiten. Die ersten Patienten, bei denen "es funktioniert", bilden dann einen positiven Referenzverlauf und zeigen die Effektivität der Therapie. Diese Modellverläufe sind für die Motivation in der Gruppe gerade bei der BZV wichtig, da diese viel Disziplin fordert. Schwierige Patienten können nun leichter motiviert werden und sind offener für eine Ursachenforschung bei Ausbleiben einer Verbesserung des Schlafes. In der Regel sind dies Regelüberschreitungen wie zum Beispiel eine längere Liegedauer im Bett. Auch wenn das Lernen am Modell genauso für den ambulanten Bereich zutrifft, hat der stationäre Rahmen den Vorteil, dass die Patienten mit verzögertem Therapieerfolg quasi dabei bleiben "müssen". Genau von diesem Strukturmerkmal profitieren Patienten mit häufigen Therapiefehlversuchen im Vorfeld.

Ein weiterer Vorteil ist die Intensität der Gruppendynamik. Im Gegensatz zur ambulanten Therapie sind die Teilnehmer im stationären Setting während der zwei Wochen auch außerhalb der Therapiezeiten zusammen. Es entsteht so ein sehr intensiver Austausch zwischen den Gruppenmitgliedern, was die Therapieeffekte noch intensiviert. Die Patienten erleben demnach nicht nur ihren eigenen Veränderungen sondern auch die der Mitpatienten stärker. Dies gilt insbesondere für die abendliche Beschäftigung, aber auch den Umgang mit Müdigkeit oder Angst vor ausbleibendem Erfolg. Die klinische Erfahrung zeigt, dass die Gruppe somit zum Co-Therapeuten wird, was wiederum den Therapieerfolg fördert.

11.6.6. Kürze der Therapie

Vierzehn Tage sind für therapeutische Verhältnisse eine kurze Zeitspanne. Dass in so kurzer Zeit eine chronische Schlafstörung behandelt werden kann, erschient zunächst unglaublich. Ziel der Therapie ist via Einsicht eine Verhaltensänderung bezüglich des Schlafes zu erreichen. Dies sollte aufgrund positiver Erfahrungen mit der Therapie passieren. Innerhalb von 14 Tagen kann der Patient bereits positive Erfahrungen mit dem Schlaf machen und somit das Vertrauen in die neuen schlafkompatiblen Schemata gewinnen. Des Weiteren besteht aufgrund der stationären Situation eine hohe therapeutische Dichte. Die Kürze der Therapie unterstreicht das Moment der Lernerfahrung und damit zusammenhängend der Einsicht in eine Verhaltensänderung bezüglich des Schlafverhaltens. Der Patient soll sich also nicht in einer "problemfreien Zone" einrichten, sondern die erlernten Inhalte rasch auf den Alltag übertragen lernen.

11.7. Zusammenfassung und Schlussfolgerung

Auf der Basis der bestehenden therapeutischen Erfahrung mit der KVT-I konnte ein stationäres 14-tägiges Gruppenprogramm entwickelt werden. Die Evaluation ergab, dass sich bei diesem Programm spezifische Wirkmechanismen zeigen. An erster Stelle steht hier die Möglichkeit zur Kontrolle der Therapiemaßnahmen, welches einen ganz entscheidenden Vorteil gegenüber der ambulanten Therapieform darstellt. Des Weiteren die intensivierte Gruppendynamik, welche sich durch die räumliche Nähe zwischen den Teilnehmern ergibt. Sie fördert den Therapieerfolg durch Faktoren wie Modellernen und aktiviert Selbstheilungstendenzen in der Gruppe. Außerdem bietet das stationäre Setting die Möglichkeit zur Polysomnographie, womit eine Basis- und Kontrollmessung des Schlafes möglich wird. Somit kann nicht nur eine Veränderung des physiologischen Schlafes sichtbar gemacht werden, es kann auch eine etwaige Schlafwahrnehmungsstörung eruiert werden. Schließlich erlaubt das stationäre Setting die Möglichkeit die Maßnahmen frei von alltäglichen Einflüssen in Reinform einzuüben. Dies erhöht insbesondere die Effektivität der BZV. Insgesamt bietet die stationäre KVT-I Behandlung einen guten therapeutischen Rahmen für schwierige Fälle der primären Insomnie.

Literatur

1. Espie CA. (1999) Cognitive behaviour therapy as the treatment of choice for primary insomnia. Sleep Med Rev 3, 97-99.

2. Spielman AJ, Saskin P, Thorpy MJ. (1987) Treatment of chronic insomnia by restriction of time in bed. Sleep 10, 45-56.

3. Bootzin RR, Lack L, Wright H. (1999) Efficacy of bright light and stimulus control instructions for sleep onset insomnia. Sleep 22 (Suppl 1), 53-54.

4. Belanger L, Savard J, Morin CM. (2006) Clinical management of insomnia using cognitive therapy. Behav Sleep Med 4, 179-198.

5. Morin CM, Hauri PJ, Espie CA, Spielman AJ, Buysse DJ, Bootzin RR. (1999) Nonpharmacologic treatment of chronic insomnia. An American Academy of Sleep Medicine Review Sleep 22, 1134-1156.

6. Backhaus J, Hohagen F, Voderholzer U, Riemann D. (2001) Long-term effectiveness of a short-term cognitive-behavioral group treatment for primary insomnia. Eur Arch Psychiatry Clin Neurosci 251, 35-41.

7. Crönlein, im Druck

8. Harvey AG. (2002) A cognitive model of insomnia. Behav Res Ther 40, 869-893.

9. Morin CM, Stone J, Trinkle D, Mercer J, Remsberg S. (1993) Dysfunctional beliefs and attitudes about sleep among older adults with and without insomnia complaints. Psychol Aging 8, 463-467.

10. Riemann D, Spiegelhalder K, Feige B, Voderholzer U, Berger M, Perlis M et al. (2010) The hyperarousal model of insomnia: a review of the concept and its evidence. Sleep Med Rev 14, 19-31.

11. Espie CA, Broomfield NM, MacMahon KM, Macphee LM, Taylor LM. (2006) The attention-intention-effort pathway in the development of psychophysiologic insomnia: a theoretical review. Sleep Med Rev 10, 215-245.

12. Morin CM, Blais F, Savard J. (2002) Are changes in beliefs and attitudes about sleep related to sleep improvements in the treatment of insomnia? Behav Res Ther 40, 741-752.

13. Edinger JD, Wohlgemuth WK, Radtke RA, Coffman CJ, Carney CE. (2007) Dose-response effects of cognitive-behavioral insomnia therapy: a randomized clinical trial. Sleep 30, 203-212.

14. Jernelov S, Lekander M, Blom K, Rydh S, Ljotsson B, Axelsson J et al. (2012) Efficacy of a behavioral self-help treatment with or without therapist guidance for co-morbid and primary insomnia—a randomized controlled trial. BMC Psychiatry 12, 5.

15. Riemann D, Perlis ML. (2009) The treatments of chronic insomnia: a review of benzodiazepine receptor agonists and psychological and behavioral therapies. Sleep Med Rev 13, 205-214.

16. Zavesicka L, Brunovsky M, Matousek M, Sos P. (2008) Discontinuation of hypnotics during cognitive behavioural therapy for insomnia. BMC Psychiatry 8, 80.

17. Riemann D, Backhaus J. (1996) Behandlung von Schlafstörungen. PVU-Beltz.

18. Müller T, Paterok B. (1999) Schlaftraining. Ein Therapiemanual zur Behandlung von Schlafstörungen. Göttingen: Hogrefe.

19. Ohayon MM. (1997) Prevalence of DSM-IV diagnostic criteria of insomnia: distinguishing insomnia related to mental disorders from sleep disorders. J Psychiatr Res 31, 333-346.

20. Roth T. (2009) Comorbid insomnia: current directions and future challenges. Am J Manag Care 15 Suppl, S6-13.

21. Krakow B, Melendrez D, Ferreira E, Clark J, Warner TD, Sisley B et al. (2001) Prevalence of insomnia symptoms in patients with sleep-disordered breathing. Chest 120, 1923-1929.

22. Ferri R, Gschliesser V, Frauscher B, Poewe W, Hogl B. (2009) Periodic leg movements during sleep and periodic limb movement disorder in patients presenting with unexplained insomnia. Clin Neurophysiol 120, 257-263.

23. Cronlein T, Geisler P, Langguth B, Eichhammer P, Jara C, Pieh C et al. (2011). Polysomnography reveals unexpectedly high rates of organic sleep disorders in patients with prediagnosed primary insomnia. Sleep Breath

24. Jacobs EA, Reynolds CF, III, Kupfer DJ, Lovin PA, Ehrenpreis AB. (1988) The role of polysomnography in the differential diagnosis of chronic insomnia. Am J Psychiatry 145, 346-349.

25. Sanchez-Ortuno MM, Edinger JD. (2012) Cognitive-behavioral therapy for the management of insomnia comorbid with mental disorders. Curr Psychiatry Rep 14, 519-528.

26. Espie CA. (2009) "Stepped care": a health technology solution for delivering cognitive behavioral therapy as a first line insomnia treatment. Sleep 32, 1549-1558.

27. Carskadon MA, Dement WC, Mitler MM, Guilleminault C, Zarcone VP, Spiegel R. (1976). Self-reports versus sleep laboratory findings in 122 drug-free subjects with complaints of chronic insomnia. Am J Psychiatry 133, 1382-1388.

28. Knab B, Engel RR. (1988) Perception of waking and sleeping: possible implications for the evaluation of insomnia. Sleep 11, 265-272.

12. Behandlungsstrategien bei Insomnien im Alter

12.1. Physiologische Veränderungen des Schlafs im Alter und besondere Problemstellungen

Die westlichen Gesellschaften altern und das ist wesentlich ein Ergebnis des medizinischen Fortschrittes. Aus der Lebensspannenperspektive verändert sich das Schlafprofil zwischen dem mittleren und hohen Erwachsenenalter weniger als in den Jahren zuvor. Die objektive Veränderungen sind eine Abnahme des Schlafbedürfnisses um etwa 1,5 Stunden und eine geringere Konsolidierung des Non-REM-Schlafes mit häufigeren Aufwachvorgängen [26, 27].

Schlafstörungen nehmen mit dem Alter deutlich zu, wobei Frauen doppelt so oft betroffen sind. Ab dem 65. Lebensjahr gaben 47,7 % Symptome einer Insomnie an. 38,7 % haben Probleme beim Durchschlafen, 16,7 % leiden an Früherwachen und 14,9 % haben Einschlafstörungen [19]. Eine aktuellere Untersuchung aus den USA von 322 Personen im Alter von 60 bis 98 Jahren ergab, dass soziodemographische Faktoren, der Gesundheitszustand und die Tagesaktivität zusammen nur 15-30 % der Varianz erklärten und jeweils unterschiedliche Schlafparameter beeinflussten [14]. So korrelierte die Tagesaktivität mit der subjektiven Schlafqualität und der Menge an Tagesmüdigkeit und Napping, während ein schlechterer Gesundheitszustand mit einer verlängerten Schlaflatenz und vermehrtem nächtlichen Erwachen zusammenhing. Untersuchungen der zirkadianen Rhythmik zeigen eine Phasenvorverlegung mit zunehmendem Alter, die auch mit neuroendokrinen Veränderungen einhergeht [3, 34].

Die interindividuelle Variabilität steigt für viele Parameter mit dem Alter an. Sicher ist, dass körperliche Erkrankungen und Störungen zunehmen, insbesondere Herz-Kreislauf-Erkrankungen, Stoffwechselstörungen, verschiedene Krebserkrankungen und Schmerzen. Neben der Polypathie bzw. Multimorbidität ist auch die Multimedikation zu bedenken. Nach der Berliner Altersstudie bekamen mehr als ein Drittel der alten Bevölkerung fünf und mehr Medikamenten, auch fand sich eine erhebliche Unter- und Fehlmedikation [28].

Schlafassoziierte Störungen nehmen mit dem Alter zu. Das gilt sowohl für das Schlaf-Apnoe-Syndrom als auch für das Syndrom der periodischen Bewegungsstörungen im Schlaf, das mit dem Restless-Legs-Syndrom zusammenhängt [25-27]. Beide verschlechtern sich unter (sedierender) Antipsychotika-Medikation. Dies ist insbesondere bei alten Menschen in Institutionen zu berücksichtigen, wo diese Pharmaka noch häufiger zum Einsatz kommen [12, 13].

Schlafstörungen im Alter erfordern also eine noch sorgfältigere Anamnese. Ein besonderes Augenmerk sollte dabei auf psychische Erkrankungen gelegt werden, die im Alter besonders häufig gar nicht erkannt werden. Ihre Behandlung kann jedoch den Schlaf verbessern oder sogar normalisieren. Im Folgenden sollen die häufigsten Störungsbilder skizziert werden.

12.2. Psychische Erkrankungen, Erkennung und Screening

Psychische Erkrankungen sind generell häufig und das gilt auch für das Alter [37, 38]. Sie betreffen etwa ein Viertel der alten Bevölkerung. Die häufigsten Erkrankungen sind neben den Demenzen die Depressionen, Ängste, Schlafstörungen, Delir und Suchterkrankungen. Sie gehen mit erheblichen Kosten einher [20]. Häufig treten psychische Erkrankungen zusammen mit (chronischen) körperlichen Erkrankungen auf. Wie in allen Altersgruppen beeinflusst psychische ebenso wie somatische Komorbidität sowohl die Prognose als auch die Diagnose und Behandlung beider Erkrankungen negativ. Für die bessere Erkennung gibt es etablierte Screening-Verfahren, die vor allem nichtpsychiatrische Fachleute einsetzen sollten. Es gilt zu beachten, dass ein Screening ohne ein nachfolgend adäquates Fallmanagement jedoch gewissermaßen ins Leere läuft.

12.2.1. Depression

Dies ist die häufigste psychische Erkrankung auch im Alter. Je nach Schweregrad sind 10-20 % der Bevölkerung von einer Depression betroffen. Viele der Risikofaktoren sind präventiv angehbar, insbesondere andauernde Schlafstörungen, Vereinsamung oder Armut. Die Behandlungsergebnisse und Chancen sind grundsätzlich gleich gut wie bei Jüngeren [30].

12.2.2. Angststörungen

Diese treten auch im Alter bei 3-14 % auf. Den größten Anteil machen spezifische, aber auch generalisierte Angststörungen aus. In der überwiegenden Mehrzahl handelt es sich um altgewordene Patientinnen mit Angsterkrankungen, weil 90 % einen Beginn vor dem 40. Lebensjahr aufweisen. Ein später Beginn kann im Kontext zu körperlichen Erkrankungen stehen. Dies gilt auch bei Depressionen.

Eine besondere Form der Angst im Alter ist die Sturzangst. Interessant ist, dass diese durchaus nicht nur eine Folge von einem Sturz ist, sondern in mindestens gleicher Weise auch ein Risikofaktor für Stürze [39].

12.2.3. Abhängigkeit

Generell werden Abhängigkeitsprobleme im Alter seltener. Bei Untersuchungen in Deutschland zeigte sich bei den über 75-Jährigen eine Häufigkeit von 6,5 % riskantem Trinken (mehr als 20 g bei Frauen und 30 g bei Männern). Der schädliche Alkoholkonsum trat bei 0,8 % auf. In Einrichtungen der Altenpflege ist das riskante Trinkverhalten vergleichsweise seltener, jedoch sind gleichzeitig dort Personen mit Folgen schädlichen Gebrauchs häufiger untergebracht, zum Beispiel mit Korsakov-Syndrom und Alkoholdemenz. Männer hier sind jeweils mehrfach häufiger betroffen als Frauen [37].

Aber auch Beruhigungsmittel spielen eine Rolle. Dies gilt immer noch für die Benzodiazepin-Langzeiteinnahme aber auch andere Präparate. So konsumieren in der Schweiz über 36,7 % der Frauen und 23,6 % der Männer ab 65 Jahren in einem Jahr Benzodiazepine, insgesamt werden etwa 50 % der Benzodiazepine älteren Menschen verordnet [23].

12.2.4. Delir

Das Delir tritt insbesondere in Krankenhäusern auf und zeigt auch hier eine altersassoziierte Häufigkeitszunahme. Nach Untersuchungen am Baseler Universitätsspital sind über 30 % der älteren Patienten betroffen [6]. Vereinfacht treten Delire auf, wenn der Organismus überfordert ist. Dort, wo man Präventionsprogramme umsetzt, kann die Häufigkeit mindestens halbiert werden, und dies mit geringem Aufwand (www.delir.info). Eine Reihe von Medikamenten kann ein Delir fördern bzw. die Kognition ungünstig beeinflussen [36].

12.2.5. Demenz

Demenzerkrankungen betreffen mindestens 8 % der über 65-jährigen und steigen bezüglich der Prävalenz exponentiell mit dem Lebensalter an [29]. Nach verschiedenen Untersuchungen werden Demenzkranke medizinisch schlechter versorgt als nicht Demente [33]. Immer noch werden sie in der Regel nicht früh, sondern eher spät oder gar nicht diagnostiziert. Auch besteht eine erhebliche medikamentöse Fehlbehandlung mit Überbehandlung mit sedierenden Psychopharmaka und Unterbehandlung mit Antidementiva [35].

12.3. Exkurs: Schlafstörungen bei Demenz

Schlafstörungen sind bei Demenzerkrankungen sehr häufig und hängen wahrscheinlich ganz wesentlich nicht nur mit dem in der Regel höheren Lebensalter und der damit verbundenen höheren Fragilität der Schlaf-Wach-Rhythmen zusammen, sondern mit den Folgen der massiv verringerten cholinergen Funktion im Rahmen des neurodegenerativen Prozesses. Es zeigen sich typischerweise Verringerungen des Tiefschlafanteils – vor allen Dingen des Non-REM-Schlafes Stadium III und IV – mit vermehrten Schlafunterbrechungen und Aufwachvorgängen [1].

Sicher auch gefördert durch zu geringe zirkadiane externe Rhythmisierung über Lichtexposition, Bewegung, Regelmäßigkeit von Nahrungsaufnahme etc. kommt es mit zunehmender Demenzschwere zu einer Alteration der zirkadianen Rhythmik. Begleitend kann man in den entsprechenden Untersuchungen sehen, dass auch die Melatonin- und Kortisolamplituden verringert sind. Gleiches gilt für die Temperaturregulation [11, 21, 22].

Bei schweren Demenzen kommt es deshalb zu erheblichen Störungen des Tag-Nacht-Rhythmus und einer konsekutiven Beeinträchtigung des Schlafes auch der mit der demenzkranken Person zusammenlebenden Menschen. Schlafstörungen sind deshalb einer der Hauptrisikofaktoren für eine Heimeinweisung. Für die Therapie wird –

auch wegen des o.g. schlechten Nutzen-Risiko-Profils für den Einsatz von Antipsychotika bei Demenz – einer nicht-pharmakologischen Therapie der Vorzug eingeräumt [15, 29, 31].

12.4. Nicht-medikamentöse Interventionen

Generell ist die Umsetzung von Maßnahmen der Schlafhygiene auch im Alter zu beachten. Gerade die geringeren äußeren Strukturierungen – keine Berufstätigkeit, keine Kinderbetreuung etc. – können zu Störungen des Schlaf-Wach-Rhythmus führen [26]. Auch für die Entspannungsverfahren gibt es keine Hinweise auf eine geringere Wirksamkeit im Alter. Es müssen jedoch Modifikationen vorgenommen werden, je nach körperlicher Gesundheit oder Umgebungsbedingungen [7, 8, 26]. In einer großen US-amerikanischen Repräsentativbefragung gaben mehr als 50 % einen positiven Effekt von "Mind-Body Therapies" auf den Schlaf an [40].

12.4.1. Kognitiv-behaviorale Therapien

Kognitiv-behaviorale Therapien sind ebenfalls wirksam. Sowohl ein Cochrane Review als auch eine weitere Metaanalyse kamen zu dem Schluss, dass sich mittlere bis starke Effekte zeigen, vor allem bezüglich der Schlafkontinuität und -effizienz sowie der subjektiven Schlafqualität[8, 16]. Eine kleinere Studie zeigte sogar einen Effekt sehr kurzer Verhaltensinterventionen [5]. Eine Wiederholung bzw. eine Auffrischtherapie scheint sinnvoll. Bisherige Untersuchungen zeigten zwar keine überlegene Wirksamkeit, was aber daran liegen mag, dass der zeitliche Abstand zu gering war. Es könnte sein, dass eine Wiederholung nach einem halben oder etwa einem Jahr sinnvoll ist, weil dann die Wirksamkeit der Verhaltensintervention nachlässt. Immerhin berichteten viele Forscher, dass die alten Menschen selbst nicht-medikamentöse Maßnahmen bevorzugen würden [16].

12.4.2. Körperliche Bewegung und Training

Wie wenig Untersuchungen es gibt, zeigte sich auch im Cochrane Review zum Effekt von Bewegungstherapie auf den Schlaf [18]. Genau eine Studie mit 43 Personen erfüllte die Qualitätskriterien, die unter anderem den Ausschluss von Personen mit Demenz und/oder Depression erforderten. Diese zeigt günstige Effekte auf die subjektive Schlafqualität, die Einschlaflatenz und die Gesamtdauer des Schlafs. Nachdem Bewegung sich auch günstig auf die Affektivität auswirkt, ist auch darüber ein Effekt denkbar. In jedem Fall scheint auch bei Älteren Bewegung gut für den Schlaf zu sein, wie es auch bei Jüngeren festgestellt wurde [4].

12.4.3. Lichttherapie

Zur Lichtexposition gibt es Berichte guter Wirksamkeit bei alten Menschen mit Demenz oder Depression. Die Schlafzeit wird synchronisiert, die Dauer nimmt zu und Verhaltensstörungen nehmen ab [2, 10, 32]. Zu beachten ist, dass die Untersuchungen in Institutionen durchgeführt wurden. Die natürliche Exposition mit Tageslicht könnte hier geringer sein, sodass der Lichteffekt deutlicher wird. Auch sind Demenzkranke oft nicht ruhig vor einer Lichtwand. Hier sind pragmatische Modifikationen vertretbar, z.B. eine Lichtapplikation von der Seite oder oben, dafür aber mit einer längeren Applikationszeit.

Im Übrigen fand eine Cochrane-Gruppe keine Studie geeignet für den Einschluss in ein Review [15]. Hier wurde ein Ausschluss von Patienten mit Demenz und Depression gefordert sowie eine klassische Anwendung von Lichttherapie, d.h. sitzend vor einer Lichtwand. Immerhin ergaben Studien aus Japan mit kleiner Fallzahl gute Wirksamkeit auf Tageswachheit, Schlafqualität und weitere Parameter bereits nach kurzer Applikation von Licht am Morgen. Dies galt für gesunde ältere Frauen [9, 24].

12.5. Zusammenfassung und Schlussfolgerungen

Studien guter Qualität, die alte Menschen einbeziehen oder sogar ausschließlich untersuchen, sind selten. Tendenziell gibt es eher Untersuchungen bei Demenzkranken oder Personen mit Depressionen. Auch wenn die Ergebnisse im Trend denen bei jüngeren Erwachsenen ähneln, ist doch ein Nachholbedarf festzustellen. Dass viele alte Menschen eher lieber ohne Medikamente behandelt würden, unterstützt das Anliegen.

Generell müssen viele Kofaktoren berücksichtigt werden, insbesondere die häufige somatische und psychische Komorbidität sowie die (Poly-)pharmakotherapie. Ein pragmatischer Ansatz wäre es, den additiven Effekt einer nicht-medikamentösen Maßnahme zu untersuchen.

Literatur

1. Bliwise DL (2004) Sleep disorders in Alzheimer's disease and other dementias. Clin Cornerstone 6 (Suppl 1A):16-28.

2. Burns A, Allen H, Tomenson B, Duignan D, Byrne J (2009) Bright light therapy for agitation in dementia: a randomized controlled trial. Int Psychogeriatr 21(4): 711-721.

3. Cochen V, Arbus C, Soto ME, Villars H, Tiberge M, Montemayor T, Hein C, Veccherini MF, Onen SH, Ghorayeb I, Verny M, Fitten LJ, Savage J, Dauvilliers Y, Vellas B (2009) Sleep disorders and their impacts on healthy, dependent, and frail older adults. J Nutr Health Aging 13(4):322-329.

4. Driver HS, Taylor SR (2000) Exercise and sleep. SleepMedicineReviews 4(4):387-402.

5. Germain A, Moul DE, Franzen PL, Miewald JM, Reynolds CF 3rd, Monk TH, Buysse DJ (2006)Effects of a brief behavioral treatment for late-life insomnia: preliminary findings. J Clin Sleep Med 2(4):403-406.

6. Hasemann W, Kressig RW, Ermini-Fünfschilling D, Pretto M, Spirig R (2007)Screening, Assessment und Diagnostik von Delirien. Pflege 20:191-204.

7. Hirsch RD, Hespos M (2000) Autogenes Training bis ins hohe Alter : Basistherapeutikum und Gesundheitsförderung. E.Reinhardt München, Basel.

8. Irwin MR, Cole JC, Nicassio PM (2006) Comparative meta-analysis of behavioral interventions for insomnia and their efficacy in middle-aged adults and in older adults 55+ years of age. Health Psychol 25(1):3-14.

9. Kobayashi R, Kohsaka M, Fukuda N, Sakakibara S, Honma H, Koyama T (1999) Effects of morning bright light on sleep in healthy elderly women. Psychiatry Clin Neurosci 53(2):237-238.

10. Koyama E, Matsubara H, Nakano T (1999) Bright light treatment for sleep-wake disturbances in aged individuals with dementia. Psychiatry Clin Neurosci 53(2): 227-229.

11. Lee JH, Bliwise DL, Ansari FP, Goldstein FC, Cellar JS, Lah JJ, Levey AI (2007) Daytime sleepiness and functional impairment in Alzheimer disease. Am J Geriatr Psychiatry15:620-626.

12. Lustenberger I, Schüpbach B, Gunten A, Mosimann U (2011) Psychotropic medication use in Swiss nursing homes. Swiss Med Wkly 141:13254

13. Majic T, Pluta JP, Mell T, Aichberger MC, Treusch Y, Gutzmann H, Heinz A, Rapp MA (2010) The pharmacotherapy of neuropsychiatric manifestations of dementia: a cross-sectional study in 18 homes for the elderly in Berlin. Dtsch Aerztebl 107:320-327.

14. McCrae CS, Wilson NM, Lichstein KL, Durrence HH, Taylor DJ, Riedel BW, Bush AJ (2008) Self-reported sleep, demographics, health, andday time functioning in youngold and oldold community-dwelling seniors. Behavioral Sleep Medicine 6(2):106-126.

15. McCurry SM, Logsdon RG, Teri L, Vitiello MV (2007) Sleep disturbances in caregivers of persons with dementia: contributing factors and treatment implications. Sleep Med Rev 11:143-153.

16. Montgomery P, Dennis J (2002) Cognitive behavioural interventions for sleep problems in adults aged 60+. Cochrane Database Syst Rev 2:CD003161.

17. Montgomery P, Dennis J (2002) Bright light therapy for sleep problems in adults aged 60+. Cochrane Data base Syst Rev 2:CD003403.

18. Montgomery P, Dennis J (2002) Physical exercise for sleep problems in adults aged 60+. Cochrane Database Syst Rev 4:CD003404.

19. Ohayon M (2002) Epidemiology of insomnia: what we know and what we still need to learn. SleepMedRev 6: 97-111.

20. Olesen J, Gustavsson A, Svensson M, Wittchen HU, Johnsson B; CDBE2010 studygroup; European Brain Council (2012) The economic cost of brain disorders in Europe. Eur J Neurol19:155-162.

21. Oosterman JM, van Someren EJ, Vogels RL, Van Harten B, Scherder EJ (2009) Fragmentation of the rest-activity rhythm correlates with age-related cognitive deficits. J Sleep Res 18:129-135.

22. Pandi-Perumal SR, Zisapel N, Srinivasan V, Cardinali DP (2005) Melatonin and sleep in the aging population. Exp Gerontol 40:911-925.

23. Petitjean S, Ladewig D, Meier CR, Amrein R, Wiesbeck GA (2007) Benzodiazepine prescribing to the Swiss adult population: results from a national survey of community pharmacies. Int Clin Psychopharmacology 22: 292-298.

24. Sakakibara S, Kohsaka M, Kobayashi R, Honma H, Fukuda N, Koyama T (1999) Effects of morning bright light in healthy elderly women: effects on wrist activity. Psychiatry Clin Neurosci 53(2):235-236.

25. Satija P, Ondo WG (2008) Restless legs syndrome: pathophysiology, diagnosis and treatment. CNS Drugs 22(6):497-518.

26. Staedt J (2011) Schlafstörungen im Alter: Insomnie, Erkennung, Prävention und Behandlung. In: Stoppe G (Hrsg.) Die Versorgung psychisch kranker alter Menschen. Bestandsaufnahme und Herausforderung für die

Versorgungsforschung. Deutscher Ärzte-Verlag Köln: 49-54.

27. Staedt J, Riemann D (2007) Insomnie bei Restless-legs-Syndrom (RLS) und periodischen Beinbewegungen im Schlaf (PLMS). In: Staedt J & Riemann D: Diagnostik und Therapie von Schlafstörungen. Kohlhammer Verlag, Stuttgart 2007a: 34-42.

28. Steinhagen-Thiessen E, Borchelt M (1996) Morbidität, Medikation und Funktionalität im Alter. In: Mayer KU, Baltes PB (Hrsg) Die Berliner Altersstudie Akademie Verlag GmbH, Berlin.

29. Stoppe G (2007) Demenz. UTB Ernst Reinhardt Verlag, München, 2. Auflage

30. Stoppe G (2008) Depression im Alter. Bundesgesundheitsbl Gesundheitsforsch Gesundheitsschutz 51: 406-410.

31. Stoppe G, Maeck L (2007) Therapie von Verhaltensstörungen bei Menschen mit Demenz. Zschr Gerontopsychol & -psychiat 20:53-58.

32. Sumaya IC, Rienzi BM, Deegan JF 2nd, Moss DE (2001) Bright light treatment decreases depression in institutionalized older adults: a placebo-controlled crossover study. J Gerontol A Biol Sci Med Sci 56(6):M356-360.

33. Van den Bussche H, von Leitner EC (2011) Demenz, Komorbidität und Versorgungssqualität – eine Exploration. In: Stoppe G (Hrsg.) Die Versorgung psychisch kranker alter Menschen. Bestandsaufnahme und Herausforderung für die Versorgungsforschung. Deutscher Ärzte-Verlag Köln: 141-150.

34. Van Someren EJ (2000) More than a marker: interaction between the circadian regulation temperature and sleep, age related changes, and treatment possibilities. Chronobiology International 17:313–354.

35. Waldemar G, Phung KTT, Burns A, Georges J, Hansen FR, Iliffe S, Marking C, OldeRikkert M, Selmes J, Stoppe G, Sartorius N (2007) Access to diagnostic evaluation and treatment for dementia in Europe. Int J Geriatr Psychiatry 22: 47-54.

36. Wehling M (2012) Medikation im Alter: Kognitionseinschränkende Pharmaka. Internist (Berl) 53(10):1240-1247.

37. Weyerer S (2011) Nicht nur Demenz: Häufigkeit psychischer Erkrankungen im höheren Lebensalter. In: Stoppe G (Hrsg.) Die Versorgung psychisch kranker alter Menschen. Bestandsaufnahme und Herausforderung für die Versorgungsforschung. Deutscher Ärzte-Verlag Köln: 9-18.

38. Wittchen HU, Jacobi F, Rehm J, Gustavsson A, Svensson M, Jönsson B, Olesen J, Allgulander C, Alonso J, Faravelli C, Fratiglioni L, Jennum P, Lieb R, Maercker A, van Os J, Preisig M, Salvador-Carulla L, Simon R, Steinhausen HC (2011) The size and burden of mental disorders and other disorders of the brain in Europe 2010. Eur Neuropsychopharmacol 21:655-679.

39. Wolitzky-Taylor KB, Castriotta N, Lenze EJ, Stanley MA, Craske MG (2010) Anxiety disorders in older adults: a comprehensive review. Depress Anxiety 27:190-211.

40. Wolsko PM, Eisenberg DM, Davis RB, Phillips RS (2004) Use of mind-body medical therapies. J Gen Intern Med 19(1):43-50.

13. Pharmakotherapie der Insomnie

13.1. Symptome und Definition

Ein- und Durchschlafschwierigkeiten zählen zu den häufigsten Schlafstörungen. Unter einer Insomnie wird der Internationalen Klassifikation psychischer Störungen der WHO, Kapitel V (F) (ICD-10) [68] folgend eine Störung verstanden, bei der die Betroffenen

- über Einschlafstörungen, Durchschlafstörungen oder eine schlechte Schlafqualität klagen
- die Schlafstörungen wenigstens dreimal pro Woche mindestens einen Monat lang auftreten
- ein überwiegendes Beschäftigtsein mit der Schlafstörung und nachts sowie tagsüber eine übertriebene Sorge über ihre negativen Konsequenzen besteht
- die unbefriedigende Schlafdauer und/oder -qualität entweder einen deutlichen Leidensdruck verursacht oder sich störend auf die soziale und berufliche Leistungsfähigkeit auswirkt

Die Internationale Klassifikation der Schlafstörungen in ihrer zweiten Version [58] differenziert zwischen verschiedenen Formen der Insomnie mit vermutlich unterschiedlicher Ätiologie, Symptomatik und Verlauf. Zu den häufigsten Insomnieformen des Erwachsenen zählen die idiopathische Insomnie, psychophysiologische Insomnie, Schlafwahrnehmungsstörung, Insomnie durch Medikamente, Genussmittel und Toxine und inadäquate Schlafhygiene, Insomnie bei psychiatrischen, neurologischen oder internistischen Krankheiten, Insomnie bei Schichtarbeit, psychoreaktive Insomnie sowie die umgebungsbedingte Insomnie.

Bisherige Studien zur Wirksamkeit verschiedener Therapiestrategien haben üblicherweise diese Vielgestaltigkeit der Insomnie nicht berücksichtigt, sondern die Wirkung der jeweiligen Intervention zumeist bei der Primären Insomnie untersucht. In den letzten Jahren wurden allerdings vermehrt auch Studien zur Behandlung der Insomnie bei speziellen Patientengruppen, wie etwa Multipler Sklerose, chronischen Schmerzen, Brustkrebs, Fibromyalgie, Rheuma, HIV, Arthritis u.a. begonnen (http://clinicaltrials.gov/).

13.2. Epidemiologie

In den westlichen Industrienationen leidet etwa ein Drittel der Bevölkerung unter Ein- und/oder Durchschlafstörungen, insgesamt mindestens 10 bis 28 % in ausgeprägtem Maße [67]. In Deutschland kann davon ausgegangen werden, dass mindestens 4 % der Bevölkerung an einer behandlungsbedürftigen Insomnie leiden [29]. Die Prävalenz der Insomnie ist im Erwachsenenalter bei Frauen höher und nimmt mit dem Alter zu. Weitere soziodemographische Faktoren, die mit einer erhöhten Insomnie-Prävalenz einhergehen, sind Ehescheidung oder Versterben des Partners, ein niedriger Sozialstatus sowie möglicherweise auch Arbeitslosigkeit. Ferner gehen eine Vielzahl organischer und psychischer Erkrankungen sowie die Einnahme verschiedener Medikamente und Substanzen mit einem häufigeren Auftreten einer Insomnie einher [67].

13.3. Ätiologie und Pathogenese

Insomniesymptome können durch eine Reihe verschiedener zugrundeliegender Faktoren ausgelöst werden. Bei etwa einem Drittel der in schlafmedizinischen Zentren untersuchten Insomniepatienten können die Beschwerden auf eine zugrunde liegende psychiatrische Erkrankung, insbesondere Depressionen, zurückgeführt werden, bei 7-12 % liegt eine Suchterkrankung, bei 4-11 % eine organische Erkrankung, bei 18-25 % eine schlafspezifische Störung und bei 15-19 % eine primäre oder psychophysiologische Insomnie als Ursache der Insomnie vor [21, 33]. Wesentlicher Bestandteil der Pathophysiologie der Insomnie ist ein kognitiv-emotionales Hyperarousal, welches psychischerseits von den Patienten als Unvermögen abschalten zu können erlebt wird, endokrinologisch seinen Niederschlag in einer erhöhten Aktivität der Hypothalamus-Hypophysen-Nebennieren-Achse findet und sich elektrophysiologisch in einem erhöhten Anteil an Alpha-Aktivität im nächtlichen Elektroencephalogramm widerspiegelt [3, 4, 74, 77].

13.4. Assoziierte Gesundheitsaspekte und Folgeprobleme gestörten Schlafes

Das Vorliegen einer Insomnie geht mit einer beeinträchtigten Leistungsfähigkeit und häufig einer Reihe anderer Erkrankungen einher. Patienten mit einer Insomnie haben Schwierigkeiten bei Aufgaben, die einen Wechsel des Aufmerksamkeitsfokus erfordern, mit Anforderungen an Akkuratheit und Arbeitsgedächtnis und Aufmerksamkeitswechseln einhergehen, und bei Aufgaben, die bei Daueraufmerksamkeit Entscheidungen erfordern [84]. So ist eine häufigere Arbeitsunfähigkeit und eine höhere Rate an Arbeitsunfällen bei Insomniepatienten nicht verwunderlich [40, 49, 85]. Ferner beschreibt eine Vielzahl an wissenschaftlichen Arbeiten eine Assoziation zwischen in seiner Dauer und Qualität gestörtem Schlaf und weiten Bereichen körperlicher und seelischer Störungen. Patienten mit einer Insomnie erkranken später etwa doppelt so häufig an Depressionen, leiden verstärkt unter allgemeinen psychiatrischen Auffälligkeiten und nehmen auch unabhängig von körperlichen Begleiterkrankungen häufiger das Gesundheitswesen in Anspruch [1, 78].

Zu den gehäuft bei gestörtem Schlaf auftretenden organischen Erkrankungen zählen Übergewicht [11], Bluthochdruck, Diabetes [95] sowie Karzinomerkrankungen bei Schichtarbeit [90]. Mittlerweile liegen auch eine Vielzahl von Studien vor, die einen prädiktiven Wert gestörten Schlafes für das spätere Auftreten von Diabetes, Übergewicht [11, 13], Bluthochdruck [41], Infekten [17], Depressionen und anderen psychischen Störungen belegen [6, 75]. Zahlreiche Arbeiten beschreiben Pathomechanismen, die mögliche Mediatoren zwischen gestörtem Schlaf und den genannten Erkrankungen darstellen und somit die ursächliche Rolle gestörten Schlafes bei der Entstehung dieser Störungen wahrscheinlich sein lässt. So findet sich bei experimentell gestörtem Schlaf beim Menschen oder im Tiermodell eine Erhöhung der Catecholamin-Ausschüttung, die an der Entstehung der arteriellen Hypertonie beteiligt ist, eine Veränderung der Gewichts-regulatorischen Hormone Ghrelin und Leptin sowie des Glukose-regulatorischen Hormons Insulin. Im Bereich der immunologischen Regulation zeigt sich eine Veränderung der Natural-Killerzellaktivität und der Antikörperproduktion wie auch der Interleukin-Ausschüttung, die zu häufigeren Infekten und verminderter Immunabwehr beitragen. Ferner geht gestörter Schlaf mit einer vermehrten Cortisolausschüttung und einer Verminderung der neuronalen im Gehirn lokalisierten Zellneubildung einher [59]. Dies könnte zu einer Beeinträchtigung der Gehirnleistung im Bereich des Gedächtnisses und der Gefühlsregulation und somit zum späteren Auftreten von Depressionen beitragen.

Inwieweit eine erfolgreiche Behandlung der Insomnie eine vorbeugende Wirkung für etwaige spätere organische oder psychische Erkrankungen hat, ist bisher nicht geklärt. Allerdings zeigen erste Studien, dass die Behandlung einer Insomnie einen wichtigen Einfluss auf den Therapieerfolg und Verlauf von z.B. einer depressiven Störung hat. Sowohl eine medikamentöse als auch eine kognitiv-verhaltenstherapeutische Intervention führt unter gleichzeitiger Standardtherapie der Depression zu einem verbesserten Ansprechen mit stärkerer Reduktion des Depressionsschweregrades. Dieser Effekt ist auch unter Ausschluss der Insomniebeschwerden der Patienten beobachtbar und bleibt nach Beendigung der schlafspezifischen Intervention erhalten [44, 53].

13.5. Differentialdiagnose

Da Ein- und Durchschlafstörungen ein häufiges Symptom oder Residuum psychiatrischer Erkrankungen darstellen, sollte eine gewissenhafte Abklärung der in Frage kommenden Störungen unter besonderer Berücksichtigung von Depressionen, Angsterkrankungen, Posttraumatischer Belastungsstörung, Abhängigkeit, beginnender Manie oder Psychose erfolgen. Grundsätzlich sollte der Beginn, mögliche auslösende Ursachen und aufrechterhaltende Faktoren erfasst werden. Differentialdiagnostisch sollte ferner abgeklärt werden, ob eine mangelnde Schlafhygiene, eine Hyperthyreose, unerwünschte Arzneimittelwirkungen von z.B. Stimulanzien, aktivierende Antidepressiva, Steroide, Betablocker, L-Thyroxin etc., Absetzphänomene von Medikamenten oder anderen Suchtstoffen wie Alkohol oder Opiaten, Schmerzsyndrome, ein Restless-Legs-Syndrom, Syndrom der Periodischen Gliedmaßenbewegungen im Schlaf, ggf. ein Schlafapnoesyndrom, Asthma, Herzrhythmusstörungen, eine Refluxkrankheit, Prostatahyperplasie oder andere seltenere organische Ursachen als wesentlicher auslösender oder aufrechterhaltender Faktor in der Genese der Insomnie in Erwägung gezogen werden sollten.

13.6. Therapie der Insomnie

Eine erfolgreiche Therapie der Insomnie hat bei den vielfältigen Ursachen eine möglichst ursachenspezifische Behandlung zur Voraussetzung [55, 73]. Psychiatrische oder organische Grunderkrankungen müssen entsprechend den allgemeinen Richtlinien hinsichtlich der Therapie dieser Beschwerden behandelt werden. Häufig liegen einer sich über Jahre entwickelnden Insomnie-Symptomatik jedoch gleichzeitig verschiedene Ursachen zugrunde, so dass eine rein ursachenspezifische Therapie einer organischen oder psychiatrischen Grunderkrankung oft allein nicht zu einer befriedigenden Beschwerdebesserung führt. Grundlage einer Insomnie-Therapie muss daher neben einer Behandlung auslösender Faktoren die Berücksichtigung aufrechterhaltender Aspekte sein. Hierzu können sowohl nichtmedikamentöse als auch pharmakologische Verfahren indiziert sein, dabei gilt jedoch der wesentliche Grundsatz, dass jede Pharmakotherapie mit nichtmedikamentösen Verfahren verbunden sein sollte.

13.6.1. Nicht-medikamentöse Therapieverfahren

Zu den nichtmedikamentösen Therapieverfahren in der Behandlung der Insomnie zählen neben den Basisverfahren Aufklärung und Beratung die Vermittlung grundlegender Regeln der so genannten Schlafhygiene (Förderung schlafförderlichen Verhaltens, Reduzieren kontraproduktiven Verhaltens) [31, 73]. Zu den wesentlichen verhaltenstherapeutischen Techniken zählen die Stimuluskontrolltherapie, Schlafrestriktion, paradoxe Intention und kognitive Techniken. Als Begleitverfahren können verschiedene Entspannungsverfahren wie das Autogene Training und die Progressive Muskelrelaxation eingesetzt werden. Neuere Studien weisen auch auf einen anspannungsregulierenden und schlafförderlichen Effekt von Yoga und TaiChi hin [14, 16, 38]. Zu den weiteren psychotherapeutischen Verfahren zählen die interpersonelle Psychotherapie sowie die tiefenpsychologisch orientierte Psychotherapie, die auch bei im Rahmen anderer psychischer Erkrankungen auftretender Ein- und Durchschlafstörungen Einsatz finden können. Die Stimuluskontrolltherapie und die Schlafrestriktionstherapie haben sich als erfolgreichste Einzelverfahren der kognitiv verhaltenstherapeutischen Behandlung bewährt [62, 65].

Bei chronischer Insomnie können psychotherapeutische Verfahren als Intervention der Wahl gelten. Ein wesentlicher Vorteil psychotherapeutischer Maßnahmen zur Behandlung der Insomnie liegt in der über die Intervention hinaus anhaltenden Wirkung [61]. Insbesondere für die psychophysiologische Insomnie kann auch von einer ursächlichen Behandlung durch psychotherapeutische Maßnahmen insofern gesprochen werden, als dass der Teufelskreis auslösender und aufrechterhaltender Faktoren der Insomnie durchbrochen werden kann. Wesentliche Bausteine dieser kognitiv-verhaltenstherapeutischen Behandlung können effizient im Rahmen eines Gruppenprogramms vermittelt werden [61, 73] und effektiv hinsichtlich der akuten und der Langzeitwirkung mit einer Pharmakotherapie kombiniert werden [64] (☞ auch Kap. 4).

13.6.2. Medikamentöse Therapie

Die Pharmakotherapie stellt die häufigste Therapieintervention zur Behandlung einer Insomnie dar. Unter dem Begriff Hypnotika werden Arzneimittel verstanden, die eine schlafförderliche Wirkung auf den Menschen ausüben.

In Deutschland stehen momentan (im Jahre 2012) zur Behandlung von Einschlafstörungen oder Durchschlafschwierigkeiten der Roten Liste folgend Extrakte aus Baldrian, Passionsblume, Lavendelöl, Kombinationspräparate in wechselnder Zusammensetzung aus Baldrian, Hopfen, Passionsblume, Melisse, Pfefferminzöl, Rosmarin, Campher, Johanneskraut, Angelikawurzel, Ingwerwurzelstock, Weißdorn, Goldmohnkraut, Haferkraut und anderen Pflanzen zur Verfügung. Ferner sind die lediglich apothekenpflichtigen, nicht jedoch rezeptpflichtigen Antihistaminika Diphenhydramin und Doxylamin, die rezeptpflichtigen Benzodiazepine Flurazepam, Midazolam, Lormetazepam, Flunitrazepam, Nitrazepam, Brotizolam, Temazepam, Oxazepam sowie bei gleichzeitig gewünschter Sedierung am Tage die Benzodiazepine Bromazepam, Diazepam und Chlordiazepoxid zur Behandlung von Schlafstörungen zugelassen. Als weitere Stoffe können Chloralhydrat und die essentielle Aminosäure

13.6. Therapie der Insomnie

Tryptophan, retardiertes Melatonin, die niederpotenten Neuroleptika Pipamperon und Melperon, das sedierende Antidepressivum Doxepin, als sogenannte Non-Benzodiazepin-Hypnotika Zopiclon, Zolpidem und Zaleplon, die rezeptpflichtigen Antihistaminika Promethazin und Hydroxyzin eingesetzt werden. Clomethiazol ist zur Behandlung schwerer Schlafstörungen in höherem Lebensalter, wenn andere Maßnahmen zur Beeinflussung der Schlafstörungen wegen Wirkungslosigkeit oder Nebenwirkungen nicht anwendbar sind, zugelassen. Ferner werden zur Behandlung von Ein- oder Durchschlafstörungen auch verschiedene homöopathische Arzneimittel eingesetzt (Rote Liste 2010) [28].

Die große Zahl der zur Verfügung stehenden Substanzen spiegelt wider, dass ein umfassend den Erfordernissen einer Insomnietherapie gerecht werdendes Pharmakon bisher nicht entwickelt wurde. Tabelle 13.1 führt die Anforderungen an ein ideales Schlafmittel auf.

- Rascher Wirkeintritt
- Verbesserung der subjektiven und der objektiven Schlafqualität
- Erhalt des natürlichen Schlafmusters
- Erhalt und Verbesserung der Tagesbefindlichkeit
- Fehlen eines Medikamentenüberhangs
- Keine Nebenwirkungen und Interaktionen mit anderen Substanzen
- Fehlen einer Toleranzentwicklung
- Anhaltende Effektivität und Fehlen einer Dosissteigerung
- Kein Abhängigkeits- und Missbrauchspotential Abwesenheit von Absetzeffekten
- Altersneutrale Anwendbarkeit
- Große therapeutische Breite mit geringer Intoxikationsgefahr bei einer Überdosierung

Tab. 13.1: Anforderungen an ein ideales Schlafmittel nach [23, 33, 60].

Ein ideales Hypnotikum sollte rasch wirken, den Schlaf sowohl subjektiv als auch objektiv verbessern, das natürliche Schlafmuster erhalten bzw. wiederherstellen, die Tagesbefindlichkeit nicht durch einen Medikamentenüberhang beeinflussen, keine Nebenwirkungen und Interaktionen mit anderen Substanzen aufweisen, keiner Toleranzentwicklung unterliegen, eine anhaltende Effektivität gewährleisten und damit zu keiner Dosissteigerung führen, kein Abhängigkeits- und Missbrauchspotential besitzen, keine Absetzeffekte entwickeln, altersneutral auch bei älteren Patienten ohne besondere Richtlinien anzuwenden sein und eine große therapeutische Breite mit geringer Intoxikationsgefahr bei einer Überdosierung aufweisen [23, 33, 60]. Keines der bisher eingesetzten Schlafmittel erfüllt diese Anforderung in vollständig befriedigendem Maße, so dass jeweils die Indikation zum Einsatz eines Pharmakons und die Auswahl einer für den individuellen Patienten am besten geeigneten Substanz sorgfältig geprüft werden müssen. Nach genauer Diagnostik der Schlafstörung sollte eine möglichst ursachenorientierte Therapie eingeleitet werden.

Bei der Auswahl des Schlafmittels sollten eine Reihe von Patientenkriterien berücksichtigt werden (☞ Tab. 13.2). Der Einsatz von Schlafmitteln sollte immer im Rahmen eines Gesamtbehandlungskonzeptes unter Berücksichtigung schlafhygienischer Maßnahmen, Entspannungsverfahren und psychotherapeutischer Komponenten erfolgen.

- Phänotyp der Schlafstörung
- Dauer der Schlafstörung
- Art und Ausmaß von Tagesbeschwerden
- Benötigte Leistungsfähigkeit am Tage
- Schweregrad der Schlafstörung
- Alter des Patienten
- Vorliegen einer Suchtanamnese
- Medikamentenanamnese
- Vorerkrankungen und Nebenwirkungen
- Suizidalität
- Compliance des Patienten
- Art der Vorbehandlung

Tab. 13.2: Kriterien für die Auswahl eines Schlafmittels [33, 34, 70].

Als allgemeine Regeln zum Einsatz von Schlafmitteln sollte eine klare Indikation zur medikamentösen Behandlung der Schlafstörung bestehen, die kleinste mögliche Dosierung benutzt werden, der Behandlungszeitraum möglichst kurz sein, die Medikation keinesfalls abrupt abgesetzt werden und vor Auswahl der Substanz alle Kontraindikationen beachtet werden. Bei kurzzeitiger Insomnie im Rahmen von Anpassungsschwierigkeiten oder bei einer psychogen-psychoreaktiven Insomnie wird empfohlen, für eine möglichst kurze Zeit (Tage bis 2 Wochen, nach Überprüfung max. bis vier Wochen) ein Hypnotikum mit einer kurzen oder mittellangen Halbwertszeit einzusetzen [33, 34]. Bei bestehender Angstsymptomatik am Tage kann vorübergehend auch der Einsatz eines Hypnotikums mit längerer Halbwertszeit ratsam sein [33, 34].

Die medikamentöse Behandlung chronischer, meist über Jahre anhaltender Insomnien, denen häufig unterschiedliche Ursachen zugrunde liegen, kann in verschiedenen Situationen sinnvoll sein. Eine Indikation zur vorübergehenden Neueinstellung auf ein Pharmakon besteht

- als vorübergehende unterstützende Maßnahme bei ursächlicher organischer Behandlung,
- wenn dieses zusätzlich zu einer nichtmedikamentösen Therapiestrategie eingesetzt wird, um den Circulus vitiosus der aufrechterhaltenden psychischen Faktoren zu durchbrechen,
- der Patient nicht oder noch nicht zu einer nichtmedikamentösen Therapie bereit oder fähig ist,
- zur Überbrückung der Zeit bis zum Einsetzen der Wirkung anderer therapeutischer Maßnahmen [35].

Neuere Arbeiten weisen auch darauf hin, dass eine anfänglich über mehrere Wochen kombinierte medikamentöse und kognitiv-verhaltenstherapeutische Behandlung von Vorteil ist [64]. Zur Vermeidung einer Toleranz- und Abhängigkeitsentwicklung bei langfristiger Hypnotika-Einnahme liegen mittlerweile strukturierte Konzepte wie die bedarfskontrollierte Intervall-Therapie vor, bei denen die Substanzeinnahme in medikamentenfreien Nächten mit nichtpharmakologischen Verfahren gekoppelt und prospektiv vom Patienten geplant wird [30].

Vor der Psychopharmakotherapie der Insomnie sollte mit dem Patienten die oben genannte Indikationsstellung erarbeitet werden, Kontraindikationen beachtet, die kleinste mögliche Dosis über eine kurze Zeit gegeben werden und das Medikament im weiteren Verlauf keinesfalls abrupt abgesetzt, sondern langsam ausgeschlichen werden. Zusätzlich zu der Pharmakotherapie müssen auch patientenadäquate nichtmedikamentöse Therapie-

bausteine in den Behandlungsplan aufgenommen werden [35]. Allgemein wird von verschiedenen nationalen und internationalen Gremien eine maximale Dauer einer Hypnotikabehandlung von wenigen Tagen bis maximal 4 Monaten auch bei Patienten mit einer chronischen Insomnie empfohlen, wobei neuere Studien darauf hinweisen, dass auch eine nahezu sechsmonatige Behandlung mit einem Non-Benzodiazepin-Rezeptoragonisten einen anhaltenden schlafförderlichen Effekt hat [46, 100]. Nachdem es zunächst als ungeklärt galt, ob eine Pharmakotherapie und eine kognitive Verhaltenstherapie (KVT) sinnvoll kombiniert werden können, liegen jetzt Studienergebnisse vor, die eine mehrwöchige gleichzeitige Einnahme eines Hypnotikums und Durchführung einer KVT als langfristig effektivste Strategie auch nach Beendigung der Intervention nahelegen [46].

13.6.2.1. Benzodiazepine

Benzodiazepine zählen im Rahmen eines Gesamtbehandlungskonzeptes unter Berücksichtigung schlafhygienischer Maßnahmen, Entspannungsverfahren und psychotherapeutischer Komponenten zu den Mitteln der Wahl in der Therapie von Ein- und Durchschlafstörungen [15, 18].

Diese Substanzklasse vermittelt ihre Wirkung über die Bindung am $GABA_A$-Rezeptorkomplex mit Verstärkung der hemmenden Wirkung durch Zunahme des Chlorid-Ionen Einstroms und damit einer Hyperpolarisation des Neurons.

Man unterscheidet zwischen kurzwirksamen Substanzen mit einer Halbwertszeit (HWZ) bis 3 Stunden (Lormetazepam), mittellangwirksamen mit einer HWZ zwischen 3 Stunden und 18 Stunden (Alprazolam, Brotizolam, Temazepam) und langwirksamen Benzodiazepinen mit einer HWZ über 20 Stunden (Flunitrazepam, Flurazepam, Nitrazepam). Bei steigender HWZ der Substanz oder bei Verstoffwechslung unter Entstehung aktiver Metabolite ist entsprechend mit dem Auftreten einer Überhangsymptomatik mit anhaltender Sedierung am Tage und einer möglichen Beeinträchtigung der Leistungsfähigkeit, andererseits aber auch einer eventuell gewünschten Anxiolyse, zu rechnen. Nach oraler Einnahme wird die maximale Serum-Konzentration innerhalb von zumeist 1-2 Stunden erreicht, so dass der gewünschte Wirkungsbeginn rasch erfolgt. Verschiedene Benzodiazepine haben eine unterschiedlich starke

Wirkpotenz, so dass dies hinsichtlich der Dosierung berücksichtigt werden muss.

Benzodiazepine führen im Allgemeinen zu einer Verkürzung der Einschlaflatenz, einer Verminderung der Aufwachvorgänge, einer Verlängerung der Schlafzeit und vermitteln meist das Gefühl, tiefer und erholsamer zu schlafen [37, 66]. Die normale Schlafarchitektur kann jedoch mit einer Zunahme des Schlafstadiums 2 und Abnahme von Tief- und REM-Schlaf verändert sein.

Zu den wesentlichen unerwünschten Wirkungen, die auftreten können, zählen

- Überhangeffekte
- Einbußen in der Merkfähigkeit und dem Gedächtnis
- eine muskelrelaxierende Wirkung
- eine atemsuppressive Wirkung, die insbesondere bei gleichzeitigem Vorliegen einer Atmungsstörung berücksichtigt werden muss
- die Möglichkeit paradoxer Reaktionen mit Antriebssteigerung und Erregungszuständen
- eine Toleranzentwicklung
- Entstehung einer Abhängigkeit mit entsprechender Entzugssymptomatik bei Absetzen des Pharmakons
- je nach Substanz ggf. zu berücksichtigende Wechselwirkungen mit anderen Medikamenten oder sedierenden Substanzen wie etwa Alkohol

Die Auswahl eines geeigneten Benzodiazepins wird entscheidend durch dessen Wirkungscharakteristik, die durch pharmakokinetische und pharmakodynamische Aspekte sowie die Rezeptoraffinität charakterisiert ist, bestimmt. Mittellang wirksame Benzodiazepine stellen einen Kompromiss bezüglich Nutzen und unerwünschten Wirkungen dar und werden am häufigsten bei Ein- und Durchschlafstörungen eingesetzt.

National wie international wird zu einer kurzfristigen, möglichst nicht länger als 2 - 4 wöchigen täglichen Einnahme dieser Substanzen geraten. In Ausnahmefällen kann eine anhaltend niedrig dosierte und erfolgreiche Therapie unter sorgfältiger Berücksichtigung von Behandlungsalternativen durchaus indiziert sein [15, 18, 34].

13.6.2.2. Neuere Schlafmittel

In den letzten zwei Jahrzehnten sind in Deutschland vier neue Pharmaka zur Behandlung der Insomnie zugelassen worden. Dabei handelt es sich um die drei sogenannten Non-Benzodiazepin-Hypnotika Zopiclon, Zolpidem und Zaleplon sowie um ein Melatonin Retard-Präparat.

Wie die Benzodiazepine gelten die Non-Benzodiazepin-Hypnotika als Mittel der ersten Wahl zur Behandlung der Insomnie [15, 19, 55]. Mit den Benzodiazepinen ist diesen Pharmaka die Bindung an die Benzodiazepinrezeptor-Bindungsstellen des $GABA_A$-Rezeptors als Wirkmechanismus gemeinsam. Es werden beim $GABA_A$-Rezeptor ω_1- und ω_2-Rezeptorsubtypen unterschieden, wobei dem ω_1-Typ die Vermittlung der hypnosedativen Effekte und dem ω_2-Typ die Beeinflussung von Gedächtnis und kognitiven Leistungen zugeschrieben werden. Im Gegensatz zur unspezifischen Bindung der Benzodiazepine zeigen insbesondere Zolpidem und Zaleplon, in gewissem Maß aber auch Zopiclon, eine stärkere bis überwiegende Affinität zum ω_1-Rezeptorsubtyp. Mit diesem von den Benzodiazepinen differierenden Bindungsverhalten wird die geringere Rate an unerwünschten Wirkungen der Non-Benzodiazepin-Hypnotika in Zusammenhang gebracht [93].

Den "Z"-Substanzen ist eine vergleichbare Wirksamkeit in Relation zu den Benzodiazepinen bezüglich der Verkürzung der Einschlaflatenz gemeinsam [24]. Zolpidem und Zopiclon zeigen darüber hinaus bei Insomnie-Patienten eine den Benzodiazepinen im Allgemeinen ähnliche Wirkung hinsichtlich der Schlafqualität, Anzahl der Aufwachvorgänge und der Schlafdauer [24]. Den Benzodiazepinen und den Z-Substanzen ist allerdings gemeinsam, dass sie bei älteren Menschen über 60 Jahre eine geringer ausgeprägte Überlegenheit gegenüber Placebo aufweisen und eine Einnahme dieser Substanzen mit einer höheren Rate an unerwünschten kognitiven und psychomotorischen Wirkungen inklusive nächtlichen Stürzen verbunden ist [27].

Grundsätzlich können bei "Z"-Substanzen ähnliche unerwünschte Wirkungen wie unter den Benzodiazepinen auftreten. Daher sollten diese bei der Indikationsstellung entsprechend Berücksichtigung finden. Insgesamt ist bei diesen Pharmaka allerdings von einer geringeren Überhangsymptomatik und einem niedrigeren Abhängigkeitsrisiko auszugehen [93]. Es gibt Hinweise, dass die Rate unerwünschter Wirkungen unter Non-Benzodiazepin-Hypnotika geringer als unter Benzodiazepinen ist [8].

Wie für die Benzodiazepine wird bei täglicher Einnahme zu einer kurzfristigen, maximal 2-4 wöchigen Behandlung geraten. Mittlerweile liegen jedoch auch Studien vor, die eine Wirkung über längere Zeiträume dokumentieren [82]. Zu den in Deutschland nicht zugelassenen Fortentwicklungen, dem S-Racemat des Zopiclons, Eszopiclon, und der retardierten Form des Zolpidems liegen doppelblind placebokontrollierte Langzeitstudien vor, die eine anhaltende Wirksamkeit hinsichtlich der Verbesserung des Schlafes und auch der Tagesbefindlichkeit gegenüber Placebo über einen Zeitraum von etwa einem halben Jahr nachweisen [46, 47, 100]. Dabei zeigte sich keine Toleranzentwicklung bei den hier untersuchten Patienten, die keine Abhängigkeit oder Missbrauch von Substanzen in der Vorgeschichte aufwiesen [47].

13.6.2.2.1. Melatonin

Als einziges neu zugelassenes Pharmakon zur Behandlung der Insomnie mit einem neuen Wirkmechanismus kann das retardierte Melatonin Präparat gelten. Melatonin wird in engem zeitlichen Zusammenhang mit dem Hell-Dunkel-Zyklus synthetisiert und sezerniert. Die schlafförderlichen Effekte und die Schlaf-Wach-Rhythmus regulierende Wirkung werden den agonistischen Eigenschaften an MT1- und MT2-Melatonin-Rezeptoren des Nucleus suprachiasmaticus zugeschrieben [89]. Mehrere mögliche Mechanismen, wie Melatonin seine schlafförderlichen Effekte entfaltet, werden diskutiert [9]. Hierzu zählen phasenverschiebende Eigenschaften durch eine Beeinflussung der Inneren Uhr, eine Reduktion der Körperkerntemperatur und eine mögliche direkte hypnotische Wirkung [9].

Bezüglich der Wirkung unretardierten Melatonins in der Behandlung der Insomnie liegen zwei Meta-Analysen vor. Herxheimer und Petrie [36] kommen in einem Review zur Wirksamkeit von Melatonin auf die Symptome des *Jet Lags* zu der Schlussfolgerung, dass 0,5 bis 5 mg, eingenommen kurz vor der Zielbettzeit, zu einer Verbesserung der Schlafqualität und Verkürzung der Einschlaflatenz im Vergleich zu Placebo führen. Brzezinski und Kollegen untersuchten in einer Metaanalyse die Effekte von Melatonin auf objektive Schlafparameter, gemessen mittels Polysomnographie oder Aktigraphie [7]. Diese Autoren beschrieben lediglich geringe Effekte einer Einnahme von Melatonin unterschiedlicher Dosierung auf Insomnie-relevante Parameter. So fand sich eine Reduktion der Einschlaflatenz um 4 Minuten, eine Verlängerung der Gesamtschlafzeit um 12,8 Minuten und eine Zunahme der Schlafeffizienz um 2,2 %. Nur knapp die Hälfte der Studien untersuchten die Effekte allerdings über mindestens eine Woche und bei Insomnie-Erkrankten. Eine Beeinflussung der Schlafstadien 2 bis 4 findet sich unter Melatonin nicht [7]. Im Gegensatz zu einigen Benzodiazepinen findet sich unter Melatonin auch kein "Hangover" [7]. Eine weitere Metaanalyse kam unter Berücksichtigung einer geringeren Anzahl an Studien zu dem Schluss, dass Melatonin bei sekundären Schlafstörungen keinen klinisch relevanten Effekt auf die Schlaflatenz aufweist [10]. Die häufigsten in den Studien berichteten unerwünschten Wirkungen des Melatonins waren Übelkeit, Kopfschmerzen, Schwindel und Benommenheit, insgesamt unterscheidet sich das Nebenwirkungsprofil allerdings nicht von Placebo [8, 9]. Über eine Überhangproblematik wurde auch in diesen beiden Reviews nicht berichtet. Andererseits mahnen Herxheimer und Petrie aufgrund von Fallberichten zu einer Vorsicht bei gleichzeitig bestehender Epilepsie oder der Einnahme von Warfarin, einem vor allem in den USA eingesetzten Medikament zur Antikoagulation [36].

Der Einsatz von Melatonin scheint hinsichtlich der Wirkung auf die Einschlaflatenz besonders wirksam beim Syndrom der verschobenen Schlafphase zu sein. Für die primäre Insomnie berichten die Autoren geringere jedoch ebenfalls signifikante Effekte auf die Dauer bis zum Einschlafen [9].

In Deutschland ist ein 2 mg retardiertes Melatonin Präparat zur Behandlung der Insomnie bei Patienten über 55 Jahre für eine Dauer von 13 Wochen zugelassen. Dieses Medikament verbessert die Schlafqualität, morgendliche Wachheit, und Lebensqualität und verkürzt die Schlaflatenz. [50, 89, 98]. Eine umfangreiche Studie zu den Effekten einer sechs-monatigen Einnahme dieses retardierten Melatonin Präparates zeigt, dass insbesondere ältere Patienten (über 65 Jahre) mit einer Verkürzung der Schlaflatenz und Verbesserung der Schlafqualität während der ersten drei Wochen unabhängig von der eigenen Melatonin-Exkretion reagieren [97]. Bei der Langzeiteinnahme zeigt sich eine Überlegenheit des retardierten Melatonin Präparates für Gesamtschlafzeit, PSQI-Gesamtscore und Lebensqualität insbesondere bei den Patienten mit niedriger Melatonin-Ausscheidung. Ein überlegener Effekt auf die Schlaflatenz fand sich auch hier insbesondere bei den älteren Patienten. Die erzielten Verbesserungen hinsichtlich des Schlafes hielten über den mehrmonatigen Zeitraum an oder verbesserten sich im Laufe der Zeit. Es fanden sich keine über das bei Placebo hinaus gehende Maß zu beobachtenden Nebenwirkungen, Laborwertveränderungen oder Absetzeffekte [97].

13.7. Antidepressiva

Die Wirkung der Antidepressiva auf den Schlaf ist in Abhängigkeit ihrer Wirkungsweise sehr vielgestaltig [56]. Zu den sedierenden Antidepressiva zählen Doxepin, Trimipramin, Mirtazapin, Trazodon und Amitriptylin. In den USA werden Medikamente dieser Stoffgruppe häufiger als die "eigentlichen", für diese Indikation zugelassenen, Hypnotika zur Behandlung der Insomnie eingesetzt [57]. Substanzabhängig entfalten die Antidepressiva ihre Wirkung u.a. durch eine Blockade der Histaminrezeptoren und der 5-HT-2-Rezeptoren. Eine im Jahr 2007 erschienene Metaanalyse [8] kommt für die Antidepressiva (Doxepin, Trimipramin, Trazodon) zum Schluss, dass diese sowohl die subjektive als auch die objektiv gemessene Schlaflatenz reduzieren. Ferner findet sich im Vergleich zu Plazebo unter den Antidepressiva polysomnographisch eine reduzierte Wachzeit während der Nacht, eine Erhöhung der Schlafeffizienz und eine Zunahme der Gesamtschlafzeit. In den zugrunde liegenden Studien wurden 25-50 mg Doxepin (u.a. Doxepin [32]), 25-200 mg Trimipramin (u.a. [76]) und 50-250 mg Trazodon (u.a. [99]) eingesetzt.

Unter Behandlung mit diesen Antidepressiva traten häufiger als unter Placebo unerwünschte Wirkungen auf. Zu den häufigsten bzw. relevantesten unerwünschten Wirkungen unter Antidepressiva zählen

- Sedierung
- Kopfschmerzen
- Benommenheit
- Übelkeit
- Leberwerterhöhungen
- Blutbildveränderungen
- EKG-Veränderungen

Zu den häufigsten Beschwerden zählten Somnolenz, Kopfschmerzen, Benommenheit und Übelkeit. Es können unter Gabe von Antidepressiva allerdings auch weitere unerwünschte Wirkungen wie Leberwerterhöhungen, Blutbildveränderungen oder EKG-Veränderungen auftreten.

Neuere Arbeiten zur Wirksamkeit niedrigerer Doxepin-Dosierungen führten zu einer Zulassung dieser Substanz als Therapeutikum zur Behandlung der Insomnie in den USA. Eine Dosierung von 1 bis 6 mg führte bei einer Studiendauer von bis zu 12 Wochen bei Erwachsenen und älteren Menschen u. a. zu einer verbesserten Durchschlaffähigkeit, ohne Überhangeffekte oder andere wesentliche unerwünschte Wirkungen zu produzieren [45, 79, 81]. In Deutschland ist Doxepin seit langem zur Behandlung von Schlafstörungen sowie Trimipramin zur Behandlung von Depression mit dem Leitsymptom Schlafstörungen zugelassen.

13.8. Antihistaminika

Aus der Gruppe der Antihistaminika stehen die apothekenpflichtigen, nicht jedoch rezeptpflichtigen Medikamente Diphenhydramin und Doxylamin zur Verfügung. Diese Substanzen zählen zu den am häufigsten verkauften Schlafmitteln in Deutschland [83].

Das histaminerge System spielt im zentralen Nervensystem eine wesentliche Rolle in der Regulation von Schlafen und Wachen. Eine Aktivierung der H1-Rezeptoren ist wesentlich an der Aufrechterhaltung von Wachheit beteiligt. H1-Rezeptoren finden sich in einer Vielzahl schlafregulierender Hirnregionen wie etwa dem Locus coeruleus, dem basalen Vorderhirn, den Raphekernen, dem mesopontinen Tegmentum und dem Thalamus [69]. Eine Blockade dieser Rezeptoren oder eine Aktivierung der als Autorezeptoren fungierenden H3-Rezeptoren und die damit einhergehende verminderte Ausschüttung von Histamin wiederum fördern den Schlaf [94].

Zur Wirkung von Doxylamin und Diphenhydramin auf den menschlichen Schlaf liegen allerdings nur sehr begrenzt Studiendaten vor. Im Vergleich zu Placebo zeigte sich bei schlafgestörten Patienten in zwei Studien eine schlafförderliche Wirkung in einer Dosierung von 12,5 und 50 mg Diphenhydramin; gleichzeitig fühlten sich die mit Verum behandelten Patienten trotz häufigerer Berichte von Benommenheit, Müdigkeit, Trunkenheitsgefühl und Schwindel im Durchschnitt am Morgen erholter [91, 72]. In einer zweiwöchigen Studie an 125 Patienten mit milder Insomnie kam es unter einer Medikation von 50 mg Diphenhydramin im Vergleich zu Placebo in der zweiten Behandlungswoche zu einer leichten Zunahme der Schlafeffizienz (4,6 % vs 2,5 %) und einer tendenziellen Verlängerung der Gesamtschlafzeit (um 29 Min versus 17,8 Min) bei unveränderter Einschlaflatenz [63]. Die bei einer Untergruppe durchgeführte Polysomnographie wies weder für die Schlaflatenz, die Gesamtschlafzeit, die Schlafeffizienz noch hinsichtlich der prozentualen Verteilung der einzelnen Schlafstadien signifikante Unterschiede zwischen Diphenhydramin und Placebo auf. Der Wert des Insomnie Schweregrads zeigte nach zwei Behandlungswochen unter Verum (minus 5,6 *Insomnia Severity Index* Punkte) allerdings im Vergleich zu Placebo (minus 3,3 *Insomnia Severity Index* Punkte) eine signifikant ausgeprägtere Reduktion und damit eine Verbesserung der Schlafsituation. Dreiundfünfzig Prozent der gesamten Studienpopulation gaben nicht näher spezifizierte Nebenwirkungen an [63]. Die morgendliche Benommenheit war in der zweiten Behandlungswoche auf Placeboniveau, eine Reboundinsomnie nach Absetzen der Verummedikation fand sich nicht.

Ohne klassifikatorische Spezifizierung der Schlafstörungen vorgenommen zu haben, zeigte sich im Vergleich zu Placebo in einigen kleineren Studien ein schlafförderlicher Effekt von 25-50 mg Doxylamin [86, 87, 71]. Die Therapieeffekte waren jedoch eher gering und unter Verummedikation traten häufiger sedierungs-assoziierte Nebenwirkungen am Tage auf [71]. Die bisher umfangreichste Studie zur Wirksamkeit von Doxylamin auf den Schlaf bei Vorliegen einer Insomnie schloss 338 Patienten ein [80]. 15 mg Doxylamin, eingenommen 30 Minuten vor dem Zubettgehen, führte nach zweiwöchiger Einnahme im Vergleich zu Placebo zu einer Zunahme der globalen Schlafqualität und zu einer Verbesserung auf Einzel-Item-Ebene (Einschlaflatenz, Schlafqualität, Schlafdauer, Aufwachvorgänge, Morgenbefindlichkeit). Doxylamin wies dabei eine vergleichbare Wirksamkeit wie 10 mg Zolpidem auf. Die häufigsten Nebenwirkungen waren Sedierung, gastrointestinale Beschwerden und anticholinerge Effekte, wobei sich keine signifikanten Unterschiede in der Gesamthäufigkeit der Nebenwirkungen zwischen den drei Behandlungsgruppen zeigten, unter Doxylamin allerdings häufiger Schläfrigkeit beobachtet wurde [80].

Als lediglich apothekenpflichtige, nicht jedoch verschreibungspflichtige Substanzen werden Diphenhydramin und Doxylamin häufig ohne ärztlich-therapeutische Beratung oder Begleitung eingesetzt. Toxikologen stellen die Frage, ob die Substanzen wegen ihrer Toxizität nicht rezeptpflichtig sein sollten [42]. Die wenigen Studien zur Wirkung dieser Substanzen auf den Schlaf bei schlafgestörten Patienten lassen den Schluss zu, dass deren Wirkung begrenzt ist. Bei eher geringer Wirksamkeit, einer sehr limitierten Datenlage und einem relativ hohen Nebenwirkungs- und Interaktionsrisiko können die Antihistaminika Doxylamin und Diphenhydramin allenfalls als Mittel der zweiten Wahl gelten.

13.9. Antipsychotika/Neuroleptika

Mit der Entdeckung des Chlorpromazins als erstem Antipsychotikum vor fast 60 Jahren [22] wurde die Behandlung psychotisch Erkrankter revolutioniert. In den folgenden Jahren wurde eine Reihe weiterer Neuroleptika oder auch sogenannter klassischer Antipsychotika entwickelt. Aufgrund ihrer beruhigenden Wirkung wurden sie im englischsprachigen Raum auch "Major Tranquilizer" genannt. Einige niederpotente und verschiedene neuere atypische Antipsychotika weisen einen schlafförderlichen Effekt auf. Im klinischen Alltag werden Antipsychotika häufig als hypnotisch wirkende Medikamente eingesetzt [51].

Unabhängig davon, welcher Gruppe der Antipsychotika die einzelnen Substanzen zuzuordnen sind, finden sich insgesamt recht variable Einflüsse auf verschiedene Schlafstadien [20]. Verschiedene Antipsychotika wirken in unterschiedlicher Gewichtung auf die schlafrelevanten Transmitter Serotonin, Noradrenalin, Dopamin, Acetylcholin und Histamin. Obwohl Dopamin eine wichtige Rolle in der Regulation der Wachheit spielt, weisen die nahezu selektiven Dopaminantagonisten Pimozid, Sulperid und Haloperidol lediglich geringe oder keine Effekte auf den Schlaf von gesunden Probanden auf. Die sedierenden oder schlafanstoßenden Effekte von Antipsychotika wurden der antihistaminergen, antiadrenergen, antiserotonergen und anticholinergen Wirkung zugeschrieben [20, 26]. Dies würde die Abwesenheit entsprechender Effekte der selektiven Dopaminantagonisten auf den Schlaf erklären. Klassische und atypische Antipsychotika, welche zu einer Erhöhung der Gesamtschlafzeit und Schlafeffizienz führen, wie etwa Levomepromazin, Chlorpromazin, Quetiapin, Olanzapin und Ziprasidon, weisen alle eine starke Affinität zu serotonergen 5HT2- und Histamin-Rezeptoren zusätzlich zu ihrer Wirkung auf das dopaminerge System auf. Eine Blockade dieser Wachheit vermittelnden Rezeptoren dürfte wesentlich an der schlafinduzierenden Wirkung dieser Substanzen beteiligt sein. Die spezifische Erhöhung des Tiefschlafes unter der Behandlung mit Olanzapin oder Ziprasidon ist wahrscheinlich auf die höhere Affinität dieser Substanzen zu den 5HT2c-Rezeptoren zurückzuführen.

Zu den in Deutschland zur Behandlung von Schlafstörungen zugelassenen niederpotenten klassischen AP liegen allerdings nur wenige und in ihrer Methodik nicht befriedigende Studien zu deren Wirksamkeit im Rahmen der Behandlung einer Insomnie vor.

Eine offene Untersuchung an 13 psychotischen Patienten beschreibt einen schlafförderlichen Effekt von 80 bis 320 mg Pipamperon über einen Zeitraum von drei Monaten, nachdem zuvor andere sedierende Substanzen für eine Woche abgesetzt wurden, die neuroleptische Medikation allerdings beibehalten wurde [88]. Dabei zeigte sich im Vergleich zur Baseline eine signifikante Verringerung von Einschlafschwierigkeiten, Durchschlafschwierigkeiten, Früherwachen und der Häufigkeit schlechten Schlafes. Eindeutig medikationsbedingte unerwünschte Wirkungen wurden nicht beobachtet. In einer Studie an 40 schlafgestörten hospitalisierten depressiven Patienten zeigte Pipamperon (durchschnittlich 80 mg) bei allerdings Fortführung einer antidepressiven Behandlung mit zum Teil ebenfalls sedierenden Substanzen während einer einwöchigen Behandlung im Vergleich zu Placebo eine signifikante Verringerung von subjektiven Einschlafschwierigkeiten, Durchschlafschwierigkeiten und Früherwachen [2] bei Abwesenheit eines Überhangeffektes. Im Rahmen einer vierwöchigen doppelblinden Vergleichsuntersuchung zur Wirkung von 40 bis 200 mg Pipamperon und 10 bis 60 mg Oxazepam wurden 30 ältere Patienten mit Schlafstörungen unterschiedlicher Genese untersucht [52]. Bei insgesamt vergleichbarer Wirksamkeit fand sich unter Pipamperon eine signifikante Linderung der Ein- und Durchschlafschwierigkeiten bei insgesamt relativ guter Verträglichkeit; so zeigte sich bei einem von 15 Patienten eine Zunahme der Verwirrtheit und bei einem weiteren Patienten Mundtrockenheit. In einer offenen Untersuchung zur Wirksamkeit von durchschnittlich 80 mg Pipamperon über einen Zeitraum von 4 Wochen stellte sich bei mehr als 90 % der durchschnittlich 76-Jährigen nach Einschätzung des Arztes eine Besserung des Schlafes ein [43]. 8,5 % der insgesamt 1236 Patienten berichteten über insgesamt 135 Nebenwirkungen (Schwindel/Blutdruckabfall, Mundtrockenheit, Müdigkeit/Schläfrigkeit, Magen-/Darmbeschwerden, extrapyramidale Symptome sowie sonstige Nebenwirkungen, worunter die Autoren Kribbeln der Haut, Unwohlsein etc. verstanden).

Bezüglich der Wirksamkeit von Melperon liegen ebenfalls nur wenige Studien vor. Im Rahmen einer zweiwöchigen Untersuchung zur Wirkung von dreimal täglich 50 mg Melperon auf subakute Symptome eines Alkoholentzuges zeigte sich bei insgesamt 19 Patienten, die bei Bedarf allerdings auch noch ein Schlafmittel (Hexapromat) einnehmen konnten, am Ende der Studie im Vergleich zu Placebo eine mittels zwei Items erhobene Verbesserung des Schlafes [12]. Nähere Angaben zum Vorliegen von Komorbidität oder unerwünschten Wirkungen wurden nicht gemacht. Im Rahmen einer knapp dreiwöchigen doppelblind randomisierten schlafpolygraphischen Vergleichsuntersuchung zwischen 75 mg Melperon und 1 mg Lormetazepam zeigte sich bei 40 gerontopsychiatrischen Patienten mit Schlafstörungen im Sinne einer Insomnie im Vergleich zu Baseline zu Beginn der Behandlung unter Melperon eine Verlängerung (!) der Schlaflatenz sowie eine nichtsignifikante Reduktion der Wachzeit. Durchgehend auch im weiteren Verlauf fand sich eine signifikante Zunahme des REM-Schlafes und der Schlafdauer im Vergleich zu Baseline. Hinsichtlich der Schlafdauer und der Wachzeit zeigte sich ferner kein Unterschied zu Lormetazepam [48]. Die Medikation wurde gut vertragen, unter Melperon zeigte sich im Verlauf eine verbesserte Reaktionsfähigkeit im Quatember-Maly-Test.

Auch für das Promethazin liegen keine befriedigenden Daten zu dessen Wirksamkeit in der Behandlung einer primären Insomnie vor. Einige Studien untersuchten allerdings den Einfluss auf Schlafstörungen im Rahmen anderer Erkrankungen. Eine frühe Untersuchung zur Wirksamkeit von täglich dreimal 25 mg Promethazin auf die Befindlichkeit von Patienten mit einer Neurodermitis für einen Zeitraum von 10 Tagen kam im Vergleich zu Placebo bezüglich der bei einem Teil der Patienten vorliegenden Schlafstörungen zum Schluss, dass sich keine wesentliche Verbesserung eingestellt hatte, räumt allerdings ein, dass die Ergebnisse nicht verlässlich zu interpretieren sind, da schon die Ausgangswerte in den Gruppen differierten [5]. In einer Studie zu den Effekten einer einmaligen Einnahme von 25 mg und 50 mg Promethazin auf den Schlaf von 51 an einer Schizophrenie erkrankten Patienten mit insomnischen Schlafstörungen kommen Massac et al. [54] zu dem Schluss, dass beide Dosierungen einer Placebomedikation hinsichtlich der Verlängerung der Schlafdauer und Verbesserung der Schlafqualität bei gleicher Nebenwirkungsrate überlegen sind. Ohne genaue Effekte einer einmaligen Behandlung mit 25 mg Promethazin auf den Schlaf zu beschreiben, berichten Kesson et al. [39] über eine Präferenz der Patienten eines Krankenhauses, diese Substanz eher als Schlafmittel denn 30 mg Flurazepam einzunehmen zu wollen. Keine Patientenpräferenz für das Promethazin fand sich im Vergleich zu Nitrazepam. Eine Cross-Over-Studie kam beim Vergleich der hypnotischen Wirkung von 25 mg Promethazin, 5 mg Diazepam, 25 mg Propiomazin und Placebo bei 40 psychisch gesunden und 20 leicht dementen Patienten zum Schluss, dass Promethazin die Gesamtschlafzeit gegenüber Placebo verlängert, die Schlaflatenz und die Anzahl der Aufwachvorgänge gegenüber Placebo jedoch lediglich bei psychisch Gesunden reduziert [96]. Vereinzelt trat ein Überhang unter allen Substanzen im Vergleich zu Placebo bei Abwesenheit weiterer Nebenwirkungen auf. Eine Beschreibung der bei Baseline vorliegenden Schlafstörung findet sich bedauerlicherweise allerdings nicht.

Damit liegt für keine der drei niederpotenten klassischen Antipsychotika eine unseren heutigen methodischen Standards genügende doppelblind randomisierte placebokontrollierte Studie zur Wirksamkeit der Substanz über einen ausreichend langen Zeitraum mit Erfassung des Schlafes mittels validierter Methoden unter Berücksichtigung der subjektiven und objektiven Aspekte und systematischer Erfassung unerwünschter Wirkungen bei Patienten mit einer primären Insomnie vor.

Für zwei in dieser Indikation zur Zeit nicht zugelassene atypische Antipsychotika liegen mittlerweile Untersuchungen zu deren Wirksamkeit bei insomnischen Schlafstörungen vor. Eine offene Studie zu den Effekten einer Quetiapin-Medikation (25 bis 75 mg, durchschnittlich 37,5 mg) über sechs Wochen bei 18 Patienten, die an einer Primären Insomnie leiden, zeigte eine Verbesserung relevanter subjektiver und objektiver Schlafparameter. So fand sich eine Zunahme der polysomnographisch erfassten Gesamtschlafzeit und der Schlafeffizienz parallel zu einer Verbesserung der mittels des Pittsburgh Sleep Quality Index erfassten Schlafqualität, Schlafdauer und Schlafeffizienz. Schwere unerwünschte Wirkungen traten nicht auf. Unter den beobachteten Nebenwirkungen waren ein trockener Mund und eine Überhangsymptomatik die häufigsten beobachteten Ereignisse [101]. Die bisher einzige doppelblinde, randomisierte, placebokontrollierte Studie zur Wirksamkeit einer niedrigen Dosis von Quetiapin bei Patienten mit einer Primären Insomnie berichtete über eine nichtsignifikante Verlängerung der Schlafdauer, Verkürzung der Schlaflatenz und Verbesserung der Zufriedenheit mit dem Schlaf bei sieben Patienten unter 25 mg Quetiapin im Vergleich zu sechs Patienten unter Placebo [92].

Der Einsatz von 2,5 bis 10 mg Olanzapin zeigte sich im Rahmen einer offenen Studie bei 8 von 9 Patienten, die aus verschiedenen Gründen unter unterschiedlichen Schlafstörungen mit vornehmlich insomnischen Beschwerden litten, als erfolgreiche medikamentöse Intervention [25]. Eine placebokontrollierte randomisierte Untersuchung hinsichtlich der Wirksamkeit des Olanzapins bei Primärer Insomnie liegt allerdings bisher nicht vor.

Sedierende Antipsychotika können zur Behandlung von insomnischen Schlafstörungen bei spezifischen psychiatrischen Erkrankungen inklusive

13.9. Antipsychotika/Neuroleptika

Substanzname	Handelsname (z.B.)	Übliche Abenddosis [mg]	Zur Therapie von Schlafstörungen laut Roter Liste (2012) indiziert	Randomisierte doppelblinde placebokontrollierte Studie bei ICD- oder DSM-Diagnose Insomnie
Imidazopyridine				
Zolpidem	Stilnox	10	ja	ja
Cyclopyrrolone				
Zopiclone	Ximovan	7,5	ja	ja
Pyrazolopyrimidine				
Zaleplon	Sonata	10	ja	ja
Kurzwirksame Benzodiazepinhypnotika				
Triazolam	Halcion	0,125-0,25	???	ja
Mittellangwirksame Benzodiazepinhypnotika				
Lormetazepam	Noctamid, Loretam	1-2	ja	ja
Brotizolam	Lendormin	0,125-0,25	ja	ja
Temazepam	Remestan, Planum	10-40	ja	ja
Langwirksame Benzodiazepinhypnotika				
Nitrazepam	Mogadan, Imeson	5-10	ja	ja
Flunitrazepam	Rohypnol	0,5-1	ja, BTM	ja
Melatonin-Rezeptor-Agonisten				
Melatonin	Circadin	2	ja	ja
Sedierende Antidepressiva				
Mirtazapin	Remergil	1-15	nein	nein
Trimipramin	Stangyl	5-75	nein	ja
Doxepin	Aponal, Sinquan	1-75	ja	ja
Amitriptylin	Saroten, Equilibrin	5-75	nein	nein
Trazodon	Thombran	25-100	nein	ja
Niedrigpotente Neuroleptika/Antipsychotika				
Melperon	Eunerpan	25-75	ja	nein
Pipamperon	Dipiperon	20-60	ja	nein
Promethazin	Atosil	10-50	indiziert wenn andere Therapien nicht möglich oder unwirksam sind	nein
Quetiapin	Seroquel	12,5-150	nein	ja
Olanzapin	Zyprexa	2,5-5	nein	nein
Antihistaminika				
Diphenhydramin	Betadorm, Dolestan	50-100	ja	ja
Doxylamin	Gittalun, Hoggar N	15-50	ja	ja

Tab. 13.1: Auswahl von Hypnotika und anderen Pharmaka, die in Deutschland zur Behandlung von Insomnien zugelassen sind (modifiziert nach [55]).

der Schizophrenie, Manie und der Benzodiazepinabhängigkeit unter Abwägung des Nutzen-Risiko-Verhältnisses indiziert sein. Sowohl national [15] als auch international [102] werden Antipsychotika von Fachgesellschaften als Mittel der zweiten Wahl zur Behandlung der Insomnie eingestuft. Aufgrund der zum Teil sehr unterschiedlichen Wirkung der einzelnen Substanzen auf schlafregulationsrelevante Rezeptoren und zum Teil ermutigenden, allerdings nicht heutigen Studienstandards entsprechenden bisherigen Untersuchungen bleibt eine verlässliche Abschätzung des Risiko-Nutzen-Profils dieser Medikamente in der Behandlung der Primären Insomnie unter besonderer Berücksichtigung der bei den einzelnen Substanzen auftretenden unerwünschten Wirkungen künftigen Studien überlassen.

13.10. Fazit

Zusammenfassend weisen Zopiclon und Zolpidem eine den Benzodiazepinen vergleichbare Wirksamkeit in der Behandlung der Insomnie auf und sind damit Mittel der ersten Wahl. Ferner liegen Studien vor, die für diese Substanzen im Vergleich zu den Benzodiazepinen mit längerer Halbwertzeit eine geringere Beeinträchtigung der Tagesbefindlichkeit zeigen. Insgesamt finden sich bei diesen Substanzen nur relativ selten eine Abhängigkeitsentwicklung und Absetzeffekte. Für die Fortentwicklungen des in Deutschland zugelassenen Zolpidem, dem Zolpidem CR und dem S-Racemat des Zopiclons, dem Eszopiclon, liegen erste Langzeitstudien vor, die eine anhaltende hypnotische Wirkung auch nach einem halben Jahr demonstrieren.

Mit einem retardierten Melatonin-Präparat steht im deutschsprachigen Raum ein weiteres modernes schlafinduzierendes Medikament zur Behandlung der Insomnie bei Patienten über 55 Jahre zur Verfügung, welches unerwünschte Wirkungen nicht häufiger als Placebo hervorruft. Auch für dieses Präparat wurde eine Wirksamkeit über einen Zeitraum von einem halben Jahr bei positiven Effekten auf den Schlaf und die Tagesbefindlichkeit nachgewiesen.

Einige sedierende Antidepressiva haben sich bei in niedriger Dosierung insgesamt relativ guter Verträglichkeit als wirksam in der Behandlung der Insomnie erwiesen. Das einzige in dieser Indikation zugelassene Pharmakon Doxepin zeigte sich bereits in einer Dosis von 1 mg auch bei älteren Schlafgestörten Placebo überlegen.

Die wenigen Studien zur Wirkung der Antihistaminika Diphenhydramin und Doxylamin auf den Schlaf bei schlafgestörten Patienten lassen den Schluss zu, dass deren Wirkung begrenzt ist. Bei eher geringer Wirksamkeit, einer sehr limitierten Datenlage und einem relativ hohen Nebenwirkungs- und Interaktionsrisiko können die Antihistaminika Doxylamin und Diphenhydramin allenfalls als Mittel der zweiten Wahl gelten.

Auch sedierende Antipsychotika können zur Behandlung der Insomnie allenfalls als Mittel der zweiten Wahl gelten, da eine Einschätzung des Risiko-Nutzen-Profils dieser Stoffgruppe in der Behandlung der Primären Insomnie mittels der heute vorliegenden Studien nicht befriedigend vorgenommen werden kann.

Literatur

1. Akerstedt T, Fredlund P, Gillberg M, Jansson B (2002) A prospective study of fatal occupational accidents - relationship to sleeping difficulties and occupational factors. J Sleep Res 11:69-71

2. Ansoms C, Backer-Dierick GD, Vereecken JL (1977) Sleep disorders in patients with severe mental depression: double-blind placebo-controlled evaluation of the value of pipamperone (Dipiperon). ActaPsychiatr Scand 55:116-122

3. Bonnet MH (2005) Hyperarousal as the basis for insomnia: effect size and significance. Sleep 28:1500-1501

4. Bonnet MH, Arand DL Hyperarousal and insomnia: state of the science. SleepMedRev 14:9-15

5. Borelli S, Schellert P (1967) Zur Wirksamkeit von Psychopharmaka bei atopischer Neurodermitis. Vergleichende Untersuchung von Diazepam (Valium), Promethazin (Phenergan) und Placebo. Dermatologica 135: 485-496

6. Breslau N, Roth T, Rosenthal L, Andreski P (1996) Sleep disturbance and psychiatric disorders: a longitudinal epidemiological study of young adults. Biol Psychiatry 39:411-418

7. Brzezinski A, Vangel MG, Wurtman RJ, Norrie G, Zhdanova I, Ben-Shushan A, Ford I (2005) Effects of exogenous melatonin on sleep: a meta-analysis. Sleep Med Rev 9:41-50

8. Buscemi N, Vandermeer B, Friesen C, Bialy L, Tubman M, Ospina M, Klassen TP, Witmans M (2007) The efficacy and safety of drug treatments for chronic insom-

nia in adults: a meta-analysis of RCTs. J Gen Intern Med 22:1335-1350

9. Buscemi N, Vandermeer B, Hooton N, Pandya R, Tjosvold L, Hartling L, Baker G, Klassen TP, Vohra S (2005) The efficacy and safety of exogenous melatonin for primary sleep disorders. A meta-analysis. J Gen Intern Med 20:1151-1158

10. Buscemi N, Vandermeer B, Hooton N, Pandya R, Tjosvold L, Hartling L, Vohra S, Klassen TP, Baker G (2006) Efficacy and safety of exogenous melatonin for secondary sleep disorders and sleep disorders accompanying sleep restriction: meta-analysis. BMJ 332:385-393

11. Cappuccio FP, Taggart FM, Kandala NB, Currie A, Peile E, Stranges S, Miller MA (2008) Meta-analysis of short sleep duration and obesity in children and adults. Sleep 31:619-626

12. Carlsson C, Gullberg B, Hostery U, Christensson E (1979) A double-blind study of melperone and placebo in hospitalized chronic alcoholics in postintoxication phase. Int J ClinPharmacolBiopharm 17:341-345

13. Chaput JP, Despres JP, Bouchard C, Tremblay A (2008) The association between sleep duration and weight gain in adults: a 6-year prospective study from the Quebec Family Study. Sleep 31:517-523

14. Chen KM, Chen MH, Chao HC, Hung HM, Lin HS, Li CH (2009) Sleep quality, depression state, and health status of older adults after silver yoga exercises: cluster randomized trial. Int J Nurs Stud 46:154-163

15. Clarenbach P, Steinberg R, Weess HG, Berger M (1995) Empfehlungen zu Diagnostik und Therapie der Insomnie. Deutsche Gesellschaft fur Schlafforschung und Schlafmedizin DGSM. Nervenarzt 66:723-729 issn: 0028-2804

16. Cohen L, Warneke C, Fouladi RT, Rodriguez MA, Chaoul-Reich A (2004) Psychological adjustment and sleep quality in a randomized trial of the effects of a Tibetan yoga intervention in patients with lymphoma. Cancer 100:2253-2260

17. Cohen S, Doyle WJ, Alper CM, Janicki-Deverts D, Turner RB (2009) Sleep habits and susceptibility to the common cold. Arch Intern Med 169:62-67

18. Cohrs S (2007) Benzodiazepine. In: Peter H, Penzel T, Peter JH (eds) Enzyklopädie der Schlafmedizin. Springer, Heidelberg, pp 152-158

19. Cohrs S (2007) Non-Benzodiazepin-Hypnotika. In: Peter H, Penzel T, Peter JH (eds) Enzyklopädie der Schlafmedizin. Springer, Heidelberg, pp 842-845

20. Cohrs S (2008) Sleep Disturbances in Patients with Schizophrenia : Impact and Effect of Antipsychotics. CNS Drugs 22:939-962

21. Coleman RM, Roffwarg HP, Kennedy SJ, Guilleminault C, Cinque J, Cohn MA, Karacan I, Kupfer DJ, Lemmi H, Miles LE, Orr WC, Phillips ER, Roth T, Sassin JF, Schmidt HS, Weitzman ED, Dement WC (1982) Sleep-wake disorders based on a polysomnographic diagnosis. A national cooperative study.Jama 247:997-1003

22. Delay J, Deniker P (1952) 38 cases de psychoses traitées par la cure prolongéeetconrinue de 4560 RP. C R 50e Congrès des aliénistes et neurol de langue fse:503-513

23. Dement W, Seidel W, Carskadon M (1984) Issues in the diagnosis and treatment of insomnia. Psychopharmacology Suppl 1:11-43

24. Dundar Y, Dodd S, Strobl J, Boland A, Dickson R, Walley T (2004) Comparative efficacy of newer hypnotic drugs for the short-term management of insomnia: a systematic review and meta-analysis. Hum Psychopharmacol 19:305-322

25. Estivill E, de la Fuente V, Segarra F, Albares J (2004) Uso de olanzapina en los trastornos del sueno. Estudio abierto con nueves pacientes. Rev Neurol 38:829-831

26. Gerlach J, Peacock L (1995) New antipsychotics: the present status. IntClinPsychopharmacol 10 Suppl 3:39-48

27. Glass J, Lanctot KL, Herrmann N, Sproule BA, Busto UE (2005) Sedative hypnotics in older people with insomnia: meta-analysis of risks and benefits. BMJ 331: 1169

28. GmbH R-LSidRLS (2010) Rote Liste®. Rote Liste® Service GmbH, Frankfurt am Main

29. Hajak G (2001) Epidemiology of severe insomnia and its consequences in Germany. Eur Arch Psychiatry Clin Neurosci 251:49-56

30. Hajak G (2006) New paradigms in pharmacological treatments of insomnia. Sleep Med 7 Suppl 1:20-26

31. Hajak G, Muller Popkes K, Riemann D, Mayer G, Lauer C (1997) Psychologische, psychotherapeutische und andere nichtpharmakologische Therapieformen zur Behandlung der Insomnie. Eine Stellungnahme der Arbeitsgruppe "Insomnie" der Deutschen Gesellschaft fur Schlafforschung und Schlafmedizin. Fortschr Neurol Psychiatr 65:133-144

32. Hajak G, Rodenbeck A, Voderholzer U, Riemann D, Cohrs S, Hohagen F, Berger M, Ruther E (2001) Doxepin in the treatment of primary insomnia: a placebo-controlled, double-blind, polysomnographic study. J Clin Psychiatry 62:453-463

33. Hajak G, Rüther E (1995) Insomnie -Schlaflosigkeit- Ursachen Symptomatik und Therapie. Springer, Berlin Heidelberg

34. Hajak G, Rüther E (2000) Schlafstörungen. In: Möller HJ, Laux G, Kapfhammer HP (eds) Psychiatrie und Psychotherapie. Springer, Berlin, Heidelberg, New York, pp 1423-1448

35. Hajak G, Rüther E (2003) Schlafstörungen. In: Möller HJ, Laux G, Kapfhammer HP (eds) Psychiatrie und Psychotherapie. Springer, Berlin

36. Herxheimer A, Petrie KJ (2002) Melatonin for the prevention and treatment of jet lag. Cochrane Database Syst Rev:CD001520

37. Holbrook AM, Crowther R, Lotter A, Cheng C, King D (2000) Meta-analysis of benzodiazepine use in the treatment of insomnia. CMAJ 162:225-233

38. Irwin MR, Olmstead R, Motivala SJ (2008) Improving sleep quality in older adults with moderate sleep complaints: A randomized controlled trial of Tai Chi Chih. Sleep 31:1001-1008

39. Kesson CM, Gray JM, Lawson DH (1976) Benzodiazepine drugs in general medical patients. Br Med J 1:680-682

40. Kling RN, McLeod CB, Koehoorn M Sleep problems and workplace injuries in Canada. Sleep 33:611-618

41. Knutson KL, Van Cauter E, Rathouz PJ, Yan LL, Hulley SB, Liu K, Lauderdale DS (2009) Association between sleep and blood pressure in midlife: the CARDIA sleep study. Arch Intern Med 169:1055-1061

42. Köppel C, Tenczer J, Ibe K (1987) Poisoning with over-the-counter doxylamine preparations: An evaluation of 109 cases. Toxicol 6:355-359

43. Kretschmar C (1989) Psychische Störungen im Alter - Behandlungsmöglichkeiten mit Neuroleptika. Therapiewoche 39:1757 - 1964

44. Krystal A, Fava M, Rubens R, Wessel T, Caron J, Wilson P, Roth T, McCall WV (2007) Evaluation of eszopiclone discontinuation after cotherapy with fluoxetine for insomnia with coexisting depression. J Clin Sleep Med 3:48-55

45. Krystal AD, Durrence HH, Scharf M, Jochelson P, Rogowski R, Ludington E, Roth T (2010) Efficacy and Safety of Doxepin 1 mg and 3 mg in a 12-week Sleep Laboratory and Outpatient Trial of Elderly Subjects with Chronic Primary Insomnia. Sleep 33:1553-1561

46. Krystal AD, Erman M, Zammit GK, Soubrane C, Roth T (2008) Long-term efficacy and safety of zolpidem extended-release 12.5 mg, administered 3 to 7 nights per week for 24 weeks, in patients with chronic primary insomnia: a 6-month, randomized, double-blind, placebo-controlled, parallel-group, multicenter study. Sleep 31: 79-90

47. Krystal AD, Walsh JK, Laska E, Caron J, Amato DA, Wessel TC, Roth T (2003) Sustained efficacy of eszopiclone over 6 months of nightly treatment: results of a randomized, double-blind, placebo-controlled study in adults with chronic insomnia. Sleep 26:793-799

48. Kummer J, Gündel L (1994) Wirksamkeit und Verträglichkeit von Melperon bei gerontopsychiatrischen Patienten mit Insomnie - eine schlafpolygraphische Doppelblind-Studie vs. Lormetazepam. Krankenhauspsychiatrie 5:54-60

49. Leger D, Guilleminault C, Bader G, Levy E, Paillard M (2002) Medical and socio-professional impact of insomnia. Sleep 25:625-629

50. Lemoine P, Nir T, Laudon M, Zisapel N (2007) Prolonged-release melatonin improves sleep quality and morning alertness in insomnia patients aged 55 years and older and has no withdrawal effects. J Sleep Res 16:372-380

51. Linden M, Thiels C (2001) Epidemiology of prescriptions for neuroleptic drugs: tranquilizers rather than antipsychotics. Pharmacopsychiatry 34:150-154

52. Malsch U (1987) Behandlung von Schlafstörungen bei älteren Patienten. Ergebnisse einer Doppelblindstudie Pipamperon vs ein Standard-Benzodiazepinpräparat. Therapiewoche 37:2484-2488

53. Manber R, Edinger JD, Gress JL, San Pedro-Salcedo MG, Kuo TF, Kalista T (2008) Cognitive behavioral therapy for insomnia enhances depression outcome in patients with comorbid major depressive disorder and insomnia. Sleep 31:489-495

54. Massac CH, Pinard G, Cote JY, Tetreault L (1971) Evaluation des proprieteshypnotiques de la promethazine chez les schizophreneschroniques. Int Z Klin PharmakolTherToxikol 4:251-259

55. Mayer G, Fietze I, Fischer J, Penzel T, Riemann D, Rodenbeck A, Sitter H, Teschler H (2009) S-3 Nicht erholsamer Schlaf / Schlafstörungen Deutsche Gesellschaft für Schlafforschung und Schlafmedizin. Somnologie 13:4-160

56. Mayers AG, Baldwin DS (2005) Antidepressants and their effect on sleep. Hum Psychopharmacol 20:533-559

57. McCall C, McCall WV (2012) What is the role of sedating antidepressants, antipsychotics, and anticonvulsants in the management of insomnia? Curr Psychiatry Rep 14:494-502

58. Medicine AAoS (2005) International Classification of Sleep Disorders. American Academy of Sleep Medicine, Westchester, Illinois

59. Meerlo P, Mistlberger RE, Jacobs BL, Heller HC, McGinty D (2009) New neurons in the adult brain: the role of sleep and consequences of sleep loss. Sleep Med Rev 13:187-194

60. Mendelson WB, Roth T, Cassella J, Roehrs T, Walsh JK, Woods JH, Buysse DJ, Meyer RE (2004) The treatment of chronic insomnia: drug indications, chronic use and abuse liability. Summary of a 2001 New Clinical Drug Evaluation Unit meeting symposium. Sleep Med Rev 8:7-17

61. Morin CM, Colecchi C, Stone J, Sood R, Brink D (1999) Behavioral and pharmacological therapies for late-life insomnia: a randomized controlled trial [see comments]. JAMA 281:991-999 issn: 0098-7484

62. Morin CM, Culbert JP, Schwartz SM (1994) Nonpharmacological interventions for insomnia: a meta-analysis of treatment efficacy. Am J Psychiatry 151:1172-1180

63. Morin CM, Koetter U, Bastien C, Ware JC, Wooten V (2005) Valerian-hops combination and diphenhydramine for treating insomnia: a randomized placebo-controlled clinical trial. Sleep 28:1465-1471

64. Morin CM, Vallieres A, Guay B, Ivers H, Savard J, Merette C, Bastien C, Baillargeon L (2009) Cognitive behavioral therapy, singly and combined with medication, for persistent insomnia: a randomized controlled trial. JAMA 301:2005-2015

65. Murtagh DR, Greenwood KM (1995) Identifying effective psychological treatments for insomnia: a meta-analysis. J Consult ClinPsychol 63:79-89

66. Nowell PD, Mazumdar S, Buysse DJ, Dew MA, Reynolds CF, 3rd, Kupfer DJ (1997) Benzodiazepines and zolpidem for chronic insomnia: a meta-analysis of treatment efficacy. JAMA 278:2170-2177

67. Ohayon MM (2002) Epidemiology of insomnia: what we know and what we still need to learn. Sleep Med Rev 6:97-111

68. Organisation WH (1991) International Classification of Disease. 10th revision, Chapter V (F): Mental and Behavioral Disorders. World Health Organization, Geneva

69. Palacios JM, Wamsley JK, Kuhar MJ (1981) The distribution of histamine H1-receptors in the rat brain: an autoradiographic study. Neuroscience 6:15-37

70. Pandi-Perumal SR, Srinivasan V, Spence DW, Moscovitch A, Hardeland R, Brown GM, Cardinali DP (2009) Ramelteon: a review of its therapeutic potential in sleep disorders. Adv Ther 26:613-626

71. Rickels K, Ginsberg J, Morris RJ, Newman HM, Schiller HM, Weinstock RM, Schilling AE (1984) Doxylamine Succinate in Insomniac Family-Practice Patients - a Double-Blind-Study. Current Therapeutic Research - Clinical and Experimental 35:532-540

72. Rickels K, Morris RJ, Newman H, Rosenfeld H, Schiller H, Weinstock R (1983) Diphenhydramine in insomniac family practice patients: a double-blind study. J ClinPharmacol 23:234-242

73. Riemann D, Hajak G (2009) Insomnien. II. Pharmakologische und psychotherapeutische Behandlungsmöglichkeiten. Nervenarzt 80:1327-1340

74. Riemann D, Spiegelhalder K, Feige B, Voderholzer U, Berger M, Perlis M, Nissen C The hyperarousal model of insomnia: a review of the concept and its evidence. Sleep Med Rev 14:19-31

75. Riemann D, Voderholzer U (2003) Primary insomnia: a risk factor to develop depression? J Affect Disord 76:255-259

76. Riemann D, Voderholzer U, Cohrs S, Rodenbeck A, Hajak G, Ruther E, Wiegand MH, Laakmann G, Baghai T, Fischer W, Hoffmann M, Hohagen F, Mayer G, Berger M (2002) Trimipramine in primary insomnia: results of a polysomnographic double-blind controlled study. Pharmacopsychiatry 35:165-174

77. Rodenbeck A, Hajak G (2001) Neuroendocrine dysregulation in primary insomnia. Rev Neurol (Paris) 157:S57-61

78. Rosekind MR, Gregory KB (2010) Insomnia risks and costs: health, safety, and quality of life. Am J Manag Care 16:617-626

79. Roth T, HeithDurrence H, Jochelson P, Peterson G, Ludington E, Rogowski R, Scharf M, Lankford A (2010) Efficacy and safety of doxepin 6 mg in a model of transient insomnia. Sleep Med 11:843-847

80. Schadeck B, Chelly M, Amsellem D, Cohen A, Peraudeau P, Scheck F (1996) Comparative efficacy of doxylamine (15 mg) and zolpidem (10 mg) for the treatment of common insomnia. A placebo-controlled study (vol 72, pg 428, 1996).Semaine Des Hopitaux 72:649-649

81. Scharf M, Rogowski R, Hull S, Cohn M, Mayleben D, Feldman N, Ereshefsky L, Lankford A, Roth T (2008) Efficacy and safety of doxepin 1 mg, 3 mg, and 6 mg in elderly patients with primary insomnia: a randomized, double-blind, placebo-controlled crossover study. J Clin Psychiatry 69:1557-1564

82. Scharf MB, Roth T, Vogel GW, Walsh JK (1994) A multicenter, placebo-controlled study evaluating zolpidem in the treatment of chronic insomnia. J Clin Psychiatry 55:192-199

83. Schwabe U, Paffrath D (2011) Arzneiverordnungs-Report 2011: Aktuelle Daten, Kosten, Trends und Kommentare Springer, Berlin Heidelberg New York

84. Shekleton JA, Rogers NL, Rajaratnam SM Searching for the daytime impairments of primary insomnia. Sleep Med Rev 14:47-60

85. Sivertsen B, Overland S, Bjorvatn B, Maeland JG, Mykletun A (2009) Does insomnia predict sick leave? The Hordaland Health Study. J Psychosom Res 66:67-74

86. Sjoqvist F, Lasagna L (1967) The hypnotic efficacy of doxylamine. Clin Pharmacol Ther 8:48-54

87. Smith GM, Smith PH (1985) Effects of Doxylamine and Acetaminophen on Postoperative Sleep. Clinical Pharmacology & Therapeutics 37:549-557

88. Squelart P, Saravia J (1977) Pipamperone (Dipiperon), a useful sedative neuroleptic drug in troublesome chronic psychotic patients. Acta Psychiatr Belg 77:284-293

89. Srinivasan V, Pandi-Perumal SR, Trahkt I, Spence DW, Poeggeler B, Hardeland R, Cardinali DP (2009) Melatonin and melatonergic drugs on sleep: possible mechanisms of action. Int J Neurosci 119:821-846

90. Straif K, Baan R, Grosse Y, Secretan B, El Ghissassi F, Bouvard V, Altieri A, Benbrahim-Tallaa L, Cogliano V (2007) Carcinogenicity of shift-work, painting, and firefighting. Lancet Oncol 8:1065-1066

91. Sunshine A, Zighelboim I, Laska E (1978) Hypnotic activity of diphenhydramine, methapyrilene, and placebo. J Clin Pharmacol 18:425-431

92. Tassniyom K, Paholpak S, Tassniyom S, Kiewyoo J Quetiapine for primary insomnia: a double blind, randomized controlled trial. J Med Assoc Thai 93:729-734

93. Terzano MG, Rossi M, Palomba V, Smerieri A, Parrino L (2003) New drugs for insomnia: comparative tolerability of zopiclone, zolpidem and zaleplon. Drug Saf 26:261-282

94. Thakkar MM (2011) Histamine in the regulation of wakefulness. Sleep Med Rev 15:65-74

95. Vgontzas AN, Liao D, Pejovic S, Calhoun S, Karataraki M, Bixler EO (2009) Insomnia with Objective Short Sleep Duration is Associated with Type 2 Diabetes: A Population-based Study. Diabetes Care

96. Viukari M, Miettinen P (1984) Diazepam, promethazine and propiomazine as hypnotics in elderly inpatients. Neuropsychobiology 12:134-137

97. Wade AG, Ford I, Crawford G, McConnachie A, Nir T, Laudon M, Zisapel N (2010) Nightly treatment of primary insomnia with prolonged release melatonin for 6 months: a randomized placebo controlled trial on age and endogenous melatonin as predictors of efficacy and safety. BMC Med 8:51

98. Wade AG, Ford I, Crawford G, McMahon AD, Nir T, Laudon M, Zisapel N (2007) Efficacy of prolonged release melatonin in insomnia patients aged 55-80 years: quality of sleep and next-day alertness outcomes. Curr Med Res Opin 23:2597-2605

99. Walsh JK, Erman M, Erwin M, Jamieson A, Mahowald M, regestein Q, Scharf M, Tigel P, Vogel GW, Ware C (1998) Subjective hypnotic efficacy of trazodone and zolpidem in DMS-III-R primary insomnia.. Hum Psychopharmacol 13:191-198

100. Walsh JK, Krystal AD, Amato DA, Rubens R, Caron J, Wessel TC, Schaefer K, Roach J, Wallenstein G, Roth T (2007) Nightly treatment of primary insomnia with eszopiclone for six months: effect on sleep, quality of life, and work limitations. Sleep 30:959-968

101. Wiegand MH, Landry F, Bruckner T, Pohl C, Vesely Z, Jahn T (2008) Quetiapine in primary insomnia: a pilot study. Psychopharmacology (Berl) 196:337-338

102. Wilson SJ, Nutt DJ, Alford C, Argyropoulos SV, Baldwin DS, Bateson AN, Britton TC, Crowe C, Dijk DJ, Espie CA, Gringras P, Hajak G, Idzikowski C, Krystal AD, Nash JR, Selsick H, Sharpley AL, Wade AG (2010) British Association for Psychopharmacology consensus statement on evidence-based treatment of insomnia, parasomnias and circadian rhythm disorders. Journal of Psychopharmacology 24:1577-1600

14. Die obstruktive Schlafapnoe – von der Diagnostik bis zur Therapiekontrolle

Die *Schlafbezogenen Atmungsstörungen* ( ) sind charakterisiert durch regelhaft im Schlaf auftretende Muster der gestörten Atmung in Form von , Hypopnoen oder Hypoventilationen. In der mit pharyngealer Obstruktion einhergehenden Form, der obstruktiven Schlhmafapnoe, kommen sie gekoppelt an periodisch auftretende Phasen vermehrter Atmungsanstrengung vor. In der nichtobstruktiven Form, gekennzeichnet durch ein Nachlassen bzw. Fehlen der Atmungsanstrengung bei vermindertem Atemantrieb, führen sie zu zentralen Apnoen/Hypopnoen oder zu Hypoventilationen. Während der Hypoventilationsphasen kann das Atemminutenvolumen über viele Minuten hinweg sinken, was eine Hyperkapnie, Hypoxämie und Azidose bewirkt.

Im Rahmen der ICSD-2 orientieren sich die Bezeichnungen der drei diagnostischen Kategorien von Schlafbezogenen Atmungsstörungen an den Mustern der im Schlaf gestörten Atmung als *Obstruktive Schlafapnoe* (OSA), *Zentrale Schlafapnoe* (ZSA) und die *Schlafbezogenen Hypoventilations-/Hypoxämiesyndrome* (SBHHS).

Innerhalb dieser Kategorien werden insgesamt 12 einzelne Krankheitsbilder beschrieben.

Die Pathogenese der beruht auf zentralnervösen und/oder neuromuskulären Prozessen sowie der gesamten Atmungs- und Herzkreislaufregulation die zu einer Änderung der zentralen Atmungsregulation und/oder dem Tonus der Muskulatur der oberen Atemwege führen. Zum Phänotyp obstruktiven Schlafapnoe gehört aber auch die genetische Prädisposition, kraniofasziale Anomalien, Störungen in der Schlaf-Wach-Regulation und der BMI. Es können etwa 35 % der Variabilität der OSA auf genetische Faktoren zurückgeführt werden (McNicholas 2008). Bei der Cheyne-Stokes-Atmung, einer der Formen der zentralen Atmungsstörungen ist u.a. die eingeschränkte linksventrikuläre Ejektionsfraktion Ursache der Atmungsstörung. Eine andere Ursache für zentrale Atmungsstörungen ist die gestörte Chemorezeptorsensitivität. Bei Patienten mit einer COPD, verursacht sie z.B. die meist REM-Schlaf-bezogene nächtliche Hypoventilation.

Während die zentralen Atmungsstörungen selten sind hat einer von 5 Erwachsenen im mittleren Lebensalter einen über 5 und einer von 15 hat einen AHI über 15 pro Stunde Schlaf (Punjabi 2008, Somers 2008).

Klinisch führend sind bei der obstruktiven Schlafapnoe die Hypersomnie, der nicht-erholsame Schlaf, das häufige nächtliche Erwachen, Nachtschweiß, Nykturie, Dyspnoe und Palpitationen und die morgendliche Schlaftrunkenheit. Meist geht die OSA mit einer erhöhten Komorbidität einher, die z.T. durch die OSA selbst ausgelöst bzw. potenziert werden kann. Es sind dies metabolische, endokrine, neurologisch-psychiatrische, kardiovaskuläre oder pulmonale Erkrankungen. Aus der Kombination der jeweiligen auslösenden Faktoren, den Veränderungen im Nachtschlaf, sowie den kurz- und den langfristigen Folgeerscheinungen ergeben sich die für die jeweilige Diagnose typischen Symptome und Befunde und das entsprechende individuelle Risiko. Letzteres sind u.a. die vermehrte Unfallneigung, die arterielle Hypertonie, Herzrhythmusstörungen, insbesondere Vorhofflimmern, der Herzinfarkt, das Cor pulmonale, der Diabetes mellitus oder ein Schlaganfall. Ein Zusammenhang mit der pulmonalen Hypertonie, dem Diabetes mellitus, der Niereninsuffizienz oder der Atherosklerose ist wahrscheinlich, aber noch nicht belegt (Arias 2006, West 2007, Drager 2007, Somers 2008).

Das erklärt auch die klinische Bedeutung der SBAS. Meist ist es nicht der gestörte Nachtschlaf, der eine SBAS erkennen lässt, sondern sind es die Folgeerkrankungen und Symptome, die in Kombination bzw. mit dem Wissen um SBAS, objektiviert durch den *Apnoe-Hypopnoe-Index* (AHI) eine Verdachtsdiagnose entstehen lassen. Der objektivierte Ausprägungsgrad allein ist für die Diagnosestellung der Atmungsstörung von entscheidender Bedeutung, nicht jedoch für die Therapieentscheidung. Hier sind wesentlich die klinischen Beschwerden und die Komorbidität zu berücksichtigen. Fakultative klinische Einflüsse sind Rauchen, Alkohol, Schwangerschaft und vorbestehende Erkrankungen wie Rheuma, Akromegalie, das polyzystische Ovarialsyndrom oder die Hypothyreose (Young 2002, McNicholas 2008). Daher kommt auch der Früherkennung anhand der Klinik durch Haus- oder Fachärzte eine hohe Bedeutung zu, um die Betroffenen der gezielten Differentialdiagnostik und Therapie zuzuführen. Ein weiterer präventiver Ansatz ergibt sich insbesondere durch die häufigen kardiovaskulären Begleiterkrankungen. Schlafmediziner, Pneumologen und Kardiologen sollten eng zusammenarbeiten, um eine SBAS bei Patienten mit einer kardiopulmonalen Grunderkrankung zu erkennen bzw. das kardiovaskuläre Risiko bei SBAS-Patienten zu objektivieren.

Die rechtzeitige Erkennung und Behandlung von obstruktiven SBAS z.B. senkt zum einen die Unfallhäufigkeit und zum anderen die Morbidität und Mortalität der Betroffenen. Das hat auch volkswirtschaftlichen Nutzen.

Man geht heute davon aus, dass das unbehandelte *obstruktive Schlafapnoe-Syndrom* (OSAS) zu einer immensen Kostensteigerung im Gesundheitswesen führt (Leger et al. 2012).

Hierbei ist zu trennen zwischen direkten und indirekten Kosten, die im Zusammenhang mit dem OSAS entstehen. Zu den direkten Kosten werden die Kosten für die Diagnostik und Behandlung des OSAS einerseits sowie der assoziierten Krankheitsbilder (z.B. kardiovaskuläre Erkrankungen, Diabetes mellitus, Depressionen) gerechnet. Zu den indirekten Kosten im Zusammenhang mit dem OSAS zählen u.a. Arbeits- bzw. Fahrzeugunfälle mit konsekutiver Arbeitsunfähigkeit, Erwerbsminderung oder -unfähigkeit (AlGhanim 2008). Beispielhaft für die durch Schlafstörungen entstehenden Kosten sei die Analyse von Hillman et al. (2006) angeführt. In Australien beliefen sich die Gesamtkosten (direkte und indirekte) für Schlafstörungen (OSAS, Restless Legs, periodische Beinbewegungen) im Jahr 2004 auf 7.494 Mrd. USD (Hillman 2006).

Das Kardinalsymptom des OSAS ist die Tagesschläfrigkeit mit einer konsekutiven Einschränkung von Wahrnehmung, Entscheidungsfähigkeit, Gedächtnisleistung und Reaktionsfähigkeit. Diese Faktoren führen letztendlich zu einer Einschränkung der Arbeitsfähigkeit, erhöhen die Unfallneigung und führen insgesamt zu einer erhöhten Eigen- und Fremdgefährdung. Hierbei scheint zwar kein unmittelbarer Zusammenhang zwischen dem Schweregrad des OSAS gemessen am *Apnoe-Hypopnoe-Index* (AHI) zu bestehen, jedoch findet sich eine klare Beziehung zu der objektivierten Ausprägung der Tagesschläfrigkeit. Mulgrew et al. 2010 konnten an einer Gruppe von 428 Patienten mit V.a. OSAS nachweisen, dass Patienten mit OSAS (AHI 21+22/h) und einem ESS-Score von ≥18 im Vergleich zu denjenigen mit einem ESS-Score <5 signifikante Einschränkungen am Arbeitsplatz im Hinblick auf Faktoren wie Zeitmanagement, mental-interpersonelles Verhalten und Arbeitsproduktivität aufwiesen (Mulgrew 2010). Ähnliche Ergebnisse fanden Ulfberg et al. (1996), die ein Kollektiv der Allgemeinbevölkerung (285223 Nicht-Schnarcher, 62 Schnarcher) mit 351 Patienten (289 Schnarcher, 62 OSAS) verglichen. Patienten mit OSAS klagten aufgrund ihrer Tagesschläfrigkeit signifikant häufiger über Schwierigkeiten bei der Verrichtung ihrer Arbeit, Konzentrationsstörungen, Probleme beim Erlernen neuer Aufgaben und bei der Verrichtung monotoner Aufgaben (Ulfberg 1996). Arbeitsunfälle sind eine der Folgen erhöhter Tagesschläfrigkeit und sie werden insbesondere im Straßenverkehr auch für Dritte extrem gefährlich. Patienten mit einem OSAS haben ein um den Faktor 2-7 erhöhtes Unfallrisiko, welches unter einer suffizienten CPAP-Therapie signifikant reduziert werden kann (George 2001, Teran-Santos 1999, Orth 2005, McNicholas 2008, Somers 2008, Strohl et al. 2013).

Anhand von Studienangaben und Daten des *National Safety Council* wurden für das Jahr 2000 in den USA 810000 OSA-bedingte Unfälle 1400 Todesfällen gemeldet. Die hierdurch entstehenden Kosten betrugen 15,9 Milliarden USD. Hypothetisch hätten durch die CPAP-Therapie 567000 Unfälle vermieden und 1000 Menschenleben gerettet werden können und die Kostenersparnis hätte 7,9 Mrd. USD betragen (Sassani 2004).

Effektive CPAP-Therapie steigert nicht nur die Wachheit, sondern auch die Leistungsfähigkeit. Ulfberg et al. (1999) konnten in einem Kollektiv von 152 Patienten mit OSAS zeigen, dass 6 Monate nach eingeleiteter CPAP-Therapie nur noch 24 % im Vergleich zu vorher 66 % der Patienten über Schwierigkeiten bei der Verrichtung ihrer Arbeit klagten. Die Konzentrationsfähigkeit für das Erlernen neuer Aufgaben und die Verrichtung monotoner Tätigkeiten besserten sich deutlich (Ulfberg 1999). Ähnliche Ergebnisse mit einer signifikanten

Verbesserung von Zeitmanagement, mental-interpersonellem Verhältnis und Produktivität unter CPAP-Therapie konnten Mulgrew et al. 2010 belegen.

Natürlicher Verlauf der OSA

Über den natürlichen Verlauf eines OSA ist noch wenig bekannt. Es ist weitgehend akzeptiert, dass das Schnarchen typischerweise zwischen dem 30. und 40. Lebensjahr beginnt und die Wahrscheinlichkeit der Entwicklung einer OSA zwischen dem 40. und 65. ansteigt. Nur wenige Studien untersuchten den Verlauf in Bezug auf das kardiovaskuläre Risiko bzw. die Mortalität (Mulgrew 2010, Ulfberg 1999, Ulfberg 2000, Lindberg 2001, George 2001, Teran-Santos 1999, Orth 2005, Punjabi 2009). Hier sind meist die Patienten untersucht worden, die sich einer effektiven Therapiemaßnahme entzogen haben. Tishler et al. (2003) untersuchte gesunde Personen (AHI <5) und fand eine 5-Jahres Inzidenz von 7,5 % für OSA mit einem AHI >15, und von ca. 16 % mit einem AHI >10. Interessanterweise nahm der Einfluss des BMI auf diese Beziehung mit steigendem Alter ab (Tishler 2003, Ancoli-Israel 2001). Die Wisconsin Sleep Cohort Study und die Cleveland Family Study haben auch einen Anstieg des AHI über die Zeit ermittelt, insbesondere unter den männlichen, adipösen und älteren Schnarchern (Young 2002, Redline 2003). Die Sleep Heart Health Study wies nach, dass der Anstieg des AHI durch den BMI-Anstieg größer war, als der Abfall des AHI bei Gewichtsabnahme.

Der Einfluss des Körpergewichts auf den AHI ist bei Männern größer (Newman 2005). Eine 10%ige Gewichtszunahme in 4 Jahren macht eine 6fache Erhöhung der Wahrscheinlichkeit, an einem OSA zu erkranken (Peppard 2000).

Das unbehandelte OSAS aggraviert zahlreiche insbesondere kardiovaskuläre Erkrankungen, die zu einer gesteigerten Inanspruchnahme des Gesundheitssystems führen. Das pathophysiologische Korrelat dieser Zusammenhänge sind die sympathische Aktivierung bei Schlafapnoe, Änderungen der kardiovaskulären Variabilität, die Aktivierung vasoaktiver Substanzen und Entzündungsprozesse, der oxidative Stress, die endotheliale Dysfunktion, Insulinresistenz, die Aktivierung von Gerinnungsfaktoren und die mit den obstruktiven Atmungsstörungen einhergehenden intrathorakalen Druckänderungen. Kapur et al. (1999) kalkulierten die medizinischen Kosten des undiagnostizierten OSAS. Die direkten medizinischen Kosten unmittelbar im Jahr vor der Diagnosestellung von 238 Patienten mit OSAS wurden mit 476 Kontrollen verglichen. Die mittleren jährlichen Kosten für medizinische Leistungen betrugen 2720 $ bei OSAS im Vergleich zu 1384 $ bei den Kontrollen. Der Ausprägungsgrad des AHI stand in signifikantem Zusammenhang mit den verursachten Kosten (Kapur 1999). Vergleichbare Ergebnisse fanden Tarasiuk et al. (2005), die nachweisen konnten, dass Patienten mit OSAS zwei Jahre vor Diagnosestellung 1,7 mal häufiger ärztliche Behandlung in Anspruch nahmen und jährliche Kosten von 948 $ verursachten im Vergleich zu Kontrollen, bei denen die jährlichen Kosten 571 $ betrugen.

14.1. Differentialdiagnostik Schlafapnoe

14.1.1. Anamnese/Fragebögen

Die rein anamnestische Erhebung einer Schlafapnoe ist kein valides Verfahren. Zur Dokumentation sind zumindest ein Schlafapnoe-Fragebogen (Berlin-Questionnaire oder laboreigene Fragebögen), die ESS und die Lebensqualität (z.B. SF 12) zu erheben (McNicholas 2008). Zusätzlich sollten zur diffentialdiagnostischen Abklärung von insomnischen und/oder hypersomnischen Beschwerden ein RLS und eine Insomnie mittels Fragebögen evaluiert werden, beispielsweise mit RLS-DI (*Restless legs Syndrome-Diagnostic Index*) und ISI (*Insomnia severity score*). Zusätzlich sind die Komorbiditäten, die Medikamente und der Genussmittel- bzw. Drogenkonsum zu erfragen.

14.1.2. Klinische Untersuchung und die klinischen Funktionstests

Hierzu gehört die allgemeine klinische Untersuchung inkl. Puls- und Blutdruckmessung. Eine weitergehende Untersuchung und Anwendung klinischer Tests inkl. Labor, EKG, Lungenfunktionsuntersuchung, Röntgen-Thorax u.a. sind in Abhängigkeit der Anamnese bzw. Klinik im Vorfeld bzw. vor Einleitung einer nächtlichen Beatmungstherapie durchzuführen.

14.1.3. Apparative Diagnostik

Aus heutiger Sicht hat die manuell editierte Mehrkanal- (6-Kanal-)Polygraphie den entscheidenden Stellenwert in der Diagnostik einer Schlafapnoe (Collop 2007).

Sie ist geeignet zur Diagnosestellung bei Patienten mit einer hohen Prätest-Wahrscheinlichkeit für eine obstruktive Schlafapnoe, die zudem keine Komorbiditäten inklusive anderer Schlafstörungen haben. Die klinische Wahrscheinlichkeit ist hoch, wenn z.B. Hypersomnie, Schnarchen und fremdbeobachtete Apnoen vorliegen. Zeigt sich bei diesen Patienten ohne Komorbiditäten bereits in der Polygraphie ein ausgeprägter Befund, dann ist bereits mit dieser Untersuchung eine Diagnosestellung möglich.

Die ambulanten Polygraphie-Systeme sind jedoch nicht geeignet, zwischen den obstruktiven und den zentralen Atmungsstörungen zu differenzieren.

Polygraphie-Systeme mit weniger als 4 Kanälen haben derzeit keinen Stellenwert in der Diagnostik, können aber als Vorscreening im Krankenhaus, in der Pflegeeinrichtung oder an Orten angewandt werden, wo eine profunde Stufendiagnostik nicht realisierbar ist.

Eine Polysomnographie ist erforderlich, wenn trotz vorhandener hypersomnischer Beschwerden ein negativer Polygraphie-Befund vorliegt, oder aber der Verdacht auf Vorliegen einer zusätzlichen schlafmedizinischen Erkrankung (Kushida 2005). Weitere Indikationen für die Polysomnographie bei OSA sind ein erhöhtes Herzkreislaufrisiko, hier insbesondere ein therapierefraktärer Hypertonus, Herzinsuffizienz, nächtliche Angina pectoris und Vorhofflimmern. Ferner sind es Lungenerkrankungen mit respiratorischer Insuffizienz, der Verdacht auf das Vorliegen zentraler Atmungsstörungen oder Störungen des Atemantriebes, das Vorliegen einer psychiatrischen oder neurologischen Erkrankung, Einnahme zentral-wirksamer Medikamente und Pflegebedürftigkeit. Gemeinsam mit dem Medizinischen Dienst der Krankenkassen (MDK) wird in Deutschland versucht einen einheitlichen Indikationskatalog für die diagnostische Polysomnographie zu erstellen.

Wird die PSG durchgeführt, dann hat sie an zwei aufeinander folgenden Nächten zu erfolgen. Der Schlaf, die Atmung und die kardiovaskulären Folgen müssen von einem erfahrenen Spezialisten visuell ausgewertet und dokumentiert werden (Iber 2007, Somers 2008). Zusätzlich werden von den Atmungsstörungen unabhängige periodische Beinbewegungen (PLM) mit bzw. ohne Arousal analysiert.

Neuere Verfahren wie die Herzfrequenzvariabilität (Roche 1999), die Pulstransitzeit (Pitson 1995, Argod 1998), die kontinuierliche Blutdruckmessung nach Penatz (1973) und die *periphere autonome Tonometrie* (PAT) (Bar 2003) oder bei der Atmung die FOT (*forcierte oszillatorische Technik*) (Farre 2001) sind als Zusatzverfahren für die Polysomnographie zu verstehen. Die Ösophagusdruckmessung kann die schlafmedizinische Diagnostik bei leichten SBAS zur Differentialdiagnostik zentraler versus obstruktiver Apnoen ergänzen bzw. zur Detektion von RERAs dienen. Ein Mehrpunktanalyse der Druckverhältnisse ist hier zu favorisieren. Die zusätzliche Kapnometrie kann in der Diagnostik der SBHHS hilfreich sein.

Zur Diagnostik im Schlaflabor gehört auch die Objektivierung der Tagesschläfrigkeit (Littner 2005). Standard-Test sind hier der *Multiple Schlaf-Latenz-Test* (MSLT) (Carskadon 1996) und der *Multiple Wachbleibe-Test* (MWT) (Sangal 1992) oder der Osler-Test (Bennett 1997). Sie sind anzuwenden bei Gutachten-Patienten, bei Patienten mit – trotz eingeleiteter spezifischer Therapie – fortbestehender Tagesschläfrigkeit, bei Berufskraftfahrern mit fraglichem Therapieerfolg und bei Schlafapnoe-Patienten mit differentialdiagnostisch bestehendem Verdacht auf eine Hypersomnie zentralnervösen Ursprungs wie die Narkolepsie oder idiopathische Hypersomnie oder auf schlafbezogene Bewegungsstörungen wie PLMD. Andere Vigilanztests wie der Fahrsimulator, der Quatember-Mali-Test oder das Wiener Determinationsgerät sind fakultative Messverfahren, die je nach Indikation zum Einsatz kommen.

14.2. Therapie

Die Therapie der nächtlichen Atmungsstörungen richtet sich nach der Anzahl der pathologischen Atmungsereignisse je Stunde Schlafzeit, deren Form als zentrale Apnoen, als obstruktive Apnoen oder als Hypoventilationsphasen, sowie nach der klinischen Symptomatik in erster Linie in Gestalt der hypersomnischen Beschwerden und der davon ausgehenden Beeinträchtigungen und Gefährdungen.

Die überlegene Therapieform für alle Schweregrade der obstruktiven Schlafapnoe ist die **nächtliche Überdruckbeatmung** (PAP, *positive airway pressure*) in Form des kontinuierlichen PAP-Modus (CPAP, *continuous PAP*) (NICE 2007, Ayas 2006, Giles 2006, Kushida 2006, McDaid 2009, Sanders 2008, AlGhanim 2008). Sie wird in einem Schlaflabor unter dauernder Überwachung initiiert.

Es gibt für die Beseitigung jeglicher Form von Atmungsstörungen kein effektiveres Verfahren, von der Tracheotomie bei schweren lebensbedrohlichen Fällen abgesehen (Kushida 2006, Sanders 2008). CPAP beseitigt nicht nur die Atmungsstörung, sondern auch die Tagesschläfrigkeit (Giles 2006, Kushida 2006, Gay 2006). Dabei ist zu betonen, dass je schläfriger die Patienten vor Therapiebeginn sind, das positive Therapieergebnis umso deutlicher ausfällt. Auch bei der Bestimmung der Lebensqualität (*Quality of life*, QoL), zeigt sich eine signifikante Zunahme bezüglich der Dimensionen physische Aktivität und Vitalität (Kushida 2006, Giles 2006, Gay 2006, Jing 2008). Bei leichter bis moderater Schlafapnoe bessert sich die subjektive, nicht aber die objektive Schläfrigkeit (Marshall 2006). Weitere wissenschaftlich gesicherte Effekte sind die Verbesserung der Schlafstruktur und der Stimmung und die Verringerung des Unfallrisikos (Sanders 2008, Somers 2008). Die Effekte der CPAP-Therapie auf Tagesschläfrigkeit, Kognition, Blutdruck und Lebensqualität sind abhängig von der Anwendungsdauer der Therapiegeräte während der im Schlaf verbrachten Zeit (Weaver 2008).

Unter CPAP sinkt auch der Blutdruck (Giles 2006, Kushida 2006). Prädiktoren für Therapieeffekte sind die Schwere der Erkrankung und eine gute CPAP-Compliance. Eine gute CPAP Nutzung hat einen positiven Einfluss auf das Überleben (Marin 2005, Campos-Rodriguez 2005, Punjabi 2009). CPAP verbessert auch die Dysrhythmien und die LVEF bei schwerer OSA (Sanders 2008). Weitere positive CPAP Effekte zeigen sich bezüglich der Marker für Entzündung und oxidativen Stress (Sanders 2008, Arias 2008).

Standard der Therapieeinstellung ist die manuelle Titration, für die es heute bereits ein gutes Manual gibt, so dass wir davon ausgehen können, dass in den Schlaflaboren annähernd die gleiche Qualität der Versorgung erfolgt (Kushida 2008). Ziel der optimalen Einstellung ist ein AHI unter 5/h mit einer Sauerstoffsättigung über 90 % auch während des REM-Schlafs. Eine automatische Titration zur Bestimmung des effektiven Therapiedruckes ist dabei nur bei einem ausgewählten Patientengut möglich (mittlere bis schwere Schlafapnoe, keine Komorbidität, keine anderen Schlafstörungen (Mulgrew 2007, Morgenthaler 2008).

Modifizierte Therapieverfahren sind die *automatische PAP-Therapie* (APAP) (Morgenthaler 2008, Sanders 2008), die Bi-level-S/T-Therapie (Kushida 2006, Sanders 2008), die druckverzögerte Therapie (Druckabsenkung-Pressure-Relief – in der In- und/oder Expirationsphase), die Kombination dieser Verfahren und die *adaptive Servoventilation* (ASV) (Sanders 2008, Kushida 2008). Es fehlen klinische Studien, um diese Verfahren im Allgemeinen empfehlen zu können. Bei Patienten mit Intoleranz oder persistierender OSA trotz hohem Druck (15 mbar) ist auf ein Bi-level-Verfahren und bei Patienten mit CSR oder auftretenden zentralen Atmungsstörungen unter CPAP auf eine ASV Beatmung umzustellen (Kushida 2008).

Die automatischen PAP Verfahren sind in der Langzeitanwendung gegenüber der Standard-CPAP-Therapie ebenbürtig (Cross 2006) und finden daher bei Patienten mit moderater bis schwerer OSA ohne Komorbidität und Risikofaktoren ihren Einsatz (Morgenthaler 2008).

Allgemein sind diejenigen Patienten auf alternative Verfahren wie die APAP- oder BIPAP-Therapie umzustellen, bei denen ein hoher CPAP-Druck nicht mehr toleriert wird, bei denen zentrale Apnoen vorhanden oder unter der Positivdrucktherapie neu auftreten, bei denen die subjektive Compliance mangelhaft ist oder bei denen aus anderen Gründen kein optimaler Therapieerfolg zu erreichen ist (Kushida 2006, Kushida 2008). Dies gilt auch für Patienten mit einer zentralen Schlafapnoe infolge Cheyne-Stokes-Atmung, bei Patienten nach Schlaganfall (Hsu 2006) oder bei Patienten mit sekundären SBHHS infolge parenchymaler oder vaskulärer Lungenerkrankung, infolge Obstruktion der unteren Atemwege und infolge von neuromuskulären oder Brustwand-Erkrankungen und Obesitas, wobei hier die ASV- oder BIPAP-ST-Beatmung bzw. die NIV zum Tragen kommen.

Die Art der SBAS, der Therapieerfolg, die Komorbidität und die Compliance des Patienten sind somit entscheidend für die Wahl des individuellen Atemtherapiemodus.

Die Sauerstofftherapie ist für die OSA nicht zu empfehlen (Loredo 2006, Norman 2006). Die PAP-Therapie ist in Folgeuntersuchungen zu kontrollieren. Ein enges *Follow-up* ist in den ersten beiden Wochen notwendig, danach in großzügigen Abständen. Wegen auftauchender Komplikationen kann eine Kontrolluntersuchung im Schlaflabor notwendig werden (Kushida 2008).

Entscheidend für die **Compliance** sind neben der zuverlässigen Diagnostik im Schlaflabor die Schwere der Erkrankung, die Tagesschläfrigkeit und die erste Woche der Anwendung der Therapie inkl. einer individuellen Betreuung (Weaver 2008). Die Verbesserung der Tagesschläfrigkeit, des Verhaltens, der Lebensqualität und des Blutdrucks tragen wesentlich zur Compliance bei. Schließlich brechen 5-50 % der auf eine CPAP Therapie eingestellten Patienten diese in den ersten 7 Tagen ab.

Weitere Compliance-Faktoren sind das Umfeld, die Aufklärung über die Erkrankung und die Therapie inkl. Änderung der Lebensführung, die Einbeziehung des Partners, die Erkennung und Behandlung von Klaustrophobie oder eines zu hohen Atemwegswiderstandes auf der Ebene der Nase (Richards 2007, Meurice 2007, Weaver 2008), die sorgfältige Auswahl und Anpassung der Maske und das Gewöhnen an die Therapie am Tage vor der ersten CPAP-Nacht. Während der Therapieanwendung können folgende Maßnahmen die Compliance verbessern: Luftbefeuchtung und -erwärmung (Nilius 2008), enge Nachuntersuchungen mit Erhebung der CPAP-Nutzung, der Probleme und Komplikationen und der Meinung des Partners, die Objektivierung von evtl. residueller Müdigkeit und deren rechtzeitige Behandlung (Hirshkowitz 2007, Lewis 2006, Kumar 2008) sowie die Retitration bei nicht ausreichendem Therapieeffekt oder Umstellung auf ein alternatives Therapieverfahren (Ballard 2007). Eine engmaschige Nachbetreuung ist auch deswegen wichtig, da neben der Rhinitis der mangelnde Maskensitz und -komfort, z.B. der Schmerz durch Maskendruck, Hautreizungen, Leckagen und Geräusche zwar häufige aber leicht zu behebende Nebenwirkungen der CPAP-Therapie sind.

Methoden zur Verbesserung der Compliance sind auch die Verbesserung der Hardware von CPAP-Gerät und von deren Peripherie, die Verhaltenstherapie oder die Behandlung einer koexistierenden Schlafstörung (Berry 2006, Richards 2007).

International wird die Compliance mit ca. 40-60 % angegeben. 29-83 % der OSA Patienten nutzen die Therapie regelmäßig weniger als 4 Stunden. Ca. 70 % der Patienten nutzen die Therapie in den ersten 4 Jahren ca. 5,3 Stunden pro Nacht (4,4-6,2) (Weaver 2008).

Alternative Therapieverfahren

Mandibular repositioning appliances (MRA's) sind bei Patienten mit einer milden bis moderaten Schlafapnoe eine mögliche Therapieoption, sofern es sich um individuell angepasste Hilfsmittel handelt (Rose 2002, Schwarting 2007, Vanderveken 2008). Auch Patienten, die eine CPAP-Therapie ablehnen, können versuchsweise einer solchen Therapie zugeführt werden (Kushida 2006). Der Therapieeffekt (☞ auch Tab. 14.2) besteht in einer ca. 50 %igen Reduktion der nächtlichen Atmungsstörungen (Lim 2006) bei ca. 65 % der Behandelten (Chan 2008). Dabei werden das Schnarchen, die Schläfrigkeit und in geringem Maße der arterielle Hypertonus reduziert (Chan 2008). Verbesserungen der Lebensqualität sind ebenfalls nachgewiesen. Prädiktoren für eine gute Therapie sind der AHI, die Lageabhängigkeit, die obstruktive Genese der SBAS, geringes Alter, BMI und Halsumfang sowie das weibliche Geschlecht. Mögliche Nebenwirkungen zu Beginn der Therapie sind Missempfindungen an den Zähnen, Hypersalivation und geringe Änderungen in Bezug auf die Kieferstellung und den Biss.

Eine 10-15 %ige **Gewichtsreduktion** führt zu einer ca. 50 %igen Reduktion des AHI bei männlichen moderat übergewichtigen Patienten (Young 2002). Gewichtsreduzierende Maßnahmen bis hin zur Operation können begleitende Strategien in der Behandlung einer mittleren bis schweren OSA sein (Kushida 2008). Die Magen-verkleinernde Operation ist die effektivste Maßnahme bezüglich des OSA, aber auch die Diät ist erfolgreich (Johannson 2009, Tuamiletho 2009).

Die *Chirurgische Intervention* der Uvulopalatopharyngoplastik (UPPP) bewirkt eine 40-50 %ige Reduktion bei milder-mittlerer OSA bei jedoch erhöhtem peri- und postoperativen Risiko, von der Blutung und der Atemnot bis hin zum Tod (Won 2008). Dabei nimmt die initiale Wirkung der operativen Maßnahme über die Zeit ab (Walker-Engström 2002). Anhaltende Nebenwirkungen sind häufig und ca. 28 % der Operierten leiden unter Schluckstörungen. Die Radiofrequenzablation ist der Laser-assistierten Operation (LAUP) vorzuziehen, hat aber auch nur für die milde bis moderate Schlafapnoe eine geringe Evidenz (Farrar 2008). Für andere Maßnahmen fehlt bisher jeglicher Nachweis auf evidenzgesicherter Grundlage. Die mandibuläre Osteotomie hat eine Responder-Rate von 35-60 % (Won 2008), die MMA (*maxillomandibular advancement*) Osteotomie von 90 % bei einer Verbesserung um 50 % in 85 % der indizierten Fälle.

Die Indikation für eine Operation ergibt sich insbesondere individuell und nicht in Schubladen-Kategorien. Anatomische Besonderheiten sind hier wesentlich. Aber auch der individuelle Therapiewunsch bei Patienten, die eine nasale Ventilation ablehnen.

Bei einer Hypothyreose oder einer Akromegalie steht die **medikamentöse Therapie** der Grunderkrankung im Vordergrund, reicht aber oft nicht zur Behandlung der Schlafapnoe aus. Zur darüber hinausgehenden spezifischen Wirkung von Medikamenten auf die obstruktiven Atmungsstörungen im Schlaf gibt es jedoch keine zuverlässigen Studienergebnisse (Smith 2006, Morgenthaler 2006, Carley 2007). Bei Kindern mit chronischer Rhinitis macht der Einsatz schleimhautabschwellender Mittel Sinn. Die Wirkung von Medikamenten wie beispielsweise Antidepressiva, Neuroleptika, Xanthinderivate, Antihypertensiva, Hormone und H2-Blocker auf die OSA ist bisher nicht nachgewiesen. Neue zentral, insbesondere auf die Schlaf-Wach-regulierenden Neuropeptide, wirkende Medikamente befinden sich derzeit in klinischen Studien.

Andere Therapieverfahren. Das nächtliche sogenannte *overdrive pacing* bei Schrittmacher-Patienten, die regelmäßige Anwendung eines Didgeridoo (Puhan 2006), die Anwendung von externen und internen Nasendilatatoren, von Zungengrundstimulatoren, von Zungenretraktoren, von intranasalen Steroiden, das Positionstraining und die Nasenchirurgie (Clarenbach 2008, Morgenthaler 2006).

Kosteneffektivität der CPAP-Therapie

In der Gesundheitsökonomie gilt als "Einheit" für den Nutzen einer Therapie das qualitätskorrigierte Lebensjahr (*Quality Adjusted Life Year*, QALY). Auch unter diesem Gesichtspunkt stellt die Behandlung des OSAS, insbesondere die CPAP-Therapie, eine effektive Maßnahme dar. Je nach Studie ergibt sich durch eine CPAP-Therapie im Vergleich zu einem abwartenden Vorgehen ein Gewinn von 0,75 bis 0,87 QALYs (Guest 2008, Tan 2008). In der Untersuchung von Chakravorty et al. (2002) gelang durch die CPAP-Therapie sogar ein Zugewinn von 8 QALY's, während Veränderungen des Lebensstils nur 4,7 zusätzliche QALYs erbrachten.

Für die Berechnung der Kosteneffektivität einer therapeutischen Maßnahme müssen neben dem Zugewinn an QALYs auch die dafür erforderlichen Kosten berücksichtigt werden. Auf der einen Seite werden so verschiedene Interventionen miteinander vergleichbar, auf der anderen Seite kann durch das jeweilige Gesundheitssystem festgelegt werden, wie viel ein durch eine bestimmte Maßnahme gewonnenes qualitätskorrigierte Lebensjahr kosten darf, um noch als kosteneffektiv zu gelten. So wird in Großbritannien eine Grenze von 20.000 £ pro QALY als kosteneffektiv angesehen (NICE 2004), während in den USA häufig eine solche von 50.000 $ pro QALY angegeben wird (Ayas 2006).

Auf der Basis dieser Überlegungen konnte in mehreren Studien eindeutig belegt werden, dass die CPAP-Therapie eine unter gesundheitsökonomischen Aspekten kosteneffiziente Behandlung des OSAS darstellt. So ermittelten Mar et al. (2003) in ihrer Studie bei Patienten mit mittel- bis schwergradigem OSAS für die CPAP-Therapie zusätzliche Kosten von 5.000 bis 10.000 Euro pro QALY. Daten aus den USA bzw. Kanada bestätigten diese Zahlen. Unter Berücksichtigung aller indirekten und direkten Kosten lag in der Studie von Ayas et al. (2006) die inkrementelle Kosteneffektivität der CPAP-Therapie bei 314 $ pro QALY und selbst bei Betrachtung nur der direkten Kosten bei 3354 $ pro QALY. Bezogen auf kanadische Verhältnisse betrugen die Werte 2230 $ bzw. 3626 $ pro QALY

(Tan 2008). Besonders deutlich wird die Kosteneffizienz der CPAP-Therapie, wenn man sie mit Therapieverfahren bei anderen Erkrankungen vergleicht, so z.B. der Dialyse bei terminaler Niereninsuffizienz (96.283 $ bis 139.665 $ pro QALY) oder der Primärprävention kardiovaskulärer Ereignisse mit Cholesterinsenkern (54.000 $ bis 1.400.000 $ pro QALY) (Hirth 2000, Prosser 2000). In einer aktuellen britischen Studie wurde die Kosteneffektivität verschiedener Interventionen beim OSAS betrachtet. Auch in dieser Untersuchung war die CPAP-Therapie beim Vergleich mit Unterkieferprotrusionsschienen und lebensstiländernden Maßnahmen am kosteneffektivsten (Weatherly 2009).

Dabei nimmt die Kosteneffizienz nach einer aktuellen Studie von Guest et al. mit jedem weiteren Jahr der CPAP-Nutzung immer mehr zu. Nach 13 Jahren ist die CPAP-Therapie im Vergleich zu keiner Behandlung des OSAS sogar kostengünstiger, d.h. es ergibt sich ein negativer Wert pro QALY (Guest 2008).

Einschränkend muss allerdings betont werden, dass für ein OSAS leichtgradiger Ausprägung die Kosten-Nutzen-Relation etwas ungünstiger erscheint und die o.g. Daten nur für die moderate bis schwere OSA gelten.

Literatur

AlGhanim N, Commodore VR, Fleetham J, Marra CA, Ayas NT. The economic impact of obstructive sleep apnea. Lung 2008;186(1):7-12.

Ancoli-Israel S, Gehrman P, Kripke DF, Stepnowsky C, Mason W, Cohen-Zion M, et al. Long-term follow-up of sleep disordered breathing in older adults. Sleep Med 2001;2(6):511-516

Argod J, Pépin JL, Lévy P. Differentiating obstructive and central sleep respiratory events through pulse transit time. Am J Respir Crit Care Med 1998;158(6):1778-83

Arias MA, García-Río F, Alonso-Fernández A, Martínez I, Villamor J. Pulmonary hypertension in obstructive sleep apnoea: effects of continuous positive airway pressure: a randomized, controlled cross-over study. Eur Heart J 2006;27(9):1106-1113

Arias MA, García-Río F, Alonso-Fernández A, Hernanz A, Hidalgo R, Martínez-Mateo V, Bartolomé S, Rodríguez-Padial L. Continuous postive airway pressure decreases elevated plasma levels of soluble tumour necrosis factor-a receptor 1 in obstructive sleep apnoea. Eur Respir J 2008 May 28 [Epub ahead of print]

Ayas NT, FitzGerald JM, Fleetham JA, White DP, Schulzer M, Ryan CF, Ghaeli R, Mercer GW, Cooper P, Tan MC, Marra CA. Cost-effectiveness of continuous positive airway pressure therapy for moderate to severe obstructive sleep apnea/hypopnea. Arch Intern Med 2006; 166(9):977-984

Ballard RD, Gay PC, Strollo PJ. Interventions to improve compliance in sleep apnea patients previously non-compliant with continuous positive airway pressure. J Clin Sleep Med 2007;3(7):706-712

Bar A, Pillar G, Dvir I, Sheffy J, Schnall RP, Lavie P. Evaluation of a portable device based on peripheral arterial tone for unattended home sleep studies. Chest 2003; 123(3):695-703

Bennett LS, Stradling JR, Davies RJ A behavioural test to assess daytime sleepiness in obstructive sleep apnoea. J Sleep Res 1997;6(2):142-145

Berry RB, Patel PB Effect of zolpidem on the efficacy of continuous positive airway pressure as treatment for obstructive sleep apnea. Sleep 2006;29(8):1052-1056

Campos-Rodriguez F, Peña-Griñan N, Reyes-Nuñez N, De la Cruz-Moron I, Perez-Ronchel J, De la Vega-Gallardo F, Fernandez-Palacin A. Mortality in obstructive sleep apnea-hypopnea patients treated with positive airway pressure. Chest 2005;128(2):624-633

Carley DW, Olopade C, Ruigt GS, Radulovacki M Efficacy of mirtazapine in obstructive sleep apnea syndrome. Sleep 2007;30(1):35-41

Carskadon MA, Dement WC, Mitler MM, Roth T, Westbrook PR, Keenan S Guidelines for the multiple sleep latency test (MSLT): a standard measure of sleepiness. Sleep 1986;9(4):519-524

Chakravorty I, Cayton RM, Szczepura A. Health utilities in evaluating intervention in the sleep apnoea/hypopnoea syndrome. Eur Respir J 2002;20:1233-1238

Chan AS, Lee RW, Cistulli PA Non-positive airway pressure modalities: mandibular advancement devices/positional therapy. Proc Am Thorac Soc 2008;5(2):179-84

Clarenbach CF, Kohler M, Senn O, Thurnheer R, Bloch KE. Does nasal decongestion improve obstructive sleep apnea? J Sleep Res 2008 Aug 15

Collop NA, Anderson WM, Boehlecke B, Claman D, Goldberg R, Gottlieb DJ, Hudgel D, Sateia M, Schwab R; Portable Monitoring Task Force of the American Academy of Sleep Medicine. Clinical guidelines for the use of unattended portable monitors in the diagnosis of obstructive sleep apnea in adult patients. Portable Monitoring Task Force of the American Academy of Sleep Medicine. J Clin Sleep Med 2007;3(7):737-747

Cross MD, Vennelle M, Engleman HM, White S, Mackay TW, Twaddle S, Douglas NJ. Comparison of CPAP titration at home or the sleep laboratory in the sleep apnea hypopnea syndrome. Sleep 2006;29(11):1451-1455

Drager LF, Bortolotto LA, Figueiredo AC, Krieger EM, Lorenzi GF.Effects of continuous positive airway pressure on early signs of atherosclerosis in obstructive sleep apnea.Am J Respir Crit Care Med 2007;176(7):706-712

Farrar J, Ryan J, Oliver E, Gillespie MB. Radiofrequency ablation for the treatment of obstructive sleep apnea: a meta-analysis. Laryngoscope. 2008;118(10):1878-1883.

Farré R, Rigau J, Montserrat JM, Ballester E, Navajas D. Evaluation of a simplified oscillation technique for assessing airway obstruction in sleep apnoea. Eur Respir J 2001;17(3):456-61

Gay P, Weaver T, Loube D, Iber C; Positive Airway Pressure Task Force; Standards of Practice Committee; American Academy of Sleep Medicine. Evaluation of positive airway pressure treatment for sleep related breathing disorders in adults. Sleep 2006;29(3):381-401. Review

George CF. Reduction of motor vehicle collisions following treatment of sleep apnea with nasal CPAP. Thorax 2001;56:508-512

Giles TL, Lasserson TJ, Smith BH, White J, Wright J, Cates CJ. Continuous positive airways pressure for obstructive sleep apnoea in adults. Cochrane Database Syst Rev 2006;3:CD001106. Review

Guest JF, Helter MT, Morga A, Stradling JR. Cost-effectiveness of using continuous positive airway pressure in the treatment of severe obstructive sleep apnoea/hypopnoea syndrome in the UK. Thorax 2008;63:860-865

Hillman DR, Murphy AS, Antic R, Pezzullo L. The economic costs of sleep disorders. Sleep 2006;29(3):299-305

Hirshkowitz M, Black J. Effect of adjunctive modafinil on wakefulness and quality of life in patients with excessive sleepiness-associated obstructive sleep apnoea/hypopnoea syndrome: a 12-month, open-label extension study. CNS Drugs 2007;21(5):407-416

Hirth RA, Chernew ME, Miller E, Fendrick Am, Weissert WG. Willingness to pay for a quality-adjusted life year: In search of a standard. Med Decis Making 2000;20:332-342

Hsu CY, Vennelle M, Li HY, Engleman HM, Dennis MS, Douglas NJ. Sleep-disordered breathing after stroke: a randomised controlled trial of continuous positive airway pressure. J Neurol Neurosurg Psychiatry. 2006; 77(10):1143-1149

Iber C, Ancoli-Israel S, Chesson A, Quan S. The AASM Manual for the Scoring of Sleep and Associated Events: Rules, Terminology and Technical Specifications (1st ed.) 2007. Westchester, IL: American Academy of Sleep Medicine

Jing J, Huang T, Cui W, Shen H. Effect on quality of life of continuous positive airway pressure in patients with obstructive sleep apnea syndrome: a meta-analysis. Lung. 2008;186(3):131-144

Johansson K, Neovius M, Lagerros YT, Harlid R, Rössner S, Granath F, Hemmingsson E. Effect of a very low energy diet on moderate and severe obstructive sleep apnoea in obese men: a randomised controlled trial. BMJ. 2009; 339:b4609. doi: 10.1136/bmj.b4609

Kapur V, Blough DK, Sandblom RE, Hert R, de Maine JB, Sullivan SD Psaty BM. The medical cost of undiagnosed sleep apnea. Sleep 1999;22:749-55

Kushida CA, Morgenthaler TI, Littner MR, Alessi CA, Bailey D, Coleman J Jr, Friedman L, Hirshkowitz M, Kapen S, Kramer M, Lee-Chiong T, Owens J, Pancer JP; American Academy of Sleep. Practice parameters for the treatment of snoring and Obstructive Sleep Apnea with oral appliances: an update for 2005. Sleep 2006;29(2): 240-243

Kushida CA, Littner MR, Morgenthaler T, Alessi CA, Bailey D, Coleman J Jr, Friedman L, Hirshkowitz M, Kapen S, Kramer M, Lee-Chiong T, Loube DL, Owens J, Pancer JP, Wise M. Practice parameters for the indications for polysomnography and related procedures: an update for 2005. Sleep 2005;28(4):499-521.

Kushida CA, Littner MR, Hirshkowitz M, Morgenthaler TI, Alessi CA, Bailey D, Boehlecke B, Brown TM, Coleman J Jr, Friedman L, Kapen S, Kapur VK, Kramer M, Lee-Chiong T, Owens J, Pancer JP, Swick TJ, Wise MS; American Academy of Sleep Medicine. Practice parameters for the use of continuous and bilevel positive airway pressure devices to treat adult patients with sleep-related breathing disorders. Sleep 2006;29(3):375-380

Kushida CA, Chediak A, Berry RB, Brown LK, Gozal D, Iber C, Parthasarathy S, Quan SF, Rowley JA Positive Airway Pressure Titration Task Force; American Academy of Sleep Medicine. Clinical guidelines for the manual titration of positive airway pressure in patients with obstructive sleep apnea. J Clin Sleep Med 20085;4(2):157-171

Kumar R. Approved and investigational uses of modafinil : an evidence-based review. Drugs 2008;68(13):1803-1839

Leger D, Bayon V, Laaban JP, Philip P. Impact of sleep apnea on economics. Sleep Med Rev 2012 Oct;16(5): 455-62

Lewis KE, Bartle IE, Watkins AJ, Seale L, Ebden P. Simple interventions improve re-attendance when treating the sleep apnoea syndrome. Sleep Med 2006;7(3):241-247

Lindberg E, Carter N, Gislason T, Janson C. Role of snoring and daytime sleepiness in occupational accidents. Am J Respir Crit Care Med 2001;164:2031-5

Lim J, Lasserson TJ, Fleetham J, Wright J. Oral appliances for obstructive sleep apnoea. Cochrane Database Syst Rev 2006;(1):CD004435. Review

Littner MR, Kushida C, Wise M, Davila DG, Morgenthaler T, Lee-Chiong T, Hirshkowitz M, Daniel LL, Bailey D, Berry RB, Kapen S, Kramer M; Standards of Practice Committee of the American Academy of Sleep Medicine. Practice parameters for clinical use of the multiple sleep latency test and the maintenance of wakefulness test. Sleep 2005;28(1):113-121

Loredo JS, Ancoli-Israel S, Kim EJ, Lim WJ, Dimsdale JE. Effect of continuous positive airway pressure versus supplemental oxygen on sleep quality in obstructive sleep apnea: a placebo-CPAP-controlled study. Sleep 2006;29(4):564-571

Mar J, Rueda JR, Durán-Cantolla J, Schechter C, Chilcott J. The cost-effectiveness of nCPAP treatment in patients with moderate-to-severe obstructive sleep apnoea. Eur Respir J 2003;21:515-522

Marin JM, Carrizo SJ, Vicente E, Agusti AG. Long-term cardiovascular outcomes in men with obstructive sleep apnoea-hypopnoea with or without treatment with continuous positive airway pressure: an observational study. Lancet 2005;365(9464):1046-1053

McDaid C, Griffin S, Weatherly H, Durée K, van der Burgt M, van Hout S, Akers J, Davies RJ, Sculpher M, Westwood M. Continuous positive airway pressure devices for the treatment of obstructive sleep apnoea-hypopnoea syndrome: a systematic review and economic analysis. Health Technol Assess. 2009;13(4):iii-iv, xi-xiv, 1-119

McNicholas WT. Diagnosis of obstructive sleep apnea in adults. Proc Am Thorac Soc.2008;5(2):154-60.

Meurice JC, Cornette A, Philip-Joet F, Pepin JL, Escourrou P, Ingrand P, Veale D; ANTADIR "PPC" Working Group. Evaluation of autoCPAP devices in home treatment of sleep apnea/hypopnea syndrome. Sleep Med 2007;8(7-8):695-703

Morgenthaler TI, Kapen S, Lee-Chiong T, Alessi C, Boehlecke B, Brown T, Coleman J, Friedman L, Kapur V, Owens J, Pancer J, Swick T; Standards of Practice Committee; American Academy of Sleep Medicine. Practice parameters for the medical therapy of obstructive sleep apnea. Sleep 2006;29(8):1031-1035

Morgenthaler TI, Aurora RN, Brown T, Zak R, Alessi C, Boehlecke B, Chesson AL Jr, Friedman L, Kapur V, Maganti R, Owens J, Pancer J, Swick TJ; Standards of Practice Committee of the AASM; American Academy of Sleep Medicine. Practice parameters for the use of autotitrating continuous positive airway pressure devices for titrating pressures and treating adult patients with obstructive sleep apnea syndrome: an update for 2007. An American Academy of Sleep Medicine report. Sleep 2008; 31(1):141-147

Mulgrew AT, Fox N, Ayas NT, Ryan CF. Diagnosis and initial management of obstructive sleep apnea without polysomnography: a randomized validation study. Ann Intern Med 2007;146(3):157-166

Mulgrew AT, Lawati NA, Ayas NT, Fox N, Hamilton P, Cortes L, Ryan CF. Residual sleep apnea on polysomnography after 3 months of CPAP therapy: clinical implications, predictors and patterns. Sleep Med 2010;11(2): 119-25

NICE technology appraisal – nasal continuous positive airway pressure for the treatment of obstructive sleep apnea. Submission from British Thoracic Society. BTS 2007

Nilius G, Domanski U, Franke KJ, Ruhle KH. Impact of a controlled heated breathing tube humidifier on sleep quality during CPAP therapy in a cool sleeping environment. Eur Respir J 2008;31(4):830-836

Norman D, Loredo JS, Nelesen RA, Ancoli-Israel S, Mills PJ, Ziegler MG, Dimsdale JE. Effects of continuous positive airway pressure versus supplemental oxygen on 24-hour ambulatory blood pressure. Hypertension 2006; 47(5):840-845

Orth M, Duchna HW, Leidig M et al. Driving simulator and neuropsychological testing in OSAS before and under CPAP therapy. Euro Respir J 2005; 26(5):898-903

Penatz J. Photoelectric measurement of blood pressure, volume and flow in the finger. Digest of the International Conference on Medicine and Biological Engineering. Dresden 1973; 104

Pitson DJ, Sandell A, van den Hout R, Stradling JR Use of pulse transit time as a measure of inspiratory effort in patients with obstructive sleep apnoea. Eur Respir J 1995; 8(10):1669-1674

Prosser LA, Stinnett AA, Goldman PA, Williams LW, Hunink MG, Goldman L, Weinstein MC. Cost-effectiveness of cholesterol-lowering therapies according to selected patient characteristics. Ann Intern Med 2000;132: 769-779

Puhan MA, Suarez A, Lo Cascio C, Zahn A, Heitz M, Braendli O Didgeridoo playing as alternative treatment for obstructive sleep apnoea syndrome: randomised controlled trial. BMJ. 2006 Feb 4;332(7536):266-270

Punjabi NM. The epidemiology of adult obstructive sleep apnea. Proc Am Thorac Soc 2008;5(2):136-143.

Punjabi NM, Caffo BS, Goodwin JL, Gottlieb DJ, Newman AB, O'Connor GT, Rapoport DM, Redline S, Resnick HE, Robbins JA, Shahar E, Unruh ML, Samet JM. Sleep-disordered breathing and mortality: a prospective cohort study. PLoS Med 2009;6(8)

Redline S, Schluchter MD, Larkin EK, Tishler PV. Predictors of longitudinal change in sleep-disordered breathing in a nonclinic population. Sleep 2003;26(6): 703-709

Richards D, Bartlett DJ, Wong K, Malouff J, Grunstein RR. Increased adherence to CPAP with a group cognitive behavioral treatment intervention: a randomized trial. Sleep.2007;30(5):635-640

Roche F, Gaspoz JM, Court-Fortune I, Minini P, Pichot V, Duverney D, Costes F, Lacour JR, Barthélémy JC. Screening of obstructive sleep apnea syndrome by heart rate variability analysis. Circulation 1999;100(13):1411-5

Rose E, Staats R, Virchow C, Jonas IE. A comparative study of two mandibular advancement appliances for the treatment of obstructive sleep apnoea. European Journal of Orthodontics 2002;24:191-198

Sanders MH, Montserrat JM, Farré R, Givelber RJ. Positive pressure therapy: a perspective on evidence-based outcomes and methods of application. Proc Am Thorac Soc 2008;5(2):161-72. Review

Sangal RB, Thomas L, Mitler MM Maintenance of wakefulness test and multiple sleep latency test. Measurement of different abilities in patients with sleep disorders. Chest 1992;101(4):898-902

Sassani A, Findley LJ, Kryger M, Goldlust E, George C, Davidson TM. Reducing motor-vehicle collisions, costs, and fatalities by treating obstructive sleep apnea syndrome. Sleep 2004;27(3):453-458

Schwarting S, Huebers U, Heise M, Schlieper J, Hauschild A Position paper on the use of mandibular advancement devices in adults with sleep-related breathing disorders. A position paper of the German Society of Dental Sleep Medicine (Dt. Gesellschaft Zahnärztliche Schlafmedizin, DGSZ). Sleep Breath 2007;11:125-126

Smith I, Lasserson TJ, Wright J. Drug therapy for obstructive sleep apnoea in adults. Cochrane Database Syst Rev 2006;(2):CD003002.

Somers VK, White DP, Amin R, Abraham WT, Costa F, Culebras A, Daniels S, Floras JS, Hunt CE, Olson LJ, Pickering TG, Russell R, Woo M, Young T. Sleep apnea and cardiovascular disease: an American Heart Association/American College of Cardiology Foundation Scientific Statement from the American Heart Association Council for High Blood Pressure Research Professional Education Committee, Council on Clinical Cardiology, Stroke Council, and Council on Cardiovascular Nursing. J Am Coll Cardiol.2008;52(8):686-717

Strohl KP, Brown DB, Collop N, George C, Grunstein R, Han F, Kline L, Malhotra A, Pack A, Phillips B, Rodenstein D, Schwab R, Weaver T, Wilson K. An Official American Thoracic Society Clinical Practice Guideline: Sleep Apnea, Sleepiness, and Driving Risk in Noncommercial Drivers. An Update of a 1994 Statement. American Journal of Respiratory and Critical Care Medicine, June 1, 2013, Vol. 187, No. 11 : pp. 1259-1266

Tan MCY, Ayas NT, Mulgrew A, Cortes L, FitzGerald JM, Fleetham JA, Schulzer M, Ryan CF, Ghaeli R, Cooper P, Marra CA. Cost-effectiveness of continuous positive airway pressure therapy in patients with obstructive sleep apnea-hypopnea in British Columbia. Can Respir J 2008;15:159-165

Tarasiuk A, Greenberg-Dotan S, Brin YS, Simon T, Tal A, Reuveni H. Determinants affecting health-care utilization in obstructive sleep apnea syndrome patients. Chest 2005;128:1310-1314

Teran-Santos J, Jiminez-Gomez A, Cordero-Guevara. The association between sleep apnea and the risk of traffic accidents. Cooperative Group Burgos-Santander. N Engl J Med 1999;340(11):847-851

Tishler PV, Larkin EK, Schluchter MD, Redline S. Incidence of sleep-disordered breathing in an urban adult population: the relative importance of risk factors in the development of sleep-disordered breathing. JAMA 2003; 289(17):2230-2237

Tuomilehto HP, Seppä JM, Partinen MM, Peltonen M, Gylling H, Tuomilehto JO, Vanninen EJ, Kokkarinen J, Sahlman JK, Martikainen T, Soini EJ, Randell J, Tukiainen H, Uusitupa M; Kuopio Sleep Apnea Group. Lifestyle intervention with weight reduction: first-line treatment in mild obstructive sleep apnea. Am J Respir Crit Care Med 2009;179(4):320-7

Ulfberg J, Carter N, Tailback M, Idling C. Excessive daytime sleepiness at work and subjective work performance in the general population and among heavy snorers and patients with obstructive sleep apnea. Chest 1996;110: 659-663

Ulfberg J, Jonson R, Idling C. Improvement of subjective work performance among obstructive sleep apnea patients after treatment with continuous positive airway pressure. Psychiatry Clin Neurosci 1999;53(6):677-679

Ulfberg J, Carter N, Edling C. Sleep-disordered breathing and occupational accidents. Scand J Work Environ Health 2000;26(3):237-242

Vanderveken OM, Devolder A, Marklund M, Boudewyns AN, Braem MJ, Okkerse W, Verbraecken JA, Franklin KA, De Backer WA, Van de Heyning PH. Comparison of a custom-made and a thermoplastic oral appliance for the treatment of mild sleep apnea. Am J Respir Crit Care Med 2008;178(2):197-202

Walker-Engström ML, Tegelberg A, Wilhelmsson B, Ringqvist I. 4-year follow-up of treatment with dental appliance or uvulopalatopharyngoplasty in patients with obstructive sleep apnea: a randomized study. Chest 2002; 121(3):739-746

Weatherly HLA, Griffin SC, Mc Daid C, Durée KH, Davies RJO, Stradling JR, Westwood ME, Sculpher MJ. An economic analysis of continuous positive airway pressure for the treatment of obstructive sleep apnea-hypopnea syndrome. Int J Technol Assess Health Care 2009; 25:26-34

Weaver TE, Grunstein RR Adherence to continuous positive airway pressure therapy: the challenge to effective treatment. Proc Am Thorac Soc 2008;5(2):173-178

West SD, Nicoll DJ, Wallace TM, Matthews DR, Stradling JR. Effect of CPAP on insulin resistance and HbA1c in men with obstructive sleep apnoea and type 2 diabetes. Thorax 2007;62(11):969-974

Won CH, Li KK, Guilleminault Surgical treatment of obstructive sleep apnea: upper airway and maxillomandibular surgery. CProc Am Thorac Soc 2008;5(2):193-199

Young T, Peppard PE, Gottlieb DJ. Epidemiology of obstructive sleep apnea: a population health perspective. Am J Respir Crit Care Med.2002;165(9):1217-39.

Young T, Shahar E, Nieto FJ, Redline S, Newman AB, Gottlieb DJ, Walsleben JA, Finn L, Enright P, Samet JM; Sleep Heart Health Study Research Group. Predictors of sleep-disordered breathing in community-dwelling adults: the Sleep Heart Health Study. Arch Intern Med 2002;162(8):893-900

15. Neueste Daten zum Herz-Kreislauf-Risiko bei schlafbezogenen Atmungsstörungen

Die vorliegende Arbeit stützt sich auf einen Vortrag, der am 20.10.2012 auf dem "Update Schlafmedizin" in Klingenmünster gehalten wurde. Zunächst werden Daten zum Zusammenhang zwischen obstruktiver Schlaf-Apnoe (OSA) und kardiovaskulären Erkrankungen vorgestellt, wobei epidemiologische, pathophysiologische und klinische Aspekte erwähnt werden. Anschließend werden aktuelle Erkenntnisse zur Cheyne-Stokes-Atmung (CSR) diskutiert. Dem Vortragstitel folgend werden vor allem erst kürzlich publizierte Studien zitiert, wobei die Literaturauswahl kaum vermeidbar von einer gewissen Subjektivität geprägt ist.

15.1. Epidemiologie

Die European Sleep Apnoea Database (ESADA)-Studie, eine Multizenterstudie europäischer Schlaflabore, welche von J. Hedner, Göteborg, koordiniert wird, zeigt eine hohe Prävalenz kardiovaskulärer und metabolischer Erkrankungen bei OSA-Patienten. In dieser Datenbank sind bis zum jetzigen Zeitpunkt mehr als 13.000 Patienten eingeschlossen worden, von deutscher Seite nehmen die Schlaflabore der Charité Berlin sowie des University of Giessen Lung Center teil. Eine erste Analyse ergab, dass ca. die Hälfte der rekrutierten Patienten an einer oder mehreren kardiovaskulären Erkrankungen und ca. ein Drittel an Diabetes mellitus und/oder Hyperlipidämie leiden [1]. Weitere (noch nicht publizierte) Arbeiten aus der ESADA-Studie befassen sich z.B. mit dem Zusammenhang zwischen arterieller Hypertonie und dem Ausmaß der nächtlichen Hypoxie sowie mit Veränderungen bestimmter Laborparameter bei OSA (z.B. HbA_{1c} und CRP).

Andere Kohortenstudien zum Themenkomplex "OSA und kardiovaskuläre Erkrankungen" wurden vom *Spanish Sleep and Breathing Network* veröffentlicht. Sie legen nahe, dass die kardiovaskuläre Morbidität und Mortalität auch bei Frauen mit OSA, älteren OSA-Patienten sowie Betroffenen ohne Tagesschläfrigkeit erhöht ist. In einer dieser Studien wurden 1116 Frauen mit einem Apnoe-Hypopnoe-Index (AHI) >10/h über einen mittleren Follow-up-Zeitraum von 72 Monaten bezüglich ihrer kardiovaskulären Mortalität verfolgt. Bei einem AHI >30/h war diese erhöht, was bei einer CPAP-therapierten Subgruppe nicht zu beobachten war [2]. Vergleichbare Ergebnisse wurden in einer ähnlich konstruierten Studie gefunden, die 939 OSA-Patienten mit einem Alter >65 Jahre und einem AHI >15/h einschloss [3]. Schließlich wurde die Inzidenz kardiovaskulärer Erkrankungen bei 725 nicht-tagesschläfrigen Patienten mit höhergradiger OSA (Epworth-Score ≤10, AHI > 20/h) über einen Zeitraum von im Mittel 4 Jahren untersucht. Eine regelmäßig durchgeführte CPAP-Therapie reduzierte bei diesen Patienten den Outcome-Parameter der Studie [4]. Der gleichen Fragestellung widmete sich die in Großbritannien und Kanada durchgeführte MOSAIC-Studie. Bei minimal symptomatischen OSA-Patienten wurde unter einer Auto-CPAP-Therapie im Gegensatz zu der spanischen Arbeit keine Besserung des vaskulären Risikos gefunden, allerdings war die CPAP-Compliance mit <3 Stunden pro Nacht auch nicht ausreichend [5]. Aus den zitierten Arbeiten ergibt sich die praktische Konsequenz, die Indikation zur CPAP-Therapie auf die genannten Patienten-Subpopulationen auszudehnen.

15.2. Pathophysiologie

Die Pathophysiologie der OSA-assoziierten Herz-Kreislauf-Erkrankungen ist durch Biomarker-Messungen bei OSA-Patienten sowie zellkulturelle und tierexperimentelle Untersuchungen weiter aufgeklärt worden. Im Zentrum steht hierbei eine durch die intermittierende nächtliche Hypoxie hervorgerufene Störung des vaskulären Mikromilieus, die in eine endotheliale Dysfunktion und akzelerierte Atherosklerose einmündet (☞ Tab. 15.1). Hierzu zählen auch metabolische Veränderungen wie Insulinresistenz und Dyslipidämie. Eine sham-CPAP-kontrollierte Studie wies in diesem Kontext signifikante Verbesserungen von HbA_{1c} und des Lipidprofils unter CPAP nach. Bei 11 der 86 mit effektivem CPAP therapierten OSA-Patienten (13 %) kam es sogar zu einer vollständigen Remission des metabolischen Syndroms [6].

- Sympathikusaktivierung
  - Adrenalin/Noradrenalin in Blut und Urin erhöht
  - erhöhte sympathische Nervenaktivität
- oxidativer Stress
  - erhöhte Freisetzung von O_2-Radikalen aus Leukozyten
  - Aktivierung von O_2-Radikalen-produzierenden Enzymen (NADPH-Oxidase, Xanthinoxidase)
  - erniedrigte Plasmaspiegel der NO-Metabolite Nitrit und Nitrat
  - erhöhte Isoprostane
  - reduzierte antioxidative Kapazität
- Inflammation
  - gesteigerte Aktivität des Transkriptionsfaktors NFκB
  - erhöhte Serumspiegel von CRP, IL-6, TNFα, Matrixmetalloproteinasen
  - gesteigerte Endothel-Adhärenz und Zytotoxizität von Leukozyten-Subpopulationen
  - reduzierte Apoptose von neutrophilen Granulozyten
- Hochregulation von im Endothel produzierten Hypoxie-abhängigen Peptiden
  - Endothelin
  - VEGF
  - Adrenomedullin
- prokoagulatorische Veränderungen
  - Fibrinogen erhöht
  - gesteigerte Thrombozytenaktivierung und -aggregation
  - reduzierte Fibrinolyse (Plasminogen-Aktivator-Inhibitor erhöht)
- gestörte vaskuläre Reparation
  - Reduktion endothelialer Progenitorzellen
  - Erhöhung apoptotischer Endothelzellen
- Insulinresistenz
- Dyslipidämie
  - gesteigerte Lipidperoxidation
  - HDL-Dysfunktion
  - erniedrigte Aktivität der Lipoproteinlipase
  - gesteigerte Schaumzellbildung

Tab. 15.1: Veränderungen des vaskulären Mikromilieus bei der OSA.

Ein aktueller Forschungsansatz ist, ob das bei OSA-Patienten oft überschüssig vorhandene abdominelle Fettgewebe durch verstärkte Ausschüttung von Adipo(zyto)kinen an der Entstehung der kardiovaskulären Folgeerkrankungen beteiligt ist. Messungen dieser Substanzen im peripher-venösen Blut von OSA-Patienten haben bisher kein einheitliches Bild ergeben, so dass in laufenden Studien jetzt der Fokus auf das Fettgewebe selbst gelegt wird (z.B. Untersuchung von Fettgewebsbiopsien von OSA-Patienten; *in vitro*-Untersuchung von Adipozyten-Kulturen unter intermittierender Hypoxie).

15.3. Klinik

Das klinische Spektrum der mit der OSA assoziierten Herz-Kreislauf-Erkrankungen ist in Tab. 15.2 zusammengefasst. Die schwere OSA (AHI >30/h) ist vor allem mit der Entwicklung einer systemarteriellen Hypertonie verbunden. Diese ist durch mangelnde Absenkung der nächtlichen Blutdruckwerte und relative Refraktärität gegenüber pharmakologischen Therapieansätzen gekennzeichnet. Auch die Risiken für koronare Herzerkrankung, Apoplex, Linksherzinsuffizienz, pulmonale Hypertonie und Herzrhythmusstörungen sind bei OSA unabhängig von anderen Einflussfaktoren erhöht.

- systemarterielle Hypertonie
- pulmonalarterielle Hypertonie
- Atherosklerose
- Apoplex
- koronare Herzerkrankung, Myokardinfarkt
- Linksherzinsuffizienz
- Aortenaneurysma
- endotheliale/erektile Dysfunktion
- akute Thromboembolien
- nächtliche Herzrhythmusstörungen
  - Sinusbrady-/tachykardie
  - Sinusarrest
  - AV-Block
  - Vorhofflimmern
  - ventrikuläre Extrasystolen
  - plötzlicher Herztod
- erhöhte Prävalenz des metabolischen Syndroms
- Insulinresistenz
- Dyslipidämie
- Steatosis hepatis

Tab. 15.2: Spektrum der mit der OSA assoziierten kardiometabolischen Erkrankungen.

Bisher wenig beachtete Manifestationen der OSA am kardiovaskulären System sind Aortenaneurysmen, akute Thromboembolien sowie die erektile Dysfunktion. In einer Studie, die 127 Patienten mit Aneurysma der Aorta abdominalis einschloss, zeigte sich eine Prävalenz der OSA von ca. 40 %. Weiterhin wurde in einem retrospektiven Design mittels Ultraschallmessung des Aortendiameters gezeigt, dass bei einem AHI >30/h das Wachstum der Aortenaneurysmen beschleunigt war [7].

Bei Patienten mit tiefer Beinvenenthrombose und/oder akuter Lungenembolie kann in einem vergleichbar hohen Prozentsatz eine schlafbezogene Atmungsstörung (SBAS) festgestellt werden. Dies war das Resultat einer Fall-Kontroll-Studie der AG Kreislauf & Schlaf der Deutschen Gesellschaft für Schlafforschung und Schlafmedizin (DGSM). Zudem wurden von klassischen Risikofaktoren unabhängige Assoziationen des AHI mit Thromboembolien gefunden [8]. Grundlage hierfür sind wahrscheinlich die schon seit längerer Zeit bekannten hämostaseologischen Veränderungen im Rahmen der OSA wie z.B. gesteigerte Thrombozytenaktivierung und -aggregation, erhöhte Fibrinogenspiegel sowie reduzierte Fibrinolyse.

Die bereits angeführte durch die OSA induzierte endotheliale Dysfunktion kann sich auch auf der Ebene der penilen Gefäße manifestieren, was sich als Impotenz äußert. Eine Multizenterstudie des *German Sleep Apnea Networks* (GERSAN) der Sektion Schlafmedizin der Deutschen Gesellschaft für Pneumologie und Beatmungsmedizin (DGP) widmet sich diesem Aspekt. In dieser laufenden Studie wird mittels eines etablierten Fragebogens untersucht, ob die CPAP-Therapie bei Männern mit schwerer OSA (AHI >30/h) nach 6-12 Monaten zu einer Verbesserung der erektilen Dysfunktion führt. Als Kontrollgruppe dienen Patienten, die eine solche Therapie verweigern.

15.4. Cheyne-Stokes-Atmung

Bei Patienten mit schwerer systolischer Herzinsuffizienz (linksventrikuläre Ejektionsfraktion <40 %) treten häufig SBAS auf, wie in der Vergangenheit auch uni- und multizentrische Studien aus Deutschland zeigen konnten [9, 10]. Dies trifft nicht nur für die CSR sondern auch für die OSA zu. In größerem Maßstab wird die Prävalenz von SBAS bei Herzinsuffizienz z.Zt. im sogen. SchlaHF-Register erfasst. Diese Datenbank beinhaltet bereits ein Kollektiv von mehreren Tausend Patienten, welche vor allem in kardiologischen Praxen und Kliniken rekrutiert wurden. Das Auftreten von SBAS wird hierbei mit dem sogen. Apnea-Link ermittelt, einem portablen Gerät, das die Sauerstoffsättigung und den nasalen Fluss misst. Limitation dieser Methode ist natürlich, dass keine Differenzierung zwischen OSA und CSR möglich ist, dennoch werden von dieser Studie interessante Ergebnisse erwartet.

Eine mit der CSR vergleichbare nächtliche Atmungsstörung kann auch bei Patienten mit präkapillärer pulmonaler Hypertonie (PH) bzw. Rechtsherzinsuffizienz beobachtet werden. Dies wurde in einer Studie gefunden, die insgesamt 169 mittels Rechtsherzkatheter evaluierte PH-Patienten einschloss. Ca. ¼ der rekrutierten Patienten hatten eine SBAS, wobei neben der CSR auch überproportional häufig eine OSA festgestellt wurde. Letzteres traf interessanterweise vor allem für Patienten mit Z.n. Lungenembolie zu [11].

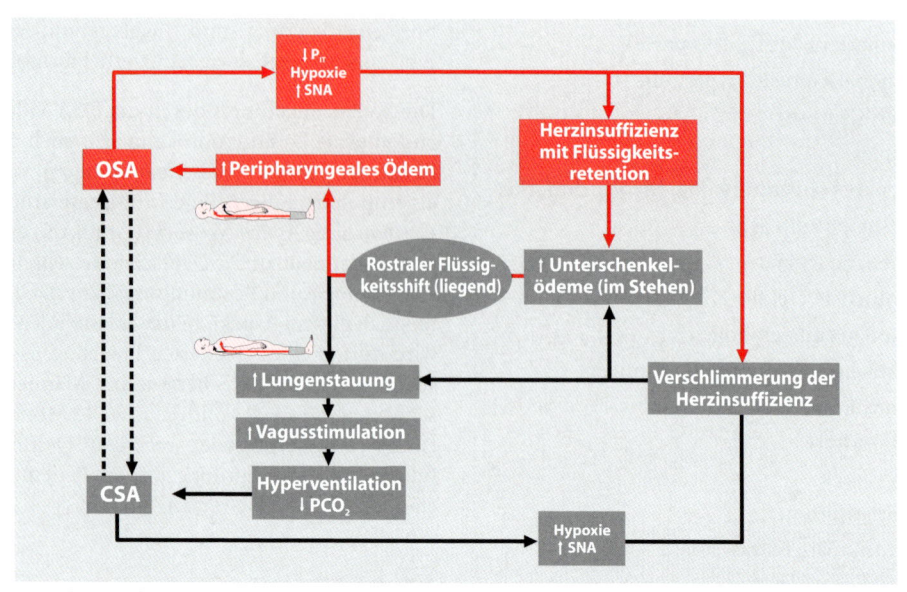

Abb. 15.1: Fluid shift als pathogenetischer Faktor der SBAS bei Linksherzinsuffizienz [12].

Ein bedeutsamer pathophysiologischer Faktor von SBAS bei Herzinsuffizienz ist der *"fluid shift"* in die Lunge (im Falle der CSR) bzw. die oberen Atemwege (im Falle der OSA; ☞ Abb. 15.1, [12]). Aggravierend wirkt in diesem Kontext wahrscheinlich die mit beiden Formen der SBAS verbundene Sympathikusaktivierung, die zu einer Verschlechterung der Herzinsuffizienz und damit zu einer vermehrten Flüssigkeitsretention führt. Hierauf weist z.B. eine Pilotstudie hin, die bei 10 Patienten mit SBAS und therapierefraktärer arterieller Hypertonie eine Reduktion des AHI nach renaler sympathischer Denervation fand [13].

Das arrhythmogene Risiko von SBAS bei Herzinsuffizienz konnte exemplarisch in einer Studie gezeigt werden, bei der 255 Patienten mit Herzinsuffizienz und Z.n. Defibrillator-Implantation bezüglich ihrer Überlebenszeit ohne elektrische Schockabgabe untersucht wurden. Bei unbehandelter SBAS war diese Zeit signifikant verkürzt [14].

Der effektivste Beatmungsmodus zur Therapie der CSR ist die adaptive Servoventilation. Zwei internationale Multizenterstudien evaluieren z.Zt. den Effekt dieser Behandlung auf das Überleben von Herzinsuffizienz-Patienten mit CSR (Serve-HF und ADVENT-HF). Die dringend erwarteten Ergebnisse dieser Studien werden u.a. zeigen, ob eine solche Therapie der CSR auch ohne Vorliegen einer entsprechenden Tagessymptomatik empfohlen werden kann.

15.5. Schlussfolgerung

Die Interaktionen zwischen SBAS und Herz-Kreislauf-Erkrankungen stellen unverändert ein interessantes und klinisch sehr bedeutsames Feld der schlafmedizinischen Forschung dar. Hierbei werden neue wissenschaftliche Erkenntnisse zunehmend durch Multizenterstudien und große Datenbanken gewonnen. Diese Entwicklung, die ihren Anfang in den USA nahm (z.B. *Wisconsin Sleep Cohort Study, Sleep Heart Health Study*), setzt sich in Europa fort, wobei Spanien eine Vorreiterrolle zukommt. Erste Ansätze dazu finden sich auch in der schlafmedizinischen Forschung in Deutschland. Das Ziel aller beteiligten Arbeitsgruppen sollte es sein, Kooperationen einzugehen bzw. in Zukunft weiter auszubauen.

Literatur

1. Hedner J, Grote L, Bonsignore M, McNicholas W, Lavie P, Parati G, Sliwinski P, Barbé F, Escourrou P, Fietze I, Masa JF, Kvamme JA, Lombardi C, Marrone O, Montserrat JM, Penzel T, Pretl M, Riha R, Rodenstein D, Saaresranta T, Schulz R, Tkacova R, Varoneckas G, Vitols A, Vrints H, Zielinski J, Debacker W. The European Sleep Apnoea Database (ESADA) - report from 22 european sleep laboratories. Eur Respir J 2011;38:635-42.

2. Campos-Rodriguez F, Martinez-Garcia MA, de la Cruz-Moron I, Almeida-Gonzalez C, Catalan-Serra P, Montserrat JM. Cardiovascular mortality in women with obstructive sleep apnea with or without continuous positive airway pressure treatment: a cohort study. Ann Intern Med 2012;156:115-22.

3. Martinez-Garcia MA, Campos-Rodriguez F, Catalán-Serra P, Soler-Cataluña JJ, Almeida-Gonzalez C, De la Cruz Morón I, Durán-Cantolla J, Montserrat JM. Cardiovascular mortality in obstructive sleep apnea in the elderly. Role of long-term CPAP Tteatment: a prospective observational trial. Am J Respir Crit Care Med 2012; 186:909-16.

4. Barbé F, Durán-Cantolla J, Sánchez-de-la-Torre M, Martínez-Alonso M, Carmona C, Barceló A, Chiner E, Masa JF, Gonzalez M, Marín JM, Garcia-Rio F, Diaz de Atauri J, Terán J, Mayos M, de la Peña M, Monasterio C, del Campo F, Montserrat JM; Spanish Sleep And Breathing Network. Effect of continuous positive airway pressure on the incidence of hypertension and cardiovascular events in nonsleepy patients with obstructive sleep apnea: a randomized controlled trial. JAMA 2012;307: 2161-8.

5. Craig SE, Kohler M, Nicoll D, Bratton DJ, Nunn A, Davies R, Stradling J. Continuous positive airway pressure improves sleepiness but not calculated vascular risk in patients with minimally symptomatic obstructive sleep apnoea: the MOSAIC randomised controlled trial. Thorax 2012;67:1090-6.

6. Sharma SK, Agrawal S, Damodaran D, Sreenivas V, Kadhiravan T, Lakshmy R, Jagia P, Kumar A. CPAP for the metabolic syndrome in patients with obstructive sleep apnea. N Engl J Med 2011;365:2277-86.

7. Mason RH, Ruegg G, Perkins J, Hardinge M, Amann-Vesti B, Senn O, Stradling JR, Kohler M. Obstructive sleep apnea in patients with abdominal aortic aneurysms: highly prevalent and associated with aneurysm expansion. Am J Respir Crit Care Med 2011;183:668-74.

8. Arzt M, Luigart R, Schum C, Lüthje L, Stein A, Koper I, Hecker C, Dumitrascu R, Schulz R. Sleep-disordered breathing in deep vein thrombosis and acute pulmonary embolism. Eur Respir J 2012;40:919-24.

9. Oldenburg O, Lamp B, Faber L, Teschler H, Horstkotte D, Töpfer V. Sleep-disordered breathing in patients with symptomatic heart failure: a contemporary study of prevalence in and characteristics of 700 patients. Eur J Heart Fail 2007;9:251-7.

10. Schulz R, Blau A, Börgel J, Duchna HW, Fietze I, Koper I, Prenzel R, Schädlich S, Schmitt J, Tasci S, Andreas S. Sleep apnoea in heart failure. Eur Respir J 2007;29: 1201-5.

11. Dumitrascu R, Tiede H, Eckermann J, Mayer K, Reichenberger F, Ghofrani HA, Seeger W, Heitmann J, Schulz R. Sleep apnea in precapillary pulmonary hypertension. Sleep Medicine 2013;14:247-51.

12).Kasai T, Floras JS, Bradley TD. Sleep apnea and cardiovascular disease: a bidirectional relationship. Circulation 2012;126:1495-510.

13. Witkowski A, Prejbisz A, Florczak E, K¹dziela J, Œliwiñski P, Bieleñ P, Micha³owska I, Kabat M, Warcho³ E, Januszewicz M, Narkiewicz K, Somers VK, Sobotka PA, Januszewicz A. Effects of renal sympathetic denervation on blood pressure, sleep apnea course, and glycemic control in patients with resistant hypertension and sleep apnea. Hypertension 2011;58:559-65.

14. Bitter T, Westerheide N, Prinz C, Hossain MS, Vogt J, Langer C, Horstkotte D, Oldenburg O. Cheyne-Stokes respiration and obstructive sleep apnoea are independent risk factors for malignant ventricular arrhythmias requiring appropriate cardioverter-defibrillator therapies in patients with congestive heart failure. Eur Heart J 2011;32:61-74.

16. Neueste Daten zu Schlafapnoe und Schlaganfall

Der Zusammenhang zwischen der Schlafapnoe einerseits und dem ischämischen Schlaganfall andererseits lässt sich am besten in den folgenden drei Fragen zusammenfassen:

- In welchem Maße und aus welchen Gründen ist die obstruktive Schlafapnoe mit einem erhöhten Risiko für den ischämischen Schlaganfall verbunden?
- Welche schlafbezogenen Atmungsstörungen können in der Folge eines ischämischen Schlaganfalls auftreten?
- Ist die frühzeitige Behandlung schlafbezogener Atmungsstörung eine sinnvolle Therapiemaßnahme in der Akutphase des ischämischen Schlaganfalls?

An diesen drei Fragen wird sich die folgende Übersicht orientieren.

16.1. Schlafapnoe als Risikofaktor für den ischämischen Schlaganfall

Die obstruktive Schlafapnoe (OSA) ist durch einen rezidivierenden, vorübergehenden Verschluss der oberen Atemwege im Schlaf gekennzeichnet, der mit einer vermehrten Atemanstrengung und einem Abfall der arteriellen Sauerstoffsättigung verbunden ist. Zu den Hauptsymptomen zählen nächtliche Atempausen, respiratorisch bedingte Weckreaktionen, ein fragmentierter und unerholsamer Nachtschlaf sowie eine exzessiv gesteigerte Tagesschläfrigkeit. Gemäß ICSD-2 liegt dann ein obstruktives Schlafapnoe-Syndrom (OSAS) vor, wenn der Apnoe-Hypopnoe-Index entweder ≥15/h (TST) beträgt oder den von 5/h übersteigt und zugleich mit einem der drei folgenden Symptomkomplexe verbunden ist [1]:

- Einschlafattacken am Tage, exzessive Tagesschläfrigkeit, unerholsamer Schlaf
- nächtliches Erwachen mit Luftnot
- fremdanamnestische Angabe starken Schnarchens oder nächtlicher Atempausen

Zahlreiche Untersuchungen belegen, dass das OSA in erheblichem Maße zur Entstehung bekannter kardiovaskulärer Risikofaktoren beiträgt und zugleich einen davon wiederum unabhängigen, eigenständigen Risikofaktor für den ischämischen Schlaganfall sowie andere kardiovaskuläre Erkrankungen wie die arterielle Hypertonie, Vorhofflimmern und andere Rhythmusstörungen, die Koronarsklerose, die Herzinsuffizienz und den plötzlichen Tod im Schlaf darstellt [2]. Das OSAS ist insgesamt mit einer erhöhten Morbidität und Mortalität verbunden [3].

Die altersübergreifende Prävalenz des OSAS bei Erwachsenen beträgt 3-7 % [4]. Bekannte Risikofaktoren für das OSAS umfassen männliches Geschlecht, Alter, Body Mass Index (BMI), Halsumfang, Diabetes mellitus, kraniofaziale Fehlbildungen und anatomische Anomalien im Bereich der oberen Atemwege einschließlich der Makroglossie. In dieser Aufzählung sind bereits mehrere Risikofaktoren für kardiovaskuläre Erkrankungen enthalten, so dass von einer wechselseitigen Beziehung zwischen dem OSAS und zentralen Teilaspekten des kardiovaskulären Risikos auszugehen ist.

16.2. OSA und Bluthochdruck

In der Wisconsin Sleep Cohort Study wurden 709 Probanden über 4 Jahre bezüglich schlafbezogener Atmungsstörungen (mittels Polysomnographie), Blutdruck und Komorbidität nachverfolgt. Bezogen auf Probanden mit einem AHI von 0,0/h betrug das relative Risiko für die Entwicklung einer arteriellen Hypertonie (>140/90 mmHg) nach vier Jahren 1,42, für einen AHI zwischen 0,1 und 4,9/h, 2,03 für einen AHI zwischen 5,0 und 14,9/h und 2,89 für einen AHI von 15,0/h oder mehr [5]. In der *Sleep Heart Health Study* wurden 6132 Probanden polysomnographisch untersucht. Im Vergleich zwischen den Studienteilnehmern mit einem AHI unter 1,5/h und denjenigen mit einem AHI von 30/h oder höher betrug das relative Risiko für eine arterielle Hypertonie 1,37 für Personen mit OSAS; dieser Effekt war unabhängig von Geschlecht, Körpergewicht, Alkohol- und Nikotinkonsum [6]. Der Nachweis eines linearen Zusammenhangs zwischen der Höhe des AHI und dem Risiko einer arteriellen Hypertonie konnte in der Toronto Study erbracht werden [7]. Anhand einer Studienpopulation von 2677 Personen wurde eindrucksvoll gezeigt, dass das OSAS als Risikofaktor der Hypertonie unabhängig von Alter, BMI und Geschlecht zu betrachten ist. Darüber hinaus war jede zusätzliche Apnoe pro Stunde Schlaf mit einer Erhöhung des relativen Risikos um 0,01 und jede Reduktion der minimalen Sauerstoffsättigung um 10 % mit einer Risikoerhöhung um 0,13 verbunden. Die Prävalenz des OSAS ist unter Patienten mit arterieller Hypertonie signifikant erhöht, dies gilt insbesondere für Patienten mit schwer behandelbarer bzw. therapierefraktärer Hypertonie. Die Häufigkeit eines unerkannten OSAS unter Patienten, die mit drei oder mehr Antihypertensiva keine suffiziente Blutdruckeinstellung erreichen, beträgt bis zu 83 % [8].

16.3. OSA und Vorhofflimmern

Die obstruktive Schlafapnoe ist mit einem erhöhten Risiko für nächtliche Rhythmusstörungen, insbesondere Vorhofflimmern, assoziiert [9]. In einer retrospektiven Studie mit 3542 Teilnehmern stellte sich das OSAS neben bekannten Risikofaktoren (Alter, männliches Geschlecht, KHK, Herzinsuffizienz, BMI, Rauchen) als signifikanter unabhängiger Prädiktor eines inzidentellen Vorhofflimmerns heraus [10]. Das relative Risiko der Personen mit OSAS betrug 2,18. In der Altersgruppe über 65 Jahren waren sowohl das OSAS als auch die Adipositas nicht mehr mit einem signifikanten Risikoanstieg verbunden, so dass der Schlafapnoe allein bei jüngeren Patienten eine prädiktive Bedeutung zukommt. Eine Subanalyse der Sleep Heart Health Study zeigte, das unter den Probanden mit OSAS Vorhofflimmern und intermittierende ventrikuläre Tachykardien signifikant gehäuft auftraten; unabhängig von Alter, Geschlecht, BMI und strukturellen Herzerkrankungen betrug das adjustierte relative Risiko für Vorhofflimmern 4,02 und ventrikuläre Rhythmusstörungen 3,4 [11]. Umgekehrt beträgt die Prävalenz des OSAS bei Patienten mit intermittierendem und chronischem Vorhofflimmern bis zu 49 %; das entsprechende relative Risiko wurde auf 2,9 beziffert [9]. Dieser Zusammenhang kann möglicherweise mit einem sowohl strukturellen als auch elektrischen Remodeling des linken Vorhofs erklärt werden, das mit einer Vergrößerung des LA und einer Veränderung der intraatrialen Erregungsleitung verbunden zu sein scheint [12].

16.4. OSA und Diabetes mellitus

OSA und Diabetes (Typ 2) sind beide eng mit der Adipositas vergesellschaftet. Epidemiologische Studien belegen, dass die OSA negative Auswirkungen auf die Insulinresistenz hat, allerdings konnte bislang nicht zweifelsfrei belegt werden, dass dieser Effekt unabhängig vom Körpergewicht ist. Die Prävalenz des OSAS ist bei Typ-II-Diabetikern erhöht [13]; eine echte Kausalität konnte zwischen beiden Konditionen jedoch noch nicht nachgewiesen werden [14, 15]. Bei Diabetikern mit OSA korrelieren sowohl der AHI als auch die mittlere Sauerstoffentsättigung mit dem Ausmaß der Insulinresistenz [16]. Bei Patienten mit manifestem Diabetes mellitus sind diese Effekte unabhängig vom Körpergewicht, so dass zumindest in dieser Population das OSAS einen zusätzlichen Risikofaktor für eine Verschlechterung der diabetischen Stoffwechsellage darstellt.

16.5. OSAS, Inflammation und Atherosklerose

Inflammatorische Prozesse spielen eine wichtige Rolle in der Pathogenese der Atherosklerose. Ein Anstieg des Serumspiegels zahlreicher proinflammatorischer Cytokine wird mit einem erhöhten kardiovaskulären Risiko in Verbindung gebracht; hier sind insbesondere der Tumornekrosefaktor-α, Interleukin-1, Interleukin-6, NFκB, ICAM-1 und CRP zu nennen. Für einen Großteil dieser Zytokine konnten erhöhte Serumspiegel bei OSAS-Patienten nachgewiesen werden. Aus überwiegend tierexperimentellen und in-vitro-Studien ist bekannt, dass eine intermittierende Hypoxie, wie sie beim OSAS auftritt, mit der Aktivierung verschiedener proinflammatorischer Signaltransduktionskaskaden einhergeht [17]. Hieraus resultiert in vivo die Aktivierung von Thrombozyten, T-Zellen, Makrophagen mit der Folge einer Endothelschädigung. Diese Vorgänge bilden die pathophysiologische Grundlage für ein erhöhtes Atheroserisiko bei Patienten mit OSAS, das insbesondere mit Blick auf das Karotisstromgebiet in mehreren größeren klinischen Studien nachgewiesen werden konnte. Nachtmann et al. fanden eine signifikante Assoziation zwischen einem schweren OSAS und einer höhergradigen Karotissklerose unter 235 Patienten nach ischämischem Schlaganfall (relatives Risiko bei schwerem OSAS

2,0 [18]). In einer anderen Untersuchung fand sich unter 214 *Post-Stroke*-Patienten eine signifikant erhöhte Prävalenz höhergradiger Karotisstenosen unter Personen mit OSAS gegenüber Schlaganfallpatienten ohne schlafbezogene Atmungsstörung (51 % vs. 33 % [19]).

16.6. OSAS und Schlaganfall

Im Rahmen der Sleep Heart Health Study konnte gezeigt werden, dass Probanden mit einem AHI über 10/h häufiger über zurückliegende kardiovaskuläre Ereignisse (einschließlich Schlaganfälle) berichteten als Personen ohne schlafbezogene Atmungsstörung. In einer prospektiven Studie mit 1022 Patienten ergab sich über einen Zeitraum von drei Jahren ein relatives Risiko von 1,97 bei leichter OSA (AHI >10/h) und von 3,3 bei schwerer OSA (AHI >36/h). Nach sechs Jahren war die Überlebenswahrscheinlichkeit (mit oder ohne kardiovaskuläres Ereignis) in der Gruppe ohne OSA signifikant höher als unter den Personen mit obstruktiver Schlafapnoe [20]. Das Ausmaß der OSA (gemessen mittels des AHI) war generell bei Männern und zusätzlich bei schwer betroffenen Frauen (AHI >25/h) signifikant mit einem erhöhten Schlaganfallrisiko verbunden [21].

16.7. Schlafbezogene Atmungsstörungen in der Akutphase des Schlaganfalls

Mehrere Studien belegen die erhöhte Prävalenz der Schlafapnoe in der Akutphase des ischämischen Schlaganfalls [22-27]. Während etwa 2/3 der schlafbezogenen Atmungsstörungen obstruktiver Natur sind, treten überwiegend zentrale Störungsmuster in 1/3 d. F. und vorwiegend bei großen und insbesondere bihemisphärischen supratentoriellen Infarkten, nach Hirnstamminfarkten oder in der Folge raumfordernder Kleinhirninfarkte auf. Ein Cheyne-Stokes-Atemmuster kann nach Hirnstammischämien oder im Zusammenhang mit einer vorbestehenden Herz- oder Niereninsuffizienz auffällig sein. Die hohe Prävalenz der obstruktiven Schlafapnoe ist pathophysiologisch mit einer Tonusabsenkung und vermehrten Kollapsneigung der oberen Atemwege zu erklären, die oftmals mit einer Schluckstörung assoziiert ist [24]. Die Symptome einer durch den Schlaganfall neu aufgetretenen oder exazerbierten Schlafapnoe umfassen nächtliche Dyspnoe, Durchschlafstörungen, eine gesteigerte Tagesschläfrigkeit, Kopfschmerzen und Stimmungsschwankungen. Diese Beschwerden können besonders bei kommunikationsgestörten Schlaganfallpatienten oft nur schwer erfragt werden. Unter Monitorbedingungen auf der *Stroke Unit* fallen nächtliche Entsättigungen eher auf und können u. U. als Trigger kardialer Rhythmusstörungen identifiziert werden.

Die Frage, ob das Vorliegen einer schlafbezogenen Atmungsstörung in der Akut- und Rehabilitationsphase des Schlaganfalls von prognostischer Bedeutung ist, kann eindeutig bejaht werden: Sowohl die Überlebensrate als auch das neurologische *Outcome* werden durch SBAS reduziert bzw. verschlechtert [28-30]. Das relative Risiko von Patienten mit vorbestehendem OSAS, innerhalb eines Jahres nach dem Schlaganfall zu versterben, ist auf mehr als den Faktor 5 erhöht [29].

Pathophysiologisch sind diese Zusammenhänge durch verschiedene Faktoren erklärbar: Bei der akuten zerebralen Ischämie besteht in der Umgebung des Infarktkerns eine ischämische, aber noch nicht infarzierte Gewebezone (Penumbra), die sich bei frühzeitiger Wiederherstellung von Perfusion und Substratversorgung potentiell erholen kann [41]. Rezidivierende Desaturationen, wie sie im Rahmen schlafbezogener Atmungsstörungen auftreten, erhöhen das Risiko, dass Teile der Penumbra nekrotisch oder apoptotisch untergehen und der Gewebeuntergang über den initialen Infarktkern hinausreicht. In der Postakut- und Rehabilitationsphase kommen möglicherweise die negativen kardiovaskulären Auswirkungen der OSA auf das ohnehin in dieser Phase erhöhte Risiko für Rezidivinsulte zum Tragen [35, 36].

16.8. Therapie des OSAS als Intervention in der Akutphase des Schlaganfalls

Zahlreiche Schlaganfallpatienten weisen bereits vor dem Akutereignis ein OSAS auf, das sich in der Akutphase des Schlaganfalls durch einen zusätzlichen Tonusverlust der oberen Atemwege vorübergehend oder dauerhaft verstärken kann. Alternativ tritt die OSA aufgrund des Schlaganfalls neu auf. In jedem der beiden Fälle stellt die OSA aus den genannten pathophysiologischen Erwägungen heraus in der Akutphase einen prognostisch ungünstigen Faktor dar, dessen frühzeitige und effektive Behandlung zu einer Outcomeverbesserung beitragen kann. Frühe CPAP-Interventionsstudien konnten zeigen, dass praktische und strukturelle Aspekte die Anwendung der Überdruckatmung nach akutem Schlaganfall zur Herausforderung machen. Insbesondere die Therapieadhärenz betrug je nach Studie nur 45-70 % in den ersten Wochen nach dem Schlaganfall; auf längere Sicht sank die Nutzungsrate auf unter 20 % [23]. Auch die Nutzungsdauer pro Nacht, die vor allem in den ersten, für den Erhalt der Penumbra entscheidenden Tagen von großer Bedeutung sein dürfte, war in den meisten Studien nur gering [31]. Erst in den letzten zwei Jahren wurden kontrollierte Studien aufgelegt, die sowohl die Machbarkeit als auch die therapeutischen Effekte einer frühzeitigen CPAP-Therapie zum Gegenstand haben. Minnerup et al. konnten zeigen, dass die nächtliche CPAP-Therapie ab der ersten Nacht nach dem Schlaganfall nicht mit einem signifikant erhöhten Pflegeaufwand verbunden war und von 40 % der Patienten sehr gut toleriert und über nahezu die gesamte Nacht eingesetzt wurde [32]. CPAP führte in der Therapiegruppe (n=25) zu einer signifikanten Reduktion des AHI und resultierte in der Subgruppe der Patienten mit guter Therapieadhärenz in einer signifikanten Verbesserung des Scores auf der NIH Stroke Scale (NIH-SS). In einer weiteren randomisierten Machbarkeitsstudie begannen 31 Patienten innerhalb der ersten 72 Stunden nach dem Schlaganfall mit der CPAP-Therapie, die sich als tolerabel erwies und im Vergleich zur Kontrollgruppe mit einer signifikanten Verbesserung des neurologischen Outcome nach 30 Tagen verbunden war [37]. In einen weiteren RCT wurden 140 Patienten mit akutem Schlaganfall und einem AHI >20/h eingeschlossen [33]. Die CPAP-Therapie wurde nach 3-6 Tage begonnen. In der mit CPAP behandelten Gruppe (n=71) ergab sich nach einem Monat gegenüber der Kontrollgruppe ein signifikant verbesserter neurologischer Zustand (Rankin-Skala und Canadian Neurological Scale). Zudem war die Latenz bis zum nächsten kardiovaskulären Ereignis in der Therapiegruppe verlängert. Ein signifikanter Unterschied in der Mortalität zeigte sich am Ende des Studienzeitraums von zwei Jahren nicht.

Eine vierte CPAP-Interventionsstudie erfasste neben dem neurologischen Status und der Gehstrecke im 6-Minuten-Gehtest die kognitive Funktion, Tagesschläfrigkeit und depressive Symptome einen Monat nach einem Schlaganfall; eingeschlossen wurden 44 Patienten mit einem AHI über 15/h [34]. Auch hier zeigte sich innerhalb des nur kurzen Beobachtungszeitraums eine signifikante Verbesserung der neurologischen Schweregradscores in der CPAP-Gruppe (n=22). Zudem waren Tagesschläfrigkeit und Depressivität signifikant geringer, während keine Unterschiede hinsichtlich der Gehstrecke und der kognitiven Tests nachgewiesen werden konnten.

Zusammenfassend rechtfertigen diese Studienergebnisse die Annahme, dass eine frühe Intervention mittels CPAP in der Akutphase des ischämischen Schlaganfalls nicht nur komplikationsarm und praktikabel ist, sondern auch zu einer rascheren und u.U. auch besseren Erholung der Patienten beitragen kann, auch wenn die Mortalität hierdurch möglicherweise nicht beeinflusst wird. Weitere kontrollierte Studien sind hier erforderlich, um die Effekte der frühzeitigen CPAP-Therapie auf Überleben und Rehabilitationserfolg genauer zu untersuchen. Ferner stellen Studien zur Therapieadhärenz nach Schlaganfall und zu Kostenaspekten die Voraussetzung dafür dar, dass die frühe CPAP-Therapie von Schlaganfallpatienten perspektivisch als Maßnahme der neurologischen Früh(est)rehabilitation flächendeckend als Behandlungsstandard etabliert werden kann.

Literatur

1. American Academy of Sleep Medicine. International Classification of Sleep Disorders. American Academy of Sleep Medicine 2005.

2. McNicholas WT, MR Bonsigore. Sleep apnoea as an independent risk factor for cardiovascular disease: current evidence, basic mechanisms and research priorities. Eur Respir J 2007;29(1):156-78.

3. Young T, L Finn, PE Peppard, M Szklo-Coxe, D Austin, FJ Nieto, R Stubbs, KM Hla. Sleep disordered breathing and mortality: eighteen-year follow-up of the Wisconsin sleep cohort. Sleep 2008;31(8):1071-8.

4. Punjabi NM. The epidemiology of adult obstructive sleep apnea. Proc Am Thorac Soc 2008;5(2):136-43.

5. Peppard PE, T Young, M Palta, J Skatrud. Prospective study of the association between sleep-disordered breathing and hypertension. N Engl J Med 2000;342(19): 1378-84.

6. Nieto FJ, TB Young, BK Lind, E Shahar, JM Samet, S Redline, RB D'Agostino, AB Newman, MD Lebowitz,

TG Pickering. Association of sleep-disordered breathing, sleep apnea, and hypertension in a large community-based study. Sleep Heart Health Study JAMA 2000; 283(14):1829-36.

7. Lavie P, P Herer, V Hoffstein. Obstructive sleep apnoea syndrome as a risk factor for hypertension: population study. BMJ 2000;320(7233):479-82.

8. Logan AG, SM Perlikowski, A Mente, A Tisler, R Tkacova, M Niroumand, RS Leung, TD Bradley, High prevalence of unrecognized sleep apnoea in drug-resistant hypertension. J Hypertens 2001;19(12):2271-7.

9. Gami AS, G Pressman, SM Caples, R Kanagala, JJ Gard, DE Davison, JF Malouf, NM Ammash, PA Friedman, VK Somers. Association of atrial fibrillation and obstructive sleep apnea. Circulation 2004;110(4):364-7.

10. Gami AS, DO Hodge, RM Herges, EJ Olson, J Nykodym, T Kara, VK Somers. Obstructive sleep apnea, obesity, and the risk of incident atrial fibrillation. J Am Coll Cardiol 2007;49(5):565-71.

11. Mehra R, EJ Benjamin, E Shahar, DJ Gottlieb, R Nawabit, HL Kirchner, J Sahadevan, S Redline. Association of nocturnal arrhythmias with sleep-disordered breathing: The Sleep Heart Health Study. Am J Respir Crit Care Med 2006;173(8):910-6.

12. Dimitri H, M Ng, AG Brooks, P Kuklik, MK Stiles, DH Lau, N Antic, A Thornton, DA Saint, D McEvoy, R Antic, JM Kalman, P Sanders. Atrial remodeling in obstructive sleep apnea: implications for atrial fibrillation. Heart Rhythm 2012;9(3):321-7.

13. West SD, DJ Nicoll, JR Stradling. Prevalence of obstructive sleep apnoea in men with type 2 diabetes. Thorax 2006;61(11):945-50.

14. Chasens ER. Obstructive sleep apnea, daytime sleepiness, and type 2 diabetes. Diabetes Educ 2007;33(3):475-82.

15. Clarenbach CF, SD West, M Kohler. Is obstructive sleep apnea a risk factor for diabetes? Discov Med 2011; 12(62):17-24.

16. Punjabi NM, E Shahar, S Redline, DJ Gottlieb, R Givelber, HE Resnick. Sleep-disordered breathing, glucose intolerance, and insulin resistance: the Sleep Heart Health Study. Am J Epidemiol 2004;160(6):521-30.

17. Kasasbeh E, DS Chi, G Krishnaswamy. Inflammatory aspects of sleep apnea and their cardiovascular consequences. South Med J 2006;99(1):58-67

18. Nachtmann A, A Stang, YM Wang, E Wondzinski, AF Thilmann. Association of obstructive sleep apnea and stenotic artery disease in ischemic stroke patients. Atherosclerosis 2003;169(2):301-7.

19. Dziewas R, M Ritter, N Usta, M Boentert, H Hor, R Dittrich, WR Schabitz, EB Ringelstein, P Young. Atherosclerosis and obstructive sleep apnea in patients with ischemic stroke. Cerebrovasc Dis 2007;24(1):122-6.

20. Yaggi HK, J Concato, WN Kernan, JH Lichtman, LM Brass, V Mohsenin. Obstructive sleep apnea as a risk factor for stroke and death. N Engl J Med 2005;353(19): 2034-41.

21. Redline S, G Yenokyan, DJ Gottlieb, E Shahar, GT O'Connor, HE Resnick, M Diener-West, MH Sanders, PA Wolf, EM Geraghty, T Ali, M Lebowitz, NM Punjabi. Obstructive sleep apnea-hypopnea and incident stroke: the sleep heart health study. Am J Respir Crit Care Med 2010;182(2):269-77.

22. Dziewas R, M Humpert, B Hopmann, SP Kloska, P Ludemann, M Ritter, R Dittrich, EB Ringelstein, P Young, DG Nabavi. Increased prevalence of sleep apnea in patients with recurring ischemic stroke compared with first stroke victims. J Neurol 2005;252(11):1394-8.

23. Bassetti CL, M Milanova, M Gugger. Sleep-disordered breathing and acute ischemic stroke: diagnosis, risk factors, treatment, evolution, and long-term clinical outcome. Stroke 2006;37(4):967-72.

24. Turkington PM, J Bamford, P Wanklyn, MW Elliott. Prevalence and predictors of upper airway obstruction in the first 24 hours after acute stroke. Stroke 2002;33(8): 2037-42.

25. Iranzo A, J Santamaria, J Berenguer, M Sanchez, A Chamorro. Prevalence and clinical importance of sleep apnea in the first night after cerebral infarction. Neurology 2002;58(6):911-6.

26. Parra O, A Arboix, S Bechich, L Garcia-Eroles, JM Montserrat, JA Lopez, E Ballester, JM Guerra, JJ Sopena. Time course of sleep-related breathing disorders in first-ever stroke or transient ischemic attack. Am J Respir Crit Care Med 2000;161(2 Pt 1):375-80.

27. Harbison J, GA Ford, OF James, GJ Gibson. Sleep-disordered breathing following acute stroke. QJM 2002; 95(11):741-7.

28. Good DC, JQ Henkle, D Gelber, J Welsh, S Verhulst. Sleep-disordered breathing and poor functional outcome after stroke. Stroke 1996;27(2):252-9.

29. Mansukhani MP, MF Bellolio, BP Kolla, S Enduri, VK Somers, LG Stead. Worse outcome after stroke in patients with obstructive sleep apnea: an observational cohort study. J Stroke Cerebrovasc Dis 2011;20(5):401-5.

30. Sahlin C, O Sandberg, Y Gustafson, G Bucht, B Carlberg, H Stenlund, KA Franklin. Obstructive sleep apnea is a risk factor for death in patients with stroke: a 10-year follow-up. Arch Intern Med 2008;168(3):297-301.

31. Hsu CY, M Vennelle, HY Li, HM Engleman, MS Dennis, NJ Douglas. Sleep-disordered breathing after stroke: a randomised controlled trial of continuous positive air-

way pressure. J Neurol Neurosurg Psychiatry 2006; 77(10):1143-9.

32. Minnerup J, MA Ritter, H Wersching, A Kemmling, A Okegwo, A Schmidt, M Schilling, EB Ringelstein, WR Schabitz, P Young, R Dziewas. Continuous positive airway pressure ventilation for acute ischemic stroke: a randomized feasibility study. Stroke 2012;43(4):1137-9.

33. Parra O, A Sanchez-Armengol, M Bonnin, A Arboix, F Campos-Rodriguez, J Perez-Ronchel, J Duran-Cantolla, G de la Torre, JR Gonzalez Marcos, M de la Pena, M Carmen Jimenez, F Masa, I Casado, M Luz Alonso, JL Macarron. Early treatment of obstructive apnoea and stroke outcome: a randomised controlled trial. Eur Respir J 2011;37(5):1128-36.

34. Ryan CM, M Bayley, R Green, BJ Murray, TD Bradley. Influence of continuous positive airway pressure on outcomes of rehabilitation in stroke patients with obstructive sleep apnea. Stroke 2011;42(4):1062-7.

35. Jones SB, Sen S, Lakshminarayan K, Rosamond WD. Poststroke Outcomes Vary by Pathogenic Stroke Subtype in The Atherosclerosis Risk in Communities Study. Stroke, 2013.

36. Rola R, Jarosz H, Wierzbicka A, Wichniak A, Richter P, Ryglewicz D, Jernajczyk W. Sleep disorderd breathing and recurrence of cerebrovascular events, case-fatality, and functional outcome in patients with ischemic stroke or transient ischemic attack. J Physiol Pharmacol, 2008. 59 Suppl 6: p. 615-21.

37. Bravata DM, Concato J, Fried T, Ranjbar N, Sadarangani T, McClain V, Struve F, Zygmunt L, Knight HJ, Lo A, Richerson GB, Gorman M, Williams LS, Brass LM, Agostini J, Mohsenin V, Roux F, Yaggi HK. Continuous positive airway pressure: evaluation of a novel therapy for patients with acute ischemic stroke. Sleep, 2011. 34(9): p. 1271-7.

17. Nächtliche Ventilationstherapie – Gerätevielfalt mit spezifischen Indikationen?

Mit einer Prävalenz von ca. 10 % der Bevölkerung gehören Schlafbezogene Atmungsstörungen (SBAS) zu den häufigen Erkrankungen und gehen zum Teil mit einer erheblichen Verschlechterung der Befindlichkeit und der Prognose einher. So hat z.B. die schwere obstruktive Schlafapnoe eine vierfach höhere Inzidenz fataler kardiovaskulärer Ereignisse zur Folge [1]. Diese Folgen können durch eine nächtliche Ventilationstherapie vermieden und die Prognose normalisiert werden. Zudem profitieren die Patienten symptomatisch mit einer Verbesserung ihrer Tagesbefindlichkeit und Leistungsfähigkeit.

Bis 1980 war die einzige Methode zur Behandlung der SBAS die Tracheotomie. Dann wurden verschiedene operative Verfahren eingeführt, insbesondere aber die nächtliche Ventilationstherapie über einen nichtinvasiven Zugang (Nasen-, Nasen-Mund- oder Ganzgesichtsmaske), initiiert vom Australier Colin Sullivan, der 1981 die nasale kontinuierliche Überdruckventilation (nCPAP) vorstellte. Diese stellt auch heute noch den Goldstandard der nächtlichen Ventilationstherapie der obstruktiven Schlafapnoe dar, ist aber seitdem aufgrund der unterschiedlichen Erfordernisse verschiedener SBAS weiterentwickelt und modifiziert worden.

SBAS sind keine homogene Erkrankung, sondern haben unterschiedliche Ätiologien und Erscheinungsformen. Zu unterscheiden sind obstruktive (mit Schnarchen) und nicht obstruktive Formen (ohne Schnarchen). Zu ersterer Gruppe gehören die obstruktive Schlafapnoe und ihre Minorform, das *Upper Airways Resistance*-Syndrom, zu zweiterer die große und ätiologisch heterogene Gruppe der Alveolären Hypoventilations-Syndrome (neuraler, muskulärer, pulmonaler, skelettaler oder kardialer Genese) sowie Störungen des Atemzentrums mit nächtlichen Atemstillständen oder Hypoventilationen (☞ Tab. 17.1). Mischbilder kommen ebenfalls vor.

SBAS mit Obstruktion der oberen Luftwege
• Obstruktives Schnarchen/*upper airways resistance*-Syndrom
• Obstruktives Schlafapnoesyndrom
SBAS ohne Obstruktion der oberen Luftwege
• Zentrales Schlafapnoesyndrom
• Cheyne-Stokes-Atmung
• Höhenatmung
• Hypoventilationssyndrome - primär - sekundär

Tab. 17.1: Systematik der schlafbezogenen Atmungsstörungen.

Die differenten Ventilationsstörungen erfordern unterschiedliche Beatmungsstrategien. So führt die nCPAP-Therapie faktisch lediglich zu einer pneumatischen Schienung der extrathorakalen Atemwege, sie entspricht einem unter die Eigenatmung des Patienten gelegten PEEP *(positive end-expiratory pressure*, ☞ Abb. 17.1), und eignet sich daher (bis auf Ausnahmen) lediglich zur Behandlung obstruktiver SBAS mit ansonsten erhaltener Atemmechanik. Hierfür ist sie nach wie vor Methode der Wahl, 30 Jahre technischer Entwicklung haben die anfangs riesigen und sehr lauten Maschinen zu miniaturisierten Flüsterern verändert, die auf hohe Akzeptanz bei den Patienten stoßen. Moderne nCPAP-Geräte sind Hochleistungsmaschinen, die nach einem international anerkannten Standard gebaut werden (☞ Tab. 17.2).

- Hohe Druckkonstanz
- Hohe Turbinenleistung (>200 l/min)
- Geringe Lautstärke (<28 dBA bei 10 hPas)
- Geringes Gewicht
- Wartungsfreiheit
- Hohe Lebenserwartung (>15.000 Betriebsstunden)
- Akzeptabler Preis

Tab. 17.2: Anforderungen an ein modernes nCPAP-Gerät.

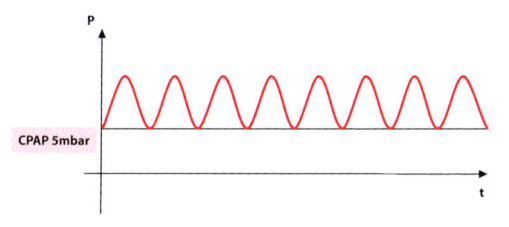

Abb. 17.1: nCPAP (= *nasal contineous positive airway pressure*). Die eigene Atmung wird über einen positiven Druck gelegt.

Obstruktive SBAS können abhängig sein von der Körperlage und Schlafphase des Patienten. dies kann im Laufe einer Nacht sehr unterschiedliche Niveaus des Maskendrucks erfordern. Zudem können andere Einflüsse wie Mahlzeiten, Alkohol, Erkältungen und Medikamente den Druckbedarf beeinflussen. Daher sind in der Mitte der 1990er Jahre nCPAP-Geräte entwickelt worden, die mit unterschiedlichen Technologien (Pneumotachygraph, Manometrie, Impedanzmessung) Schnarchen, Erhöhungen des Atemwegswiderstands und Apnoen erkennen und den Maskendruck entsprechend steigern können. Diese naPAP *(nasal automatical positive airways pressure)* genannten Maschinen finden den jeweils minimalen effektiven Druck und erhöhen so den Komfort für den Schläfer. Die inzwischen ausgereiften und sehr zuverlässigen Geräte sind bei ca. 10-20 % der Schlafapnoe-Patienten indiziert und können auch als automatische Titrationsgeräte zur Maskenanpassung verwendet werden.

Seit einigen Jahren sind nCPAP-Geräte am Markt, die in der frühen Expirationsphase den Maskendruck automatisch leicht absenken, was innerhalb vorgegebener Grenzen durch den Schlafmediziner programmiert werden kann. Diese von der Industrie C-Flex® oder SoftPAP® genannten Geräte sollen dem Patienten die Ausatmung erleichtern, was besonders bei Erfordernis hoher Maskendrücke sinnvoll ist. nCPAP erschwert, falls hohe Maskendrücke benötigt werden, die Expiration, was die Therapie unkomfortabel macht und die Compliance der Patienten beeinträchtigen kann. Patienten mit fortgeschrittener Herzinsuffizienz können zudem durch hohe Maskendrücke gefährdet werden. Nicht in allen Fällen lassen sich diese Probleme durch die nur leichte frühexpiratorische Druckabsenkung der erwähnten Technologien lösen.

Aus diesem Grunde wurden Anfang der 1990er Jahre Geräte entwickelt, die über einen Pneumotachygraphen die Atemphase des Patienten erkennen und den expiratorischen Druck gemäß einer individuellen Programmierung absenken (nBiLevel S, nBIPAP®). Diese Geräte stellen bereits eine druckgesteuerte Beatmungsform dar, da sie über die Erhöhung des Inspirationsdruckes (IPAP = *inspiratory positive airways pressure*) die Ventilation der Lunge unterstützen. Der ebenfalls programmierbare EPAP *(= expiratory positive airways pressure)* entspricht dem PEEP des nCPAP und sorgt für eine zusätzliche Schienung der oberen Atemwege sowie eine Erhöhung des transalveolären Diffusionsdruckes (☞ Abb. 17.2).

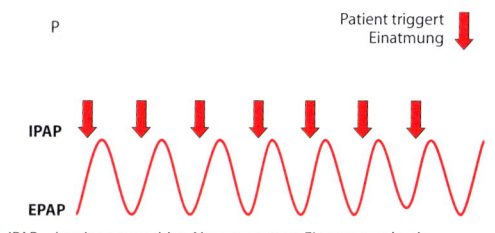

IPAP = inspiratory positive Airway pressure. Einatmungsdruck.
EPAP = expiratory positive Airway pressure: kleinster Druck nach Ausatmung also = CPAP.

Abb. 17.2: nBiLevel S (support).

Neben der individuellen Festlegung von IPAP und EPAP lässt sich auch eine Beatmungsfrequenz programmieren, die entweder starrfrequent (nBiLevel T = *timed*, entspricht einer kontrollierten Beatmung) oder, falls der Patient Apnoen hat, bei Bedarf (nBiLevel ST = *supported + timed*) druckgesteuert beatmet (☞ Abb. 17.3). Hier handelt es sich um echte, druckgesteuerte, nichtinvasive Beatmungsgeräte, mit denen neben den obstruktiven SBAS auch Mischformen und leichtere Formen nichtobstruktiver SBAS behandelt werden können.

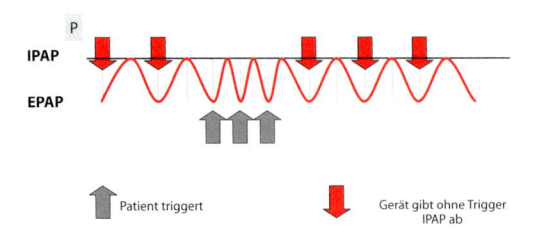

Abb. 17.3: nBiLevel ST-Wechsel zwischen *timed-* und *supported-*Modus.

Programmierbar sind jeweils IPAP, EPAP, Modus (S, T, ST), Atemfrequenz, Triggerschwelle und Verhältnis von Inspirations- zu Expirationszeit. Indiziert sind BiLevel-Geräte bei rein obstuktiven SBAS immer, wenn hohe nCPAP-Drücke nicht toleriert werden, bei Erkrankungen mit erschwerter Expiration, oder bei fortgeschrittener Herzinsuffizienz, zudem bei leichteren Formen nichtobstruktiver SBAS, und bei Mischformen.

Auch nBiLevel-Geräte gibt es heute als automatische Maschinen, die sowohl die Atemwegswiderstände als auch die Inspirationstiefe messen und den EPAP und IPAP entsprechend den aktuellen Erfordernissen, die nach Körperlage und Schlafphase schwanken können, anzupassen vermögen, wobei der EPAP für die Unterdrückung von Atemwegsobstruktionen, der IPAP für die Atemtiefe und damit das Atemzugvolumen entscheidend ist.

Eine besondere Herausforderung stellen oft die Cheyne-Stokes-Atmung, deren Behandlung bei höhergradiger Herzinsuffizienz Befinden und Prognose der Patienten deutlich bessert, und die sogenannte komplexe Schlafapnoe dar. Diese erst in jüngerer Zeit beschriebene schlafbezogene Atmungsstörung beschreibt eine obstruktive Schlafapnoe, bei der unter nCPAP-Therapie zentrale Atmungsstörungen auftreten und die, falls die zentralen Apnoen persistieren, komplexere Beatmungsverfahren erfordert.

Ein Teil der Cheyne-Stokes-Patienten lässt sich mit Sauerstoffsubstitution oder nBiLevel behandeln, nCPAP ist hierzu nicht geeignet. Schwerere Fälle erfordern ebenfalls aufwendigere Beatmungsverfahren. Mit der Adaptiven Servoventilation stehen diese seit einigen Jahren zur Verfügung. Diese Maschinen sind in der Lage, nicht nur Apnoen, sondern auch die Atemtiefe des Patienten quantitativ zu messen und den unterstützenden Maskendruck entsprechend zu modulieren: Bei Apnoe oder Hypopnoe modifizierte Erhöhung, bei Hyperventilation entsprechende Absenkung (☞ Abb. 17.4). Moderne Versionen dieser hochintelligenten und ausgefeilten Geräte können nicht nur den Inspirationsdruck (zur Modulation der Atem-

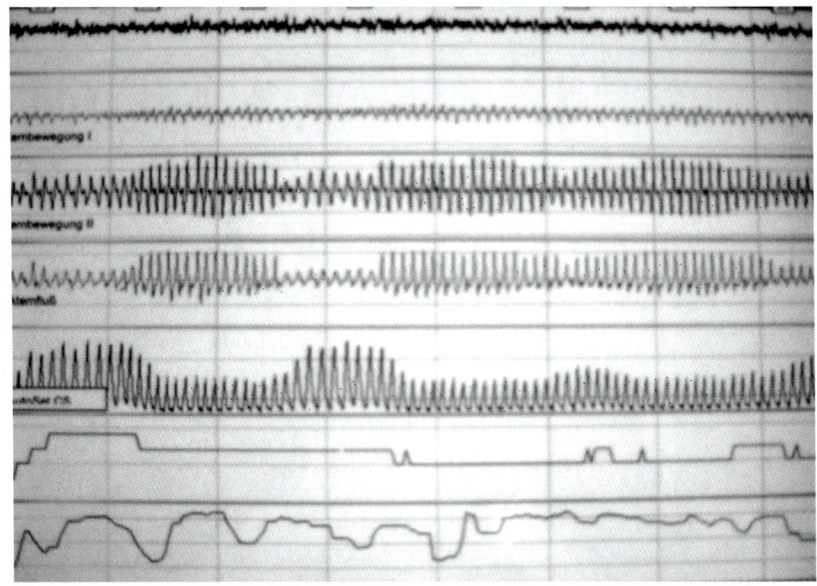

Abb. 17.4: Adaptive Servoventilation.

tiefe), sondern auch den Expirationsdruck (zur Verhinderung von Atemwegsobstruktionen) und die Atemfrequenz (zur Behandlung zentraler Apnoen) automatisch variieren und gewährleisten so eine optimale Ventilationstherapie auch komplexer nächtlicher Atmungsstörungen. Die jüngste Neuerung ist die telefongestützte Kommunikationsfähigkeit einiger Geräte.

Die nichtinvasive Beatmung (NIV) hat eine lange Geschichte, zunächst in Form einer Negativdruckbeatmung, die via Druckkammern wie der Eisernen Lunge Ferdinand Sauerbruchs in moderne Geräte mündete, die mit Hilfe eines Brustkorb-Panzers *(chest shell)* einen Unterdruck erzeugen, den Brustkorb erweitern und so zur Inspiration führen (☞ Abb. 17.5). Der Vorteil dieser Negativdruckmethode ist das freie Gesicht, die geringere Aspirationsgefahr und die fehlende Mageninsufflation. Nachteile sind die hohe Lautstärke, die potentielle Verstärkung extrathorakaler Atemwegsobstruktionen und die schwierige Handhabung. Daher hat sich die Methode – außer bei Kindern, wo sie noch angewandt wird – nicht durchgesetzt und ist, nachdem der nichtinvasive Zugang durch die nCPAP-Therapie aufgezeigt worden war, durch die nichtinvasive Überdruckbeatmung abgelöst worden (☞ Tab. 17.3).

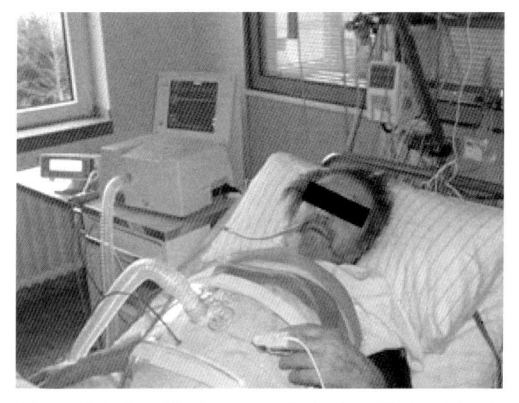

Abb. 17.5: Brustkorbpanzer bei Negativdruckbeatmung.

Methode	Modus	Applikation
Negativdruck-Ventilation	• getriggert • getriggert mit Basisfrequenz • kontrolliert	• *Chest shell*
Positivdruck-Ventilation • druck-kontrolliert • volumen-kontrolliert	• getriggert • getriggert mit Basisfrequenz • kontrolliert	• Nasenmaske • Nasen-Mund-Maske • Ganzgesichtsmaske • Mundstück

Tab. 17.3: Nicht-invasive Beatmungsmethoden.

Die Positivdruckventilation (NIPPV = *non-invasive positive pressure ventilation*) wird in der Regel druckkontrolliert durchgeführt, meistens über eine Nasenmaske. Auch die nBiLevel-ST-Ventilation ist ja eine Überdruckventilation, der Unterschied zur NIPPV liegt darin, dass es sich bei nBiLevel um ein offenes System mit einem ständig geöffneten Ausatemventil an der Maske handelt, bei NIPPV um ein geschlossenes System, das nur in der Expirationsphase ein Ausatemventil öffnet. Hiermit sind deutlich höhere Beatmungsdrücke möglich als mit nBiLevel, wie sie bei einigen pulmonalen oder skelettalen Atmungsstörungen sowie bei extremer Adipositas benötigt werden (☞ Abb. 17.6).

NIPPV ist effektiver, aber teurer und unkomfortabler als nBiLevel, aber bei schwereren Fällen oft nicht zu umgehen. Bei stark restriktiven Lungenerkrankungen ist gelegentlich eine rein volumengesteuerte Beatmungsform notwendig, einige NIV-Geräte erlauben auch Kombinationen aus druck- und volumengesteuerter Beatmung. Einen Überblick über Krankheiten mit der Indikation zur nächtlichen oder ganztägigen nichtinvasiven Beatmung gibt Tab. 17.4. Relative Kontraindikationen sind nichtsanierte Tumoren im Nasen-Rachen-Raum, eine laxe Epiglottis und eine bleibend mangelnde Kooperation des Patienten.

- BiLevel = open loop Ventilation
- NIPPV = closed loop Ventilation
- Maximaldruck (NIPPV >> BiLevel)
- NIPPV = mögliche Kombination mit Volumenkontrollierter Beatmung

Kontinuierlich offenes Ventil

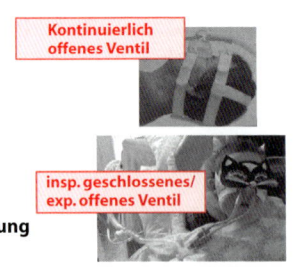

insp. geschlossenes/ exp. offenes Ventil

Abb. 17.6: Unterschiede zwischen nBiLevel und NIPPV.

Hypoxische Ventilationsstörungen
• Diffusionsstörungen (z.B. Fibrose, Lungenödem, ARDS)
• Ventilations-Perfusions-Störungen (z.B. Asthma, COPD, Pneumonie, Lungenödem, Lungenembolien, Emphysem, ARDS)
• Rechts-Links-Shunt (z.B. arteriovenöse Fisteln, Herzvitien)
Hypercapnische Ventilationsstörungen
• Zerebrale Störungen (z.B. pontine Läsionen, Schlaganfall)
• Zentrale Atmungsstörungen (z.B. Undines-Fluch-Syndrom, zentrale Schlafapnoe)
• Endokrine Störungen (z.B. Hypothyreose, Akromegalie)
• Neuromuskuläre Störungen (z.B. Polio, ALS, Muskeldystrophien, Myasthenia gravis)
• Extrapulmonale restriktive Störungen (z.B. Skoliose, Spättuberkulose-Syndrom, Obesitas-Hypoventilation)
Kombinierte Störungen

Tab. 17.4: Indikationen für NIV.

Zusammenfassend stehen heute, fast 30 Jahre nach der Einführung der nCPAP-Therapie, eine Fülle differenzierter nichtinvasiver Ventilationsmethoden zur Verfügung, mit deren Hilfe die meisten nächtlichen Atmungsstörungen beherrscht werden können, so dass die beeinträchtigende Tracheotomie und invasive Heimbeatmung nur in wenigen Fällen notwendig wird. Die Differentialindikationen der verschiedenen Verfahren sind nochmals in Tab. 17.5 zusammengefasst.

nCPAP	• obstruktive Schlafapnoe
	• obstruktives Schnarchen mit Tagessymptomen
	• einige Patienten mit Benefit eines PEEP (z.B. Exacerbation einer COPD)
nBiPAP	• obstr. SBAS mit Notwendigkeit hoher Maskendrucke (>14 mbar)
	• obstr. SBAS bei obstruktiven Lungenerkrankungen
	• obstr. SBAS mit Herzinsuffizienz NYHA II-IV
	• leichtere Formen alveolärer Hypoventilationssyndrome
NIV	• obstruktive Schlafapnoe refraktär zu nCPAP oder nBiPAP
	• alle Formen alveolärer Hypoventilationssyndrome

Tab. 17.5: Indikationen für nCPAP, nBiPAP und NIV.

Literatur

Marin JM et al. 2005. Long-term cardiovascular outcomes in men with obstructive sleep apnoea-hypopnoea with or without treatment with continuous positive airway pressure: an observational study. Lancet, 19-25;365 (9464):1046-53.

18. Aktueller Stand der chirurgischen Therapie zur Behandlung der obstruktiven Schlafapnoe

Die Behandlung mit kontinuierlichem Atemwegsüberdruck (*continuous positive airway pressure:* CPAP) stellt den Goldstandard der Behandlung bei Patienten mit obstruktiver Schlafapnoe (OSA) dar. Auch wenn es als gesichert gilt, dass die CPAP-Therapie das kardio- und cerebrovaskuläre Risiko sowie die Unfallhäufigkeit von Schlafapnoikern senkt, wird sie nach Therapieeinleitung von 17 bis 54 % der Patienten überhaupt nicht oder nur unzureichend eingesetzt [62]. Viele Betroffene suchen nach konservativen und chirurgischen Alternativen. Während viele Patienten ausdrücklich operative Behandlungsmethoden wünschen, rät die ausschließlich Studien mit höchstem Evidenzgrad berücksichtigende Cochrane-Übersichtsarbeit zur chirurgischen Therapie der obstruktiven Schlafapnoe gänzlich von Operationen ab. In der 2009 publizierten Aktualisierung wurden lediglich 10 kontrollierte Studien mit Kurzzeitdaten als Grundlage für die gegebene Empfehlung herangezogen [53]. Es wurden völlig unterschiedliche Operationsverfahren in einen Topf geworfen, andere Publikationen von niedrigerem Evidenzniveau überhaupt nicht berücksichtigt.

Es wurden andererseits in den vergangenen drei Jahrzehnten eine Vielzahl von Operationen im Bereich von Nase, Gaumen, Zunge, Kehlkopf, Gesichtsschädel und Hals entwickelt. Sie alle sollen dem Kollaps der oberen Atemwege entgegenwirken, indem sie ihn entweder aktiv öffnen, anatomische Obstruktionen beseitigen, die Pharynxwand versteifen, den Muskeltonus der Atemwegsöffner erhöhen oder das Kollapssegment umgehen. Eine Operation kann dabei auf mehreren Therapieprinzipien gleichzeitig beruhen. Je nach Anatomie des Patienten und Ausprägung der OSA werden einerseits minimal-invasive Verfahren unter örtlicher Betäubung und andererseits invasive Techniken in Allgemeinanästhesie eingesetzt. Eine minimalbelastende Operation mit hoher Erfolgswahrscheinlichkeit existiert bisher nicht.

Aufgabe dieser Übersicht soll es sein, die relevanten Publikationen der vergangenen 3 Jahre zur chirurgischen Behandlung der Schlafapnoe unter Berücksichtigung der Kriterien der evidenzbasierten Medizin zu evaluieren. Neue Perspektiven und Entwicklungen sollen in diesem Zusammenhang ebenso beleuchtet werden.

18.1. Nasenchirurgie

Weder die konservative noch die operative Verbesserung der Nasenatmung konnte eine signifikante Abnahme der OSA bei Erwachsenen bewirken, allerdings zeigte sich ein positiver Effekt auf Akzeptanz und Compliance der CPAP-Therapie [58].

18.2. Minimal invasive Chirurgie

Unter diesem Begriff wird eine ambulant in Lokalanästhesie durchführbare Operation mit geringer Morbidität und Komplikationsrate verstanden. Zur Behandlung der OSA liegen Daten zur Radiofrequenzchirurgie und zu den Weichgaumenimplantaten (Pillar®) vor.

Radiofrequenzchirurgie

Bei der Radiofrequenzchirurgie (RF) werden sowohl monopolare als auch bipolare Systeme eingesetzt, um hochfrequente elektrische Ströme entweder oberflächlich oder interstitiell im Gewebe zu applizieren. Oberflächlich eingesetzt lässt sich Gewebe durchtrennen. Interstitiell eingesetzt entsteht eine Nekrose mit Versteifung [52] und in manchen Gewebstypen (lymphatisches Gewebe, Nasenmuschel) Volumenreduktion im Rahmen der konsekutiven Narbenbildung [11, 47].

Die nahezu komplikationsfreie [5, 25] interstitielle Behandlung des Weichgaumens zeigte in prospektiven Fallserien uneinheitliche Ergebnisse mit Erfolgsraten zwischen 17 und 66 % mit einer Reduktion des mittleren AHI von 20,2 auf 12,8 [27, 57]. Bäck et al. konnten in einer randomisierten Studie jedoch keinen Unterschied zu einer Placebobehandlung feststellen [2], so dass die interstitielle Behandlung des Weichgaumens zur Therapie der OSA bei Erwachsenen aktuell nicht empfohlen werden kann.

Zur minimal-invasiven Behandlung der retrolingualen Obstruktion steht aktuell lediglich die interstitielle RF-Therapie des Zungengrundes zur Verfügung. Die Komplikationsrate perioperativ, sowie postoperativ ist als sehr gering einzustufen

[8]. Diese Behandlungsmethode war im Mittel bei 33 % der Patienten mit leicht- bis mittelgradiger OSA erfolgreich [58]. Die Infiltration hypertoner salinischer Lösungen in den Zungengrund vor der RF-Behandlung verstärkte die postoperative Schwellung, ohne die Erfolgsrate zu erhöhen [1]. Auch wenn die Verbesserung der Atmungsstörungen durch die RF-Therapie in einer dreiarmigen, kontrollierten Studie der CPAP-Therapie unterlegen war, so war sie besser als die Placebotherapie. Überaschenderweise zeigten sich in den erhobenen subjektiven Parametern keine Gruppenunterschiede [63].

Die simultane RF-Behandlung von Weichgaumen und Zungengrund zeigte geringfügig bessere Ergebnisse als isolierte Behandlungen bei gleichbleibender Morbidität und wird daher bei den meisten OSA-Patienten eingesetzt [57]. In einer türkischen Kohortenstudie wurde sie mit der CPAP-Therapie verglichen. Es wurden weder signifikante Unterschiede in Bezug auf die respiratorischen Parameter noch auf die Tagesschläfrigkeit gefunden. Kritisch muss angemerkt werden, dass der AHI unter CPAP-Therapie bei 15,7 lag, was eine insuffiziente CPAP-Titration oder falsche Patientenselektion vermuten lässt [6].

Farrar et al. untersuchten 13 Fallserien und 3 kontrollierte Studien von sowohl kombinierten als auch isolierten RF-Behandlungen in Form einer Metaanalyse. Die Kurzeitergebnisse (Nachuntersuchungszeitraum bis ein Jahr) zeigten eine moderate, jedoch signifikante Verbesserung der Atmung im Schlaf und der Tagesschläfrigkeit. Zwei Studien konnten eine AHI-Reduktion von 45 % zwei Jahre nach RF-Therapie zeigen [14]. Insgesamt betrachtet ist es bisher nicht klar, wie hoch das Risiko des Wiederauftretens einer OSA im Langzeitverlauf nach RF-Behandlung einzuschätzen ist [16, 34, 40].

Weichgaumenimplantate

Weichgaumenimplantate (Pillar®) sind 18 × 2 mm große, geflochtene Polyesterstäbchen. Drei dieser Implantate werden am Übergang von hartem zu weichem Gaumen mit einem speziellen Instrument submukös plaziert. Die parallele Anordnung im Medianbereich des Weichgaumens soll dabei eine dauerhafte Versteifung erzielen. Zwei randomisierte Studien an Patienten mit unauffälliger Weichgaumenanatomie konnten eine Überlegenheit von Pillar® gegenüber einer Placebobehandlung bei leichtgradiger OSA nachweisen. In Übereinstimmung mit den publizierten Fallserien ist der Effekt jedoch insgesamt als moderat einzuschätzen [19, 50, 58, 35, 39, 9].

18.3. Invasive Chirurgie

Hierzu werden die Eingriffe verschiedenster Art und Lokalisation zur Behandlung der OSA gezählt, die nicht alle Kriterien für minimal-invasive Operationen erfüllen.

Weichgaumenoperationen

Die muskelschonende Uvulopalatopharyngoplastik (UPPP) inklusive Tonsillektomie und ihre Modifikationen haben sich als Standard-Weichgaumenoperation bei OSA etabliert. Langzeitdaten mit einem Nachbeobachtungszeitraum von 3 bis 10 Jahren zeigen eine Erfolgsrate von 49,5 % [27, 32, 48, 57]. Eine günstige Anatomie mit hyperplastischen Tonsillen und einer kleinen Zunge scheint den Therapieerfolg besser als der Schweregrad der OSA voraussagen zu können [33]. Ab einem BMI >30 sinkt die Erfolgsrate signifikant [57]. Bei extrem hyperplastischen Tonsillen ("kissing tonsils") ist auch bei Erwachsenen die alleinige Tonsillektomie ohne Weichgaumenplastik in etwa 80 % der Fälle ausreichend, um die OSA zu beseitigen [42].

Patienten mit persistierendem velarem Kollaps nach UPPP stellen eine therapeutische Herausforderung dar. Weichgaumenimplantate waren in dieser Patientengruppe kaum erfolgreich (21,7 % bzw. 0 % Erfolgsrate) [18, 41]. Heute wird in solchen Fällen das transpalatale Advancement diskutiert, da es durch die Verkürzung des harten Gaumens zu einer Anteriorisierung des weichen Gaumens führt. Darüberhinaus zeigte es sich – gegebenenfalls in Kombination mit einer UPPP – der alleinigen UPPP überlegen [49, 64].

Die Laser-assistierte Palatopharyngoplastik (LAUP) wird nicht zur Behandlung der OSA empfohlen, da mehrere randomisierte, kontrollierte Studien keinen signifikanten Effekt nachweisen konnten [27].

Da Franklin und Mitarbeiter in einem systematischen Review nachweisen konnten, dass nach Weichgaumenoperationen trotz sorgfältiger Technik etwa 30 % der Patienten langfristige Schluckprobleme angeben [17], sind diese Eingriffe sorgsam zu indizieren. Andererseits scheinen die Auswirkungen auf Sprache und velopharyngeale Funktion (Nasalität und Artikulation) vernachlässigbar zu sein [31, 37].

Zungengrundeingriffe

Ausgedehnte Zungengrundresektion durch unterschiedliche Zugangswege und Techniken sind belastende Eingriffe mit einer hohen Morbidität, wobei nur wenige Daten vorliegen [20]. In den letzten zwei Jahren wurden erste Daten zur "transoral robotic surgery" (TORS) des Zungengrundes bei OSA von Vincini et al. veröffentlicht. Bezüglich Durchführbarkeit und Effektivität sind die Ergebnisse vielversprechend für weiterführende Untersuchungen [59, 60]. Allerdings werden diese Techniken aktuell lediglich in Studien oder als Heilversuch eingesetzt. Die isolierte Resektion der Zungengrundtonsille wird aufgrund der signifikant geringeren Morbidität als Alternative diskutiert [30], jedoch existieren bisher noch keine Daten zur Effektivität bei OSA.

Die Zungensuspension (Repose®) soll durch eine am Ursprung des M. genioglossus fixierte, nicht resorbierbare Schlinge die Dorsalbewegung der Zunge vermeiden. Die Wirksamkeit dieses in Intubationsnarkose durchgeführten Verfahrens scheint in kontrollierten Studien mit der RF-Therapie des Zungengrundes vergleichbar zu sein, sowohl als alleiniger Eingriff als auch in Kombination mit einer UPPP [15, 16]. Das Verfahren wird insgesamt kontrovers diskutiert.

Die Hyoidsuspension und das Genioglossus Advancement werden nur in den seltensten Fällen isoliert durchgeführt. Es existieren nur wenige Daten, die allerdings eine signifikante Reduktion des AHI zeigen und eine der UPPP vergleichbare Erfolgsrate. Die Vergleichbarkeit wird jedoch durch die unterschiedliche Atemwegsanatomie der für die verschiedenen Operationen selektierten Patientengruppen eingeschränkt [57]. Meist sind Hyoidsuspension und Genioglossus Advancement Teil der Multi-Level-Chirurgie.

Multi-Level-Chirurgie

Hierunter wird die simultane Operation im Bereich von Weichgaumen und Zungengrund verstanden unter der Vorstellung, den gesamten pharyngealen Atemweg bei OSA-Patienten operativ zu stabilisieren. In den meisten Publikationen wird die UPPP mit Tonsillektomie bzw. eine ihrer Modifikationen eingesetzt in Kombination mit einer in Abhängigkeit von der Erfahrung des Chirurgen und der Anatomie getroffenen Auswahl der oben aufgeführten Zungengrundeingriffe. Verse et al. konnten in einer Metaanalyse von 1640 Patienten aus 42 sowohl kontrollierten Studien als auch Fallserien eine relevante Reduktion des AHI von 43,9 auf 20,3 sowie eine Erfolgsrate von 53,8 % errechnen [58]. Auch wenn die Multi-Level-Chirurgie nahezu ausschließlich bei Patienten mit CPAP-Unverträglichkeit eingesetzt wird, müssen die Patienten darüber aufgeklärt werden, dass der Eingriff schmerzhaft ist und Schluckstörungen über mehrere Wochen verursachen kann [3].

Kieferchirurgische Operationen

Die simultane Vorverlagerung von Ober- und Unterkiefer (maxillomandibuläre Umstellungsosteotomie) um etwa 1 cm konnte sowohl in Kurz- als auch in Langzeituntersuchungen über 4 Jahre in 90 % der Fälle den Schlaf und die Atmung im Schlaf erfolgreich normalisieren [27]. Die meisten Patienten hatten eine Dysgnathie unterschiedlicher Ausprägung. Holty und Guilleminault konnten im Rahmen einer Metaanalyse folgende für eine erfolgreiche Operation prädiktive Parameter herausarbeiten: niedriges Alter, BMI und AHI sowie ausgeprägtere maxilläre Vorverlagerung [26]. 2010 veröffentlichte Vicini die erste kontrollierte Studie zur maxillomandibulären Umstellungsosteotomie im Vergleich zur Auto-CPAP-Titration. Er konnte bei 50 unselektierten Patienten nach einem Jahr der Therapie keinen Unterschied in Bezug auf den AHI, die ESS sowie die Änderung beider Parameter feststellen. Die Patienten nach Kieferoperation äußerten allerdings eine höhere Therapiezufriedenheit als die Auto-CPAP-Patienten [61].

Tracheotomie

Die Tracheostomie führt in mehr als 95 % der Fälle zu einer dauerhaften Beseitigung der OSA [27]. Aufgrund ihres invasiven Charakters und der Vielzahl an Alternativen wird die permanente Tracheostomie heute ausschließlich bei schwerstgradig betroffenen Schlafapnoikern eingesetzt, die mit anderen Verfahren nicht therapierbar sind.

18.4. Auswirkungen chirurgischer Interventionen

Zur Beurteilung der Wirksamkeit einer OSA-Therapie werden neben der Verbesserung von polysomnographischen Parametern die Leistungsfähigkeit am Tage und kardiovaskuläre Parameter herangezogen. In den vergangenen zwei Jahren wurden diesbezüglich Studien guter Qualität zu chirurgischen Verfahren veröffentlicht. So untersuchten Sahlman und Kollegen den Effekt einer zusätzlichen UPPP zu schlafhygienischen Maßnahmen in einer kontrollierten Studie. Drei Jahre nach Therapiebeginn hatten die OSA-spezifischen Symptome in der Kontrollgruppe signifikant zu- und in der operierten Gruppe abgenommen [45]. In einer Kohortenstudie fand sich kein Gruppenunterschied in der Lebensqualität von 89 CPAP-Patienten im Langzeitverlauf verglichen zu 77 Patienten nach schrittweiser Multi-Level-Chirurgie. Interessanterweise fand sich ein negativer Effekt von CPAP-Nebenwirkungen, nicht jedoch von Operationskomplikationen auf die Lebensqualität [44].

Die CPAP-Therapie führt nachweislich zu einer Absenkung einer arteriellen Hypertonie und zur Reduktion von vaskulären Risikofaktoren und Folgeerkrankungen bei Schlafapnoikern. Nun wurden erste Hinweise auf einen positiven Effekt von operativen Therapien der OSA bezüglich kardiovaskulärer Parameter gefunden. Sowohl der systolische als auch der diastolische Blutdruck zeigten einen signifikanten Rückgang nach UPPP in einer retrospektiven Kohortenstudie [65]. In einer Fall-Kontroll-Studie waren die Konzentrationen der mit der Atherogenese in Verbindung gebrachten, proinflammatorischen Zytokine TNF-α und IL-6 bei 24 OSA-Patienten erhöht im Vergleich zu 27 gematchten Patienten ohne OSA. 6 Monate nach UPPP und Nasenchirurgie waren die Zytokinkonzentrationen signifikant reduziert mit einer deutlichen Korrelation zur postoperativen Reduktion des AHI [10]. So konnte auch Eun et al. vier Wochen nach Uvulopalatopharyngoplastik und Radiofrequenz des Zungengrundes eine signifikante Reduktion der proinflammatorischen Cytokine und Adipokine bei OSA-Patienten nachweisen [13]. Ebenso konnte bei einer Patientengruppe von dreißig Patienten eine signifikante Reduktion des C-reaktive Proteins (CRP) nach Uvulopalatopharyngoplastik, Tonsillektomie und Genioglossus Advancement beobachten werden [29]. Weiterhin wurde auch eine Verringerung von C-reaktivem Protein und Endothelin-1 bei Kindern mit nächtlichen Atemstörungen drei bis vier Monate nach einer Adenotonsillektomie beschrieben [54].

Bei Patienten mit OSA und synchroner Insomnie ist der Behandlungsalgorithmus nicht festgelegt. Guilleminault et al. behandelte 30 Patienten mit leichtgradiger OSA und synchroner Insomnie in einer kontrollierten Studie. Die Patienten wurden randomisiert einer kognitiven Verhaltenstherapie (CBT) oder einer chirurgischen Behandlung (Nase-, Weichgaumen- und Genioglossus Advancement) ihrer schlafbezogenen Atmungsstörung im Cross-Over-Design zugeführt. Ergänzend zur Chirurgie wurden in drei Fällen Unterkieferprotrusionsschienen eingesetzt. Während die chirurgische Behandlung bei 5 von 15 Patienten sowohl die OSA als auch die Insomnie beseitigte, konnte dies nach ausschließlicher CBT in keinem Fall erzielt werden. Alle 15 Patienten benötigten zusätzlich die chirurgische Therapie zur Symptombeseitigung [22].

Als ein weiteres Ziel der OSA-Chirurgie wird die Verbesserung der CPAP-Adhärenz angeführt. So wurde im Langzeitverlauf die durchschnittliche Nutzungsdauer der CPAP-Therapie pro Nacht in einer Gruppe von Patienten nach Nasenoperationen um 2 Stunden höher als in einer Vergleichsgruppe ohne Nasenoperation errechnet [27]. Einige Fallserien fanden eine Reduktion des erforderlichen CPAP-Druckes um 2 mbar nach Nasenoperationen [57]. Eine verbesserte Adhärenz sowie mögliche Druckabsenkung wurde ebenfalls nach Weichgaumenoperationen [7] und Multi-Level-Chirurgie beschrieben [20, 4].

Interessanterweise konnte eine Studie der Arbeitsgruppe von et al. zeigen, dass das erhöhte Risiko für einen Autounfall bei Patienten mit OSA nach UPPP auf das Risiko der gesunden Kontrollgruppe sinkt. Verglichen wurden die Ergebnisse von Fragebögen von 56 OSA-Patienten 5 Jahre vor und 5 Jahre nach UPPP mit Patienten ohne OSA, die an der Nase operiert wurden [24].

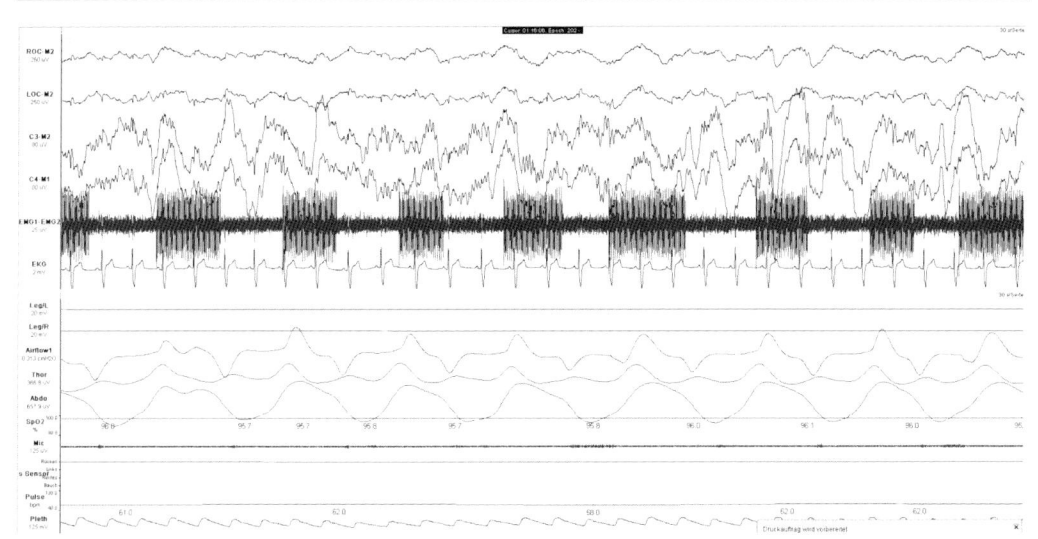

18.4. Auswirkungen chirurgischer Interventionen

Abb. 18.1: 30-Sekunden-Epoche in der Polysomnographie eines Patienten in Rückenlage mit dem implantierten N. hypoglossus-Stimulator (Inspire UAS®) während der ersten Polysomnographienacht nach Aktivierung des Systems.
Kurvenbeschriftung am linken Rand von oben nach unten: ROC-M2 und LOC-M2: Elektrookulogramm rechtes und linkes Auge; C3-M2 und C4-M1: Elektroenzephalogramm der linken und rechten zentralen Region; EMG1-EMG2: Submentales Elektromyogramm; EKG: Elektrokardiogramm; Leg/L und Leg/R: Elektromyogramm des linken und rechten M. tib. ant.; Airflow 1: Atemflussmessung über nasale Staudruckmessung; Thor und Abdo: Bewegung von Thorax und Abdomen; SPO$_2$: Sauerstoffsättigung; Mic: Mikrofonsignal; S Sensor: Lagesensor; Pulse: Pulsrate; Pleth: Fingerplethysmographie

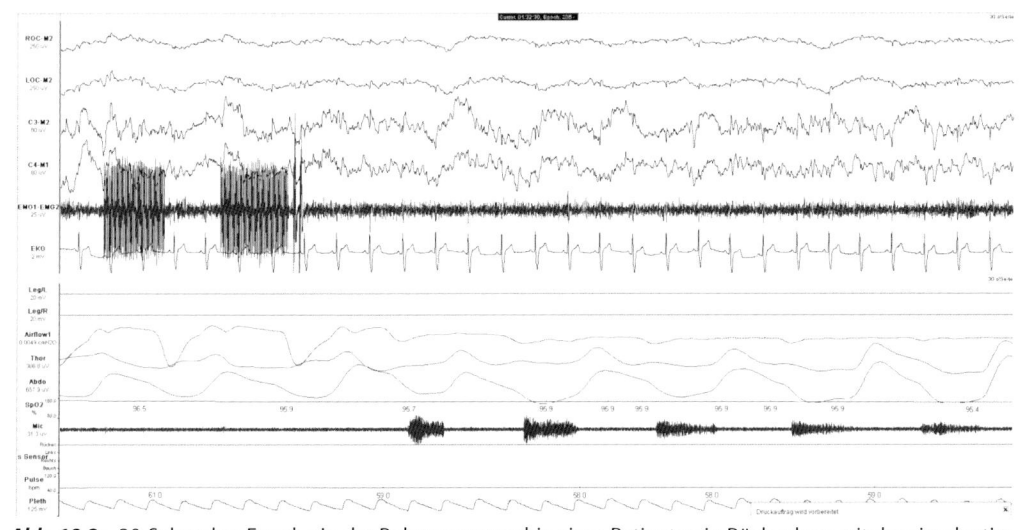

Abb. 18.2: 30-Sekunden-Epoche in der Polysomnographie eines Patienten in Rückenlage mit dem implantierten N. hypoglossus-Stimulator (Inspire®) während der ersten Polysomnographienacht nach Aktivierung des Systems.
Kurvenbeschriftung am linken Rand von oben nach unten: ROC-M2 und LOC-M2: Elektrookulogramm rechtes und linkes Auge; C3-M2 und C4-M1: Elektroenzephalogramm der linken und rechten zentralen Region; EMG1-EMG2: Submentales Elektromyogramm; EKG: Elektrokardiogramm; Leg/L und Leg/R: Elektromyogramm des linken und rechten M. tib. ant.; Airflow 1: Atemflussmessung über nasale Staudruckmessung; Thor und Abdo: Bewegung von Thorax und Abdomen; SPO$_2$: Sauerstoffsättigung; Mic: Mikrofonsignal; S Sensor: Lagesensor; Pulse: Pulsrate; Pleth: Fingerplethysmographie.

18.6. Funktionelle Therapieansätze

Bei Erwachsenen wird die OSA in der Vielzahl der Fälle nicht durch fixierte anatomische Obstruktionen, sondern durch eine im Schlaf insuffiziente Steuerung der Atemwegsweite aufgrund einer Degeneration sowohl der Afferenz als auch Efferenz verursacht. Einen breiten Raum nehmen in der aktuellen Forschung daher funktionelle Therapieansätze ein, um die im Schlaf erhöhte pharyngeale Kollapsibilität zu verringern.

Ein Konzept besteht in der individuell einstellbaren Zungenvorverlagerung mit einem Zungenanker. Bei 7 von 10 Patienten konnte in einer ersten Pilotstudie die Vorverlagerung der Zunge nach dem Einheilen des Ankers so titriert werden, dass eine CPAP-Therapie nicht mehr benötigt wurde. Die weitere klinische Erprobung dieses vielversprechenden Projekts wurde unterbrochen, um aufgetretene technische Probleme zunächst zu beseitigen [23].

Ein weiterer funktioneller Therapieansatz besteht in der Stimulation des M. genioglossus, über den N. hypoglossus vermittelt. Kezirian et al. evaluierten die vorliegenden Studien an Tieren und Menschen und demonstrierten eine Reduktion der pharyngealen Kollapsibilität und der schlafbezogenen Atmungsstörungen. Ein erstes voll implantierbares System bestand aus einem intrapleuralen Drucksensor zur Detektion der Atmung, einer am N. hypoglossus befestigten Stimulationselektrode und einem infraklavikulär implantierten Pulsgenerator zur Synchronisierung von Atmungs- und Stimulationssignalen [28]. Die Pilotstudie an 8 Patienten ergab eine deutliche Reduktion des AHI und eine Zunahme des Tiefschlafs während der Stimulation [46].

Aktuell werden drei Systeme unterschiedlicher Hersteller (Inspire, Apnex und ImThera) in klinischen Studien überprüft. Allen drei Systemen gemeinsam ist die einseitige subcutane Implantation einer Nervenstimulatoreinheit und die direkte Stimulation des N. hypoglossus durch eine anliegende Stimulationselektrode. Durch diese Muskeltonuserhöhung der Atemwegsöffner wird die pharyngeale Kollapsibilität reduziert (☞ Abb. 18.3). Zwei dieser Systeme stimulieren den N. hypoglossus atemsynchron. Die Differenzierung zwischen Inspiration und Expiration wird zum einen durch einen intercostal liegenden Drucksensor (Inspire UAS®) [66] und zum anderen durch einen subkutan liegenden Impedanzsensor (Apnex HGNS®) erreicht. Bei dem dritten System erfolgt die Stimulation nicht in Abhängigkeit zur Atmung, sondern kontinuierlich, indem alternierend unterschiedliche Fasern des Nerven stimuliert werden und andere nicht (ImThera Aura6000®). Durch Änderung der Stimulationsvektoren am N. hypoglossus wird bei diesem System eine krampfartige Stimulation vermieden und es kommt vielmehr zu einer kreisenden Bewegung der Zunge. Alle Stimulatoren lassen sich vom Patienten ein- und wieder ausschalten, so daß die normale Pharynxfunktion am Tage nicht beeinflusst wird. Die Ergebnisse aus Pilotstudien dieser Systeme sind vielversprechend. Die multizentrische Arbeitsgruppe um Van de Heyning et al. und Maurer et al. implantierte das Inspire UAS®-System bei 31 Patienten. Bei einem Patient musste das Implantat auf Grund einer Infektion wieder explantiert werden. Ein Patient war ein "lost to follow-up" und bei einem dritten konnte trotz maximaler Stimulationsstärke keine Muskelstimulation ausgelöst werden [55]. In einer ersten Phase dieser Studie wurden bei den ersten 20 implantierten Patienten wichtige Erkenntnisse bezüglich der Selektionskriterien gewonnen. So waren ein BMI unter 32 kg/m², ein AHI zwischen 20/h und 50/h, sowie der Ausschluss eines zirkulären Kollaps im Velumbereich gute Prädiktoren für einen Therapieerfolg. Hieraus resultierten optimierte Selektionskriterien. Bei 14 Patienten, die diesen Kriterien entsprachen, konnte der Baseline AHI von 38,9/h ± 9,8 auf 10,0/h ± 11,0 (p<0,01) sechs Monate nach Implantation gesenkt werden. Wohingegen der AHI bei 14 Patienten, die den optimierten Selektionskriterien nicht entsprachen von 51,1/h ± 16,2 auf 56,1/h ± 22,1 anstieg. Eastwood et al. zeigten mit dem Apnex HGNS®-System bei 19 Patienten eine Reduktion des Baseline AHI von 43,1 ± 17,5 auf 19,5 ± 16,7 (p<0,01) sechs Monate nach Implantation. Auch hier musste von den anfänglich 21 implantierten Patienten bei einem Patient das Implantat auf Grund einer Infektion wieder explantiert werden. Weiterhin musste bei einem Implantat eine dislozierte Stimulationselektrode ersetzt werden [12]. Studienergebnisse der Arbeitsgruppe von Mwenge zeigten mit dem Im Thera®-System bei 13 Patienten eine Reduktion des Baseline AHI von 45/h ± 18 auf 21/h ± 17 (p<0,001) 12 Monate nach Implantation [38]. Der Therapieerfolg ist von diversen Selektionskriterien abhängig. So zeigte die fluoroskopische Untersuchung der Arbeitsgruppe von Goding et al. den Zusammenhang zwischen der retropalatalen Atemwegsöffnung und dem BMI des Patienten für das Apnex®-System [21]. Weiterhin zeigten die schlafvideoendoskopischen Untersuchungen vor und nach Implantation des Inspire®-Systems von Vanderveken und Maurer et al., dass neben dem BMI und dem AHI auch der Obstruktionsmechanismus eine entscheidende Rolle für den Erfolg der Therapie spielt. Sie konnten beobachten, dass ein konzentrischer Kollaps im Velumbereich ein negativer Prädiktor für den Therapieerfolg ist [56].

Eine regelrechte Atmung unter Stimulation ist in Abb. 18.1 erkennbar. Es kommt durch die in der Ableitung EMG1-EMG2 deutlich erkennbaren Stimulationen nicht zu einer Schlafunterbrechung oder EEG-Frequenzveränderungen des Tiefschlafs. Wird die Stimulation ausgeschaltet, kommt es bei diesem Patienten zu einem sofortigen Wiederauftreten von Schnarchen und Atmungsstörungen (☞ Abb. 18.2).

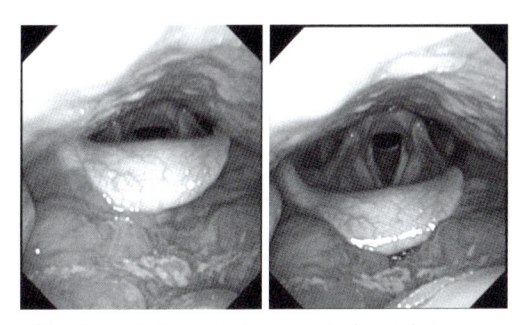

Abb. 18.3: **Links**: Schlafvideoendoskopie bei ausgeschaltetem Gerät. **Rechts**: Schlafvideoendoskopie bei eingeschaltetem Gerät während der Inspirationsphase.

18.7. Zusammenfassung

Die Beurteilung der Wirksamkeit chirurgischer Therapieformen zur Behandlung schlafbezogener Atmungsstörungen weist im Vergleich zu konservativen Therapieformen einige Besonderheiten auf.

Im Gegensatz zu konservativen Behandlungen sind Placebobehandlungen bei Operationen allenfalls bei minimal-invasiver Chirurgie möglich. Werden andere Kontrollgruppen wie z.B. "Keine Therapie" oder "CPAP-Therapie" mitgeführt, so können die Angaben von Patient und Bettpartner aufgrund der peri- und postoperativen Morbidität stark verzerrt sein. Ein weiterer Aspekt betrifft das Problem der Therapieadhärenz und -compliance in der Betrachtung der Fähigkeit einer Therapie, die Atmungsstörung im Schlaf zu beseitigen. Arbeiten von Stuck et al. [51], sowie Ravesloot und de Vries [43] konnten zeigen, dass sich die mittleren AHI der operativen Therapie und CPAP-Therapie in einem dauerhaft therapieadhärenten Kollektiv trotz erfolgreicher Titration aufgrund der Compliance in einem ähnlichen Bereich bewegen. Unter Beachtung dieser Besonderheiten sollten klinische Studien zur operativen Therapie der OSA mit der höchstmöglichen Evidenz geplant und durchgeführt werden.

Die eingesetzten Operationen unterscheiden sich häufig grundlegend in ihrer Technik und in ihrer Effektivität, so dass die erhobenen Daten zur chirurgischen Therapie nicht gemeinsam evaluiert werden dürfen. Vielmehr müssen sämtliche publizierten Daten für jeden operativen Eingriff separat ausgewertet und beurteilt werden. Der sich daraus ergebende Grad der Empfehlung lässt die Evidenz der berücksichtigten Studien sofort erkennen. Das Gewicht der gegebenen Empfehlung kann vom Leser korrekt eingeschätzt werden.

Die Übersichtsarbeit der Cochrane-Collaboration lässt alle diese Faktoren außer Acht [53]. Insbesondere wurden alle Operationen gemeinsam ausgewertet und solche, bei denen ausschließlich unkontrollierte Studien vorliegen, überhaupt nicht berücksichtigt. Die getroffene, allgemeine Empfehlung muss daher als undifferenziert und verzerrt bezeichnet und kritisch betrachtet werden. Da kontrollierte Studien zur chirurgischen Therapie der OSA in den vergangenen Jahren in zunehmender Zahl durchgeführt und publiziert wurden, ist anzunehmen, dass diese Unzulänglichkeiten im Rahmen der nächsten Cochrane-Analyse in den Hintergrund treten werden.

Die vorliegenden Publikationen erlauben folgende Aussagen:

- Nasenoperationen sind unwirksam in der Behandlung einer OSA. Sie sollten ausschließlich bei vorliegender Nasenatmungsbehinderung indiziert werden. Sie können dazu beitragen, den notwendigen Druck zu senken und die Compli-

ance der CPAP-Therapie zu erhöhen (Empfehlungsgrad B).
- Die Radiofrequenzbehandlung des weichen Gaumens ist unwirksam in der Behandlung einer OSA (Empfehlungsgrad B).
- Weichgaumenimplantate (Pillar®) OSA können eine leichtgradige OSA bei unauffälliger Weichgaumenanatomie verbessern (Empfehlungsgrad B).
- Die Radiofrequenzbehandlung des Zungengrundes kann bei leichtgradiger OSA aufgrund der geringen Morbidität im Verhältnis zu anderen Verfahren erwogen werden. Die Zungensuspension scheint eine identische Effektivität aufzuweisen (Empfehlungsgrad B).
- Die Uvulopalatopharyngoplastik (UPPP) ergibt eine Langzeiterfolgsrate von 50 % bei bis zu mittelgradiger OSA (Empfehlungsgrad C).
- Die Tonsillektomie ist bei Erwachsenen wirksam in der Behandlung einer OSA, wenn die Tonsillen stark hyperplastisch sind (Empfehlungsgrad C).
- Die Laser-assistierte Uvulopalatoplastik (LAUP) wird nicht zur Behandlung der OSA empfohlen (Empfehlungsgrad B).
- Die Multi-level-Chirurgie wird aufgrund ihrer Morbidität nur bei mittel- bis schwergradiger OSA und CPAP-Unverträglichkeit eingesetzt (Empfehlungsgrad C).
- Die maxillomandibuläre Umstellungsosteotomie zur Vorverlagerung beider Kiefer scheint eine der CPAP-Therapie vergleichbare Wirksamkeit bei mittel- bis schwergradiger OSA zu besitzen (Empfehlungsgrad B).
- Die Tracheotomie beseitigt auch eine schwergradige OSA zuverlässig (Empfehlungsgrad C).
- Chirurgische Verfahren zur Behandlung der OSA nehmen positiv Einfluss auf eine arterielle Hypertonie, kardiovaskuläre Marker, insomnische Beschwerden bei OSA, OSA-assoziierte Symptome am Tage, die Lebensqualität und die CPAP-Adhärenz (Empfehlungsgrad C).
- Die Tonsillektomie und die maxillomandibuläre Umstellungsosteotomie können bei bestehender Operationsindikation zur Behandlung der OSA unter Berücksichtigung der Patientenpräferenz primär indiziert werden (Empfehlungsgrad C).
- Funktionell orientierte Ansätze wie titrierbare Techniken oder die Neurostimulation des N. hypoglossus gewinnen unter Berücksichtigung diverser Auswahlkriterien an Bedeutung bei der Behandlung der obstruktive Schlafapnoe bei Patienten mit CPAP-Unverträglichkeit.

Schlafmedizinisch bewanderte Kopf-Hals-Chirurgen beschäftigen sich intensiv mit der Verbesserung der Erfolgsrate der operativen Therapie der OSA. Zum Einen wurden Modifikationen bereits bekannter Verfahren vorgestellt und gänzlich neue Techniken entwickelt, zum Anderen die Selektionskriterien [36] optimiert. Ein weiterer Trend, der nicht Thema dieser Arbeit ist, stellt die Behandlung von Patienten gemäß komplexer Therapiealgorithmen dar, wie sie z.B. von Robinson oder Hörmann und Verse vorgestellt wurden [27, 44].

Neben der Beseitigung der Atmungsstörung selbst sind die Reduktion der Tagessymptomatik und des kardiovaskulären Risikos wesentliche Ziele der OSA-Therapie. Für die CPAP-Behandlung ist dies bereits mit stetig zunehmender Evidenz nachgewiesen, für operative Verfahren existieren nun erste kontrollierte Studien, die in dieselbe Richtung weisen.

Unter Berücksichtigung aller genannten Aspekte sind die chirurgischen Behandlungsmöglichkeiten der obstruktiven Schlafapnoe bei jedem Patienten sorgfältig zu überprüfen. Dies gilt umso mehr bei Patienten mit CPAP-Unverträglichkeit oder mangelnder CPAP-Adhärenz.

Literatur

1. Bäck LJ, Liukko T, Rantanen I et al. Hypertonic saline injections to enhance the radiofrequency thermal ablation effect in the treatment of base of tongue in obstructive sleep apnoea patients: a pilot study. Acta Otolaryngol 2009;129:302-310.

2. Bäck LJ, Liukko T, Rantanen I et al. Radiofrequency surgery of the soft palate in the treatment of mild obstructive sleep apnea is not effective as a single-stage procedure: A randomized single-blinded placebo-controlled trial. Laryngoscope 2009;119:1621-1627.

3. Baisch A, Hein G, Gössler U et al. Subjective outcome after multi-level surgery in sleep-disordered breathing. HNO 2005;53:863-868

4. Bican A, Kahraman A, Bora IWhat is the efficacy of nasal surgery in patients with obstructive sleep apnea syndrome? J Craniofac Surg 2010;21(6):1801-6.

5. Birkent H, Soken H, Akcam T et al. The effect of radiofrequency volumetric tissue reduction of soft palate on voice. Eur Arch Otorhinolaryngol 2008;265:195-198.

6. Ceylan K, Emir H, Kizilkaya Z et al. First-choice treatment in mild to moderate obstructive sleep apnea: single-stage, multilevel, temperature-controlled radiofrequency tissue volume reduction or nasal continuous positive airway pressure. Arch Otolaryngol Head Neck Surg 2009;135:915-919.

7. Chandrashekariah R, Shaman Z, Auckley D. Impact of upper airway surgery on CPAP compliance in difficult-to-manage obstructive sleep apnea. Arch Otolaryngol Head Neck Surg 2008;134:926-930.

8. Chen JH, Luo ZH, Xu HX, et al. Complications of tongue base reduction with radiofrequency tissue ablation on obstructive sleep apnea hypopnea syndrome. Zhonghua Er Bi Yan Hou Tou Jing Wai Ke Za Zhi 2010;45(7): 574-7.

9. Choi JH, Kim SN, Cho JH. Efficacy of the pillar implant in the treatment of snoring and mild-to-moderate obstructive sleep apnea: A meta-analysis. Laryngoscope. 2013;123(1):269-76.

10. Constantinidis J, Ereliadis S, Angouridakis N et al. Cytokine changes after surgical treatment of obstructive sleep apnoea syndrome. Eur Arch Otorhinolaryngol 2008;265:1275-1279.

11. Coticchia JM, Yun RD, Nelson L, Koempel J. Temperature-controlled radiofrequency treatment of tonsillar hypertrophy for reduction of upper airway obstruction in pediatric patients. Arch Otolaryngol Head Neck Surg 2006;132:425-430.

12. Eastwood PR, Barnes M, Walsh JH et al. Treating obstructive sleep apnea with hypoglossal nerve stimulation. Sleep 2011;34(11):1479-86.

13. Eun YG, Kim MG, Kwon KH, et al. Short-term effect of multilevel surgery on adipokines and pro-inflammatory cytokines in patients with abstructive sleep apnea. Acta Otolaryngol 2010;130(12):1394-8.

14. Farrar J, Ryan J, Oliver E, Gillespie MB. Radiofrequency ablation for the treatment of obstructive sleep apnea: a meta-analysis. Laryngoscope 2008;118:1878-1883.

15. Fernández-Julián E, Muñoz N, Achiques MT et al. Randomized study comparing two tongue base surgeries for moderate to severe obstructive sleep apnea syndrome. Otolaryngol Head Neck Surg 2009;140:917-923.

16. Fibbi A, Ameli F, Brocchetti F et al. Tongue base suspension and radiofrequency volume reduction: a comparison between 2 techniques for the treatment of sleep-disordered breathing. Am J Otolaryngol 2009;30:401-406.

17. Franklin KA, Anttila H, Axelsson S et al. Effects and side-effects of surgery for snoring and obstructive sleep apnea--a systematic review. Sleep 2009;32:27-36.

18. Friedman M, Schalch P, Joseph NJ. Palatal stiffening after failed uvulopalatopharyngoplasty with the Pillar Implant System. Laryngoscope 2006;116:1956-1961.

19. Friedman M, Schalch P, Lin HC et al. Palatal implants for the treatment of snoring and obstructive sleep apnea/hypopnea syndrome. Otolaryngol Head Neck Surg 2008;138:209-216

20. Friedman M, Soans R, Joseph N et al. The effect of multilevel upper airway surgery on continuous positive airway pressure therapy in obstructive sleep apnea/hypopnea syndrome. Laryngoscope 2009;119:193-196.

21. Goding GS Jr, Tesfayesus W, Kezirian EJ. Hypoglossal nerve stimulation and airway changes under fluoroscopy. Otolaryngol Head Neck Surg 2012;146(6):1017-22.

22. Guilleminault C, Davis K, Huynh NT. Prospective randomized study of patients with insomnia and mild sleep disordered breathing. Sleep 2008;31:1527-1533.

23. Hamans E, Boudewyns A, Stuck BA et al. Adjustable tongue advancement for obstructive sleep apnea: a pilot study. Ann Otol Rhinol Laryngol 2008;117:815-823.

24. Haraldsson PO, Carenfelt C, Lysdahl M, et al. Does uvulopalatopharyngoplasty inhibit automobile accidents? Laryngoscope 1995;105(6):657-61.

25. Haraldsson PO, Karling J, Lysdahl M, Svanborg E. Voice quality after radiofrequency volumetric tissue reduction of the soft palate in habitual snorers. Laryngoscope 2002;112:1260-1263.

26. Holty JE, Guilleminault C. Maxillomandibular advancement for the treatment of obstructive sleep apnea: A Systematic review and meta-analysis. Sleep Med Rev 2009

27. Hörmann K, Verse T. Surgery for Sleep Disordered Breathing. Second Edition. Springer Verlag Berlin Heidelberg 2010

28. Kezirian EJ, Boudewyns A, Eisele DW et al. Electrical stimulation of the hypoglossal nerve in the treatment of obstructive sleep apnea. Sleep Med Rev 2009

29. Kezirian EJ, Malhotra A, Goldberg AN, et al. Changes in obstrctive sleep apnea severity, biomarkers, and quality of life after multilevel surgery. Laryngoscope 2010; 120(7):1481-8.

30. Leitzbach S, Bodlaj R, Maurer JT, et al. Ist die kalte Ablation der Zungengrundtonsille in der Behandlung der obstruktiven Schlafapnoe ein sicheres Verfahren? Somnologie 2012;16(Suppl 1):50.

31. Li HY, Lee LA, Fang TJ et al. Evaluation of velopharyngeal function after relocation pharyngoplasty for obstructive sleep apnea. Laryngoscope 2010;120:1069-1073

32. Li HY, Lee LA. Relocation pharyngoplasty for obstructive sleep apnea. Laryngoscope 2009;119:2472-2477

33. Li HY, Wang PC, Lee LA et al. Prediction of uvulopalatopharyngoplasty outcome: anatomy-based staging system versus severity-based staging system. Sleep 2006; 29:1537-1541.

34. Li KK, Powell NB, Riley RW, Guilleminault C. Temperature-controlled radiofrequency tongue base reduction for sleep-disordered breathing: Long-term outcomes. Otolaryngol Head Neck Surg 2002;127:230-234.

35. Maurer JT, Sommer JU, Hein G, et al. Palatal implants in the treatment of obstructive sleep apnea: a randomised, placebo-controlled single-centre trial. Eur Arch Otorhinolaryngol 2012;269(7):1851-6.

36. Maurer JT, Stuck BA. Update on upper airway evaluation in obstructive sleep apnea. HNO 2008;56:1089-1097.

37. Mora R, Jankowska B, Crippa B et al. Effects of uvulopalatopharyngoplasty with Harmonic Scalpel on speech and voice. Eur Arch Otorhinolaryngol 2009;266:1989-1994.

38. Mwenge GB, Rombaux P, Dury M et al. Targeted hypoglossal neurostimulation for obstructive sleep apnoea. A 1 year pilot Study. Eur Respir J 2012.

39. Neruntarat C. Long-term results of palatalimplants for obstructive sleep apnea. Eur Arch Otorhinolaryngol 2011;268(7):1077-80.

40. Neruntarat C, Chantapant S. Radiofrequency surgery for the treatment of obstructive sleep apnea: short-term and long-term results. Otolaryngol Head Neck Surg 2009;141:722-726.

41. O'Connor-Reina C, Garcia-Iriarte MT, Casado-Morente JC et al. Snoring surgery with palatal implants after failed uvulopalatopharyngoplasty. Eur Arch Otorhinolaryngol 2008;265:687-693.

42. Randerath W, Bauer M, Blau A et al. Stellenwert der Nicht-nCPAP-Verfahren in der Therapie des obstruktiven Schlafapnoe-Syndroms. Somnologie 2006;10:67-98.

43. Ravesloot MJL, de Vries N. Reliable Calculation of the Efficacy of Non-Surgical and Surgical Treatment of Obstructive Sleep Apnea Revisited. Sleep 2011;34(1): 105-10.

44. Robinson S, Chia M, Carney AS et al. Upper airway reconstructive surgery long-term quality-of-life outcomes compared with CPAP for adult obstructive sleep apnea. Otolaryngol Head Neck Surg 2009;141:257-263.

45. Sahlman J, Seppä J, Peltonen M et al. Surgical intervention represents a feasible option for patients with mild obstructive sleep apnoea. Acta Otolaryngol 2009; 129:1266-1273.

46. Schwartz AR, Bennett ML, Smith PL et al. Therapeutic electrical stimulation of the hypoglossal nerve in obstructive sleep apnea. Arch Otolaryngol Head Neck Surg 2001;127:1216-1223.

47. Seeger J, Zenev E, Gundlach P et al. Bipolar radiofrequency-induced thermotherapy of turbinate hypertrophy: pilot study and 20 months' follow-up. Laryngoscope 2003;113:130-135.

48. Shin SH, Ye MK, Kim CG. Modified uvulopalatopharyngoplasty for the treatment of obstructive sleep apnea-hypopnea syndrome: resection of the musculus uvulae. Otolaryngol Head Neck Surg 2009;140:924-929.

49. Shine NP, Lewis RH. Transpalatal advancement pharyngoplasty for obstructive sleep apnea syndrome: results and analysis of failures. Arch Otolaryngol Head Neck Surg 2009;135:434-438.

50. Steward DL, Huntley TC, Woodson BT, Surdulescu V. Palate implants for obstructive sleep apnea: multi-institution, randomized, placebo-controlled study. Otolaryngol Head Neck Surg 2008;139:506-510.

51. Stuck BA, Leitzbach S, Maurer JT. Effects of continuous positive airway pressure on apnea-hypopnea index in obstructive sleep apnea based on long-term compliance. Sleep Breath 2012;16:467-71.

52. Stuck BA, Köpke J, Maurer JT et al. Lesion formation in radiofrequency surgery of the tongue base. Laryngoscope. 2003;113:1572-1576.

53. Sundaram S, Lim J, Lasserson TJ. Surgery for obstructive sleep apnoea in adults. Cochrane Database Syst Rev 2005;(4):CD001004.

54. Tatlipinar A, Cimen B, Duman D, et al. Effect of adenotonsillectomy an endothelin-1 and C-reactive protein levels in children with sleep-disordered breathing. Otolaryngol Head Neck Surg 2011;145(6):1030-5.

55. Van de Heyning PH, Badr MS, Baskin JZ et al.Implanted upper airway stimulation device for obstructive sleep apnea.Laryngoscope 2012;122(7):1626-33.

56. Vanderveken OM, Maurer JT, et al. Evaluation of drug induced slepp endoscopy as a patient selection tool upper airway stimulation. J Clin Sleep Med 2013;9:433-438.

57. Verse T. Update on surgery for obstructive sleep apnea syndrome. HNO 2008;56:1098-1104.

58. Verse T, Bodlaj R, de la Chaux R et al. Guideline: Treatment of obstructive sleep apnea in adults. HNO 2009;57:1136-1156.

59. Vicini C, Dallan I, Canzi P, et al.Transoral robotic surgery of the tongue base in obstructive sleep Apnea-

Hypopnea syndrome: anatomic considerations and clinical experience. Head Neck 2012;34(1):15-22.

60. Vicini C, Dallan I, Canzi P, et al. Transoral robotic tongue base resection in obstructive sleep apnoea-hypopnoea syndrome: a preliminary report. ORL J Otorhinolaryngol Relat Spec 2010;72(1):22-7.

61. Vicini C, Dallan I, Campanini A et al. Surgery vs ventilation in adult severe obstructive sleep apnea syndrome. Am J Otolaryngol 2010;31:14-20.

62. Weaver TE, Grunstein RR. Adherence to continuous positive airway pressure therapy: the challenge to effective treatment. Proc Am Thorac Soc 2008;5:173-178.

63. Woodson BT, Steward DL, Weaver EM, Javaheri S. A randomized trial of temperature-controlled radiofrequency, continuous positive airway pressure, and placebo for obstructive sleep apnea syndrome. Otolaryngol Head Neck Surg 2003;128:848-861.

64. Woodson BT, Robinson S, Lim HJ. Transpalatal advancement pharyngoplasty outcomes compared with uvulopalatopharygoplasty. Otolaryngol Head Neck Surg 2005;133:211-217.

65. Yu S, Liu F, Wang Q et al. Effect of revised UPPP surgery on ambulatory BP in sleep apnea patients with hypertension and oropharyngeal obstruction. Clin Exp Hypertens 2010;32:49-53.

66. Maurer JT, Van de Heyning P, Lin HS, Baskin J, Anders C, Hohenhorst W, Woodson BT. Operative Technique of Upper Airway Stimulation - An Implantable Treatment of Obstructive Sleep Apnea. Operative Techniques in Otolaryngology - Head and Neck Surgery. 2012; 23:227-233.

19. Therapiecompliance beim obstruktiven Schlafapnoe-Syndrom

In der Betreuung von Patienten mit obstruktivem Schlafapnoesyndrom (OSAS) beruht die Empfehlung zur Therapie auf klinischen, messtechnischen und prognostischen Aspekten. Zur Entscheidung tragen die Anzahl der respiratorischen Störungen, gemessen am Apnoe-Hypopnoe-Index (AHI), Einschränkungen von Vigilanz, Daueraufmerksamkeit und Denkfähigkeit, also Leistungsminderungen am Tag, Gefährdungen im Straßenverkehr und am Arbeitsplatz sowie das Risiko für kardiovaskuläre Folgeerkrankungen bei. So wird einem Patienten mit einem AHI >15/h oder manifesten kardialen Begleiterkrankungen, wie der arteriellen Hypertonie, der Herzinsuffizienz, dem Vorhofflimmern oder zerebraler Durchblutungsstörungen, eine suffiziente Behandlung nahegelegt, auch wenn subjektiv eine Beeinträchtigung nicht spürbar sein sollte. Die verschiedenen Konstellationen, die sich aus Symptomatik, respiratorischen Störungen und Komplikationen ergeben können, beeinflussen die Langzeitnutzung der Therapie entscheidend.

Als Behandlungsverfahren der Wahl hat sich die kontinuierliche Positivdruckatmung (*Continuous Positive Airway Pressure*, CPAP) seit ihrer Einführung Anfang der 1980er Jahre bewährt. Sie erreicht die Normalisierung der Atmung im Schlaf und der Schlafarchitektur. Tagesschläfrigkeit, Leistungsfähigkeit, insbesondere das Aufmerksamkeitsniveau, Kognition und Stimmung, können verbessert, das Unfallrisiko in Beruf und Straßenverkehr auf das Normalniveau gesenkt und arterieller Hypertonus und andere kardiovaskuläre Folgeerkrankungen positiv beeinflusst werden. Nicht zuletzt kommt es zur Reduktion lebensbedrohlicher kardialer Ereignisse und der Mortalität. Martinez-Garcia et al. führten eine prospektive Beobachtungsstudie an 166 Patienten mit ischämischem Schlaganfall durch, die über fünf Jahre nachverfolgt wurden. Sie fanden eine signifikante Verringerung des Überlebens von Patienten mit einem AHI >20/h. Unter CPAP-Therapie unterschied sich das Risiko nicht von demjenigen von Personen ohne schlafbezogene Atmungsstörungen [1]. Büchner et al. beobachteten 449 Patienten mit OSAS im Mittel über 72 Monate. 85 Patienten mit einem AHI von 15,3/h ± 13/h wünschten keine Therapie. 364 Patienten wurden mit CPAP oder Unterkieferprotrusionsschienen behandelt (AHI 30,9/h ± 21,8/h). Obwohl der Schweregrad bei den Behandelten höher war, konnte die Therapie eine Verbesserung lebensbedrohlicher Ereignisse erreichen. Es ist darüber hinaus bemerkenswert, dass dies auch bei Patienten mit geringer ausgeprägtem Schweregrad und bei Patienten ohne kardiovaskuläre Vorerkrankungen galt [2].

Die CPAP-Therapie kann zu lokalen Nebenwirkungen wie Trockenheit von Nase, Rachen und Mund oder Reizungen von Haut und Konjunktiven führen, ist jedoch nicht von ernsten Nebenwirkungen begleitet. Daher hängt die Effektivität der Therapie ganz überwiegend von der Akzeptanz und Nutzung durch den Patienten ab. Zahlreiche Untersuchungen haben sich daher mit der Langzeitanwendung der CPAP-Therapie beschäftigt und fanden eine Compliance von 50-70 % [3-4]. Weaver et al. wiesen jedoch auf eine große Streuung der Compliancedaten hin. Als Grenze für eine zufriedenstellende Compliance wird in vielen Untersuchungen eine tägliche Nutzung von ≥4 h/d angegeben, die jedoch von 29-83 % der Patienten nicht erreicht wird [5].

19.1. Was ist die optimale Nutzungsdauer?

Die Frage der optimalen Nutzung der Therapie pro Nacht ist Gegenstand der Diskussion. Weaver et al. führten eine prospektive Multizenterstudie bei 149 Patienten mit schwerem OSAS durch [6]. Sie maßen die Verbesserung in verschiedenen Selbsteinschätzungsfragebögen und elektrophysiologischen Untersuchungen und verglichen sie mit der Dauer der nächtlichen CPAP-Anwendung. Mehr als 60 % der Patienten erreichten Normalwerte bei der *Epworth Sleepiness Scale* nach einer CPAP-Nutzung von 4-5 h/d. Demgegenüber erreichten 30-40 % der Patienten Normalwerte im multiplen Schlaflatenztest (MSLT) nach 6-7 Stunden. Eine weitere Verbesserung wurde auch bei längerer Nutzung nicht erzielt. Im *Functional Outcome Sleep Questionnaire* (FOSQ) erreichten die meisten

Patienten (50-60 %) Normalwerte bei mehr als 7 Stunden. Diese Untersuchung stellt mehrere Aspekte heraus:

- Ein Teil der Betroffenen erreicht schon bei sehr geringer Nutzung Normalwerte im jeweiligen Test.
- Selbst bei Nutzung der Therapie während der gesamten Schlafzeit kann ein Teil der Patienten kein optimales Testergebnis erreichen. Dieser Anteil kann beim MSLT bis zu 70 % betragen.

Die optimale Nutzungsdauer hängt also vom Zielparameter ab. Lebensqualität und Vigilanz lassen keine eindeutige Grenze einer optimalen Nutzung erkennen [6].

> Die optimale Nutzungsdauer variiert nach dem Zielsymptom.
> Es gibt kein eindeutiges Nutzungsoptimum bei der Lebensqualität.

Es gibt nur begrenzte Daten über den Einfluss der Dauer der CPAP-Nutzung auf die Prognose. Campos-Rodriguez et al. führten eine Langzeituntersuchung über maximal 120 Monate durch, bei der sie die Patienten nach der täglichen Nutzung in drei Gruppen einteilten (>6 h, 1-6 h,<1 h/d). Bei denen, die ihre Therapie weniger als 1h/d nutzten, lebten nach 84 Monaten weniger als 40 % gegenüber 90 % in den beiden anderen Gruppen. Die Aussage dieser Studie ist jedoch limitiert, da eine Nutzung von weniger als einer Stunde faktisch dem unbehandelten Zustand entspricht. Zwischen den beiden übrigen Gruppen (>6 h, 1-6 h) ließ sich kein Unterschied nachweisen. Die Einteilung 1-6 h ist jedoch zu grob, um eine verwertbare Aussage über die notwendige Nutzungsdauer machen zu können [7].

Die gleiche Arbeitsgruppe untersuchte prospektiv über 24 Monate den Einfluss der CPAP-Therapie auf den arteriellen Hypertonus. Der beste Effekt zeigte sich bei Patienten mit unzureichend kontrollierter Hypertonie sowie bei Patienten mit einer täglichen Nutzung >3,5 h [7]. Die Korrelation zwischen CPAP-Compliance und Senkung des arteriellen Hypertonus wurde auch von Barbé et al. bestätigt. Die Autoren untersuchten 359 Hypertonie-Patienten mit einem AHI >19/h. CPAP verbesserte den systolischen Blutdruck im Mittel um 1,89 mmHg, den diastolischen Blutdruck um 2,19 mmHg. Die stärksten Effekte waren bei Patienten mit einer Compliance >5,6 h/d zu erzielen [8].

Hui et al. untersuchten prospektiv 50 OSAS-Patienten über ein Jahr, die ergänzend zur konservativen Therapie mit oder ohne CPAP behandelt wurden. Mit Doppler-Ultraschalluntersuchung wurden arteriosklerotische Veränderungen der Karotiden erfasst. Bei ausreichender CPAP-Compliance konnte die Intima-Media-Dicke sowohl bei Patienten mit als auch ohne kardiovaskuläre Vorerkrankungen reduziert werden und dieser Effekt auch über 12 Monate erhalten werden [9].

Verschiedene Gruppen beschäftigen sich mit der Frage nach dem Einfluss der CPAP-Therapie auf das Auftreten und die Folgen ischämischer Schlaganfälle. Hsu et al. screenen 856 Patienten mit Schlaganfall, von denen 10,7 % in eine randomisierte, kontrollierte Studie eingeschossen werden konnten. Bei einem überwiegenden obstruktiven Schlafapnoesyndrom mit einem AHI >30/h wurden die Patienten über acht Wochen mit CPAP oder konventioneller Therapie behandelt. 15 von 33 Patienten der CPAP-Gruppe nutzten die Therapie im Mittel für 1,4 h/d. Im Ergebnis fand sich unter diesen Bedingungen keine signifikante Verbesserung bei den körperlichen Folgeerscheinungen, gemessen am *Nottingham Extended Activities of Daily Living Scale* [10]. Zu den Limitationen dieser Studie gehört, dass nur ein sehr kleiner Teil der gescreenten Patienten eingeschlossen werden konnte und die Nutzung als unzureichend bezeichnet werden musste. Demgegenüber fanden Bravata et al. eine wesentlich bessere Nutzung in einer ebenfalls kleinen Untersuchung. 10 von 16 Patienten nutzten die Therapie über mindestens 4 h/d in 75 % der Nächte. Die übrigen Patienten erzielten zwar eine geringere Nutzung, jedoch verzichtete keiner der Untersuchten gänzlich auf die Behandlung. Unter CPAP-Therapie fanden die Autoren eine signifikante Verbesserung der funktionellen Ergebnisse, die auch mit dem Ausmaß der Anwendung korrelierte [11]. Martinez-Garcia et al. beschäftigten sich mit dem Risiko eines Re-Insultes. Sie untersuchten 51 Patienten mit einem AHI von 20/h zwei Monate nach einem akuten Hirninfarkt. 29,4 % der Patienten akzeptierten die Therapie und zeigten signifikant weniger Re-Insulte, als die CPAP-intoleranten Patienten (6,7 versus 36,1 %).

CPAP-Intoleranz erhöhte das Risiko eines Re-Insultes auf das Fünffache [12].

Diese Daten legen die Aussage nahe, dass die CPAP-Compliance die Langzeitfolgen des obstruktiven Schlafapnoesyndroms entscheidend mitbeeinflusst. Dies gilt sowohl für funktionelle Auswirkungen, Auftreten und Folgen kardiovaskulärer Ereignisse und das Überleben. Zurzeit kann keine eindeutige Empfehlung zur optimalen täglichen Nutzungsdauer gegeben werden. Die meisten Daten legen jedoch eine Schwelle von vier Stunden pro Nacht nahe.

> Eine CPAP-Nutzung von 4-6 h/d kann arteriellen Hypertonus, arteriosklerotische Gefäßveränderungen, Re-Insulte und funktionelle Auswirkungen von Schlaganfällen verbessern.

Für den klinisch tätigen Schlafmediziner ist es besonders wichtig, das Risiko der Non-Compliance beim individuellen Patienten zu erkennen. Dies gibt ihm die Möglichkeit, ein besonderes Augenmerk auf diese Klientel zu richten und wo immer möglich Unterstützung anzubieten. Verschiedene Faktoren werden diskutiert, die die Compliance des Patienten beeinflussen können. Diese Variablen können jedoch nur 4-15 % der Varianz der CPAP-Nutzung erklären [13]. Der wichtigste Einflussfaktor scheint dabei die Wahrnehmung der Krankheitssymptome und ihrer Verbesserung unter Therapie durch den Patienten selbst zu sein. McArdle et al. untersuchten 1211 konsekutive Patienten und erfassten die CPAP-Nutzung objektiv im Mittel über 22 Monate. 4,5 % der Klientel verzichteten bereits bei der Diagnosestellung auf die Behandlung, 20 % brachen sie im Verlauf ab, 75,5 % führten sie auch langfristig durch. Allerdings konnten die Autoren ein sehr unterschiedliches Nutzungsverhalten einiger Untergruppen herausarbeiten. Bei Patienten mit einem Wert der *Epworth Sleepiness Scale* <10, also einer geringen Tagesschläfrigkeit, lag die langfristige Compliance bei maximal 60 %. Sie unterschied sich jedoch zusätzlich nach dem Schweregrad der Erkrankung. Bei geringer Tagesschläfrigkeit und einem AHI zwischen 15/h-30/h lag die langfristige Nutzung bei 50 %, bei einem AHI <15/h unter 30 % [4].

Wolkove et al. kontaktierten 80 OSAS-Patienten telefonisch, bei denen in den letzten vier Jahren CPAP verschrieben worden war. Die Patienten gaben ihre tägliche Nutzung und die Verbesserung ihrer Symptome an. 54 % der Patienten nutzten die Therapie weiterhin, 31 % hatten sie nie in Anspruch genommen, 15 % hatten sie im Verlauf nach 10,1±15,5 Monaten abgebrochen. Bei dem hohen Anteil von Patienten, die die Therapie primär nicht akzeptiert hatten, müssen Unterschiede in den öffentlichen Gesundheitswesen berücksichtigt werden. In zahlreichen Ländern müssen die Patienten die Therapie ganz oder teilweise selber finanzieren, was schon aus wirtschaftlichen Gründen zur Inakzeptanz beitragen kann. Bei der Befragung konnten verschiedene Charakteristika herausgearbeitet werden. Der Großteil der complianten Patienten berichtete über Zufriedenheit mit der CPAP-Therapie (83 %), eine verbesserte Schlafqualität (91 %), einen besseren Gesamtzustand (*"feeling better"*, 88 %) und bessere Leistungsfähigkeit (*"more energy"*, 76 %). Demgegenüber gaben 44 % der incomplianten Patienten an, die Therapie schon in der Titrationsnacht nicht "gemocht" zu haben (44 %) oder ihren Bedarf nicht wahrgenommen zu haben (40 %) [3]. Die Studie bestätigte auch die Daten von McArdle und zeigte, dass 67 % der Patienten mit mittelschwerer oder schwerer Tagesschläfrigkeit gegenüber 36 % der Patienten ohne oder nur mit leichter Tagesschläfrigkeit die Therapie langfristig nutzten [3-4]. Die Therapieannahme fällt also besonders den Patienten leicht, die die Bedeutung des Schlafapnoesyndroms für ihre Gesundheit wahrnehmen, z.B. durch Tagesschläfrigkeit oder kardiovaskuläre Folgeerkrankungen, und die den Nutzen der Behandlung direkt spüren können [3].

> Eine gute Compliance ist bei Patienten zu erwarten, die die Relevanz der Erkrankung verstehen und die Verbesserung der Symptome unter Therapie spüren.

Die initiale Behandlungsphase ist von enormer Bedeutung für die Langzeitcompliance. McArdle et al. zeigten, dass Patienten, die nach 3 Monaten eine Nutzung <2h/d hatten, mit sehr hoher Wahrscheinlichkeit auch langfristig die Therapie nicht nutzen (Hazard Ratio 13,8) [4]. Im Vergleich dazu war das Risiko für Non-Compliance bei anderen Faktoren deutlich geringer (AHI <15/h versus ≥15/h, Hazard Ratio 2,48; *Eppworth Sleepiness Scale* ≤10 versus >10, Hazard Ratio 1,92). Die Autoren schlossen, dass die Nutzung in den ersten drei Monaten einen sehr hohen Voraussagewert für die Langzeitnutzung hatte.

Budhiraja et al. analysierten retrospektiv die ersten Tage der CPAP-Anwendung bei 100 OSAS-Patienten [14]. Die Nutzung in den ersten 3 und 7 Tagen war ein Prädiktor für die Compliance nach 30 Tagen. Mehr als 80 % derjenigen, die ihr Gerät in den ersten Tagen >4 h/d nutzten, zeigten eine vergleichbare Compliance am Tag 30. Demgegenüber erreichten nur 20 % der Patienten mit einer Nutzung <4 h/d in der ersten Woche eine suffiziente Compliance nach einem Monat. Die CPAP-Akzeptanz korrelierte direkt mit dem Alter, zeigte jedoch keine Unterschiede zwischen den Geschlechtern [14].

Die Nutzung in den ersten Tagen und Wochen der Therapie, also die Initialisierungsphase, gibt somit starke Hinweise auf die langfristige Nutzung. Dies macht die Bedeutung der engmaschigen Begleitung der Patienten in dieser Periode deutlich. Es fragt sich also, in wie weit die Betreuung im Schlaflabor die Nutzung beeinflussen kann. Means et al. analysierten retrospektiv die Daten von 98 Schlafapnoepatienten, von denen 48 eine häusliche automatische Titration erhielten, während 50 im Schlaflabor titriert wurden. Die Compliance war bei den Patienten mit stationärer Therapieeinleitung signifikant besser (5,0 vs. 3,9h) [15].

> Die ersten Tage entscheiden über die langfristige Therapienutzung.

Auch soziale Faktoren scheinen die Therapiecompliance zu beeinflussen. Platt et al. analysierten retrospektiv 117 Patienten mit lipidsenkender Therapie, bei denen wegen eines zusätzlichen OSAS eine CPAP-Behandlung initiiert wurde [16]. Die Adhärenz wurde bei einer Medikamenteneinnahme an mehr als 80 % der Tage als suffizient angesehen. Eine ausreichende CPAP-Compliance >4 h/d war signifikant seltener bei den Patienten nachzuweisen, die auch eine unzureichende Medikamentenadhärenz aufwiesen. Interessanterweise waren verheiratete Patienten sowohl bzgl. der Medikamenten- als auch der CPAP-Therapie complianter. Dies bestätigte frühere Untersuchungen der gleichen Gruppe [16-17]. Auch Cartwright beschäftigte sich mit dem Einfluss der Partnerschaft auf die CPAP-Compliance. Die Schlafqualität von 10 verheirateten Schlafapnoepatienten und ihren Ehefrauen wurde in 2 Nächten (nach CPAP-Titration sowie nach 2 Wochen häuslicher Therapie) analysiert. Bei beiden Partnern wurde eine Polysomnographie durchgeführt und die Schläfrigkeit und die schlafapnoebezogene Lebensqualität mit Fragebögen erfasst. Compliancedaten wurden über 4,6 Monate aufgezeichnet. Die CPAP-Akzeptanz hing nicht vom Schweregrad der Erkrankung, jedoch von der Anzahl der Nächte ab, die die Partner in einem Zimmer verbrachten. Es war bemerkenswert, dass die Ehefrauen umso weniger Arousals hatten (also umso besser schliefen), je mehr Nächte sie in einem Zimmer mit ihrem Ehemann verbracht hatten [18]. Baron et al. beschäftigte sich mit der Unterstützung der Patienten durch ihren Ehepartner. In einer kleinen Gruppe von Patienten zeigten sie, dass eine zunächst ablehnende Haltung bei der Partnerin nach 3 Monaten abnahm. Die CPAP-Akzeptanz des Patienten war umso besser, je stärker er durch die Ehefrau unterstützt wurde [19].

Gesellschaftliche Faktoren beeinflussen die Therapienutzung ebenfalls bedeutend. Simon-Tuval et al. führten eine Querschnittsuntersuchung bei 162 konsekutiven neu diagnostizierten Schlafapnoepatienten durch. Nach CPAP-Titration und einer zweiwöchigen Adaptationsperiode akzeptierten Patienten mit niedrigem Einkommen CPAP signifikant schlechter [20]. Platt et al. analysierten retrospektiv die Daten von 266 Patienten auf der Basis des 2000 US Census at the Block, mit dem der sozioökonomische Index in Wohngebieten erfasst wird. Die Autoren fanden eine Korrelation der CPAP-Nutzung über 4 h/d mit diesem Parameter. Niedriger sozioökonomischer Status war also mit einer niedrigeren Therapienutzung assoziiert [17] (☞ Tab. 19.1).

- Mangelndes Verständnis der Erkrankung und ihrer Konsequenzen
- Mangelnde Wahrnehmung von Krankheitssymptomen und ihrer Verbesserung durch die Therapie
- Nutzung <4 h/d in den ersten 7 Tagen und 3 Monaten nach Initiierung
- Unzureichende Beseitigung von Nebenwirkungen und Therapieproblemen in der Initialphase
- Allein leben
- Niedriger sozioökonomischer Status

Tab. 19.1: Risikofaktoren für eine unzureichende langfristige Compliance.

Es bleibt also festzuhalten, dass die langfristige CPAP-Compliance häufig schon in den ersten Tagen der Behandlung abzuschätzen ist. Die Unterstützung des Patienten/der Patientin durch seinen Partner/Partnerin spielt ebenso eine Rolle wie die sozioökonomische Situation. Für die Betreuung durch den praktisch tätigen Schlafmediziner bedeutet dies, ein besonderes Augenmerk auf die Patienten zu legen, die nur wenig subjektive Symptome spüren, ihrer Krankheit nur wenig Bedeutung beimessen, die in der Initialisierungsphase Nutzungsprobleme erkennen lassen, alleine leben oder sozial weniger privilegierten Gruppen der Gesellschaft angehören.

19.2. Welche Maßnahmen können zur Unterstützung und Verbesserung der Compliance angeboten werden?

Da die CPAP-Nutzung stark vom Verständnis der Patienten, ihrer Einsicht in die Erkrankung und den Nutzen der Therapie abhängt, ist eine intensive Schulung essentieller Bestandteil der Betreuung des Patienten. Dies kann durch Daten von Hoy et al. untermauert werden, die zeigten, dass eine intensivierte gegenüber einer Basisschulung einen Zugewinn an täglicher Nutzung von mehr als einer Stunde auch auf längere Sicht brachte [21]. Auch Richards et al. untersuchten die Effektivität einer intensivierten Schulung. Patienten mit obstruktivem Schlafapnoesyndrom wurden in einer Standardschulung mit einer Lerneinheit in einer Gruppe von drei Teilnehmern angeleitet. Die CPAP-Titration wurde erläutert und die Patienten in Gerät, Zubehör und mögliche Nebenwirkungen der Therapie eingeführt. Eine optimale Maskenadaptation war Bestandteil des Programms. Demgegenüber erhielten die Patienten in einer intensivierten Schulung zusätzlich zwei einstündige Sitzungen im Abstand von einer Woche, an der 10 Patienten und ihre Partner teilnahmen. Das Programm enthielt eine standardisierte Präsentation, das Erproben der CPAP-Geräte (Hands on), Entspannungsübungen, ein Video mit den Erfahrungen eines CPAP-Patienten sowie eine schriftliche Handreichung. Ziel des intensivierten Schulungsprogramms war die Korrektur falscher Vorinformationen und Einstellungen, die Schaffung einer positiven Therapieerwartung und die Verbesserung des Wissensstandes über Schlaf und CPAP-Therapie. Im Ergebnis war die intensivierte Schulung bei der Inakzeptanz und der Nutzung über 28 Tage signifikant überlegen [22] (☞ Tab. 19.2). In den letzten Jahren wurden auch Verfahren der Telemedizin eingesetzt, um die CPAP-Adhärenz zu überprüfen und zu beeinflussen. So führten Sparrow et al. eine randomisierte kontrollierte Studie an 250 Patienten unter CPAP-Therapie durch. Ein interaktives Sprach-Antwort-System erfasste das Verhalten der Patienten nach ihren eigenen Angaben sowie CPAP-bezogene Symptome und bot eine Beratung in einem strukturierten Dialog an. Die Autoren zeigten eine signifikant bessere Nutzung der CPAP-Therapie in der telemedizinisch begleiteten Gruppe [23].

- Zwei Gruppengesprächsrunden mit Partnern
- Standardisierte Präsentation
- Hands-on Interface und Gerät
- Video zu Erfahrungen eines Patienten
- Entspannungsübungen
- Schriftliche Handreichung (Booklet)

Tab. 19.2: Intensivierte Schulung [22].

Weaver et al. hielten zur Betreuung der Patienten in den ersten Behandlungstagen fest, dass die CPAP-Adhärenz verbessert werden kann, wenn Ansprechpartner zur Verfügung stehen, die die Vorteile der CPAP-Therapie betonen, therapiebezogenen Problemen unmittelbar begegnen und Schulung anbieten [5].

Zur Beseitigung lokaler Probleme gehört essentiell die optimale Maskenanpassung. Wissenschaftliche Evidenz für die Überlegenheit eines bestimmten Maskentyps (z.B. einer Mund-, Nasen- oder oralen Maske) liegen nicht vor. Für uns haben sich mehrstündige Übungsphasen am Tag mit verschiedenen Masken im Liegen unter verschiedenen Druckniveaus bewährt. Die Auswahl der Maske durch Patient und erfahrene Schlaflabormitarbeitende scheint von zentraler Bedeutung.

Die lokalen Nebenwirkungen der CPAP-Therapie, insbesondere Trockenheit der Schleimhaut, sind eng mit der Maskenleckage und der Applikation kalter Luft verbunden. Es konnte gezeigt werden, dass CPAP per se zu einer Abkühlung und zum Flüssigkeitsverlust führt. Dieser Effekt wird bei einer Mundleckage weiter verstärkt, die einen unidirektionalen Luftstrom (Einatmen über die Nase, Ausatmung über den Mund) steigert. Um den Positivdruck zu erhalten, wird der vom Gerät applizierte Luftstrom erhöht, was zu einer weiteren Austrocknung und konsekutiv zu einer Schleimhautanschwellung führen kann. Dies erhöht den nasalen Widerstand, der wiederum die Mundleckage begünstigt (☞ Abb. 19.1). Dem Anstieg des Nasenwiderstandes um 10-15 cm H_2O/l^*s entspricht ein Druckabfall um 5-7,5 cm H_2O über die Nase [24]. Eine Erhöhung des CPAP-Druckes führt auch zu inflammatorischen Veränderungen der Schleimhaut. So können höhere Konzentrationen von Interleukin-6 und -8 im Nasensekret, Beeinträchtigungen der mukoziliären Funktion der Nasenschleimhaut und klinische Symptome nachgewiesen werden [25]. Auch Constantinidis et al. konnten strukturelle Veränderungen der Nasenschleimhaut und die Immigration immunkompetenter Zellen nachweisen [26]. Valentin et al. untersuchten 43 Patienten mit guter und 53 Patienten mit insuffizienter CPAP-Compliance (350±67 min/d versus 122±65 min/d). Die CPAP-Compliance war bei Patienten mit geringerer Leckage signifikant besser.

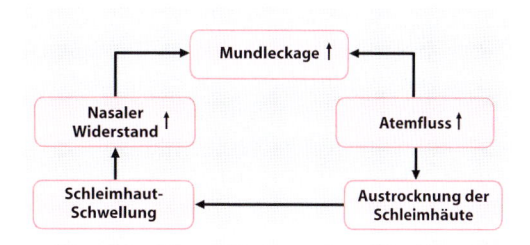

Abb. 19.1: Entwicklung nasaler Nebenwirkungen unter nCPAP-Therapie. Modif. nach [24].

Neben der Leckage kommen als weitere Risikofaktoren für lokale Nebenwirkungen eine vorbestehende Trockenheit der Nasenschleimhaut, Lebensalter über 60 Jahre, eine chronische Rhinitis, eine Nasenseptumdeviation oder eine frühere Uvulopalatopharyngoplastie in Frage [27]. Eine wesentliche Rolle spielen auch Medikamente, zu denen Psychopharmaka, aber auch kardiale Medikamente wie Diuretika, zentral angreifende Antihypertensiva, Calciumantagonisten und Betablocker gehören [28]. Bei diesen Risikofaktoren oder beim Auftreten lokaler Nebenwirkungen ist der Einsatz einer Atemluftbefeuchtung zu empfehlen. Sie kann den Flüssigkeitsverlust ausgleichen [29] und die Compliance signifikant verbessern [24]. Diese Effekte können nur mit einer Warmluftbefeuchtung erzielt werden. Eine Kaltluftbefeuchtung bringt keinen Unterschied gegenüber der unbefeuchteten CPAP-Anwendung [30] (☞ Tab. 19.3).

- Mundleckage
- Vorbestehende chronische Rhinitis
- Nasenseptumdeviation
- Zustand nach Uvulopalatoplastik
- Lebensalter >60 Jahre
- Medikamente

Tab. 19.3: Risikofaktoren für lokale Nebenwirkungen der CPAP-Therapie.

Unterkieferprotrusionsschienen haben sich bei einem Teil der Patienten mit leichtem bis mittelschwerem Schlafapnoesyndrom (AHI maximal 25-30/h) als Alternative zur CPAP-Therapie etabliert. Durch Vorverlagerung des Unterkiefers und damit der Zunge kommt es zur Erweiterung des Querschnittes der oberen Atemwege, was Schnarchen, Flusslimitation und Atempausen vermindern kann. Der Therapieerfolg ist im Einzelfall nicht vorhersehbar. Allerdings ist die Therapieannahme und Nutzung der Unterkieferprotrusionsschiene der CPAP-Therapie in zahlreichen Studien überlegen. Bei schwergradigem OSAS sollten Unterkieferprotrusionsschienen nur im Einzelfall zur Anwendung kommen, wenn die CPAP-Therapie trotz intensiver Versuche (Maskenadaptation, Modifikation der CPAP-Therapie, Luftbefeuchtung, Reduktion des Nasenwiderstandes, psychologische Begleitung) nicht durchführbar ist [31].

Die CPAP-Therapie wurde auch unter dem Gesichtspunkt modifiziert, die Therapiecompliance zu verbessern. Automatische CPAP-Geräte (APAP) wurden entwickelt, um den Therapiedruck optimal an die Bedürfnisse des Patienten anzupassen. Während konstanter CPAP einen einzelnen Behandlungsdruck während der gesamten Nacht und während des gesamten Therapieverlaufes appliziert, variiert APAP den Druck kontinuierlich entsprechend dem Maß der Obstruktion der oberen Atemwege. Die Algorithmen der APAP-Geräte basieren daher auf der Messung von Flussminderung oder Widerstandserhöhung. Die verfügbaren Systeme unterscheiden sich erheblich hinsichtlich der Messparameter und der Therapiealgorithmen. Rigau et al. führten einen Benchmarktest durch, bei dem den APAP-Geräten experimentell obstruktive oder zentrale Apnoen angeboten wurden [32]. Sie fanden erhebliche Unterschiede in den Reaktionen: Während manche Geräte den Druck inadäquat bei zentralen Apnoen erhöhten, reagierten andere nicht suffizient während obstruktiver Ereignisse. Daher ist die individuelle Anpassung eines automatischen Therapiegerätes beim einzelnen Patienten notwendig. Die Übertragung des Druckes von einem System auf ein anderes ist ohne Kontrolle der respiratorischen Ergebnisse nicht möglich.

Die automatische CPAP-Therapie hat sich der konstanten CPAP-Therapie gegenüber als gleichwertig bei der Beseitigung respiratorischer Störungen, der Verbesserung des Schlafprofils und der Tagessymptomatik erwiesen. Allerdings konnte eine Überlegenheit gegenüber konstantem CPAP nicht gezeigt werden [33]. Ebenso wenig kann ein genereller Unterschied in der Therapieakzeptanz nachgewiesen werden. Dennoch konnten verschiedene Studien zeigen, dass die Mehrzahl der Patienten, die automatische Behandlung gegenüber der konstanten CPAP-Applikation bevorzugte. Die Patienten zeigten dann auch eine signifikant bessere Nutzung des von ihnen bevorzugten Therapiemodus [34].

In der täglichen Praxis fällt eine Untergruppe der OSAS-Patienten auf, die mit konstantem CPAP nur schwer behandelt werden kann. Dazu gehören Patienten mit hohem Therapiedruck (>12 mbar), ausgeprägter Variabilität des Druckbedarfes (z.B. nach Körperlage oder Schlafstadium), zentralen Atemstörungen, die unter zunehmendem Therapiedruck entstehen, und Patienten, die die Therapie primär nicht akzeptieren können. In einer randomisierten Crossoverstudie konnte gezeigt werden, dass 20 von 27 Patienten dieser Gruppe mit APAP- und/oder Bilevel-Therapie suffizient behandelt werden konnten [35].

Ein weiterer Ansatz zur Verbesserung der Therapieakzeptanz besteht in der Reduktion des Behandlungsdruckes während der frühen Exspirationsphase *(Pressure Relief)*. Sie beruht auf der Veränderung des Querschnittes der oberen Atemwege während des Atemzyklus [36]. Morrell et al. zeigten mit endoskopischen Untersuchungen, dass die Querschnittsfläche zu Beginn der Exspiration (*Peak*-Exspiration) am weitesten und am Ende der Exspiration am engsten ist. So wurden Algorithmen entwickelt, die den Behandlungsdruck während der frühen Ausatmung reduzieren und ihn am Ende der Exspiration wieder erhöhen. Auch diese Systeme können eine der konstanten CPAP-Therapie gleichwertige Therapieeffizienz erreichen. Allerdings konnte eine überzeugende Verbesserung der Compliance auch mit dieser *Pressure-Relief*-Technik nicht nachgewiesen werden [37-38].

APAP und Pressure Relief stellen somit Alternativen zur CPAP-Therapie dar, die keine generelle Verbesserung der Akzeptanz erreichen können. Sie erlauben jedoch eine Individualisierung der Therapie, also eine gezielte Behandlung mit dem Verfahren, unter dem der Patient die geringste Beeinträchtigung und den größten subjektiven Erfolg erzielt. Dies verspricht die bestmögliche Therapieannahme (☞ Tab. 19.4).

- Intensivierte Schulung
- Beseitigung der initialen Probleme (Maske, Bedienung)
- Warmluftbefeuchtung
- Individuelle Auswahl des Positivdruckgerätes

Tab. 19.4: Option zur Verbesserung der Compliance.

19.3. Schlussfolgerung

Die Behandlung des obstruktiven Schlafapnoesyndroms hängt essentiell von der täglichen Entscheidung des Patienten zur Anwendung der CPAP-Therapie ab. Sie wird beeinflusst von der Bewertung der Erkrankung und ihrer Folgen durch den Patienten und dem Erleben der Symptomverbesserung. Die Erfahrung in den ersten Tagen und Wochen der Therapie beeinflusst die langfristige Nutzung erheblich. Hier sind Ansätze der Schulung, der optimalen Maskenanpassung und Beseitigung von Therapiehindernissen durch das geschulte Personal, aber auch die Begleitung durch Angehörige von zentraler Bedeutung. Technische Hilfen können Warmluftbefeuchter sein. Modifikationen der CPAP-Therapie (APAP, Bilevel, *Pressure Relief*) sollten individuell eingesetzt werden.

Literatur

1. Martinez-Garcia MA, Soler-Cataluna JJ, Ejarque-Martinez L, et al. Continuous positive airway pressure treatment reduces mortality in patients with ischemic stroke and obstructive sleep apnea: a 5-year follow-up study. Am J Respir Crit Care Med 2009;180:36-41.

2. Buchner NJ, Sanner BM, Borgel J, Rump LC. Continuous positive airway pressure treatment of mild to moderate obstructive sleep apnea reduces cardiovascular risk. Am J Respir Crit Care Med 2007;176:1274-80.

3. Wolkove N, Baltzan M, Kamel H, Dabrusin R, Palayew M. Long-term compliance with continuous positive airway pressure in patients with obstructive sleep apnea. Can Respir J 2008;15:365-9.

4. McArdle N, Devereux G, Heidarnejad H, et al. Long-term use of CPAP therapy for sleep apnea/hypopnea syndrome. Am J Respir Crit Care Med 1999;159:1108-14.

5. Weaver TE, Grunstein RR. Adherence to continuous positive airway pressure therapy: the challenge to effective treatment. Proc Am Thorac Soc 2008;5:173-8.

6. Weaver TE, Maislin G, Dinges DF, et al. Relationship between hours of CPAP use and achieving normal levels of sleepiness and daily functioning. Sleep 2007;30:711-9.

7. Campos-Rodriguez F, Perez-Ronchel J, Grilo-Reina A, et al. Long-term effect of continuous positive airway pressure on BP in patients with hypertension and sleep apnea. Chest 2007;132:1847-52.

8. Barbe F, Duran-Cantolla J, Capote F, et al. Long-term effect of continuous positive airway pressure in hypertensive patients with sleep apnea. Am J Respir Crit Care Med 2010;181:718-26.

9. Hui DS, Shang Q, Ko FW, et al. A prospective cohort study of the long-term effects of CPAP on carotid artery intima-media thickness in obstructive sleep apnea syndrome. Respir Res 2012;13:22.

10. Hsu CY, Vennelle M, Li HY, et al. Sleep-disordered breathing after stroke: a randomised controlled trial of continuous positive airway pressure. J Neurol Neurosurg Psychiatry 2006;77:1143-9.

11. Bravata DM, Concato J, Fried T, et al. Continuous positive airway pressure: evaluation of a novel therapy for patients with acute ischemic stroke. Sleep 2011;34: 1271-7.

12. Martinez-Garcia MA, Galiano-Blancart R, Roman-Sanchez P, et al. Continuous positive airway pressure treatment in sleep apnea prevents new vascular events after ischemic stroke. Chest. 2005;128:2123-9.

13. Engleman HM, Wild MR. Improving CPAP use by patients with the sleep apnoea/hypopnoea syndrome (SAHS). Sleep Med Rev 2003;7:81-99.

14. Budhiraja R, Parthasarathy S, Drake CL, et al. Early CPAP use identifies subsequent adherence to CPAP therapy. Sleep 2007;30:320-4.

15. Means MK, Edinger JD, Husain AM. CPAP compliance in sleep apnea patients with and without laboratory CPAP titration. Sleep Breath 2004;8:7-14.

16. Platt AB, Kuna ST, Field SH, et al. Adherence to sleep apnea therapy and use of lipid-lowering drugs: a study of the healthy-user effect. Chest 2010;137:102-8.

17. Platt AB, Field SH, Asch DA, et al. Neighborhood of residence is associated with daily adherence to CPAP therapy. Sleep 2009;32:799-806.

18. Cartwright R. Sleeping together: a pilot study of the effects of shared sleeping on adherence to CPAP treatment in obstructive sleep apnea. J Clin Sleep Med 2008;4: 123-7.

19. Baron KG, Smith TW, Berg CA, et al. Spousal involvement in CPAP adherence among patients with obstructive sleep apnea. Sleep Breath 2011;15:525-34.

20. Simon-Tuval T, Reuveni H, Greenberg-Dotan S, et al. Low socioeconomic status is a risk factor for CPAP acceptance among adult OSAS patients requiring treatment. Sleep 2009;32:545-52.

21. Hoy CJ, Vennelle M, Kingshott RN, Engleman HM, Douglas NJ. Can intensive support improve continuous positive airway pressure use in patients with the sleep apnea/hypopnea syndrome? Am J Respir Crit Care Med 1999;159:1096-100.

22. Richards D, Bartlett DJ, Wong K, Malouff J, Grunstein RR. Increased adherence to CPAP with a group cognitive behavioral treatment intervention: a randomized trial. Sleep 2007;30:635-40.

23. Sparrow D, Aloia M, Demolles DA, Gottlieb DJ. A telemedicine intervention to improve adherence to continuous positive airway pressure: a randomised controlled trial. Thorax 2010;65:1061-6.

24. Richards GN, Cistulli PA, Ungar RG, Berthon-Jones M, Sullivan CE. Mouth leak with nasal continuous positive airway pressure increases nasal airway resistance. Am J Respir Crit Care Med 1996;154:182-6.

25. Alahmari MD, Sapsford RJ, Wedzicha JA, Hurst JR. Dose response of continuous positive airway pressure on nasal symptoms, obstruction and inflammation in vivo and in vitro. Eur Respir J 2012;40:1180-90.

26. Constantinidis J, Knobber D, Steinhart H, Kuhn J, Iro H. Morphologische und funktionelle Veranderungen der Nasenschleimhaut nach nCPAP-Therapie. HNO 2000;48:747-52.

27. Valentin A, Subramanian S, Quan SF, Berry RB, Parthasarathy S. Air leak is associated with poor adherence to autoPAP therapy. Sleep 2011;34:801-6.

28. Rakotonanahary D, Pelletier-Fleury N, Gagnadoux F, Fleury B. Predictive factors for the need for additional humidification during nasal continuous positive airway pressure therapy. Chest 2001;119:460-5.

29. Randerath WJ, Meier J, Genger H, Domanski U, Ruhle KH. Efficiency of cold passover and heated humidification under continuous positive airway pressure. Eur Respir J 2002;20:183-6.

30. Massie CA, Hart RW, Peralez K, Richards GN. Effects of humidification on nasal symptoms and compliance in sleep apnea patients using continuous positive airway pressure. Chest 1999;116:403-8.

31. Randerath WJ, Verbraecken J, Andreas S, et al. Non-CPAP therapies in obstructive sleep apnoea. Eur Respir J 2011;37:1000-28.

32. Rigau J, Montserrat JM, Wohrle H, et al. Bench model to simulate upper airway obstruction for analyzing automatic continuous positive airway pressure devices. Chest 2006;130:350-61.

33. Ayas NT, Patel SR, Malhotra A, et al. Auto-titrating versus standard continuous positive airway pressure for the treatment of obstructive sleep apnea: results of a meta-analysis. Sleep 2004;27:249-53.

34. Randerath WJ, Schraeder O, Galetke W, Feldmeyer F, Ruhle KH. Autoadjusting CPAP therapy based on impedance efficacy, compliance and acceptance. Am J Respir Crit Care Med 2001;163:652-7.

35. Randerath WJ, Galetke W, Ruhle KH. Auto-adjusting CPAP based on impedance versus bilevel pressure in difficult-to-treat sleep apnea syndrome: a prospective randomized crossover study. Med Sci Monit 2003;9:CR353-8.

36. Morrell MJ, Arabi Y, Zahn B, Badr MS. Progressive retropalatal narrowing preceding obstructive apnea. Am J Respir Crit Care Med 1998;158:1974-81.

37. Nilius G, Happel A, Domanski U, Ruhle KH. Pressure-relief continuous positive airway pressure vs constant continuous positive airway pressure: a comparison of efficacy and compliance. Chest 2006;130:1018-24.

38. Aloia MS, Stanchina M, Arnedt JT, Malhotra A, Millman RP. Treatment adherence and outcomes in flexible vs standard continuous positive airway pressure therapy. Chest 2005;127:2085-93.

20. Lebensqualität und Funktionsniveau am Tage bei Therapie schlafbezogener Atmungsstörungen im Alter

20.1. Epidemiologie

Die schlafbezogenen Atmungsstörungen (SBAS) im Alter zeichnen sich durch einige Besonderheiten aus. Epidemiologische Daten zeigen, dass mit zunehmendem Lebensalter der Apnoe-Hypopnoe-Index (AHI) ansteigt. Im Vergleich zu jüngeren Altersgruppen (20- bis 30-Jährige) erhöht sich die Prävalenz des AHI >10 bei den 65 bis 100-jährigen Männern auf etwa das achtfache (3,2 auf 23,9) [6]. Ein Teil des Anstieges ist auf die Zunahme von zentralen Apnoen insbesondere bei den über 60-Jährigen zurückzuführen. Im Gegensatz dazu verringert sich mit höherem Alter der Schweregrad der Erkrankung, gemessen anhand des AHI in Kombination mit der minimalen Sauerstoffsättigung. Die durchschnittliche Prävalenz lag bei 3,3 %, die höchste Prävalenz fand sich bei den 50- bis 59-Jährigen mit 5,4 %. Ähnliches gilt, wenn man die Erkrankung mittels AHI in Kombination mit der Tagessymptomatik insbesondere Tagesschläfrigkeit definiert.

In einer weiteren Studie untersuchten Young et al. [23] den Einfluss des Körpergewichtes auf die Prävalenz eines AHI von >15. Berechnete man in dem Modell die Wahrscheinlichkeit eines AHI >15 bei Jüngeren, so erhöht sich die Odds Ratio mit 2,0 bei Älteren auf das Doppelte. Bei 80-Jährigen spielt die Gewichtszunahme mit einer Odds Ratio von 1,3 nur noch eine geringe Rolle. Ähnliches gilt für die Zunahme des Taille-Hüft-Verhältnisses. Ein normaler oder nur leicht erhöhter Body-Mass-Index bei Älteren spricht also nicht gegen das Bestehen eines Schlafapnoesyndroms.

20.2. Pathophysiologie

Zur Klärung der Ursache der erhöhten Apnoe-Hypopnoe-Frequenz im Alter wurden Verschlussdruck-Untersuchungen in verschiedenen OSA-Altersgruppen durchgeführt [11]. Zunehmendes Alter korrelierte sowohl mit der pharyngealen Kollapsneigung als auch mit einer Erhöhung des pharyngealen Widerstandes während des Schlafes. Hinweise für eine erhöhte Erweckbarkeit mit Verminderung der Arousal-Schwelle *(arousability)* fanden sich nicht. Als wahrscheinlichste Ursache dieses Phänomens nimmt man einen verminderten Reflexmechanismus an, der bei Jüngeren durch Aktivierung der dilatierenden Muskeln der oberen Atemwege einen Kollaps verhindert.

Neuere Untersuchungen weisen daraufhin, dass ein mehr caudal gelegener Larynx, d.h. ein längeres kollabiles Segment der oberen Atemwege, wie er bei zunehmendem Alter beobachtet werden kann, das Risiko für obstruktive Schlafapnoe erhöht. Im CT-Sagittalschnitt wurde die Distanz zwischen dem hinteren Ende des harten Gaumens und dem untersten Teil der Stimmbänder ermittelt (ALVC) und ein Quotient mit der Körpergröße (ALVC/Größe) gebildet [22].

Im Vergleich zu Frauen wurde bei Männern ein längerer Atemweg gemessen. ALVC war bei beiden Geschlechtern mit dem Alter und dem Apnoe-Hypopnoe-Index korreliert. ALVC >0,24 und BMI >25 prognostizierten einen AHI >30. Damit stellt die mit dem Alter zunehmende Länge des oberen Atemweges einen weiteren unabhängigen Risikofaktor für Schlafapnoe dar.

Der Einfluss des Alters führt bei den beiden Geschlechtern zu unterschiedlichen Effekten insbesondere bezüglich der Apnoe-Hypopnoe-*Frequenz* [19]. In der Altersgruppe bis 60 Jahren lag diese bei Frauen im Schlafstadium 2 bei etwa einem Drittel des AHI der Männer. Der AHI im REM-Schlaf zeigte im mittleren Alter einen Anstieg, dagegen keinen relevanten Unterschied zwischen Männern und Frauen. In der Gruppe der über 60-jährigen Frauen stieg der AHI beträchtlich auf mehr als das doppelte an und war zu dem AHI der Männer nicht mehr signifikant different. Der mit dem Alter zunehmende Anstieg der Apnoefrequenz im REM-Schlaf war vor allem bei den Frauen in Relation zu den Männern wesentlich ausgeprägter. Die *Zeitdauer* der Atmungsereignisse im Schlaf stieg mit dem Alter zwar an, zeigte aber keinen relevanten Unterschied zwischen den Geschlechtern. Die Ergebnisse weisen daraufhin, dass das weibliche Geschlecht und ein jüngeres Alter einen Kollaps der Atemwege verhindern bzw. reduzieren. Die Zeitdauer der Ereignisse nimmt bei beiden Geschlechtern im höheren Alter um etwa die Hälfte zu. Eine Erklärung dürfte sein, dass bei Frauen im jüngeren Alter der Muskeltonus im Bereich der oberen Atemwege erhöht ist. Der menopausale Effekt reduziert diese protektive Wirkung, sodass höheres Alter und REM-Schlaf zu einer deutlichen Erhöhung des AHI führen.

20.3. Therapie

Durch eine effektive Therapie mit Beseitigung der Atmungsstörungen im Schlaf und deren Folgen können bei älteren Patienten erhebliche Verbesserungen der Schlafqualität und der Tagesfunktionalität erzielt werden [18]. Als geeignete Therapieformen kommen die Behandlung mit kontinuierlich positivem Überdruck (CPAP) und Protrusionsschienen (Oral Appliances, OA) sowie operative Maßnahmen in Frage. Auch die Gabe von Sauerstoff zur Behandlung der beobachteten Desaturationen über eine Nasen-Kanüle wird in letzter Zeit diskutiert [21]. Flankierend zu den genannten Therapiemethoden sind auch konservative Maßnahmen, unter anderem Schlafhygiene und bei Übergewicht Gewichtsreduktion durch vermehrtes körperliches Training, durchzuführen. Der bei älteren Patienten zunehmend schlechtere Zahnstatus wirkt sich ungünstig auf die Anpassung von Protrusionsschienen aus. Bei operativen Maßnahmen sollte das Operationsrisiko berücksichtigt werden. Da die meisten kontrollierten Studien zu Lebensqualität und Funktionsniveau bei Älteren mit CPAP erfolgten, konzentrieren sich die folgenden Ausführungen hauptsächlich auf die Überdruckbeatmung.

20.3.1. Druckniveau von CPAP im Alter

Bei Älteren sind im Vergleich zu Jüngeren bei gleichem Schweregrad von OSA geringere CPAP-Werte erforderlich, um die schlafbezogene Atemstörung effektiv zu behandeln. Zwei Gruppen von jeweils 70 Patienten im Alter von 68,1±3,6 Jahre bzw. 34,7±4,1 Jahre wurden mit einem automatischen CPAP-Gerät titriert [16]. Bei den älteren Patienten lag das CPAP-Niveau bei 6,9±1,9 cm H_2O. Eine wirksame Therapie erforderte bei den jüngeren Patienten mit 9,4±3,5 cm H_2O mehr als 2 cm H_2O höhere CPAP-Werte. In einer Untergruppe von jeweils neun Patienten wurde die Ursache des unterschiedlichen Ansprechens durch Beatmung mit BIPAP analysiert. Bei gleichem inspiratorischen Druck (IPAP) wurde der Lungenwiderstand bei den Älteren deutlich mehr reduziert. Das mit der Induktionsplethysmographie gemessene Lungenvolumen zeigte unter EPAP bei Vergleich der beiden Altersgruppen bei den Älteren signifikant höhere Lungenvolumina. Die bei den Älteren bessere Wirkung von CPAP ist damit sowohl auf einen effektiveren Splint-Effekt in den oberen Atemwegen als auch auf höheres Lungenvolumen mit Streckung der oberen Atemwege zurückzuführen

20.3.2. Schläfrigkeit

Als charakteristisches Symptom bei Schlafapnoe klagen viele Patienten über gravierende und die Aktivität einschränkende Tagesschläfrigkeit. Um den Effekt von CPAP zweifelsfrei nachweisen zu können, wurde die Veränderungen der Tagesschläfrigkeit von Patienten mit OSA unter CPAP-Therapie mit einer Schein-CPAP (Sham-CPAP)-Therapie verglichen [17]. Das Alter der Patienten lag zwischen 28 und 74 Jahren, d. h. auch ältere Patienten waren in der Untersuchung eingeschlossen worden. Im Vergleich zu Schein-CPAP sank unter CPAP der Score der Epworth-Schläfrigkeits-Skala als Maß für Tagesschläfrigkeit signifikant von 16,1±1,0 auf 6,7± 0,7 ab.

Zur Klärung der Frage, welches Item der ESS den Effekt von CPAP am besten reflektiert, wurden 102 Patienten aller Altersgruppen (Alter zwischen 20 und 75 Jahre) randomisiert und einer Schein-CPAP- bzw. einer Real-CPAP-Gruppe zugeordnet [18]. Sowohl für die Schein CPAP-Gruppe als auch die Real-CPAP-Gruppe wurden Effektstärken berechnet. Dabei wurde jeweils die Differenz zwischen ESS-Score zu Beginn und während Therapie ermittelt. Diese wurde durch die Standardabweichung der Baseline dividiert. Durch Subtraktion der Effektstärke unter Schein-CPAP von der Effektstärke unter realem CPAP konnte die "wahre" Effektstärke ermittelt werden. Das gleiche Verfahren wurde auch für die 8 einzelnen Fragen der ESS angewandt. Die höchste Effektstärke fand sich für den ESS-Summenscore mit 1,33 und für die Frage nach dem Einschlafen während einer Unterhaltung. Durch CPAP wurde im Vergleich zu Parametern der Lebensqualität die höchste Effektstärke hinsichtlich der Reduktion der Tagesschläfrigkeit erzielt

In einer Untersuchung, in der wesentlich ältere Patienten (Alter zwischen 53 bis 91 Jahre, mittleres Alter 77,7±6,9) untersucht wurden, sank der ESS-Score nach drei Wochen Behandlung unter CPAP im Vergleich zu Schein-CPAP signifikant von 8,9 auf 6,6 [8, 9].

Es muss allerdings hinterfragt werden, ob die ESS das geeignete Instrument darstellt, um bei älteren Menschen den Schweregrad der Schläfrigkeit zu charakterisieren. Motivation, Kooperation und ausreichende Kognition im höheren Alter sind oftmals nicht mehr in ausreichendem Maße vorhanden. In einer Studie an 458 Patienten mit einem mittleren Alter von 82±8 Jahren füllten lediglich 36 % den ESS-Fragebogen komplett, 28 % nur teilweise und 38 % überhaupt nicht aus [14]. Neben dem Alter beeinflusste der Grad der Behinderung, der Schweregrad der Demenz und des Seh- und Hörvermögens das korrekte Ausfüllen des Fragebogens. Bei älteren Patienten ist deshalb ein direktes Abfragen der Schläfrigkeitssymptomatik *(face to face)* eventuell die bessere Methode, die wahre Symptomatik zu erfassen. Mit diesem Verfahren und einem einfachen Fragenkatalog nach der Häufigkeit von Schläfrigkeit (nie, selten, öfters, oft) konnte nachgewiesen werden, dass bei älteren Patienten Schläfrigkeit im Langzeitverlauf mit erheblicher Verschlechterung der Kognition verbunden ist [15]. In einer Studie an 4984 Patienten im Alter über 65 Jahre wurden die kognitiven Fähigkeiten mit dem Mini Mental-Status-Examination-Fragebogen (MMSE) erfasst. Alle Patienten hatten einen Ausgangswert >24. Als relevante Verschlechterung wurde eine Abnahme der Kognition um 4 Punkte definiert. Sofern initial über häufige Tagesschläfrigkeit berichtet wurde, lag die Odds Ratio für eine Verschlechterung der Kognition bei 1,34. Damit stellt exzessive Tagesschläfrigkeit einen frühen Marker und eventuell auch einen potenziellen reversiblen Risikofaktor für kognitive Verschlechterung und eventuell beginnende Demenz dar. Es stellt sich damit die Frage, ob durch frühzeitige Behandlung der Tagesschläfrigkeit auch eine Verzögerung der Demenzentwicklung zu erzielen ist.

20.3.3. Lebensqualität

Zur Quantifizierung des individuellen Gesundheitszustandes wird häufig der SF-36-Fragebogen mit 36 Fragen zur Erfassung von acht Dimensionen der Lebensqualität eingesetzt. In einer placebokontrollierten Studie bei OSA-Patienten aller Altersklassen, also auch Patienten älter als 60 Jahre konnte unter CPAP keine signifikante Verbesserungen, weder der körperlichen noch der mentalen Leistungsfähigkeit ermittelt werden. Mit einem weiteren Fragebogen, dem *Functional Outcome of Sleep Questionnaire* (FOSQ), der die funktionellen Auswirkungen von gestörtem Schlaf auf die Tagesfunktion überprüft, konnte dagegen in den Domänen Leistungsvermögen und Vigilanz ein signifikanter Unterschied unter der Behandlung mit CPAP nachgewiesen werden [17].

Neben der Wirkung von CPAP auf die Schläfrigkeit untersuchten Siccoli et al. [18] auch die Effektstärke der Überdruckbeatmung hinsichtlich Lebensqualität mittels SF-36 und dem *Sleep Apnea Quality of Life Questionnaire* (SAQLI), der die speziellen Probleme von Patienten mit Schlafapnoe erfasst. In den Domänen Gesundheit, Energie/Vitalität, mentales Befinden des SF 36 konnte durch CPAP eine signifikante Verbesserung mit klinisch relevanter Effektstärke >0,5 erzielt werden

In allen vier Dimensionen des SAQLI wurden im Rahmen der CPAP-Therapie mittel bis höhergradige Effektstärken beobachtet.

20.3.4. Kognition und Funktionsniveau im Alter

Das Krankheitsbild der Schlafapnoe ist nicht nur durch Schläfrigkeit, sondern auch durch kognitive und Verhaltens-Defizite charakterisiert. In einer Metaanalyse überprüften Beebe et al. [5] die Auswirkungen, der durch die Schlafapnoe ausgelösten Effekte auf verschiedene neuropsychologische Funktionen.

Sie bestimmten die Effektstärke im Vergleich zu vorgegebenen Normwerten. Die höchste Beeinträchtigung konnte im Bereich der Vigilanz und der exekutiven Funktionen gefunden werden. Vor allem Tests zur Überprüfung der Vigilanz ergaben die höchsten Effektstärken über 1,0. Aus diesen Ergebnissen kann abgeleitet werden, dass insbesondere Vigilanztests zum routinemäßigen diagnostischen Inventar gehören sollten. Exekutive Funktionen, die das Zusammenspiel von Arbeitsgedächtnis, mentaler Flexibilität, vorausschauender Planung und Problemlösung beinhalten sind ebenfalls beeinträchtigt. Dagegen fanden sich inkonsistente Ergebnisse, wenn die OSA-Patienten auf Intelligenz, motorische, verbale und visuelle Fähigkeiten sowie Kurz- und Langzeit-Gedächtnis untersucht wurden. Besonders betont werden muss, dass die kognitiven Leistungen mit dem Alter deutlich abnehmen, was bei vielen Untersuchungen nicht beachtet wird, sodass widersprüchliche Ergebnisse durch das unterschiedliche Alter der Patienten erklärt werden kann.

In einer Studie an OSA-Patienten im jüngeren und mittleren Alter wurden die kognitiven Leistungen verglichen [1]. Überprüft wurden unter anderem die selektive Aufmerksamkeit und die Reaktionszeiten auf visuelle und akustische Reize. Im Vergleich zu altersentsprechenden Kontrollpersonen konnte bei Patienten im Alter unter 50 Jahren kein Unterschied in den kognitiven Fähigkeiten gefunden werden. Dagegen lagen die kognitiven Leistungen der über 50-jährigen OSA-Patienten deutlich unter denjenigen der gleichaltrigen Normalpersonen und jüngeren OSA-Patienten. Damit scheint das Alter bei gleichem Schweregrad der OSA-Erkrankung zur Verschlechterung der kognitiven Leistung zu führen.

Durch funktionelle Magnetresonanztomografie (fMRI) können funktionelle Veränderungen in einzelnen Hirnregionen untersucht werden.

Ayalon et al. [4] überprüften den Effekt von 45 bis 59 Jahre alten Patienten im Vergleich zu jüngeren OSA-Patienten (Alter 32±7,6 Jahre) und Kontrollpersonen bezüglich der kognitiven Leistung und zerebralen Aktivierung. Untersucht wurden die kognitiven Domänen verbales Lernen und Daueraufmerksamkeit. Es stellte sich heraus, dass jüngere OSA-Patienten und Kontrollen sich hinsichtlich ihrer kognitiven Leistungen nicht unterscheiden. Erst die Kombination Schlafapnoe und Alter führte zu einer Verschlechterung der zerebralen Leistungsfähigkeit. Aktivitätsmessungen mittels funktioneller Magnetresonanztomografie ermöglichte die Berechnung der (negativen) Effektstärke von höherem Alter und OSA während verbalem Lernen bzw. einem Test zur Daueraufmerksamkeit im Vergleich zu Kontrollen. Bei Vergleich der älteren Patienten mit jüngeren OSA-Patienten und Kontrollen fand sich eine verringerte Aktivierung durch die gestellten Aufgaben im frontalen Kortex, Hippocampus, den Basalganglien und im Cerebellum. Dieser Prozess beginnt also nicht erst bei älteren Patienten über 60 oder 70 Jahren, sondern auch schon bei jüngeren Altersgruppen. Aus diesen Befunden lässt sich schließen, dass Schlafapnoe zusätzlich zum Alterungsprozess zu einer weiteren Verschlechterung der Gehirnfunktionen führt.

Als Ursache kristallisiert sich immer mehr heraus, dass Hypoxie bei OSA das Risiko für mentale Funktionseinschränkung erhöht. Untersucht wurden Frauen mit einem durchschnittlichen Alter von 82,3±3,2 Jahren [21]. Die Odds Ratio für leichtgradige kognitive Störungen bei älteren Frauen mit einem O_2-Desaturations-Index >15 war auf 1,85 erhöht. Dagegen waren Schlaffragmentation und Gesamtschlafzeit nicht mit einer kognitiven Beeinträchtigung assoziiert.

Bei 17 Patienten mit OSA im Alter zwischen 30 und 55 Jahren wurde mittels fMRI die Gehirn-Aktivität vor und nach CPAP-Therapie verglichen [7]. Als Kontrollgruppe dienten 15 gesunde Probanden. Beide Gruppen führten während der Untersuchung eine 30-minütige Gedächtnisaufgabe durch, um das Arbeitsgedächtnis zu aktivieren. Im Vergleich zu den Kontrollpersonen zeigten die OSA-Patienten im fMRI eine erhöhte Aktivität im linksfrontalen Kortex und im Hippocampus. Ähnliche Aktivierungen finden sich auch mit zunehmendem Alter und bei Patienten mit beginnender Alzheimer-Erkrankung. Nachdem die Patienten drei Monate lang mit CPAP behandelt worden waren, verminderte sich die Aktivierung im präfrontalen Kortex und im Hippocampus. Diese Veränderungen dürften der Ausdruck dafür sein, dass eine zusätzliche Rekrutierung von neuronalen Strukturen stattfindet, um eine verschlechterte Funktion zu kompensieren. Durch eine CPAP-Therapie verbessert sich die Funktion, sodass die Aktivität in den kompensatorisch tätigen Gehirnarealen reduziert wurde.

Mit zunehmendem Alter wird die Akzeptanz der verschiedenen zur Verfügung stehenden Therapieformen immer geringer. Insbesondere die Applikation von CPAP wird schwieriger. In einem geriatrischen Krankheitsgut von 200 OSA-Patienten im Alter von 81±7 Jahren lag die Akzeptanz für CPAP bei lediglich 11 % aller Patienten [13]. 21 % der Patienten akzeptierten eine nächtliche Sauerstofftherapie über eine Sauerstoffbrille. 68 % der Patienten lehnten beide Therapieformen ab. In dieser Krankheitsgruppe ist die Durchführung von Tests zur Daueraufmerksamkeit und exekutiven Funktion nur noch selten möglich. Positive Effekte einer Therapie können mit anderen Instrumenten wie zum Beispiel der Erfassung der Tagesaktivität (*activity of daily living*, ADL) beschrieben werden. Ein Maß für die Einschränkung der ADL ist der Barthel-Index. Aktivitäten zu den Funktionen wie Körperkontrolle, Essen, Anziehen, Gehen, Treppensteigen werden in einem Punkte-Score, der maximal 100 Punkte beträgt, zusammengefasst. Der Grad der kognitiven Defizite kann mit dem *Mini Mental Status Test* (MMSE) überprüft werden. Unter CPAP kam es zum signifikanten Anstieg des Barthel-Index von 48±35 auf 72±28. Außerdem zeigte sich, dass unter der Sauerstofftherapie ein ähnlicher Anstieg des Barthel Index zu verzeichnen war. Weitere Studien sind erforderlich, um den positiven Effekt einer Sauerstofftherapie in dieser Altersgruppe zu bestätigen.

Mit dem Alter steigt die Prävalenz der Alzheimer-Erkrankung (AD) erheblich an [12]. Die Prävalenz der Alzheimer-Erkrankung liegt bei 60- bis 65-Jährigen bei etwa 1 % und verdoppelt sich mit zunehmendem Alter alle 5 Jahre. Bei den 80- bis 85-Jährigen liegt sie bereits bei 12 %. Nach verschiedenen Untersuchungen liegt die Prävalenz von OSA (AHI >20) bei dem Vorliegen einer Alzheimer-Erkrankung zwischen 38 und 48 %. Zwar dürften die zyklischen Desaturationen und die gehäuften Weckreaktionen bei OSA die AD nicht direkt verursachen, aber sie dürften dazu beitragen, die bei AD reduzierten kognitiven Fähigkeiten zusätzlich zu beeinträchtigen. Wenn es gelänge, die kognitiven Funktionen der AD-Patienten mit OSA durch CPAP zu verbessern, würde dies zu erheblichen sozioökonomischen Konsequenzen mit größerer Unabhängigkeit der Patienten, weniger Belastung der Betreuer, weniger Pflege, weniger Sozialleistungen und geringeren Krankheitskosten führen.

In einer randomisierten, Studie mit CPAP bei alten Patienten mit AD (Alter 78,6±6,8 Jahre, AHI >10) wurde der Effekt einer dreiwöchigen Therapie mit Placebo hinsichtlich der Verbesserung der kognitiven Fähigkeiten verglichen [3]. Untersucht wurden verbales Lernen, Gedächtnis und exekutive Funktionen. Im Vergleich zu Placebo zeigte sich unter der CPAP-Therapie eine signifikante Verbesserung eines aus den einzelnen Tests zusammengesetzten Z-Scores. Auf Grund der hohen Prävalenz von OSA bei AD sollte bei allen Patienten eine Untersuchung auf das Vorliegen einer schlafbezogenen Atmungsstörung stattfinden, da, sofern diese nachgewiesen wurde, gewisse Komponenten der kognitiven Funktion verbessert werden können. In einer Langzeitstudie wurden jeweils fünf Patienten mit und ohne CPAP über 13±5,2 Monate beobachtet, der Erfolg mittels einer neuropsychologischen Testbatterie überprüft und die Effektstärken (ES) berechnet [10]. Gegenüber dem Ausgangswert kam es in der Kontrollgruppe ohne CPAP-Therapie zu einer Verschlechterung der Werte in der *Cornell Scale for Depression* (CSD). Die Zunahme der Depression in der CPAP-Gruppe war dagegen deutlich geringer (ES=1,3). Die Schläfrigkeit gemessen mit der ESS nahm in beiden Gruppen zu, aber deutlicher und im pathologischen Bereich liegend in der Kontrollgruppe (ES=0,8). Schließlich nahm der Score der subjektiven Schlafqualität (PSQI) unter CPAP signifikant zu, während er in der Kontrollgruppe signifikant abnahm. Damit wurden durch die länger als ein Jahr dauernde CPAP-Therapie mittlere bis hohe Effektstärken erzielt. Obwohl es sich um eine kleine explorative Studie handelt, besteht auf Grund der positiven Ergebnisse mit CPAP eventuell die Option, die Geschwindigkeit der kognitiven Verschlechterung der Patienten zu reduzieren.

20.3.6. Therapie-Adhärenz und Schulung

Mehrere Untersuchungen haben gezeigt, dass die Effekte einer CPAP-Therapie von der Nutzungszeit abhängen. In eine Untersuchung an 58 Patienten mit OSA und Gedächtnisstörungen, diagnostiziert mit einem verbalen Lerntest (HVLT-R), wurde die CPAP-Adhärenz während einer dreimonatigen Therapie ermittelt [24]. Von einer verminderten Gedächtnisleistung wurde ausgegangen, wenn die Leistung im Test um mehr als eine Standardabweichung unterhalb des Mittelwerts bei Normalpersonen lag (T-Score <40). Eine Normalisierung der Gedächtnisleistung wurde angenommen, wenn der T-Score nach dreimonatiger Therapie auf >40 angestiegen war. Abhängig von der Nutzungsdauer stieg die Anzahl der OSA-Patienten, die von CPAP durch Normalisierung der Gedächtnisleistung profitierten, signifikant an. In der Gruppe mit einer Nutzungszeit unter zwei Stunden fanden sich lediglich 21 % mit Normalisierung der mentalen Leistung, bei mehr als sechs Stunden stieg die Anzahl auf 68 %.

Vor allem ältere Patienten sollten, wenn möglich intensiv geschult werden.

Dieser Aufwand ist nötig, da viele Patienten auf Grund der kognitiven Einschränkung die Bedeutung der Therapie nicht immer richtig einschätzen. Bei OSA-Patienten älter als 55 Jahre wurde eine Patienten-Gruppe (Alter 63,4±4,5 Jahre), die personalisiert geschult wurde, mit einer Patienten-Kontrollgruppe (Alter 67,6±4,7 Jahre), die keine spezielle Informationen über die Erkrankung und CPAP erhielt, verglichen [2]. Der primäre Endpunkt war die Adhärenz nach einer, vier und zwölf Wochen. Zusätzlich wurde ein 12-minütiger Vigilanztest (*Conner Continuous Performance Test*, CPT) mit Ermittlungen der Reaktionszeit durchgeführt worden. Während nach einer Woche noch keine Unterschiede zwischen den beiden Gruppen festzustellen war, nahm in der Gruppe mit intensiver Schulung nach vier und 12 Wochen die Adhärenz signifikant zu. Zwischen der Nutzungszeit und der Reduktion der Reaktionszeit unter CPAP wurde eine signifikante Korrelation (r=–0,61) ermittelt. Auch die Anzahl der richtigen Reaktionen, der falschen Reaktionen und der nicht erkannten Ereignisse korrelierten signifikant.

20.4. Schlussfolgerungen und Ausblick

Obwohl es relativ wenig Studien gibt, die sich speziell mit der Therapie von älteren Patienten mit schlafbezogenen Atmungsstörungen und deren Auswirkung auf Schlaf- und Lebensqualität, der mentalen Funktion und dem Funktionsniveau am Tage befassen, bestehen wenig Zweifel, dass durch rechtzeitige Diagnostik und Therapie funktionelle Störungen reduziert oder behoben und Spätschäden vermindert werden können. Allerdings sind noch viele Aufgaben zu lösen. Die auf jüngere Patienten ausgerichteten Fragebögen zur Schläfrigkeit, Befindlichkeit und Lebensqualität werden nicht oder nur teilweise ausgefüllt. Die von der Kooperation der Patienten abhängigen Tests zur Erfassung der kognitiven Leistung sind schwierig durchzuführen. Durch die Heterogenität der Patienten aufgrund der mit dem Alter zunehmenden Komorbidität wird die Interpretation der Ergebnisse zusätzlich erschwert. In Zukunft sollten deshalb speziell auf ältere Patienten angepasste Fragebögen und weniger mitarbeitsabhängige Tests zur Beschreibung der mentalen Funktion entwickelt werden. Da die Patienten nicht selten eine Überdruckbeatmung mit einer gewöhnungsbedürftigen Maske ablehnen, ist die Entwicklung von weniger beeinträchtigenden Applikationen von Überdruck zur Beseitigung der Obstruktion wünschenswert. Die zunehmende Alterung der Bevölkerung stellt die Gesellschaft in naher Zukunft vor erhebliche Probleme. Dabei wird insbesondere die Behandlung der dementiellen Erkrankungen einen hohen Einsatz von Ressourcen erfordern und eine hohe emotionale Belastung für die Betroffenen und deren Angehörigen darstellen. Die Behandlung von schlafbezogenen Atmungsstörungen bieten hier einen sehr interessanten Ansatz zur Vorbeugung dieser Erkrankungen.

Literatur

1. Alchanatis M, Zias N, Deligiorgis N et al. (2008) Comparison of cognitive performance among different age groups in patients with obstructive sleep apnea. Sleep Breath 12:17-24

2. Aloia MS, Di Dio L, Ilniczky N et al. (2001) Improving compliance with nasal CPAP and vigilance in older adults with OAHS. Sleep Breath 5:13-21

3. Ancoli-Israel S, Palmer BW, Cooke JR et al. (2008) Cognitive effects of treating obstructive sleep apnea in Alzheimer's disease: a randomized controlled study. J Am Geriatr Soc.56:2076-81

4. Ayalon L, Ancoli-Israel S, Drummond SP (2010) Obstructive sleep apnea and age: a double insult to brain function? Am J RespirCrit Care Med 182:413-9

5. Beebe DW, Groesz L, Wells C et al. (2003) The neuropsychological effects of obstructive sleep apnea: a meta-analysis of norm-referenced and case-controlled data. Sleep 26:298-307

6. Bixler EO, Vgontzas AN, Ten Have T et al. (1998) Effects of age on sleep apnea in men: I. Prevalence and severity.Am J RespirCrit Care Med 157:144-8

7. Castronovo V, Canessa N, Strambi LF et al. (2009) Brain activation changes before and after PAP treatment in obstructive sleep apnea. Sleep 32:1161-72

8. Chong MS, Ayalon L, Marler M et al. (2006) Continuous positive airway pressure reduces subjective daytime sleepiness in patients with mild to moderate Alzheimer's disease with sleep disordered breathing. J Am GeriatrSoc 54:777-81

9. Cooke JR, Ancoli-Israel S, Liu L et al. (2009) Continuous positive airway pressure deepens sleep in patients

with Alzheimer's disease and obstructive sleep apnea. Sleep Med 10:1101-6

10. Cooke JR, Ayalon L, Palmer BW et al. (2009) Sustained use of CPAP slows deterioration of cognition, sleep, and mood in patients with Alzheimer's disease and obstructive sleep apnea: a preliminary study. J Clin Sleep Med 15:305-9

11. Eikermann M, Jordan AS, Chamberlin NL et al. (2007) The influence of aging on pharyngeal collapsibility during sleep. Chest 131:1702-9

12. Ferri CP, Prince M, Brayne C et al. (2005) Alzheimer's Disease International. Global prevalence of dementia: a Delphi consensus study. Lancet 366:2112-7

13. Frohnhofen H, Heuer HC, Kanzia A et al. (2009). Influence of type of treatment for sleep apnea on activities of daily living in a sample of elderly patients with severe sleep apnea. J PhysiolPharmacol 60, Suppl 5:51-5

14. Frohnhofen H, Popp R, Willmann V et al. (2009) Feasibility of the Epworth Sleepiness Scale in a sample of geriatric in-hospital patients. J PhysiolPharmacol 60, Suppl 5:45-9

15. Jaussent I, Bouyer J, Ancelin ML et al. (2012) Excessive sleepiness is predictive of cognitive decline in the elderly. Sleep 35:1201-7

16. Kostikas K, Browne HA, Ghiassi R et al. (2006) The determinants of therapeutic levels of continuous positive airway pressure in elderly sleep apnea patients. Respir Med. 100:1216-25

17. Montserrat JM, Ferrer M, Hernandez L et al. (2001) Effectiveness of CPAP treatment in daytime function in sleep apnea syndrome: a randomized controlled study with an optimized placebo. Am J RespirCrit Care Med 164:608-13

18. Siccoli MM, Pepperell JC, Kohler M (2008) Effects of continuous positive airway pressure on quality of life in patients with moderate to severe obstructive sleep apnea: data from a randomized controlled trial. Sleep 31:1551-8

19. Ware JC, McBrayer RH, Scott JA (2000) Influence of sex and age on duration and frequency of sleep apnea events. Sleep 23:165-70

20. Weaver TE, Chasens ER (2007) Continuous positive airway pressure treatment for sleep apnea in older adults. Sleep Med Rev 11:99-111

21. Yaffe K, Laffan AM, Harrison SL (2011) Sleep-disordered breathing, hypoxia, and risk of mild cognitive impairment and dementia in older women. JAMA 306: 613-9

22. Yamashiro Y, Kryger M (2012) Is laryngeal descent associated with increased risk for obstructive sleep apnea? Chest 141:1407-13

23. Young T, Shahar E, Nieto FJ et al. (2002) Predictors of sleep-disordered breathing in community-dwelling adults: The Sleep Heart Health Study. Arch Intern Med 162:893-900

24. Zimmerman ME, Arnedt JT, Stanchina M (2006) Normalization of memory performance and positive airway pressure adherence in memory-impaired patients with obstructive sleep apnea. Chest 130:1772-8

21. REM-Schlaf bezogene Verhaltensstörung und Neurodegeneration

21.1. Definition und diagnostische Kriterien der REM-Schlafbezogenen Verhaltensstörung und des REM-Schlafs ohne Atonie

Die REM-Schlaf bezogene Verhaltensstörung (*REM sleep behaviour disorder*, RBD) ist eine Parasomnie, bei der es aus dem REM-Schlaf heraus zu motorischer Unruhe, Vokalisationen oder plötzlichen Bewegungsmustern kommt, die potentiell selbst- oder fremdverletzend und mit partiellem Traumerleben assoziiert sind. Im Oberflächen-Elektromyogramm (EMG) bleibt zeitgleich die für den REM-Schlaf charakteristische Absenkung des Muskeltonus aus, so dass eine unphysiologische Tonuserhöhung mit entweder tonisch oder phasisch vermehrter EMG-Aktivität detektiert werden kann. Liegen diese EMG-Auffälligkeiten vor, ohne dass sich aus der Anamnese oder der Polysomnographie weitere Anhaltspunkte für eine klinisch manifeste Parasomnie ergeben, spricht man von REM-Schlaf ohne Atonie (*REM sleep without atonia*, RSWA). Nach der Internationalen Klassifikation der Schlafstörungen (ICSD-2) gehen in die Diagnosekriterien des RBD sowohl klinische und anamnestische als auch polysomnographische Aspekte ein [1]:

- Polysomnographischer Nachweis von RSWA in Gestalt einer anhaltenden tonischen Muskeltonuserhöhung im submentalen EMG oder einer intermittierenden phasischen Muskeltonuserhöhung bei Ableitung vom M. mentalis oder von Bein- oder Armmuskeln.

- Vorliegen anamnestischer Hinweise auf (potentiell) selbst- oder fremdverletzendes Verhalten im Schlaf ODER polysomnographischer Nachweis von REM-Schlaf-bezogenen Verhaltensauffälligkeiten

- Fehlen Epilepsie-typischer Muster während des REM-Schlafs ODER eindeutige Abgrenzbarkeit der Verhaltensstörung von etwaigen epileptischen Anfällen während des REM-Schlafs

- Die Schlafstörung kann durch keine andere schlafmedizinische, neurologische, psychiatrische oder internistische Erkrankung und auch nicht durch Medikamenten- oder Substanzeinfluss besser erklärt werden.

21.2. Epidemiologie

Die Häufigkeit der RBD nimmt mit dem Alter zu. Die Prävalenz beträgt in der Allgemeinbevölkerung 0,38 bis 0,5 % und liegt jenseits des 70. Lebensjahres möglicherweise über 5 % [2]. In einer unselektierten Population von Patienten, die aufgrund von Schlafstörungen in einem Schlaflabor vorstellig werden, ist eine Prävalenz von 4,8 % beschrieben [3]. Das mittlere Erkrankungsalter liegt zwischen dem 50. und 60. Lebensjahr. Manifestiert sich das RBD in der zweiten Lebenshälfte (nach dem 50. Lebensjahr), sind Männer erheblich häufiger betroffen als Frauen (9:1, [4]). Bei früherem Erkrankungsbeginn ist das Geschlechterverhältnis sehr viel ausgeglichener; die entsprechenden Angaben belaufen sich auf 1,25:1 bis 1,4:1 [5].

21.3. Krankheitsbild

Für die Erfassung RBD-assoziierter Symptome sind sowohl die Eigen- als auch die Fremdanamnese unentbehrlich. Da betroffene Patienten nicht selten eine zumindest partielle Amnesie für die nächtlichen Vorkommnisse haben, können häufig vor allem die Ehe- bzw. Bettpartner entscheidende Angaben machen. Verhaltensstörungen im Rahmen einer RBD sind, vor allem bei später Manifestation, aggressiv gefärbt. Überwiegend in der zweiten Nachthälfte kommt es zu plötzlichen, z.T. ausfahrenden Bewegungen der Arme oder Beine, abruptem Aufrichten im Bett, lautem Rufen oder Sprechen sowie mitunter zu komplexeren motorischen Handlungen, die mehr oder weniger stark mit Trauminhalten assoziiert sind oder scheinen. Hiermit verbunden ist das Risiko, dass Patienten aus dem Bett fallen, sich Prellungen zuziehen oder den Bettpartner schlagen oder würgen, so dass ein relevantes Selbst- oder Fremdverletzungspotential vorliegen kann. Fakultativ kommt es zum Erwachen mit vollständiger oder partieller Amnesie für das Ereignis. Die assoziierten Träume werden häufig als bedrohlich, beängstigend, gewalttätig und besonders lebhaft beschrieben. Betroffene Patienten und ihre Angehörigen suchen weniger aufgrund von Durchschlafstörungen, sondern vielmehr wegen manifest gewordener Selbst- oder Fremdverletzungen ärztliche Hilfe. Ist mit der nächtlichen Verhaltens- auch eine Durchschlafstörung verbunden, klagen betroffene Patienten zusätzlich über einen unerholsamen Nachtschlaf und eine vermehrte Schläfrigkeit am Tage. Ein vollständiges Bild der Erkrankung ergibt sich aus der Anamnese nur dann, wenn auch die möglichen sozialen Konsequenzen der nächtlichen Verhaltensauffälligkeiten in den Blick genommen werden. Häufig kann erfragt werden, dass Betroffene beispielsweise Übernachtungen in Hotels oder Gruppenreisen vermeiden. Insbesondere im Falle fremdaggressiver Verhaltensweisen können auf Seiten der Partner Schuldzuweisungen, Unverständnis oder Ratlosigkeit auftreten, während die Betroffenen selbst nicht selten von erheblicher Scham erfüllt sind.

21.4. Diagnostik (Screening – Fragebögen und PSG, erweiterte EMG-Montage)

Zur strukturierten Diagnostik und insbesondere zum Screening eines RBD wurden verschiedene Fragebögen entwickelt, die entweder von potentiell Betroffenen selbst oder vom Bettpartner ausgefüllt werden. Der Mayo sleep questionnaire for REM sleep behavior [6] ist ein validierter, Partner-basierter Fragebogen zum Auftreten von Symptomen eines RBD bei älteren Patienten mit manifestem Parkinson-Syndrom oder Kognitionsstörungen. Der REM sleep behavior disorder questionnaire (Patienten-basiert, [7]) ist als Screening-Instrument hervorragend validiert und weist einen hohen Prädiktionswert auf. Der auch in deutscher Sprache vorliegende REM sleep behavior disorder screening questionnaire ist ebenfalls Patienten-basiert und erlaubt eine weitgehend zuverlässige Unterscheidung zwischen Personen mit und ohne RBD-verdächtige Verhaltensauffälligkeiten im Schlaf [8].

Den Goldstandard in der schlafmedizinischen Diagnostik des RBD stellt die Polysomnographie mit Videomonitoring und Tonaufzeichnung dar. Diese erlaubt zum einen die genaue Zuordnung nächtlicher Verhaltensstörungen zum REM-Schlaf. Zum anderen ermöglicht nur die Erfassung von Muskeltonusänderungen beim Übergang vom Non-REM- zum REM-Schlaf und während des REM-Schlafes den zur Diagnosestellung notwendigen Nachweis von RSWA. In der Polysomnographie wird das EMG standardmäßig vom M. mentalis und von den Mm. tibiales anteriores abgeleitet [9]; in einer jüngeren Publikation wurde vorgeschlagen, die EMG-Montage auf den M. flexor digitorum superficialis, den M. biceps brachii und den M. abductor pollicis brevis beiderseits auszuweiten, um die Sensitivität der Detektion von RSWA zu erhöhen [10]. Nach den Leitlinien der AASM wird in der Polysomnographie dann eine tonische Muskelaktivität im REM-Schlaf gewertet, wenn über mindestens 50 % einer REM-Schlaf-Epoche eine EMG-Aktivität vorhanden ist, deren Amplitude über der minimalen Amplitude im Non-REM-Schlaf liegt. Phasische Muskelaktivität im REM-Schlaf wird gewertet, wenn mindestens 5 von 10 Miniepochen REM-Schlaf (à 30 Sekunden) eine transiente Muskelaktivität von 0,1-5,0 Sekunden Dauer aufweisen, deren Amplitude mindestens vierfach höher ist als die Hintergrundaktivität [9].

Besteht diagnostische Unklarheit bezüglich der Einordnung nächtlicher Verhaltensauffälligkeiten, erlaub nur die Polysomnographie eine Abgrenzung gegenüber schlafgebundenen Anfällen, Panikattacken, Pavor nocturnus, Schlafwandeln, verwirrtem Erwachen *(confusional arousal)* und Alpträumen.

21.5. Unterformen des RBD

Derzeit werden das idiopathische RBD, das RBD bei neurodegenerativen Krankheiten, das RBD im Rahmen anderer Erkrankungen und ein medikamenteninduziertes RBD voneinander abgegrenzt. Unter einem idiopathischen RBD (iRBD) wird ein isoliertes RBD ohne klinische Hinweise auf eine andere Erkrankung oder Medikamenteneinfluss verstanden.

21.6. RBD bei neurodegenerativen Erkrankungen

Die mit dem RBD assoziierten neurodegenerativen Erkrankungen sind allesamt sogenannte α-

Synukleopathien, d.h. Erkrankungen, die aufgrund neuropathologischer und pathophysiologischer Gemeinsamkeiten zusammengefasst werden. Hierzu zählen der Morbus Parkinson (idiopathisches Parkinsonsyndrom; IPS), die Demenz mit Lewy-Körperchen (LBD) und die Multisystematrophien (MSA) einschließlich der *pure autonomic failure* (PAF).

Zwischen dem RBD und dem IPS besteht eine starke Assoziation. Bei einer Studie mit 457 IPS-Patienten wiesen 46 % ein RBD auf, und unter Patienten mit einem erstmals diagnostizierten RBD, war bei 38 % ein IPS oder eine andere Synukleopathie vorhanden [11]. Das RBD kann der klinischen Manifestation eines IPS um Jahre vorausgehen oder aber in jedem Krankheitsstadium des IPS überhaupt erst auftreten. IPS-Patienten mit RBD scheinen ein erhöhtes Risiko für neurokognitive Defizite zu haben. Umgekehrt weisen Patienten mit iRBD häufig visuo-konstruktive und kognitive Beeinträchtigungen auf, wie sie sich in ausgeprägterer Form auch bei Patienten mit IPS und insbesondere LBD finden [12, 13]. Die LBD ist eine häufige Demenzform, die klinisch durch eine dementielle Entwicklung mit starker Raumsinnstörung, visuelle Halluzinationen und ein erst im Verlauf entstehendes Parkinson-Syndrom gekennzeichnet ist. Viele Patienten mit LBD haben eine REM-Schlaf-Verhaltensstörung und ein Teil der Patienten mit iRBD entwickeln im Lauf der Zeit eine Demenz mit den klinischen und neuropathologischen Charakteristika der LBD [13, 14]. Dies gilt insbesondere für iRBD-Patienten, die bei Diagnosestellung bereits eine milde kognitive Beeinträchtigung *(mild cognitive impairment)* und eine Raumsinnstörung aufweisen. Die Multisystematrophien (MSA) sind von allen α-Synukleopathien am stärksten mit dem RBD assoziiert. Nahezu jeder MSA-Patient hat ein RBD [15]. Die MSA sind neurodegenerative Erkrankungen, die oft mit dementiellen und fast immer mit ausgeprägten autonomen Symptomen einhergehen (Orthostaseneigung, Pulsstarre, Obstipation, Blasenentleerungsstörung, erektile Dysfunktion). Ein Parkinson- oder ein cerebelläres Syndrom kann klinisch im Vordergrund stehen und erlaubt häufig eine entsprechende Klassifizierung (MSA-P bzw. MSA-C). Bei der PAF sind Symptome der schweren autonomen Dysfunktion über lange Zeit isoliert vorhanden. Das Vorliegen autonomer Störungen bei Patienten mit iRBD ist mit einem erhöhten Risiko für die Entwicklung einer MSA, einer LBD oder eines IPS verbunden [14].

21.7. Pathophysiologie des RBD

RSWA und RBD stellen mit hoher Wahrscheinlichkeit ein Kontinuum dar und spiegeln eine graduell unterschiedlich stark ausgeprägte Störung der Regulation des REM-Schlafes wider[16]. REM-Schlaf ist durch das gleichzeitige Auftreten von Schlaf, Traum und Muskelatonie gekennzeichnet. Eine zentrale Rolle in der Steuerung des REM-Schlafes spielen Anteile der Formatio reticularis, der Locus coeruleus (noradrenerg) und weitere Hirnstammbereiche wie der Nucleus pedunculopontinus (cholinerg) und die Substantia nigra (dopaminerg). Aber auch thalamische und hypothalamische, insbesondere hypocretinerge Kerngebiete sind wesentlich beteiligt. RSWA und RBD sind durch einen Wegfall der aktiven Hemmung nach spinal gerichteter, motorischer Impulse auf Hirnstammebene bedingt. Dieser ist Ausdruck einer fortschreitenden Neurodegeneration in diesen Bereichen, die im Fall des IPS mit den neuropathologischen Veränderungen der Braak-Stadien 2 und 3 in Beziehung gebracht werden können [17]. Die erhöhte Prävalenz des RBD bei Narkolepsie-Patienten wird als Ausdruck einer durch den Hypocretinmangel bedingten Dysregulation der Muskeltonusabsenkung im REM-Schlaf betrachtet.

21.8. Risikoabschätzung bei Patienten mit iRBD oder RSWA

In den letzten Jahren wurden zahlreiche Untersuchungen zu der Frage durchgeführt, ob und mit welcher Zuverlässigkeit bei Patienten mit iRBD oder auch nur RSWA der Übergang zu einer manifesten neurodegenerativen Erkrankung mit motorischen, kognitiven und autonomen Symptomen vorausgesagt werden kann. Als mögliche Prädiktoren wurden dabei sowohl klinische Charakteristika und Symptome als auch apparative Diagnostikverfahren herangezogen. Der positive oder negative prädiktive Wert der einzelnen Zusatzbefunde variiert stark und kann durch ihre Kombination erheblich gesteigert werden, so dass in bestimmten Konstellationen eine klare Aussage darüber gemacht werden kann, ob ein Patient mit iRBD ein erhöhtes Risiko hat, eine der genannten neurodegenerativen Erkrankungen zu entwickeln. Im Folgenden werden die wichtigsten klinischen und apparativen Befunde erläutert, allerdings sei darauf hingewiesen, dass im Einzelfall sorgfältig erwogen werden muss, welche Zusatzdiagnostik zu welchem Zeitpunkt angestrebt werden sollte oder vom Patienten erwünscht ist. Weitere Studien werden klären, welche Kombination diagnostischer Verfahren mit einem vertretbaren und zumutbaren Aufwand die beste Prädiktion ermöglicht und welche Konsequenzen sich hieraus für die frühzeitige Anwendung zukünftiger neuroprotektiver Therapieverfahren ergeben.

- Geruchssinnstörung [18]: Der semiquantitative Nachweis einer Hyposmie mittels einer standardisierten Riechtestung ist bei Patienten mit iRBD mit einem erhöhten Risiko eines IPS mit oder ohne begleitende dementielle Symptome verbunden. In einer prospektiven Studie waren nur 35,4 % der iRBD-Patienten mit Hyposmie nach 5 Jahren frei von Symptomen eines IPS [19].
- Farb-/Raumsinnstörung [20]: Nur 26 % bzw. 18 % der iRBD-Patienten und Farb-/Raumsinnstörung waren nach 5 J. symptomfrei [19, 21].
- *Mild cognitive impairment* (MCI, [15, 22]): insbesondere Störungen des Verbalgedächtnisses und der Exekutivfunktionen, wahrscheinlich prädiktiv für die Entwicklung einer manifesten Demenz (prospektive Studien hierzu sind bislang nicht publiziert).
- kardiales ^{123}I-MIBG-PET: Der Nachweis einer sympathischen Denervation des Herzens ist häufig und spezifisch sowohl für das IPS als auch die iRBD, ein prädiktiver Wert kann dieser Diagnostik bislang aber nicht beigemessen werden [19].
- Mittelhirnsonograpie und SPECT (DAT-Scan): Diese Diagnostik dient dem Nachweis einer Hyperechogenität der Substantia nigra bzw. einer striatalen Störung des Dopamintransports; letztere ist auf den Untergang von Substantia-nigra-Neuronen zurückzuführen. Unauffällige Befunde in beiden Untersuchungen waren in einer prospektiven Studie über 2,5 Jahre hinweg mit Symptomfreiheit verbunden, während bei doppelt pathologischem Befund der Übergang in eine klinisch manifeste Synukleopathie mit einer Sensitivität von 100 % vorausgesagt werden kann [23].

21.9. RBD bei immunvermittelten und anderen Erkrankungen des ZNS

Aus Fallberichten ist bekannt, dass ein RBD auch infolge nicht primär degenerativer ZNS-Erkrankungen auftreten kann. Durch vaskuläre Läsionen, Raumforderungen oder entzündliche Veränderungen zumeist im Hirnstamm können Kerngebiete betroffen sein, die Anteil an der komplexen Regulation des REM-Schlafes und insbesondere an der aktiven Hemmung motorischer Impulse auf Hirnstammebene haben. Unter den immunvermittelten Erkrankungen sind insbesondere die multiple Sklerose, die paraneoplastische limbische Enzephalitis (mit VGKC-Autoantikörpern) und insbesondere die Narkolepsie hervorzuheben [24, 25]. Eine Assoziation zwischen Narkolepsie und RBD scheint vergleichsweise häufig zu sein; aus jeweils einer PSG-basierten und einer Fragebogen-Studie ergab sich eine Prävalenz des RBD von 50 % bzw. 36 % bei Narkolepsie-Patienten [25, 26]. RBD-Symptome beginnen bei Patienten mit Narkolepsie in der Regel deutlich vor dem 50. Lebensjahr und scheinen mit weniger aggressiv gefärbten Trauminhalten und Verhaltensauffälligkeiten einherzugehen [26].

21.10. Therapie des RBD

Behandlungsoptionen bei RBD umfassen neben einer medikamentösen Therapie vor allem eine ausführliche Aufklärung aller Beteiligten, Maßnahmen zur Erhöhung der Sicherheit und technische Weckhilfen.

Für Betroffene und Angehörige ist eine umfassende Aufklärung über die Erkrankung von großer Bedeutung. Schuld- und Schamgefühle sollten ebenso wie Ängste und Vorwürfe nach Möglichkeit im Gespräch abgebaut werden. Getrennte Betten oder separate Schlafzimmer verhindern, dass der Bettpartner zu Schaden kommt. Bettgitter können dann zum Einsatz kommen, wenn der Patient oft nachts aus dem Bett fällt. Nachtschränke, spitze Gegenstände, Lampen etc. sollten außer Reichweite liegen bzw. stehen. Weckgeräte, die bereits zu Beginn einer vermehrten motorischen Aktivität mit einem Alarmsignal reagieren, können die REM-Phase frühzeitig unterbrechen. Betroffene sollten grundsätzlich auf abendlichen Alkoholkonsum verzichten, da der potentielle REM-Rebound am frühen Morgen zu einer Symptomhäufung führen kann. Relevante schlafmedizinische Begleiterkrankungen wie z.B. ein Schlafapnoe-Syndrom sollten effektiv behandelt sein, sofern die RBD-Symptome eine entsprechende Therapie nicht unmöglich machen.

Die beiden am häufigsten zur Behandlung des RBD eingesetzten Medikamente sind Clonazepam [27] und Melatonin [28-30]. Clonazepam wird in einer Dosis von 0,25 bis 2,0 mg ca. 30 Minuten vor dem Schlafengehen verabreicht. Die Dosistitration erfolgt nach Wirkung und Verträglichkeit; letztere bemisst sich insbesondere an einem eventuellen Überhang am Morgen. Weitere unerwünschte Arzneimittelwirkungen sind gelegentlich Konzentrations- und Gedächtnisstörungen, Störungen der Sexualfunktion sowie die mögliche Verstärkung obstruktiver Hypopnoen und Apnoen während der Nacht. Benzodiazepine wirken REM-Schlaf-suppressiv und unterdrücken REM-Schlaf-assoziierte Verhaltensauffälligkeiten, führen jedoch nicht zu einer Wiederherstellung einer physiologischen Muskeltonusabsenkung im REM-Schlaf [31]. RSWA ist unter Clonazepam also weiterhin vorhanden. Bei Patienten mit manifester Demenz oder mit schlafbezogenen Atmungsstörungen sind die Auswirkungen der Medikation mit besonderer Sorgfalt zu überprüfen.

Melatonin ist in der Regel weniger effektiv in der Unterdrückung parasomnischer Symptome, wird jedoch oft besser vertragen als Clonazepam. Mögliche Nebenwirkungen von Melatonin sind dosisabhängig und umfassen morgendliche Kopfschmerzen, Übelkeit, Schläfrigkeit tagsüber und selten visuelle Halluzinationen. Nicht-retardiertes Melatonin wird in einer Dosis von 3-12 mg kurz vor dem Schlafgehen eingenommen; es ist in Deutschland nicht verschreibungsfähig. Retardiertes Melatonin (Circadin®) ist nur zur kurzfristigen Therapie der Insomnie ab dem 55. Lebensjahr zugelassen. Die empfohlene abendliche Dosis beim RBD beträgt 2-4 mg 60-90 Minuten vor dem Schlafgehen. Eine Evaluation der Wirksamkeit von Circadin® auf die Symptome eines RBD ist bisher nicht systematisch erfolgt.

Literatur

1. American Academy of Sleep Medicine. International Classification of Sleep Disorders, n.e.I.-D.a.c.m.W., IL: American Academy of Sleep Medicine, 2005.

2. Chiu HF, YK Wing, LC Lam, SW Li, CM Lum, T Leung, CK Ho. Sleep-related injury in the elderly—an epidemiological study in Hong Kong. Sleep 2000;23(4): 513-7.

3. Frauscher B, V Gschliesser, E Brandauer, I Marti, MT Furtner, H Ulmer, W Poewe, B Hogl. REM sleep behavior disorder in 703 sleep-disorder patients: the importance of eliciting a comprehensive sleep history. Sleep Med 2010;11(2):167-71.

4. Wing YK, SP Lam, SX Li, MW Yu, SY Fong, JM Tsoh, CK Ho, VK Lam, REM sleep behaviour disorder in Hong Kong Chinese: clinical outcome and gender comparison. J Neurol Neurosurg Psychiatry 2008;79(12):1415-6.

5. Bonakis A, RS Howard, IO Ebrahim, S Merritt, A Williams. REM sleep behaviour disorder (RBD) and its associations in young patients. Sleep Med 2009;10(6):641-5.

6. Boeve BF, JR Molano, TJ Ferman, GE Smith, SC Lin, K Bieniek, W Haidar, M Tippmann-Peikert, DS Knopman, NR Graff-Radford, JA Lucas, RC Petersen, MH Silber. Validation of the Mayo Sleep Questionnaire to screen for REM sleep behavior disorder in an aging and dementia cohort. Sleep Med 2011;12(5):445-53.

7. Li SX, YK Wing, SP Lam, J Zhang, MW Yu, CK Ho, J Tsoh, V Mok. Validation of a new REM sleep behavior disorder questionnaire (RBDQ-HK). Sleep Med 2010; 11(1):43-8.

8. Stiasny-Kolster K, G Mayer, S Schafer, JC Moller, M Heinzel-Gutenbrunner, WH Oertel. The REM sleep behavior disorder screening questionnaire—a new diagnostic instrument. Mov Disord 2007;22(16):2386-93.

9. Iber C, A-IS, Chesson A, Quan SF, editors, 1st ed. Westchester, IL: American Academy of Sleep MedicinThe AASM manual for the scoring of sleep and associated events: rules, terminology, and technical specification. 2007.

10. Frauscher B, A Iranzo, C Gaig, V Gschliesser, M Guaita, V Raffelseder, L Ehrmann, N Sola, M Salamero, E Tolosa, W Poewe, J Santamaria, B Hogl. Normative EMG values during REM sleep for the diagnosis of REM sleep behavior disorder. Sleep 2012;35(6):835-47.

11. Schenck CH, SR Bundlie, MW Mahowald. Delayed emergence of a parkinsonian disorder in 38 % of 29 older men initially diagnosed with idiopathic rapid eye movement sleep behaviour disorder. Neurology 1996;46(2): 388-93.

12. Olson EJ, BF Boeve, MH Silber. Rapid eye movement sleep behaviour disorder: demographic, clinical and laboratory findings in 93 cases. Brain 2000;123(Pt 2):331-9.

13. Fantini ML, E Farini, P Ortelli, M Zucconi, M Manconi, S Cappa, L Ferini-Strambi. Longitudinal study of

cognitive function in idiopathic REM sleep behavior disorder. Sleep 2011;34(5):619-25.

14. Postuma RB, JF Gagnon, M Vendette, JY Montplaisir. Markers of neurodegeneration in idiopathic rapid eye movement sleep behaviour disorder and Parkinson's disease. Brain 2009;132(Pt 12):3298-307.

15. Terzaghi M, E Sinforiani, C Zucchella, E Zambrelli, C Pasotti, V Rustioni, R Manni. Cognitive performance in REM sleep behaviour disorder: a possible early marker of neurodegenerative disease? Sleep Med 2008;9(4):343-51.

16. Boeve BF, MH Silber, CB Saper, TJ Ferman, DW Dickson, JE Parisi, EE Benarroch, JE Ahlskog, GE Smith, RC Caselli, M Tippman-Peikert, EJ Olson, SC Lin, T Young, Z Wszolek, CH Schenck, MW Mahowald, PR Castillo, K Del Tredici, H Braak. Pathophysiology of REM sleep behaviour disorder and relevance to neurodegenerative disease. Brain 2007;130(Pt 11):2770-88.

17. Braak H, K Del Tredici. Neuroanatomy and pathology of sporadic Parkinson's disease. Adv Anat Embryol Cell Biol 2009;201:1-119.

18. Fantini ML, RB Postuma, J Montplaisir, L Ferini-Strambi. Olfactory deficit in idiopathic rapid eye movements sleep behavior disorder. Brain Res Bull 2006; 70(4-6):386-90.

19. Postuma RB, JF Gagnon, M Vendette, C Desjardins, JY Montplaisir. Olfaction and color vision identify impending neurodegeneration in rapid eye movement sleep behavior disorder. Ann Neurol 2011;69(5):811-8.

20. Marques A, K Dujardin, M Boucart, D Pins, M Delliaux, L Defebvre, P Derambure, C Monaca. REM sleep behaviour disorder and visuoperceptive dysfunction: a disorder of the ventral visual stream? J Neurol 2010; 257(3):383-91.

21. Sixel-Doring F, E Trautmann, B Mollenhauer, C Trenkwalder. Associated factors for REM sleep behavior disorder in Parkinson disease. Neurology 2011;77(11): 1048-54.

22. Massicotte-Marquez J, A Decary, JF Gagnon, M Vendette, A Mathieu, RB Postuma, J Carrier, J Montplaisir. Executive dysfunction and memory impairment in idiopathic REM sleep behavior disorder. Neurology 2008; 70(15): p. 1250-7.

23. Iranzo A, F Lomena, H Stockner, F Valldeoriola, I Vilaseca, M Salamero, JL Molinuevo, M Serradell, J Duch, J Pavia, J Gallego, K Seppi, B Hogl, E Tolosa, W Poewe, J Santamaria. Decreased striatal dopamine transporter uptake and substantia nigra hyperechogenicity as risk markers of synucleinopathy in patients with idiopathic rapid-eye-movement sleep behaviour disorder: a prospective study [corrected]. Lancet Neurol 2010;9(11): 1070-7.

24. Schenck CH, MW Mahowald. Motor dyscontrol in narcolepsy: rapid-eye-movement (REM) sleep without atonia and REM sleep behavior disorder. Ann Neurol 1992;32(1):3-10.

25. Nightingale S, JC Orgill, IO Ebrahim, SF de Lacy, S Agrawal, AJ Williams. The association between narcolepsy and REM behavior disorder (RBD). Sleep Med 2005;6(3):253-8.

26. Ferri R, C Franceschini, M Zucconi, S Vandi, F Poli, O Bruni, C Cipolli, P Montagna, G Plazzi. Searching for a marker of REM sleep behavior disorder: submentalis muscle EMG amplitude analysis during sleep in patients with narcolepsy/cataplexy. Sleep 2008;31(10):1409-17.

27. Ferri R, S Marelli, L Ferini-Strambi, A Oldani, F Colli, CH Schenck, M Zucconi. An observational clinical and video-polysomnographic study of the effects of clonazepam in REM sleep behavior disorder. Sleep Med 2012.

28. Kunz D, F Bes. Melatonin as a therapy in REM sleep behavior disorder patients: an open-labeled pilot study on the possible influence of melatonin on REM-sleep regulation. Mov Disord 1999;14(3):507-11.

29. Kunz D, F Bes. Melatonin effects in a patient with severe REM sleep behavior disorder: case report and theoretical considerations. Neuropsychobiology 1997;36(4): 211-4.

30. Kunz D, R Mahlberg. A two-part, double-blind, placebo-controlled trial of exogenous melatonin in REM sleep behaviour disorder. J Sleep Res 2010;19(4):591-6.

31. Schenck CH, MW Mahowald. Long-term, nightly benzodiazepine treatment of injurious parasomnias and other disorders of disrupted nocturnal sleep in 170 adults. Am J Med 1996;100(3):333-7.

22. Differentialdiagnose der Epilepsien und Parasomnien

Schlaf ist ein aktiver, dynamisch regulierter Prozess, welcher alle Ebenen des Nervensystems von einzelnem Neuron über lokale Netzwerke bis zum globalen System involviert. Daher prädestiniert er für Störungen, die mit spezifischen Funktionszuständen und mehr noch den Übergängen zwischen diesen assoziiert sind. Diese Störungen sind teils harmlos und selbstlimitierend, teils handelt es sich jedoch um ernsthafte Erkrankungen mit erheblichen therapeutischen Konsequenzen. Besonderes Augenmerk ist dabei auf die korrekte Differenzierung von Parasomnien und vergleichbaren Störungen gegenüber epileptischen Anfällen zu richten, um Fehldiagnosen und möglicherweise jahrelange Fehlbehandlungen zu vermeiden. Die Diagnostik wird erschwert durch die im Schlaf eingeschränkte und veränderte Wahrnehmung des Patienten, so dass anamnestische Angaben nur in reduzierter Qualität und Quantität verfügbar sind, was zu besonderen diagnostischen Herausforderungen führt. Aufgrund der charakteristischen klinischen Merkmale kann dennoch eine große Zahl von Störungen bereits durch eine präzise (Fremd-)Anamnese korrekt eingeordnet werden; einzelne Krankheitsbilder und Patienten erfordern jedoch den Einsatz des gesamten verfügbaren diagnostischen Apparates.

Im Folgenden werden zunächst die für die hier diskutierte Thematik relevanten Parasomnien und vergleichbaren Diagnosen sowie die schlafgebundenen Epilepsien kurz umrissen. Anschließend werden differentialdiagnostische Kriterien und Verfahren detailliert diskutiert.

Parasomnien sind definiert als episodisch auftretende Unterbrechungen des Schlafs infolge ungewöhnlicher körperlicher Phänomene oder Verhaltensweisen (☞ Tab. 22.1). Die aus dem Schlaf heraus auftretenden Auffälligkeiten stehen dabei im Vordergrund der Beschwerden, nicht dagegen Klagen über Ein- und Durchschlafstörungen oder unerholsamen Schlaf. In Einzelfällen, insbesondere bei einer hohen Frequenz der Episoden, können aber auch Parasomnien die Schlafqualität massiv beeinträchtigen und zu einer entsprechenden Tagessymptomatik führen.

Arousalstörungen aus dem NREM-Schlaf umfassen die Schlaftrunkenheit, das Schlafwandeln und den Pavor nocturnus. Diese Störungen haben folgende gemeinsame Merkmale:

- Beginn und Maximum der Symptomatik meist im Kleinkindesalter
- Persistenz bis ins Erwachsenenalter möglich, gelegentlich auch Wiederauftreten
- Auftreten aus dem NREM-Schlaf, typischerweise aus dem Tiefschlaf oder unmittelbar im Anschluss daran aus Stadium N2
- Auftreten früh in der Nacht/Hauptschlafphase

Arousalstörungen aus dem NREM-Schlaf	REM-Schlaf gebundene Parasomnien	Andere Parasomnien (keine eindeutige REM- oder NREM-Zuordnung)

• Schlaftrunkenheit
• Schlafwandeln
• Pavor nocturnus
• [Mischtyp] (nicht ICSD-klassifiziert)
	• REM-Schlaf-Verhaltensstörung
	• Rezidivierende isolierte Schlaflähmung
	• Nächtliche Alpträume
		• Schlafbezogene dissoziative Störung
		• Schlafbezogene Enuresis
		• Nächtliches Stöhnen (Katathrenie)
		• Exploding-Head-Syndrom
		• Schlafbezogene Halluzinationen
		• Schlafbezogene Essstörung
		• Andere Parasomnien
		  - medikamentös/substanzbedingt
		  - durch körperliche Erkrankung
		  - nicht näher bezeichnet

Tab. 22.1: Parasomnien nach ICSD-2 [1].

- Verwirrtheit, retrograde Amnesie
- Inadäquate Handlungen
- Schwere Erweckbarkeit
- Häufige Kombination der Störungen.

Eine semiologische Analyse von Video-EEG-polygraphisch dokumentierten NREM-Parasomnien konnte zeigen, dass die traditionelle Differenzierung der genannten drei Typen eine zu starke Simplifikation darstellen dürfte; tatsächlich handelt es sich eher um ein Kontinuum mit den drei Hierarchieebenen einfache Arousals, abnorme nicht agitierte motorische Phänomene und verstörtes, ängstlich-agitiertes Verhalten [2], deren quantitativer Beitrag zu den einzelnen Störungsbildern bestimmte Prädilektionstypen bestimmt. Eine in der ICSD nicht klassifizierte vierte Subgruppe, die alle 3 Verhaltensmuster in fluktuierender Ausprägung umfasst, wurde in diesem Kontext beschrieben.

Die meisten der für NREM-Parasomnien charakteristischen klinischen Merkmale können auch für schlafgebundene epileptische Anfälle zutreffen, was diese Störungsbilder prädestiniert für eine entsprechende Differentialdiagnostik.

Unter den **REM-Schlaf-gebundenen Parasomnien** gibt meist nur die Verhaltensstörung im REM-Schlaf Anlass zu differentialdiagnostischen Überlegungen. Diese ist in der ICSD polysomnographisch definiert durch REM-Schlaf ohne Atonie, kombiniert entweder mit real oder potentiell gefährdendem oder verletzendem Verhalten im Schlaf, oder mit abnormem REM-Schlaf-Verhalten in der PSG. Dies bewirkt eine Unterbrechung der Schlafkontinuität. Eine anderen Erkrankung als Ursache muss ausgeschlossen werden, wobei eine Epilepsie als Differentialdiagnose explizit genannt wird.

Alpträume und die rezidivierende isolierte Schlaflähmung sind klinisch in der Regel so charakteristisch, dass keine Probleme bei der Einordnung entstehen. Kindliche fokale Epilepsien müssen aber gelegentlich von Alpträumen abgegrenzt werden, wenn die affektive Symptomatik im Vordergrund steht.

Unter den **Parasomnien, die nicht spezifisch an den NREM- oder REM-Schlaf gebunden sind**, müssen vor allem die Enuresis nocturna und die schlafbezogene dissoziative Störung von epileptischen Anfällen differenziert werden. Die Enuresis ist dabei insofern relevant, als sie einziges evidentes Symptom von schlafgebundenen Anfällen sein kann, wenn eine Fremdbeobachtung nicht vorliegt oder nur diskrete motorische Phänomene während der Anfälle auftreten. Die Differenzierung von epileptischen und dissoziativen Anfällen kann eine der größten diagnostischen Herausforderungen in der Epileptologie darstellen, zumal beide Störungen parallel bestehen können.

Die ICSD nennt weitere schlafbezogene Phänomene, die nicht als Parasomnien klassifiziert werden, diesen jedoch klinisch nahe stehen und daher ebenfalls hier berücksichtigt werden müssen (☞ Tab. 22.2). Unter den **schlafbezogenen Bewegungsstörungen** sind für die hier behandelte Thematik vorwiegend die periodischen Bewegungen der Gliedmaßen im Schlaf, der Bruxismus und die schlafbezogene rhythmische Bewegungsstörung relevant. Unter den **isolierte Symptomen und Normvarianten** müssen das Sprechen im Schlaf, der hypnagoge Fußtremor, die alternierende Aktivierung der Beinmuskulatur, und diverse myoklonische Phänomene von ähnlichen epileptischen Symptomen abgegrenzt werden.

Schlafbezogene Bewegungsstörungen
• Restless-Legs-Syndrom
• Periodische Bewegungsstörungen der Gliedmaßen i.S.
• Nächtliche Muskelkrämpfe
• Bruxismus
• Schlafbezogene rhythmische Bewegungsstörung
• Schlafbezogene Bewegungsstörung, nicht spezifiziert
• Schlafbezogene Bewegungsstörung durch Medikamente
• Schlafbezogene Bewegungsstörung im Rahmen einer anderen Erkrankung
Isolierte Symptome, Normvarianten, ungelöste Fragen
• Sprechen im Schlaf
• Hypnagoger Fußtremor und alternierende Aktivierung der
• Beinmuskulatur
• Einschlafzuckungen
• Gutartiger Schlafmyoklonus des Kindesalters
• Propriospinaler Myoklonus bei Schlafbeginn
• Exzessiver fragmentarischer Myoklonus

Tab. 22.2: Differentialdiagnostisch relevante schlafbezogene Phänomene.

Schlafgebundene Epilepsien sind als deskriptive Entität zwar klinisch plausibel, sind aber aufgrund der Heterogenität der zugrundeliegenden Syndrome nicht als eigene Kategorie in der aktuellen Klassifikation der ILAE abgebildet [3]. Erstmals wurde der Begriff "Schlafepilepsie" von Magnusson (1936) verwendet [4] und von weiteren Autoren für die von Anfällen am Tag und dem gemischten Typ abgegrenzt. Schlafgebundene Epilepsien im engen Sinn sind vor allem die aufgrund ihrer Anfallsprognose früher als benigne bezeichneten genetischen fokalen Epilepsien des Kindesalters und die autosomal dominante Frontallappenepilepsie (ADFLE). Die genetischen generalisierten Epilepsien, insbesondere die juvenile myoklonische Epilepsie und die Aufwach-Grand-mal-Epilepsie, zeigen eine deutliche Bindung der Anfallshäufigkeit an den Schlaf-Wach-Rhythmus. Eine Assoziation mit dem Schlaf ist auch für die Absencen-Epilepsien, die primär generalisierte Epilepsie, das West-Syndrom, das Lennox-Gastaut-Syndrom und die fokalen Epilepsien, insbesondere die Frontallappen-Epilepsien, bekannt. Aufgrund der charakteristischen klinischen und EEG-Befunde können die meisten Anfälle im Rahmen dieser Epilepsiesyndrome leicht von Parasomnien unterschieden werden. Differentialdiagnostische Probleme verursachen aber nicht selten frontale Anfälle, da sie klinisch durch ein sehr breites Spektrum an motorischen und nichtmotorischen Phänomenen in Erscheinung treten, welches nicht dem konventionellen Schema epileptischer Entäußerungen entspricht. Erschwerend kommt hinzu, dass im EEG nur in deutlich weniger als 50 % der Fälle Abnormitäten abgeleitet werden können, da große Teile der Frontallappen oberflächenfern liegen. Interiktale epilepsietypische Potentiale und EEG-Anfallsmuster sind daher ohne invasive Ableitungen häufig nicht im EEG zu erfassen. Das Spektrum typischer Symptome frontaler Anfälle in Abhängigkeit von der Lokalisation der symptomatogenen Zone ist in Tab. 22.3 wiedergegeben. Hier handelt es sich in der Regel um strukturelle Epilepsien mit einer frontalen Läsion. Die bereits erwähnte familiäre Form, die ADFLE, ist durch verschiedene Genmutationen von Untereinheiten des neuronalen nikotinergen Acetylcholin-Rezeptors bedingt; klinisch tritt sie meist durch eine Kombination von hypermotorischen Anfällen mit psychiatrischen Symptomen in Erscheinung. Die früher separat klassifizierten Formen:

- nächtliche paroxysmale Dystonie (mit ausgreifenden Extremitätenbewegungen und dystonen Haltungen),
- paroxysmales Arousal (mit massiv erhöhter Arousal-Frequenz ohne andere Ursache), und
- episodisches nächtliche Umherwandern (semiologisch ähnlich Schlafwandeln, weniger komplex),

werden mittlerweile der ADLFE zugerechnet.

Primär motorisch	• Kloni (kontralateral) • postiktale Parese
Supplementär-motorisch	• Asymmetrisch-tonische Haltungsschablonen • Vokalisationen • erhaltenes Bewusstsein

Dorsolateral	• Version von
	  - Augen
	  - Kopf
	  - Körper
	• Dystonie kontralateral
	• Spracharrest

Cingulär	• Hypermotorische Anfälle (komplex) • Vokalisationen • Automatismen • Vegetative Symptome, insbes. sympathoton
Frontopolar	• Verharren • Aufmerksamkeits-/Reaktivitätsstörung • Version von Augen und Kopf
Frontoorbital	• Komplexe Automatismen • Olfaktorische Sensationen • Vegetative Symptome, insbes. Enuresis
Opercular	• Vorgefühl epigastrisch/affektiv • Automatismen oral • Spracharrest • Vegetative Symptome, insbes. Speichelfluss

Tab. 22.3: Differentielle Semiologie frontaler Anfälle [5].

Myoklonien können im Rahmen zahlreicher Epilepsiesyndrome auftreten; vorherrschender Anfallstyp sind sie häufig bei der juvenilen myoklonischen Epilepsie, den encephalopathischen Myoklonus-Epilepsien Unverricht-Lundborg und Lafora, und der *late onset myoclonic epilepsy in Down syndrome* (LOMEDS). Ein isoliertes Auftreten im Schlaf ist aber die Ausnahme; bei der juvenilen myoklonischen Epilepsie besteht das Anfallsmaximum in den ersten Stunden nach dem Erwachen. Die anderen Myoklonus-Epilepsien sind darüber hinaus schwerwiegende encephalopathisch verlaufende Syndrome mit ausgeprägten neurologischen Defiziten.

Genetische fokale Epilepsien sind die häufigsten Epilepsien im Kindesalter; die Anfälle sistieren bis zum Ende der Pubertät, die Prognose hinsichtlich der neuropsychologischen Entwicklung unterscheidet sich jedoch erheblich. Die charakteristischen interiktalen epilepsietypischen Potentiale und die EEG-Anfallsmuster bis hin zum kontinuierlichen *Spikes* und *Waves* im *Slow wave*-Schlaf (CSWS) werden durch den Schlaf aktiviert, so dass die diagnostische Einordnung in der Regel unschwierig gelingt. Eine Ausnahme kann die benigne psychomotorische Epilepsie (fokale Epilepsie mit affektiver Symptomatik) sein, denn die Anfälle sind charakterisiert durch im Kleinkind- und Schulalter aus dem Schlaf auftretende heftige Angstattacken mit lautem Weinen und Schreien (*"terror fits"*). Zusätzlich finden sich wie bei der Rolando-Epilepsie vegetative Symptome, am typischsten Speichelfluss, Spracharrest, orale Automatismen und Bewusstseinseinengung. Die klinische Nähe zum Pavor nocturnus und das vergleichbare Prädilektionsalter kann die Diagnose erschweren, zumal das EEG in einem Teil der Fälle unauffällig bleibt. Glücklicherweise ist die Spontanprognose dieses Epilepsiesyndroms hinsichtlich sowohl der Anfallsremission als auch der mentalen Entwicklung sehr günstig, so dass eine versäumte Diagnosestellung keine deletären Folgen hat.

Die Basis einer präzisen **Differentialdiagnostik** bildet eine sorgfältige Anamnese, möglichst unter Einbeziehung einer Fremdanamnese, sofern eine Beobachtung der Ereignisse durch andere Personen gelungen ist. Eine ideale Ergänzung der Beschreibung stellen dabei Video-Aufzeichnungen dar, die mit der allgemeinen Verbreitung von Kameras in Mobiltelefonen zunehmend häufiger verfügbar werden. Für epileptische Anfälle richtungsweisende semiologische Kriterien sind

- einfache motorische Phänomene (Kloni, tonische und dystone Haltungen)
- komplexe motorische Phänomene (Version, posturale Schablonen, Propulsion, stereotype Muster von Bewegungen und Mimik)
- orale Automatismen

- Spracharrest
- repetitive sinnlose Verbalisationen
- postiktale Negativphänomene (Aphasie, Paresen, verzögerte Reorientierung)

Myoklonien sind dagegen nicht spezifisch und können allenfalls bei einer Bindung an das Einschlafen als Einschlafzuckungen oder propriospinale Myoklonien identifiziert werden; epileptische Myoklonien sind ansonsten von exzessiven fragmentarischen und gutartigen Schlaf-Myklonien rein semiologisch nicht sicher zu differenzieren.

Wenn mehrere Ereignisse beobachtet werden können, fällt die Stereotypie der Symptomatik und die vor allem bei Frontallappen-Epilepsien sehr kurze Dauer (ca. 30 Sekunden) und ein Auftreten in Clustern auf; dieses ist auch für die Anfälle bei benigner psychomotorischer Epilepsie typisch, nicht aber für Parasomnien, insbesondere für den klinisch ähnlichen Pavor nocturnus.

Semiologische Kriterien für Parasomnien [2] sind

- äußere oder innere Trigger (Geräusche, Schnarchen, Husten)
- Gähnen
- Kratzen und Nasereiben
- Herumdrehen im Bett
- Interaktion (verbal, körperlich)
- Schluchzen
- mit Einschränkung auch Husten und Zittern

Ein vollständiges Erwachen nach dem Ereignis erfolgt typischerweise nicht. Verlaufskriterien für Parasomnien sind eine Dauer über 2 Minuten, eine fluktuierende Ausprägung und ein langsames Abklingen der Symptome ohne klares Ende. Zwischen der subjektiven und der objektiven Dauer der Ereignisse besteht meist eine auffallende Diskrepanz. Ungeeignet für eine Trennung von epileptischen und parasomnischen Ereignissen sind hingegen Aufsetzen, Stehen oder Gehen, kurze oder einleitende Arousals und ängstliches Verhalten.

Bei den oben beschriebenen Frontallappen-Anfällen kann die Komplexität der Bewegungsmuster, die fehlende Bewusstseinsstörung bzw. Amnesie und die "hysterische" Anmutung dem Beobachter eine psychogene Störung vortäuschen, wenn nur ein einzelnes Ereignis beobachtet wird. Gerade sie Stereotypie, mit der die Anfallssymptomatologie sich wiederholt, wird dann übersehen; sowohl dissoziative Anfälle als auch Parasomnien werden nie derart gleichförmig reproduziert. Nichtepileptische dissoziative Anfälle treten nur aus dem Wachzustand heraus auf; bei einer eher seltenen nächtlichen Häufung kann dies aber übersehen werden, wenn keine EEG-Ableitung während der Ereignisse erfolgt. Die Dynamik dieser Anfälle weicht sowohl von epileptischen Anfällen als auch von Parasomnien ab, denn man beobachtet häufig ein "Einüben" der Symptomatik zu Beginn und einen deutlich fluktuierenden oder "*on-off*-artig" abbrechenden und wieder neu ansetzenden Verlauf [6]. In der Regel dauern die Ereignisse deutlich länger als die abzugrenzenden organischen Störungen. Die Angaben zu Bewusstsein, "Aura" und Symptomen können durch eine gleichzeitig intensive und vage Schilderung auffallen. Häufige adjuvante Kriterien sind geschlossene Augen (was während eines EEG-Monitorings die Dokumentation eines physiologischen occipitalen Grundrhythmus erlaubt), Hin- und Herwerfen des Kopf und Körpers, und ein postiktales Atmungsmuster, das auch nach physiologischen körperlichen Anstrengungen typisch ist [7]. Besonders schwierig kann die Differentialdiagnose von epileptischen und dissoziativen Anfällen werden, wenn beide Störungen bei einem Patienten vorliegen; häufig imitieren dann die nichtepileptischen Anfälle die epileptischen Symptome im Lauf der Zeit mit einer Perfektion, die eine Differenzierung nur noch mittels Video-EEG-Monitoring ermöglicht. Eine Variante hiervon sind "epileptogen-dissoziative" Anfälle, bei denen die Angstreaktion auf einen fokalen Anfall einen unmittelbar sich anschließenden dissoziativen Anfall triggert [6].

Falls die klinische Symptomatik allein eine sichere Diagnose nicht erlaubt, hat unter den apparative Zusatzuntersuchungen die **Elektroencephalographie bzw. Polysomnographie** kombiniert mit einer Videoanalyse die höchste Aussagekraft. In Einzelfällen kann auch ein Wach-EEG bereits relevante Befunde ergeben. Speziell interiktale epilepsietypische Potentiale und EEG-Anfallsmuster sind diagnostisch wegweisend, wobei nur ein dokumentiertes Anfallsmuster per se die Diagnose einer Epilepsie erlaubt; interiktale epilepsietypische Potentiale sind immer in Bezug zur klinischen Symptomatik zu setzen, da sie zwar die Plausibilität einer Epilepsie stark erhöhen, in Einzelfällen jedoch auch irreführend sein können: Zum einen kann die Koinzidenz einer (möglicherweise suffizient therapierten) Epilepsie mit einer noch undiagnostizierten Parasomnie vorliegen. Zum anderen können z.B. bei gesunden Angehörigen von Epilepsiepatienten gelegentlich interiktale epilepsietypische Potentiale nachgewiesen werden, ohne dass jemals epileptische Anfälle auftreten. Die Kriterien für die genannten EEG-Befunde sind in Tab. 22.4 zusammengefasst.

Interiktale epilepsietypische Potentiale
• Unterbrechung und Überragen der Hintergrundaktivität
• Fakultativ kleine Präpositivität
• Negative Spitze <200ms
• Slow wave
• Logisches Feld
EEG-Anfallsmuster (heterolog)
• Abbruch der interiktalen epilepsietypischen Potentiale
• Ggfs. initiale Abflachung
• Rhythmische Aktivität meist im Theta-Bereich (alle anderen Frequenzen möglich)

• Evolution:
  - Frequenz (Abnahme)
  - Amplitude (Zunahme)
  - Ausbreitung auf andere Hirnregionen
  - Postiktale Abflachung

Tab. 22.4: Epilepsietypische Potentiale im EEG.

Eine enge Korrespondenz von klinischen Symptomen und EEG besteht bei myoklonischen Epilepsien: Im EEG sind Polyspike-wave-Komplexe meist nachweisbar, wobei die Anzahl der Spikes oft gut mit der Intensität der Myoklonien korreliert.

Wenn ein Schlaf-EEG abgeleitet wird, erhöht dies die Wahrscheinlichkeit erheblich, epilepsietypische Potentiale abzuleiten, denn Schlaf und Schlafentzug sind bei vielen Epilepsiesyndromen wirksame Provokationsfaktoren für das Auftreten dieser Veränderungen [8]. Bei rein schlafgebundenen Anfällen ist eine Polysomnographie mit erweiterter EEG-Ableitung (am besten als komplette Standard-Montage nach dem 10/20-System) meist unabdingbar. Wenn die Dokumentation signifikanter Ereignisse gelingt, kann die Bindung an bestimmte Schlafstadien gesichert werden, wenn NREM- oder REM-Schlaf-gebundene Parasomnien vorliegen; fokale epileptische Anfälle treten oft aus dem Leichtschlaf heraus aus. Motorische Phänomene können sowohl durch das Oberflächen-EMG als auch videographisch analysiert werden: Myoklonien können so differentialdiagnostisch eingeordnet werden, eine fehlende REM-Schlaf-Atonie kann eine REM-Schlaf-Verhaltensstörung belegen, und komplexe motorische Abläufe können durch das Vorhandensein bzw. Fehlen eines EEG-Anfallsmusters differenziert werden. Die Polysomnographie mit erweiterter EEG-Montage stellt sich damit als der Goldstandard zur Differentialdiagnostik paroxysmaler schlafgebundener Ereignisse dar – prinzipiell sind damit fast alle klinischen und EEG-gebundenen Kriterien überprüfbar und dokumentierbar. Organisatorische Probleme wie die Notwendigkeit einer stationären Aufnahme, die regional unterschiedliche Verfügbarkeit, und der damit verbundene vergleichsweise hohe finanzielle und organisatorische Aufwand sind meist überwindbar; ein weitaus größeres Problem kann entstehen, wenn die Frequenz des Auftretens klinischer Ereignisse so gering ist, dass die Wahrscheinlichkeit der Erfassung eines signifikanten Ereignisses im Rahmen der notwendigerweise begrenzten Ableitedauer erheblich reduziert ist. Weiterhin können bei oberflächenfernen epileptogenen Foci epilepsietypische Potentiale im Oberflächen-EEG oft nicht erfasst werden; wie oben beschrieben gelingt bei Frontallappen-Epilepsien eine Dokumentation von EEG-Veränderungen in weniger als 50 % der Fälle. Hier kann der Einsatz standardisierter Fragebögen weiterhelfen, da diese die systematische Erfassung spezifischer Symptome schlafmedizinisch epileptologisch nicht ausgebildeten Ärzten erheblich erleichtert und bei guter Fremdanamnese eine sehr hohe Sensitivität und Spezifität der Diagnose ermöglicht. Als gut validiertes Beispiel wird hier die FLEP *(Frontal Lobe Epilepsy and Parasomnias)*-Skala vorgestellt [9]:

Erkrankungsbeginn	<55 / >55 Jahre
Dauer einer Episode	<2 / 2-10 / >10 Minuten
Vorfälle pro Nacht	1-2 / 3-5 / >5
Zeitpunkt nach Einschlafen	<30 min / später oder unregelmäßig
Sichere Aura?	ja / nein
Bewegung außerhalb des Schlafzimmers?	ja / nein
Zielgerichtete komplexe Handlungen?	ja / nein
Dystonie, tonische Extremitätenstreckung, Kloni?	ja / nein
Stereotypie	sehr / etwas variabel / sehr variabel
Erinnerung an Ereignis?	ja / nein
Vokalisation	nein / simpel / kohärent

Tab. 22.5: FLEP-Skala: Erfragte Kriterien.

Mit geringer Adaptation der Fragen kann hiermit auch eine Abgrenzung schlafgebundener Temporallappen-Anfälle von Parasomnien durchgeführt werden; einzelne Kriterien sind auch zur Differenzierung von dissoziativen Anfällen hilfreich.

22.1. Zusammenfassung

Zusammenfassend ist festzuhalten, dass es sich bei schlafgebundenen Epilepsien und Parasomnien um heterogene und komplexe Syndrome handelt, die vielfältige semiologische Parallelen aufweisen können. Eine klinische Differenzierung kann daher im Einzelfall schwierig sein, gelingt aber in der Regel bei Vorliegen guter klinischer Daten. Eine ergänzende Polysomnographie oder Video-EEG-Polygraphie bleibt aber nicht selten unverzichtbar, um die Diagnose zu sichern.

Literatur

1. Steinberg R, Weeß HG, Landwehr R (2010) Schlafmedizin – Grundlagen und Praxis. UNI-MED Verlag, Bremen.

2. Derry PD, Harvey AS, Walker MC, Duncan JS, Berkovic SF (2009) NREM arousal parasomnias and their distinction from nocturnal frontal lobe epilepsy: a video EEG analysis. Sleep 32(12):1637-1644.

3. Berg A, Berkovic S, Brodie M, Buchhalter J, Cross J, van Emde Boas W, Engel J, French J, Glauser T, Mathern G, Mosh S, Nordli D, Plouin P, Scheffer I (2010) Revised terminology and concepts for organization of seizures and epilepsies: report of the ILAE Commission on Classification and Terminology, 2005-2009. Epilepsia 51: 676-685.

4. Magnusson G (1936) 18 cases with fits in the relation to sleep. Acta Psychiatr Scand 11:289-296.

5. Schulze-Bonhage A (2009) Anfallserkrankungen. In: Hufschmidt A, Lücking CH, Rauer S: Neurologie compact. Thieme, Stuttgart.

6. Schöndienst M (1995) Zur Differentialdiagnose nächtlicher epileptischer, nicht- und pseudoepileptischer Anfälle. In: Meier-Ewert K, Stefan H: Anfälle im Schlaf. Gustav Fischer, Stuttgart.

7. Azar NJ, Tayah TF, Wang L, Song SY, Abou-Khalil BW (2008) Postictal breathing pattern distinguishes epileptic from nonepileptic convulsive seizures. Epilepsia 49(1): 132-137.

8. Kotagal P (2001) The relationship between sleep and epilepsy. Semin Pediatr Neurol 8(4):241-250.

9. Derry PD, Davey M, Johns M, Kron K, Glencross D, Marini C, Scheffer IE, Berkovic SF (2006) Distinguishing sleep disorders from seizures. ArchNeurol 63:705-709.

23. Narkolepsie

Die Narkolepsie ist eine seltene Schlaf-Wach-Störung. Ihre Symptome zeigen alle Facetten einer Störung des Wachzustands, NREM-, REM-Schlafs und von deren Übergängen, weshalb sie auch als Modellerkrankung von vielen Schlafstörungen angesehen wird. Ihre Symptome sind entsprechend vielschichtig und können leicht zu Fehldiagnosen verleiten. Ihre psychosozialen Auswirkungen sind je nach Schweregrad z.T. erheblich und führen oft zu Erwerbsunfähigkeit und Frühberentung, wenn sie nicht früh genug erkannt und behandelt werden. Obwohl die Symptome einfach zu erkennen sind wird die Narkolepsie oft erst Jahre nach ihrer Erstmanifestation diagnostiziert. Ursache ist das zumeist zeitlich unterschiedliche Auftreten der zwei Kernsymptome Tagesschläfrigkeit und Kataplexien oder die nur sehr diskrete Ausprägung der Symptomatik, die erst bei gezielter Befragung erkannt werden kann. Die Frühdiagnostik der Narkolepsie ist eine wesentliche Voraussetzung für die Verhinderung der genannten kostenverursachenden psychosozialen Folgezustände.

Die Klassifikation der Schlafstörungen unterscheidet eine Narkolepsie mit Kataplexie, eine Narkolepsie ohne Kataplexie und eine symptomatische Narkolepsie [11].

23.1. Die Symptome

(Zur Übersicht s. [15, 24]). Die **Tagesschläfrigkeit**, oft auch wegen ihrer Ausprägung "exzessive Tagesschläfrigkeit" genannt, ist meist das erste Symptom der Narkolepsie. Es handelt sich nicht um eine "Müdigkeit" wie sie nach einem Schlafdefizit jeder kennt, sondern um eine trotz ausreichenden Schlafs regelmäßig auftretende Schläfrigkeit, der meist nicht widerstanden werden kann. Das Symptom kann sich langsam, selten schlagartig entwickeln, weshalb es den Patienten schwer fällt einen exakten Erkrankungsbeginn festzulegen. Es tritt meist in monotonen Situationen wie beim Lesen oder Fernsehen auf und kann teilweise durch motorische oder andere Aktivitäten kompensiert werden. Oft erleben die Patienten erst in leistungsbezogenen Situationen wie Ausbildung oder Arbeit die Unfähigkeit wach zu bleiben als Beeinträchtigung. Für Außenstehende wirken Narkolepsiepatienten wegen der Einschlafneigung unkonzentriert, desinteressiert oder faul. Es wird ihnen – gerade den Jüngeren – selten geglaubt, dass sie die Einschlafneigung nicht steuern können. Wenn die Patienten der Schläfrigkeit nachgeben können sind sie meist nach 15-30-minütigem Schlaf für 2-3 Stunden erfrischt. Die Ausprägung und Häufigkeit des Symptoms Tagesschläfrigkeit kann stark schwanken. Da es unspezifisch ist, kann seine Ursache vielfältig sein. Die Tagesschläfrigkeit ist nur dann als Symptom zu werten wenn sie mindestens täglich über drei Monate besteht. Manche Patienten leiden unter "schweren" Einschlafattacken, die während ungewöhnlicher Situationen wie beim Essen oder Fahren auftreten können.

Das Symptom **Kataplexie** hat die höchste Aussagekraft für die Diagnostik der Narkolepsie, da es fast nur bei dieser Erkrankung auftritt. Kataplexien sind definiert als plötzlicher bilateraler Verlust des Haltemuskeltonus, ausgelöst durch intensive Gefühle wie Lachen, Stolz, Freude, Überraschung und weniger häufig durch Ärger. Im Gegensatz zu epileptischen Anfällen, mit denen sie am häufigsten verwechselt werden, ist das Bewusstsein nie getrübt. Alle Muskelgruppen können in unterschiedlichem Ausmaß betroffen sein. Am häufigsten sind die mimische, Nacken- und Kniemuskulatur beteiligt, die glatte Muskulatur, respiratorische und Zungen-Schlund-Muskulatur jedoch nie. Manchmal wird nur eine Erschlaffung der Mimik, eine verwaschene Sprache oder ein kurzes Einknicken in den Knien bemerkt. Diese diskreten Symptome sollten deshalb bei einem Krankheitsverdacht immer erfragt werden. Der sogenannte "affektive Tonusverlust" tritt während der Untersuchung seltenst auf, weshalb den Patienten oft nicht geglaubt wird. Verlassen sie das Untersuchungszimmer und berichten einem Familienangehörigen über das Gespräch, kommt es oft zu Kataplexien. Kataplexien sind leichter in Gegenwart nahestehender Personen auslösbar. Sehr starke affektive Auslöser können zu Stürzen mit Verletzungen führen. Die Frequenz der Kataplexien variiert erheblich abhängig von den affektiven Auslösern und hält meist 5-30 Sekunden an, kann aber auch bis zu 30 Minuten und länger dauern und endet schlagartig. Ein über Stunden bis Tage andauernder "Status kataplektikus" ist meist Folge eines plötzlichen Absetzens antikataplektisch wirkender Medikamente wie den Antidepressiva. Die Kataplexie sollte nicht mit der Katalepsie verwechselt werden.

23.1.1. Assoziierte Symptome

Die im Folgenden erläuterten Symptome treten bei der Narkolepsie häufig auf, sind aber unspezifisch, da sie bei vielen anderen Schlafstörungen und auch bei Gesunden vorhanden sein können.

Gestörter Nachtschlaf: Narkolepsiekranke haben häufige Schlafstadienwechsel und Weckreaktionen mit teilweise langen nächtlichen Wachliegezeiten.

Automatisches Verhalten bezeichnet die Fortführung automatisierter Tätigkeiten in Schläfrigkeitsphasen. Die während dieses Verhaltens ausgeübten Tätigkeiten sind oft fehlerhaft (z.B. beim Schreiben, Autofahren etc.) und die Reaktion auf äußere Stimuli erfolgt verzögert. Wahrnehmung und Erinnerungsvermögen, sowie die Fähigkeit Dauerleistungen zu vollbringen, sind beeinträchtigt. Gegenüber Gesunden ist die geteilte und fokussierte Aufmerksamkeit herabgesetzt [21].

Schlaflähmungen kennzeichnen die vorübergehende Unfähigkeit, am Übergang vom Wachen zum Schlafen (hypnagog) oder Schlafen zum Wachen (hypnopomp), Bewegungen auszuführen oder zu sprechen. Sie sind beim erstmaligen Auftreten sehr bedrohlich, insbesondere wenn sie mit hypnagogen Halluzinationen einhergehen. Isolierte Schlaflähmungen kommen sporadisch (bei ca. 6 % der Bevölkerung mindestens einmal im Leben) oder mit familiärer Häufung ohne Narkolepsie vor.

Hypnagoge Halluzinationen treten am Übergang vom Schlafen zum Wachen auf. Sie können als sehr blande visuelle Erlebnisse, die die Umgebung mit einbeziehen, aber auch als sehr lebhafte, angstbesetzte visuelle Halluzinationen imponieren und treten vorwiegend in Rückenlage auf.

Eine Kombination von einem oder mehreren dieser Symptome ist typisch für die Narkolepsie.

Gewichtszunahme. Nach Beginn der Erkrankung kann eine schnelle Gewichtszunahme von mehreren Kilogramm erfolgen. Vermutlich ist eine komplexe Störung der Appetitregulation und des Essverhaltens für dieses Phänomen verantwortlich [22]. In den letzten Jahren wurde das Essverhalten der Narkolepsiepatienten (NP) intensiv erforscht. Eine italienische Arbeitsgruppe verglich metabolische Daten von 14 Narkolepsie- und 14 Patienten mit idiopathischer Hypersomie ohne langen Schlaf. Gemessen wurden MRI, PSG, MSLT, Endokrinologie, BMI, Hüftumfang, und Glukose. Die NP hatten eine signifikant verminderte totale tägliche Kalorienaufnahme (1973±401 kcal) verglichen mit Patienten mit idiopathischer Hypersomnie (2341±343 kcal) (p=0,027) (Bestimmung durch Nahrungstagebücher). 9/14 NP zeigten ein metabolisches Syndrom. Die Befunde legen die Empfehlung nahe, die metabolischen Parameter der NP im Erkrankungsverlauf regelmäßig zu kontrollieren. Eine niederländische Arbeitsgruppe, die Essstörungen bei NP untersuchte (Drogeleever et al. 2008) fand bei 50 % der NP Heißhunger, bei 23 % aller NP Essstörungen und bei 25 % zweimaliges wöchentliches *"Binge Eating"* . Hier fehlen uns zu diesen widersprüchlichen Daten noch die Ursachen.

Narkolepsie ohne Kataplexie: Bei der Mehrzahl der NP tritt die Narkolepsie zuerst mit dem Symptom "Tagesschläfrigkeit" auf, nur bei 42 % mit einer Kataplexie. Sie folgt der Tagesschläfrigkeit mit einer Latenz von 4-8 Jahren (bei 80 % der Patienten). Ohne gleichzeitiges Auftreten einer Kataplexie ist die Narkolepsie klinisch nicht eindeutig von anderen Hypersomnien zentralnervösen Ursprungs zu unterscheiden.

23.1.2. Symptomatische Narkolepsie

Sie ist sehr selten und wird verursacht durch medizinische oder neurologische Erkrankungen (z.B. Tumoren des Thalamus und Hypothalamus, Multiple Sklerose etc.). Hier müssen erst alle zu Grunde liegenden Erkrankungen behandelt werden, um überprüfen zu können ob die Symptome nicht schon hierdurch beseitigt werden können.

23.2. Erstmanifestation

Die Narkolepsie kann in fast jedem Alter erstmals auftreten. Sie zeigt zwei Hauptverteilungsgipfel (15-25, 30-40 Jahre) [14]. Vor dem 10. Lebensjahr tritt sie bei ca. 20 % auf, wobei die wichtigsten Fehldiagnosen Epilepsie und Hyperkinetisches Syndrom sind [7]. Kinder neigen dazu, ihre Narkolepsie Symptome zu verheimlichen oder kompensieren ihre Schläfrigkeit durch Hyperaktivität, weshalb bei Kindern und Jugendlichen häufig ein Hyperkinetisches Syndrom diagnostiziert wird. Der Phänotypus der Kataplexie kann sich vom Phänotypus bei späterer Manifestation deutlich unterscheiden. Die betroffenen Kinder strecken oft die Zunge heraus oder haben durch die mimische Erschlaffung einen "debilen" Gesichtsausdruck [23]. Die Narkolepsie bei Kindern ist wegen der unterschiedlichen Manifestation der Symptome manchmal schwer zu diagnostizieren.

Es besteht keine Geschlechterwendigkeit, Frauen erkranken aber etwas früher als Männer. Bei Ersterkrankungen nach dem 35. Lebensjahr sind die Symptome meist stärker ausgeprägt und es kommt zu einer früheren Manifestation von Kataplexien (im Mittel bereits nach 1,5 Jahren), spät erkrankte Männer haben häufiger einen Diabetes mellitus II, Hypertonus und schlafbezogene Atmungsstörungen (Mayer, unveröffentlichte Daten).

Die Narkolepsie ist eine lebenslange Erkrankung. Sie beginnt meist langsam. Eine Heilung ist bisher nicht bekannt.

■ Epidemiologie

Die epidemiologischen Studien der letzten 10 Jahre zeigen übereinstimmend für Europa eine Prävalenz von 0,026-0,05 % [10].

23.3. Genetik und Pathophysiologie

Die Narkolepsie hat von allen Erkrankungen die höchste HLA-Assoziation (HLA= *Humanes Leukozyten Antigen*: spielt eine große Rolle bei der Erkennung von Eigen- und Fremdgewebe). Bei Narkolepsiepatienten aller ethnischen Gruppen ist die Assoziation mit HLA DQB1*0602 am stärksten.

NP haben einen Mangel an hypocretinhaltigen Neuronen. Hypocretine (auch Orexine genannt) sind ausschließlich im lateralen Hypothalamus produzierte Neuropeptide mit einem gemeinsamen Präkursorpeptid. Hypocretin-Neurone projizieren in eine große Zahl von Gehirnregionen einschließlich verschiedener Hirnstammregionen, die für die REM-Schlafregulation bedeutsam sind. Weitere Projektionen bestehen in die Amygdala, die unmittelbar an der emotionalen Auslösung von Kataplexien beteiligt sein können. Mehrere Studien zeigen, dass ein Mangel an Hypocretinen oder eine defekte Signalübertragung im Hypothalamus bei Tieren eng mit narkolepsie-artigen Symptomen verbunden ist [19, 26]. Erst kürzlich konnte nachgewiesen werden, dass auch bei Narkolepsie ohne Kataplexie eine Gliose hypocretinhaltigen Neurone vorliegt, aber offensichtlich noch genug Neurone erhalten sind, um keine Kataplexie auszulösen [26].

Bereits die extrem hohe HLA-Assoziation legte eine Autoimmunstörung als Ursache der Narkolepsie nahe. Vor 20 Jahren bereits wurden Vermutungen von infektiösen Auslösern diskutiert. Eine rezente Untersuchung erbrachte jetzt den Hinweis, dass in den ersten Jahren nach Manifestation der Narkolepsie die AST-Titer erhöht sind [2], die im Verlauf der Erkrankung abnehmen. In genomweiten Analysen konnten Hallmeyer et al. [27] zeigen, dass die Narkolepsie stark mit dem T-Zell-α-

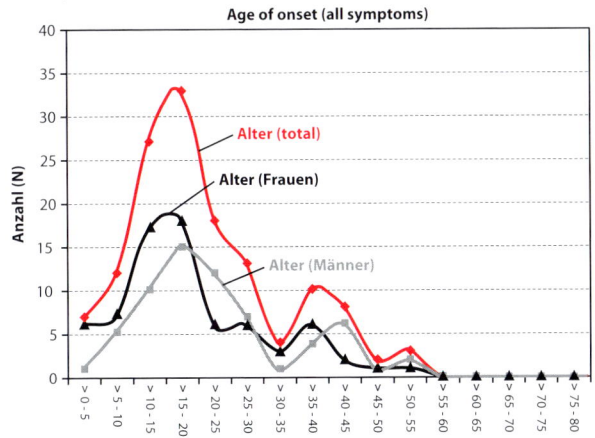

Abb. 23.1: Deutsches Narkolepsieregister: Manifestationsalter aller narkoleptischen Symptome (n_{ges}=137).

Rezeptor-Locus assoziiert ist, der das Intron für T-Zellen kodiert und der wichtigste Rezeptor für die HLA-Peptid-Präsentation bei jeglicher Erkrankung ist. Die Assoziation ist signifikant aber gering und nimmt abhängig von der Ethnizität noch weiter ab. Der nächste Hinweis für eine Autoimmungenese wurde von der Arbeitsgruppe um M. Tafti in Form einer Assoziation mit Tribbles 2 gefunden, das mit einer Uveitis assoziiert ist [4]. Weiterhin wurden im HLA-System protektive Gene gefunden, wie z.B. das HLA DRB1*03, DQB1*02 und DRB1*1301-DQB1*0603 (Hor et al. 2010). Die heterozygoten HLA DRB1*1501, DQB1*0602 positiven Fälle hatten fast nie den letztgenannten Haplotyp. Somit scheint letztlich die Beteiligung des HLA-Systems an der Suszeptibilität der Narkolepsie erstmals nachgewiesen worden zu sein.

23.4. Komorbide Erkrankungen

Komorbide Erkrankungen sind Alpträume (42 %) Schlafwandeln und Pavor nocturnus (23 %), Verhaltensstörungen im REM-Schlaf (19 %), Migräne (21 %), schlafbezogenen Atmungsstörungen (18-20 %) und periodische Bewegungen im Schlaf (14 %). Wenn diese Beschwerden im Vordergrund stehen kann es sehr schwierig sein die Narkolepsie zu diagnostizieren, wenn nicht explizit nach narkoleptischen Symptomen gefragt wird.

23.5. Komplikationen

Selten kommt es im Rahmen schwerer Kataplexien zu Selbstverletzungen. Das Risiko Verkehrsunfälle und andere Unfälle (z.B. Verbrennungen bei Rauchern) bei automatischem Verhalten oder ausgeprägter Tagesschläfrigkeit zu erleiden ist gegenüber Gesunden deutlich erhöht. Verletzungen können in seltenen Fällen auch durch die assoziierte REM Schlafverhaltensstörung ausgelöst werden.

23.6. Psychosoziale Bedeutung

Ergebnisse des deutschen Narkolepsieregisters zeigen, dass die Patienten die höchste Einschränkung dem Symptom Tagesschläfrigkeit beimessen. In absteigender Reihenfolge schließen sich die Symptome gestörter Nachtschlaf, Kataplexie, automatisches Verhalten, Schlaflähmung und hypnagoge Halluzinationen an. Im Bereich Ausbildung und Beruf sind die Einschränkungen etwas höher. Einschränkungen durch die Symptome gestörter Nachtschlaf und automatisches Verhalten werden von den Patienten ebenfalls in allen erfragten Lebensbereichen wahrgenommen [5].

23.7. Diagnostik

Prinzipiell kann bei einer Narkolepsie mit Kataplexie die Diagnose klinisch gestellt werden. Aus differenzialdiagnostischen Gründen sollte bei Verdacht auf eine Narkolepsie aber immer eine Untersuchung im Schlaflabor (Polysomnographie mit MSLT) durchgeführt werden. Polysomnographisch wird der Nachweis von verkürzten Einschlaflatenzen (<8 Minuten) und mindestens zwei vorzeitig auftretenden REM-Phasen verlangt (mindestens 10 Minuten nach dem Einschlafen). Bei Patienten mit unklaren Symptomen oder Fehlen der Kataplexien kann eine Liquorbestimmung von Hypocretin, das bei Narkolepsie mit Kataplexien erniedrigt bis nicht nachweisbar ist (<110 µg/l), Klarheit schaffen [17]. Eine Untersuchung von Knudsen et al. [12] zeigte eine 77-94 %ige Prävalenz von niedrigem Liquor Hcrt-1 bei Narkolepsiepatienten mit Kataplexie, von 11-38 % bei Narkolepsiepatienten ohne Kataplexie. Eine HLA-Negativität bei Vorhandensein von Kataplexien und Patienten mit niedrigem Liquor-Hcrt-1 ist extrem selten. Deshalb ist die Hypocretinbestimmung bei Patienten mit positivem HLA-Befund und eindeutiger Klinik nicht erforderlich. Lediglich bei HLA-negativen Patienten, fraglichen Kataplexien, Unzumutbarkeit von Polysomnographie ist die Untersuchung sinnvoll. Interessant ist, dass generell bei Hypersomnien das Liquor-Histamin erniedrigt ist, so dass anzunehmen ist, dass Histamin für Wachheit und kognitive Prozesse verantwortlich ist, Hypocretin für motorische und narkoleptische Symptome [28].

Differenzialdiagnostisch könnte die Liquor-Hypocretinbestimmung dazu beitragen, die Differenzialdiagnose Narkolepsie ohne Kataplexie – idiopathische Hypersomnie ohne langen Schlaf zu klären. Hier ist aber oft schwierig, da sowohl bei der einen und anderen Krankheitsgruppe die Liquor-Hypocretinwerte im Normbereich liegen können [8]. Damit trägt die Liquorbestimmung sowohl von Hypocretin als auch von Histamin wenig zur schwierigen Differenzierung dieser beiden Krankheitsbilder bei.

23.8. Therapie

Die Behandlung sollte individuell erfolgen. Der Behandler muss die Alltagssituation seiner Narkolepsiepatienten kennen, sie anleiten Behandlungen zu erproben, die Resultate zu berichten und zu dokumentieren (Schlafprotokolle).

Die Behandlung sollte immer auch nichtmedikamentöse Module einschließen, auch wenn deren therapeutischer Effekt oft sehr gering ist [3].

23.8.1. Nicht-medikamentöse Therapie

Die nicht-medikamentöse Therapie sollte immer eingesetzt werden.

Schlafhygiene: Einhaltung der individuell notwendigen Schlafmenge und regelmäßiger Schlafzeiten, ausgeglichene glukosearme Ernährung am Tag, Genuss von Koffein und anderen stimulierenden Getränken, Alkoholkarenz, körperliches Training.

Anwendung von Bewältigungsstrategien [1]: Es handelt sich um vor ermüdenden Situationen, Offenheit gegenüber Angehörigen, Akzeptanz der Erkrankungssymptome. Sie tragen oft dazu bei, Medikamente einzusparen. Problematisch ist es, das Vermeiden von Emotionen zu empfehlen, da die Patienten dies als erheblichen Verlust der Lebensqualität erleben.

Information und Einübung von flexiblen medikamentösen Therapien: Patienten und Angehörige sollten ausführlich über die Wirkungen und Nebenwirkungen der medikamentösen Therapien aufgeklärt werden, die unter ärztlicher Anleitung erprobt werden. Die Patienten sollten lernen, die Medikamente individuell nach Bedarf zu dosieren.

23.8.2. Medikamentöse Therapie

Für viele Medikamente zur Narkolepsiebehandlung (vorwiegend ältere Stimulanzien und Antidepressiva) fehlen randomisierte, placebokontrollierte Doppelblinduntersuchungen (z.B. Übersicht der medikamentösen Behandlung, s. [3]).

Die Medikamente haben vielfältige Nebenwirkungen, die sich addieren und darüber hinaus zur Toleranzentwicklung führen können. Stimulanzien sind oft mit erheblichen Vorurteilen belastet, so dass die Compliance schlecht ist, obwohl die Wirkung z.T. als sehr gut erlebt wird. Bis zu 50 % aller Patienten nehmen ihre Stimulanzien aus Angst vor Nebenwirkungen und Suchtentwicklung nicht wie vorgeschrieben ein. Psychische Abhängigkeit ist bei Narkolepsiepatienten bisher nicht festgestellt worden. Hierfür könnte der Hypocretinmangel verantwortlich sein, da Hypocretin an der Entwicklung von Belohnungsverhalten beteiligt ist. Toleranz gegenüber Medikamenten (schnellere Metabolisierung) soll bei 30-40 % aller Narkolepsiepatienten auftreten. Nach einer Stimulanzienpause *"drug holiday"* kann es zu erneutem Ansprechen auf niedrige Dosierungen kommen. Die Compliance ist besser bei Medikamenten, die eine lange Halbwertzeit haben und nur ein- oder zweimal am Tage eingenommen werden müssen.

Abgesehen von sehr wenigen Ausnahmen wirken die Medikamente meist nur auf die Symptome Schläfrigkeit oder Kataplexien, d.h. die meisten Patienten müssen mindestens eines oder zwei Medikamente einnehmen. Natriumoxybat ist bisher das einzige Medikament das dosisabhängig auf Tagesschläfrigkeit, Kataplexien und Schlaf wirkt.

Medikamente gegen Tagesschläfrigkeit, imperative Einschlafattacken, automatisches Verhalten: Seit Juni 2003 verfügen nur noch Modafinil (Vigil®) und Methylphenidat (z.B. Ritalin®) über die Indikation Narkolepsie.

Methylphenidat verursacht wie die Amphetamine eine Dopaminfreisetzung hat aber keine wesentliche Auswirkung auf die Monoamin-Speicherung. Der klinische Effekt ist den Amphetaminen ähnlich. Es hat eine kürzere Halbwertzeit von 2-7 Stunden, die Tagesdosis kann deshalb 2-3 mal eingenommen werden.

Die Nebenwirkungen sind dieselben wie bei den Amphetaminen. Appetitminderung und Blutdruckerhöhungen scheinen jedoch geringer als unter d-Amphetamin.

Modafinil ist den Amphetaminen chemisch nicht verwandt. Seine Wirkung wird über indirekte und direkte Interaktionen mit dopaminergen Systemen, serotonergen und gabaergen Mechanismen vermutet.

Es zeigt beim Absetzen keine Rebound-Hypersomnie (größere Schläfrigkeit als vor Therapie).

Die Lebensqualität von Narkolepsiepatienten verbessert sich dosisabhängig. In bisherigen Untersuchungen fanden sich keinerlei Zeichen eines "amphetaminartigen" Entzugs, einer Toleranzentwicklung oder eines Abhängigkeitspotentials.

Medikamente gegen Kataplexien, hypnagoge Halluzinationen, Schlaflähmungen: Clomipramin verfügt als einziges Antidepressivum über die Indikation Narkolepsie. Viele andere Antidepressiva inklusive der MAO-Hemmer sind ebenfalls wirksam. Noradrenerge Wiederaufnahmehemmer (Subtyp α_{1b} Rezeptor) supprimieren REM-Schlaf und Kataplexien. Die antikataplektische Wirkung der Antidepressiva ist abhängig von der Stärke der Noradrenalin- und Serotonin-Aufnahmehemmung.

Selbst für die klassischen Antidepressiva liegen nur wenige evidenzbasierte Studien vor. Mit den neuen Antidepressiva gibt es nur begrenzte Erfahrungen in der Narkolepsiebehandlung. Sehr viele wirken ausgezeichnet bei geringem Nebenwirkungsspektrum, so dass sie für jüngere und multimorbide Patienten zuerst erprobt werden sollten. Oft ist ihre antikataplektische Wirkung nicht so ausgeprägt wie die des Clomipramin (10-75 mg täglich), wobei zu berücksichtigen ist, dass viele Patienten nur unter leichten Kataplexien leiden. Die trizyklischen Antidepressiva wirken am stärksten antikataplektisch, sind daher immer noch Mittel der ersten Wahl bei therapierefraktären Kataplexien, obwohl sie z.T. erhebliche anticholinerge Nebenwirkungen haben (z.B. Mundtrockenheit, Harnverhalt, Potenzstörungen). Die Zahl der Studien mit gängigen Antidepressiva ist gering, Langzeitergebnisse liegen nicht vor.

Gammahydroxybuttersäure (GHB), **Natriumoxybat** (**Xyrem®**): GHB ist ein Neurotransmitter/Neuromodulator, der durch seine eigenen Rezeptoren und durch Stimulation von $GABA_B$-Rezeptoren wirkt. GHB dämpft im Wesentlichen dopaminerge Neurone. Die Halbwertszeit beträgt 90-120 Minuten. 2005 wurde das Natriumsalz der GHB in Deutschland zur Behandlung der Narkolepsie zugelassen. Zwei doppel-blinde, placebokontrollierte Studien haben eine Minderung der exzessiven Tagesschläfrigkeit, eine Verbesserung der Wachheit und der Fähigkeit sich zu konzentrieren gezeigt. Zwei weitere Arbeiten zeigen, dass das Präparat für die Tagesschläfrigkeit genauso wirksam ist wie Modafinil und eine Zunahme von Tiefschlaf in der Nacht verursacht [15]. Das Präparat wird initial mit 3-4,5 g/Nacht eindosiert. Die volle Wirkung entfaltet sich meist unter einer Dosis von 6-9 g/Nacht. Es ist nur in flüssiger Form erhältlich und muss zweimal pro Nacht eingenommen werden.

23.9. Zusammenfassung

Die Narkolepsie kann abhängig vom Schweregrad der Symptomatik eine stark beeinträchtigende Erkrankung sein, die lebenslang anhält. Wenn das Symptom Kataplexie eindeutig vorhanden ist kann sie leicht klinisch diagnostiziert werden. Ohne Vorhandensein des Symptoms Kataplexie kann sich die Diagnostik Jahre bis jahrzehntelang verzögern. Wegen der schwerwiegenden psychosozialen Beeinträchtigung ist eine Früherkennung sehr wichtig. Zur eindeutigen Diagnostik ist immer eine Untersuchung im Schlaflabor erforderlich. Die Therapie sollte bei fehlendem Ansprechen auf die Standardpräparate in Zusammenarbeit mit einem schlafmedizinisch erfahrenen Arzt erfolgen.

■ Fallbeispiel

Vorstellung eines 40jährigen Mannes zur Abklärung seiner exzessiven Tagesschläfrigkeit. Anlass der Vorstellung ist der "*Black out*" während einer Prüfung, für die er ausreichend vorbereitet war. Die Anamnese ergibt eine erhöhte Einschlafneigung seit der Kindheit, die dazu führt, dass er die Hauptschule nicht abschließen konnte. In der Ausbildung 20-jährig wird ihm erstmals bewusst, dass sein Einschlafen Krankheitscharakter hat. Er berichtet seine Schläfrigkeit erst dann zu bemerken, wenn er die eigene Handschrift nicht mehr entziffern kann, oder Dinge verlegt ohne sich erinnern zu können, wohin er sie gelegt hat. Er hat diffuse akustische Halluzinationen (Hören von Stimmen, die er nicht von der Realität unterscheiden kann). Es werden mehrere Stürze berichtet u.a. während eines 1 km Laufes fiel er vor lauter Freude es geschafft zu haben in das Ziel. In der Nacht häufiges Erwachen, im Schlaf Reden und z.T. heftige Bewegungen. Erstaunlich ist in der Bearbeitung der Anamnese, dass der Patient trotz vielfältiger, krankheitsbedingter Misserfolge seine Symptome über Jahrzehnte nicht als Krankheit wahrgenommen hat.

Literatur

1. Aksu S (1997) Bewältigungsverhalten von Narkolepsiepatienten. Diplomarbeit am Fachbereich Psychologie der Philipps-Universität Marburg

2. Aran A, Nevsimalova S, Plazzi G, Hong SC, Weiner K, Zeitser J, Mignot E (2009) Elevated anti-streptococcal antibodies in patients with recent narcolepsy onset. Sleep 32(8):979-983

3. Billiard M, Bassetti C, DauvilliersY, Dolenc-Groselj L, Lammers GJ, Mayer G, Pollmächer T, Reading P and Sonka K (2006) EFNS guidelines on management of narcolepsy. Eur J Neurol 3(10):1035-48

4. Cvetkovic-Lopes V, Bayer L, Dorsaz S, et al (2010) Elevated Tribbles homolog 2-specific antibody levels in narcolepsy patients. J Clin Invest 120:713-9.

5. Dodel R, Peter H, Walbert T et al (2004) The Socioeconomic Impact of Narcolepsy. Sleep 27(6):1123-1128

6. Droogleever Fortuyn HA, Swinkels S, Buitelaar J, Renier WO, Furer JW, Rijnders CA, Hodiamont PP, Overeem S (2008) High prevalence of eating disorders in narcolepsy with cataplexy: a case-control study. Sleep 31(3):335-341

7. Guilleminault, C, Pelayo R (1998) Narcolepsy in prepubertal children. Ann. Neurol. 43:135–142

8. Heier MS, Evsiukova T, Vilming S, Gjerstad MD, Schrader H, Gautvik K. (2007) CSF Hypocretin-1 Levels and Clinical Profiles in Narcolepsy and Idiopathic CNS Hypersomnia in Norway. Sleep 30:969-973

9. Hor H, Kutalik Z, Dauvilliers Y, Valsesia A, Lammers GJ, Donjacour CEHM, Iranzo A, Santamaria J, Peraita Adrados R, Vicario JL, Overeem S, Arnulf I, Ioannis T, Jennum P, Knudsen A, Bassetti C, Mathis J, Lecendreux M, Mayer G, Geisler P, Benetó A, Petit B, Pfister C, Vienne J, Didelot G, Billiard M, Ercilla G, Verduijn W, Claas FHJ, Vollenwider P, Waeber G, Waterworth DM, Mooser V, Heinzer R, Beckmann JS, Bergmann S, Tafti M (2010) Genome-wide association study identifies new HLA Class II variants strongly protective against narcolepsy. Nature Genetics

10. Hublin C, Partinen M, Kaprio J, Koskenvuo M and Guilleminault C (1994) Epidemiology of narcolepsy. Sleep 1994a, 17: S7-S12.

11. ICSD Revised - International classification of sleep disorders (1997): Diagnostic and coding manual. Diagnostic Classification Steering Committee, Chairman MJ Thorpy. Rochester, Minnesota. American Sleep Disorders Association

12. Knudsen S, Jennum PJ, Alving J, Sheikh SP, Gammeltoft S (2010) Validation of the icsd-2 criteria for csfhypocretin-1 measurements in the diagnosis of narcolepsy in the Danish population. Sleep 33(2):169-176

13. Kryger MH, Walld R, Manfreda J (2002) Diagnoses received by narcolepsy patients in the year prior to diagnosis by a sleep specialist. Sleep 25:36-41

14. Mayer G, Kesper K, Ploch T, Peter H, Peter J (2002) The implications of gender and age at onset of first symptoms in narcoleptic patients in Germany – results from retrospective evaluation of hospital records. Somnologie 6(1):13-18

15. Mayer G (2006) Natriumoxybat in der Behandlung der Narkolepsie. Psychopharmakotherapie 13:197-201

16. Mayer G (2006) Narkolepsie Taschenatlas spezial. Georg Thieme Verlag, Stuttgart, New York

17. Mignot E, Lammers GJ, Ripley B, et al (2002) The role of cerebrospinal fluid hypocretin measurement in the diagnosis of narcolepsy and other hypersomnias. Arch Neurol. 59(10):1553-62

18. Nishino S, Sakurai E, Nevsimalova S, Yoshida Y, Watanabe T, Yanai K, Mignot E (2009) Decreased csf histamine in narcolepsy with and without low csf hypocretin-1 in comparison to healthy controls. Sleep 32(2):175-180

19. Peyron C, Tighe DK, van den Pol AN, de Lecea L, Heller HC, Sutcliffe JG, Kilduff TS (1998) Neurons containing hypocretin (orexin) project to multiple neuronal systems. J Neurosci. 18:9996-10015

20. Poli F, Plazzi G, Dalmazi G, Ribichini D (2009) Body mass index-independent metabolic alterations in narcolepsy with cataplexy. Sleep 32(11):1491-97

21. Rieger M, Mayer G, Gauggel S (2003) Attention deficits in patients with narcolepsy. Sleep 26:31-35

22. Schuld A, Hebebrand J, Geller F, Pollmächer T (2001) Increased body-mass index in patients with narcolepsy. The Lancet 355:1274-1275

23. Serra L, Montagna P, Mignot E, Lugaresi E, Plazzi G (2008) Cataplexy features in childhood narcolepsy. Movement Disorders 23(6):858-868

24. Sturzenegger C, Bassetti C (2004) The clinical spectrum of narcolepsy with cataplexy: a reappraisal. J Sleep Res 13:395-406

25. Thannickal TC, Moore RY, Nienhuis R, et al (2000) Reduced number of hypocretin neurons in human narcolepsy. Neuron 27:469–74

26. Thannickal TC, Nienhuis R, Siegel JM (2009) Localized loss of hypocretin cells in narcolepsy without cataplexy. 32(8):993-998.

27. Hallmayer J, Faraco J, Lin L, et al. (2009) Narcolepsy is strongly associated with the T-cell receptor alpha locus. Nat Genet 41:708-11. Erratum in: Nat Genet 2009 41:859. Hong, Sheng Seung-Chul [corrected to Hong, Seung-Chul]

28. Nishino S, Okuro M, Kotorii N, Anegawa E, Ishimaru Y, Matsumura M, Kanbayashi T (2010) Hypocretin/orexin and narcolepsy: new basic and clinical insights. Acta Physiol (Oxf) 198:209-22

24. Das Restless-Legs-Syndrom – eine vergessene Krankheit?

Das *Restless-Legs-Syndrom* (RLS), eine noch bis vor 20 Jahren kaum bekannte Krankheit, gehört nach heutigem Wissen zu den häufigsten neurologischen Störungen. Im Jahre 1685 beschrieb erstmals der englische Arzt Thomas Willis die typischen Symptome eines RLS:

"Wherefore to some, when being in bed they be take themselves to sleep, presently in the arms and legs leapings and contractions of the tendons, and so great a restlessness and tossing of the members ensure, that the diseased are no more able to sleep, than if they were in the place of the greatest torture!"

Die Symptome wurden im 19. Jahrhundert unter anderem als *"Anxietas tibiarum"* und später als *"leg jitters"* oder *"impatience musculaire"* bezeichnet. Frühe Lehrmeinungen ordneten die *"Restless Legs"* [1] den psychisch verursachten Erkrankungen zu – infolge psychischer Störungen oder als Ausdruck der Hysterie [2].

24.1. Symptomatik und Diagnosekriterien

Verbindliche Diagnosekriterien des Restless-Legs-Syndroms wurden 1995 durch die *International Restless-Legs-Syndrome Study Group* (IRLSSG) festgelegt. Im Jahre 2002 wurden die Diagnosekriterien aufgrund des zunehmenden Wissens und der angesammelten klinischen Erfahrung auf einer Konsensus-Konferenz revidiert [3].

Die vier essenziellen, für die Diagnose obligatorischen Diagnosekriterien der *International Restless-Legs-Syndrome Study Group* beschreiben die Kernsymptome der Erkrankung [3, 4]. Zum einen besteht ein Bewegungsdrang in den Beinen, der meistens in Zusammenhang mit unangenehmen, zum Teil schmerzhaften Missempfindungen auftritt. Zum anderen tritt der Bewegungsdrang in Ruhesituationen auf oder verschlimmert sich wie zum Beispiel beim Sitzen oder Liegen. Linderung erfolgt durch Bewegung (Bewegen der Beine oder Herumlaufen), zumindest solange die Bewegungen ausgeführt werden. Das Vorhandensein von weiteren, nicht obligatorischen Symptomen kann die Diagnose unterstützen (sogenannte supportive Kriterien), weitere Begleitsymptome werden unter den assoziierten Symptomen zusammengefasst (☞ Tab. 24.1).

Essentielle Kriterien
❶ Bewegungsdrang der Beine, gewöhnlich begleitet von unangenehmen, z. T. schmerzhaften Missempfindungen.
❷ Beginn oder Verschlechterung während Ruhezeiten oder bei Inaktivität.
❸ Teilweise oder vollständige Besserung durch Bewegen der Beine.
❹ Verschlimmerung abends oder nachts.
Supportive Kriterien
❶ Familienanamnese: 50-60 % positiv für RLS
❷ Ansprechen auf dopaminerge Therapie: 90-95 %, zumindest initial
❸ Periodische Beinbewegungen (im Wachzustand oder im Schlaf): bei ca. 80 % der Patienten vorhanden.
Assoziierte Charakteristika
❶ Klinischer Verlauf: kann erheblich variieren, meistens chronisch-progredient
❷ Schlafstörungen: bei mittelschwer-schwerem RLS nahezu immer vorhanden
❸ Körperliche Untersuchung: typischerweise unauffällig

Tab. 24.1: Diagnosekriterien des RLS [3].

Die Symptomatik weist eine zirkadiane Rhythmik auf, die Symptome beginnen bzw. verschlimmern sich abends oder nachts (☞ Abb. 24.1) [3]. Deutliche Ein- und Durchschlafstörungen sind bei schwerer Erkrankung die Folge [5, 6].

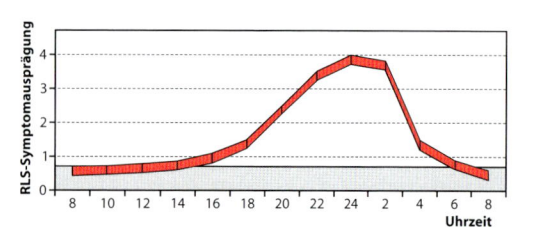

Abb. 24.1: Zirkadianer Verlauf der RLS-Beschwerden.

Tagesmüdigkeit und Erschöpfung infolge der RLS-bezogenen Schlafstörungen [7] führen schließlich meist zum Behandlungswunsch [3]. 6 bis 12 % der Bevölkerung vor allem westlicher Industrieländer sind von RLS-Symptomen betroffen [8-12]. In Deutschland leiden ca. 1,3 % der Bevölkerung unter einem klinisch relevanten RLS mit mindestens zweimaligem Auftreten der Beschwerden pro Woche und gelten damit als behandlungsbedürftig [13]. Die meisten Studien belegen ein Überwiegen weiblicher Patienten (Faktor 1,5 bis 2) im Vergleich zu männlichen Patienten [8, 11].

Zu Beginn der Erkrankung können wochen-, monate-, bis zu jahrelange symptomfreie Intervalle bestehen. An einen Arzt wenden sich Patienten meist bei mittelschweren bis schweren RLS-Symptomen. Bei diesen Patienten zeigt sich üblicherweise ein progredienter Verlauf [13].

Das RLS ist mit einer deutlichen Beeinträchtigung der Lebensqualität verbunden [13], auch die Prävalenz von Depression und Angststörungen ist bei RLS erhöht [14-16]. Eigene Untersuchungen zeigen eine Assoziation zwischen depressiver Symptomatik (reduzierter Schlaf, Energieverlust, Irritabilität) bei RLS und den RLS-assoziierten Schlafstörungen sowie deren Folgen [17].

Beim idiopathischen (primären) RLS, welches nicht durch sekundäre Erkrankungen erklärt werden kann, wird eine genetische Prädisposition bei etwa der Hälfte der Betroffenen vermutet [3]. Demgegenüber entsteht ein symptomatisches (sekundäres) RLS in Zusammenhang mit verschiedenen Erkrankungen wie z.B. Eisenmangel, dialysepflichtiger Niereninsuffizienz, Polyneuropathie oder einer Schwangerschaft (☞ Tab. 24.2). Da ein Eisenmangel gut behandelbar ist, sollte das Serum-Ferritin (Eisenspeicherprotein) bei jedem RLS-Patienten bestimmt und damit ein Eisenmangel ausgeschlossen sein. Das Ersterkrankungsalter ist beim idiopathischen RLS mit einem Beginn im dritten Lebensjahrzehnt recht niedrig, die Symptomatik schreitet langsam voran. Ein sekundäres RLS entwickelt sich meist erst später, die Krankheit schreitet hier meist schneller voran [18]. Ob jedoch ein sogenanntes *late-onset*-RLS immer einem sekundären RLS entspricht, ist nicht geklärt [19].

Ursachen	Häufigkeit (%)
Urämie, z.B. Winkelmann et al. 1996 (n=204) Collado-Seidel et al. 1998 (n=136) Kavanagh et al. 2004 (Review) Molnar et al. 2005 (n=176)	7-62
Eisenmangel, z.B. O'Keeffe 1994 Sun et al. 1998 Earley et al. 2000	Assoziation mit Ferritin-Spiegel
Schwangerschaft Manconi et al. 2004 (n=642)	26
M. Parkinson Ondo et al. 2002 (n=303) Krishnan et al. 2003 (n=126)	8-21
Sarkoidosis Verbraecken et al. 2004 (n=46)	52
Charcot-Marie-Tooth-Krankheit, Typ 2 Gemignani et al. 1999 (n=27)	37
Rheumatoide Arthritis Salih et al. 1994 (n=56) Yunus and Aldag 1996 (n=54)	15-25
Fibromyalgie Yunus and Aldag 1996 (n=132)	31
Polyneuropathie Iannaccone et al. 1995 (n=8)* Ondo and Jankovic 1996 (n=54) Polydefkis et al. 2000 (n=22) Rotta et al. 2000 (n=87, chronisch demyelinisierende PNP)	1-36
Multiple Ferini-Strambi et al. 1994 (n=25)	36

Tab. 24.2: Ursachen und Häufigkeit eines sekundären RLS. * alle 8 Pat. betroffen

Eine komorbide Depression beeinflusst den Therapieerfolg der Grunderkrankung und sollte deshalb berücksichtigt werden [20]. Bislang gibt es keine systematischen Untersuchungen und daher keine evidenzbasierten Empfehlungen zur pharmakologischen Therapie von depressiven Symptomen bei RLS.

24.2. Pathophysiologie

Beim RLS wird eine Dysfunktion des zentralnervösen dopaminergen Systems angenommen [21, 22].

Unterstützt wird diese Hypothese durch die Wirksamkeit dopaminerger Substanzen bei den meisten Patienten [21]. Vermutet wird, dass die D2- und D3-Rezeptoren bei der kurzfristigen Besserung der RLS-Symptome zentral sein könnten [23]. Differenzielle Effekte auf D1- und D2-Rezeptoren zeigen sich in Bezug auf Levodopa [24, 25]. Ein deutlicher Rückgang der D2-Rezeptordichte besteht bei RLS-Patienten im Putamen [26]. Des Weiteren weist eine kürzlich erschienene Arbeit auf regenerative Effekte dopaminerger Behandlung in Bezug auf kortikale Plastizität hin[27].

Die neuronale Speicherung von Eisen könnte ebenso in vielen Phänotypen des RLS involviert sein. Supplementierung von Eisen erweist sich als symptomatische und zum Teil (z.B. bei Schwangerschaft und Eisenmangelanämie) als kurative Behandlungsmöglichkeit des RLS. Die Wirkmechanismen sind bisher jedoch noch nicht geklärt.

24.3. Behandlung des RLS

Die medikamentöse Behandlung des RLS erfolgt symptomatisch. Als Medikamente der ersten Wahl gelten dopaminerge Substanzen (☞ Abb. 24.2) [28]. Studien konnten die Wirksamkeit von den Dopaminagonisten Cabergolin, Lisurid, Pergolid, Pramipexol, Ropinirol und Rotigotin sowie von Levodopa belegen (z.B. [29]). Weitere mögliche Medikamente, meist zur zusätzlichen Behandlung, stellen Antiepileptika (z.B. Gabapentin oder Valproinsäure) und Opiate dar [28].

Dopaminagonisten
bei Unverträglichkeit, Nebenwirkungen, Augmentation
Wechsel auf oder add-on mit ....

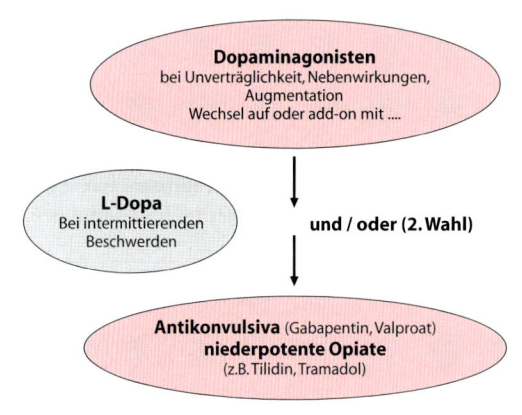

L-Dopa
Bei intermittierenden Beschwerden

und / oder (2. Wahl)

Antikonvulsiva (Gabapentin, Valproat)
niederpotente Opiate
(z.B. Tilidin, Tramadol)

Abb. 24.2: Therapieschema bei Behandlung des RLS.

Durch eine dopaminerge Behandlung können bei der Mehrzahl der Patienten die Beschwerden reduziert werden. Gerade die Dopaminagonisten Cabergolin und Pergolid, welche in Placebo-kontrollierten Studien die höchste Wirksamkeit gezeigt haben (z.B. [30, 31]), sind jedoch mit einem erhöhten Risiko einer Herzklappenfibrose oder einer pleuralen Fibrose verbunden. Augmentation gilt jedoch als die schwerwiegendste Nebenwirkung der dopaminergen RLS-Therapie. Hierbei kommt es zu einer deutlichen Zunahme der Beschwerden nach zunächst guter Wirksamkeit, welche in zeitlichem Zusammenhang mit der medikamentösen Behandlung steht [3]. Besonders zeichnet sich Augmentation durch ein schnelleres Auftreten der Symptome in Ruhesituationen, ein Ausweiten der Symptome auf andere Körperteile und eine geringere Wirkung der Medikation aus [32]. Die Häufigkeit des Auftretens von Augmentation unter Behandlung ist nicht bekannt. Ebenso ist nicht bekannt, welche dopaminerge Behandlung eine Entstehung von Augmentation besonders fördert.

Weiterhin ist bei den bisherigen Behandlungsmöglichkeiten Symptomfreiheit nur bei einem kleineren Teil der Behandelten möglich (z.B. [33]). Angesichts dieser Behandlungsschwierigkeiten sowie psychischer und sozialer Einschränkungen zeigt sich die Notwendigkeit zusätzlicher, alternativer Behandlung zusätzlich zur medikamentösen Behandlung [34]. Eine Studie konnte positive Effekte von sportlicher Bewegung auf eine mittelschwere RLS-Symptomatik innerhalb von 12 Wochen belegen [35]. Auch wurde ein psychotherapeutisches Gruppenprogramm für RLS-Patienten mit dem Ziel konzipiert, psychosoziale Beeinträchtigungen und psycho-physische Aktivierung zu reduzieren. In einer ersten Pilot-Studie konnte eine deutliche Reduktion der psychosozialen und auch der RLS-bezogenen Beschwerden belegt werden [36].

24.4. Zusammenfassung

Das *Restless-Legs-Syndrom* (RLS) zählt zu den häufigsten neurologischen Erkrankungen. Kennzeichnend ist ein Bewegungsdrang in den Beinen, der meistens mit Missempfindungen oder Schmerzen assoziiert ist. Die Beschwerden treten üblicherweise abends und in der Nacht bzw. in Ruhesituationen auf und lassen sich typischerweise durch Bewegung oder Aktivität lindern. Anhand klinischer Symptome wird die Diagnose eines RLS gestellt. Dabei wird RLS in primäre und sekundäre Formen

Gruppe	Wirkstoff	RLS/PLMS beschrieben		Wirkstoff	RLS/PLMS beschrieben		Keine Berichte
		RLS	PLMS		RLS	PLMS	
Trizyklische ADs	Clomipramin	n.a.	+	Amitriptylin (FB)	+	n.a.	Desipramin
	Imipramin	n.a.	+	Doxepin	+	+	Dosulepin
	Trimipramin	n.a.	+	Nortriptylin	n.a.	+	Opipramol
Tetrazyklische ADs	Mianserin (FBs)	+	+	Trazodon	+	+	Maprotilin
	Mirtazapin	+	+				
Atypische AD		+	+	Trazodon	+	+	
SSRI	Citalopram	+	+	Fluvoxamin	n.a.		
	Escitalopram	+					
	Fluoxetin	+	+				
	Paroxetin	+	+				
	Sertralin	+	+				
SNRI	Venlafaxin	n.a.	+	Duloxetin			
NRI							Reboxetin
MAO-Hemmer							Moclobemid
							Tranylcypromin
DNRI				Bupropion	+	+	

Tab. 24.3: RLS und PLMS und Antidepressiva (aus [37]). **PLMS**: Periodischen Gliedmaßenbewegungen im Schlaf, **AD**: Antidepressiva, **SSRI**: selektive Serotonin-Wiederaufnahmehemmer, **SNRI**: Serotonin-Noradrenalin-Wiederaufnahmehemmer, **NRI**: Noradrenalin-Wiederaufnahmehemmer, **MAO**: Monoaminoxidasehemmer, **DNRI**: Dopamin-Norepinephrin-Wiederaufnahmehemmer, **FB**: Information beruht lediglich auf einem Fallbericht, **n.a.**: keine Information.

unterschieden. Psychopharmaka können möglicherweise ein RLS auslösen. Dies ist besonders zu beachten, da komorbide psychische Erkrankungen wie Depression und Angststörungen bei RLS gehäuft auftreten. Beim RLS handelt es sich um eine Netzwerkerkrankung, bei der Veränderungen im dopaminergen neuronalen System eine zentrale Rolle spielen. Die Indikation zur Therapie stellt sich aufgrund des subjektiven Leidensdruckes, meistens in Folge der Schlafstörungen und der damit verbundenen Beeinträchtigungen des Patienten. Therapie der ersten Wahl sind dopaminerge Substanzen (L-DOPA oder Dopaminagonisten), zur Therapie der zweiten Wahl gehören Antiepileptika oder Opiate. Erste Studien mit achtsamkeitsbasierter kognitiver Verhaltenstherapie als *add-on*-Verfahren zur medikamentösen Behandlung wurden veröffentlicht.

Literatur

1. Ekbom K (1945) Restless legs: a clinical study. Acta Medica Scandinavica 158:1-123

2. Oppenheim H (1923) Lehrbuch der Nervenkrankheiten. Berlin

3. Allen RP, Picchietti D, Hening WA, Trenkwalder C, Walters AS, Montplaisi J (2003) Restless legs syndrome: diagnostic criteria, special considerations, and epidemiology. A report from the restless legs syndrome diagnosis and epidemiology workshop at the National Institutes of Health. Sleep Med 4:101-119

4. Walters AS (1995) Toward a better definition of the restless legs syndrome. The International Restless Legs Syndrome Study Group. Mov Disord 10:634-642

5. Hening W, Walters AS, Allen RP, Montplaisir J, Myers A, Ferini-Strambi L (2004) Impact, diagnosis and treatment of restless legs syndrome (RLS) in a primary care population: the REST (RLS epidemiology, symptoms, and treatment) primary care study. Sleep Med 5:237-246

6. Winkelman JW, Redline S, Baldwin CM, Resnick HE, Newman AB, Gottlieb DJ (2009) Polysomnographic and

health-related quality of life correlates of restless legs syndrome in the Sleep Heart Health Study. Sleep 32:772-778

7. Kushida CA, Allen RP, Atkinson MJ (2004) Modeling the causal relationships between symptoms associated with restless legs syndrome and the patient-reported impact of RLS. Sleep Med 5:485-488

8. Rothdach AJ, Trenkwalder C, Haberstock J, Keil U, Berger K (2000) Prevalence and risk factors of RLS in an elderly population: the MEMO study. Memory and Morbidity in Augsburg Elderly. Neurology 54:1064-1068

9. Phillips B, Young T, Finn L, Asher K, Hening WA, Purvis C (2000) Epidemiology of restless legs symptoms in adults. Arch Intern Med 160:2137-2141

10. O'Keeffe ST, Egan D, Myers A, Redmond S (2007) The frequency and impact of restless legs syndrome in primary care. Ir Med J 100:539-542

11. Berger K, Luedemann J, Trenkwalder C, John U, Kessler C (2004) Sex and the risk of restless legs syndrome in the general population. Arch Intern Med 164:196-202

12. Berger K, Kurth T (2007) RLS epidemiology—frequencies, risk factors and methods in population studies. Mov Disord 22 Suppl 18:S420-423

13. Allen RP, Walters AS, Montplaisir J, Hening W, Myers A, Bell TJ, Ferini-Strambi L (2005) Restless legs syndrome prevalence and impact: REST general population study. Arch Intern Med 165:1286-1292

14. Winkelmann J, Prager M, Lieb R, Pfister H, Spiegel B, Wittchen HU, Holsboer F, Trenkwalder C, Strohle A (2005) "Anxietas tibiarum". Depression and anxiety disorders in patients with restless legs syndrome. J Neurol 252:67-71

15. Lee HB, Hening WA, Allen RP, Kalaydjian AE, Earley CJ, Eaton WW, Lyketsos CG (2008) Restless legs syndrome is associated with DSM-IV major depressive disorder and panic disorder in the community. J Neuropsychiatry Clin Neurosci 20:101-105

16. Cho SJ, Hong JP, Hahm BJ, Jeon HJ, Chang SM, Cho MJ, Lee HB (2009) Restless legs syndrome in a community sample of Korean adults: prevalence, impact on quality of life, and association with DSM-IV psychiatric disorders. Sleep 32:1069-1076

17. Hornyak M, Kopasz M, Berger M, Riemann D, Voderholzer U (2005) Impact of sleep-related complaints on depressive symptoms in patients with restless legs syndrome. J Clin Psychiatry 66:1139-1145

18. Kushida CA (2007) Clinical presentation, diagnosis and quality of life issues in restless legs syndrome. Am J Med 120:S4-S12

19. Allen RP, Earley CJ (2001) Restless legs syndrome: a review of clinical and pathophysiologic features. J Clin Neurophysiol 18:128-147

20. Hornyak M, Benes H, Eisensehr I, Haan J, Kassubek J, Peglau I, Stiasny-Kolster K, Trenkwalder C (2009) [Depression in restless legs syndrome. Pathogenesis, assessment and implications for treatment]. Nervenarzt 80:1160-1166, 1164-1166, 1168

21. Trenkwalder C, Paulus W (2004) Why do restless legs occur at rest?-Pathophysiology of neuronal structures in RLS. Neurophysiology of RLS (part 2). Clin Neurophysiol 115:1975-1988

22. Hening W (2004) The clinical neurophysiology of the restless legs syndrome and periodic limb movements. Part I: diagnosis, assessment, and characterization. Clin Neurophysiol 115:1965-1974

23. Trenkwalder C, Paulus W (2010) Restless legs syndrome: pathophysiology, clinical presentation and management. Nat Rev Neurol 6:337-346

24. Paalzow GH (1992) L-dopa induces opposing effects on pain in intact rats: (-)-sulpiride, SCH 23390 or alpha-methyl-DL-p-tyrosine methylester hydrochloride reveals profound hyperalgesia in large antinociceptive doses. J Pharmacol Exp Ther 263:470-479

25. Shimizu T, Iwata S, Miyata A, Fukuda T, Nomoto M (2006) Delayed L-DOPA-induced hyperalgesia. Pharmacol Biochem Behav 85:643-647

26. Connor JR, Wang XS, Allen RP, Beard JL, Wiesinger JA, Felt BT, Earley CJ (2009) Altered dopaminergic profile in the putamen and substantia nigra in restless leg syndrome. Brain 132:2403-2412

27. Rizzo V, Arico I, Mastroeni C, Morgante F, Liotta G, Girlanda P, Silvestri R, Quartarone A (2009) Dopamine agonists restore cortical plasticity in patients with idiopathic restless legs syndrome. Mov Disord 24:710-715

28. Trenkwalder C, Benes H, Hornyak M, Riemann D, Stiasny K, Winkelmann J. (2008) Restless Legs Syndrom und Periodic Limb Movement Disorder. In: Diener CH (ed) Leitlinien für Diagnostik und Therapie in der Neurologie. Thieme, Stuttgart

29. Trenkwalder C, Hening WA, Montagna P, Oertel WH, Allen RP, Walters AS, Costa J, Stiasny-Kolster K, Sampaio C (2008) Treatment of restless legs syndrome: an evidence-based review and implications for clinical practice. Mov Disord 23:2267-2302

30. Oertel WH, Benes H, Bodenschatz R, Peglau I, Warmuth R, Happe S, Geisler P, Cassel W, Leroux M, Kohnen R, Stiasny-Kolster K (2006) Efficacy of cabergoline in restless legs syndrome: a placebo-controlled study with polysomnography (CATOR). Neurology 67:1040-1046

31. Trenkwalder C, Hundemer HP, Lledo A, Swieca J, Polo O, Wetter TC, Ferini-Strambi L, de Groen H, Quail D, Brandenburg U (2004) Efficacy of pergolide in treatment of restless legs syndrome: the PEARLS Study. Neurology 62:1391-1397

32. Allen RP, Earley CJ (1996) Augmentation of the restless legs syndrome with carbidopa/levodopa. Sleep 19:205-213

33. Trenkwalder C, Benes H, Poewe W, Oertel WH, Garcia-Borreguero D, de Weerd AW, Ferini-Strambi L, Montagna P, Odin P, Stiasny-Kolster K, Hogl B, Chaudhuri KR, Partinen M, Schollmayer E, Kohnen R (2008) Efficacy of rotigotine for treatment of moderate-to-severe restless legs syndrome: a randomised, double-blind, placebo-controlled trial. Lancet Neurol 7:595-604

34. Scholz H, Hornyak, M. (2009) Restless Legs Syndrom. Psychotherapie im Dialog 10:157-161

35. Aukerman MM, Aukerman D, Bayard M, Tudiver F, Thorp L, Bailey B (2006) Exercise and restless legs syndrome: a randomized controlled trial. J Am Board Fam Med 19:487-493

36. Hornyak M, Grossmann C, Kohnen R, Schlatterer M, Richter H, Voderholzer U, Riemann D, Berger M (2008) Cognitive behavioural group therapy to improve patients' strategies for coping with restless legs syndrome: a proof-of-concept trial. J Neurol Neurosurg Psychiatry 79:823-825

37. Cohrs S, Rodenbeck A, Hornyak M, Kunz D (2008) [Restless legs syndrome, periodic limb movements, and psychopharmacology]. Nervenarzt 79:1263-1264, 1266-1272

38. Hornyak M, Voderholzer U, Riemann D (2006) Treatment of depression in patients with restless legs syndrome: what is evidence-based? Sleep Med 7:301-302; author reply 303-304

39. Walters AS, LeBrocq C, Dhar A, Hening W, Rosen R, Allen RP, Trenkwalder C (2003) Validation of the International Restless Legs Syndrome Study Group rating scale for restless legs syndrome. Sleep Med 4:121-132

Index

A

AASM 41
Adaptive Servoventilation (ASV) 155
Affektiver Tonusverlust 219
Akromegalie 178
Alpträume 222
ALS 178
American Academy of Sleep Medicine (AASM) 24
Amitriptylin 229
Anticholinerge Nebenwirkungen 224
Antidepressiva 141
    Übersicht 145
Antihistaminika 141
Antikonvulsiva 228
Antipsychotika 142
Apnoe-Hypopnoe-Index 151, 190
Appetitminderung 223
Arbeitsfähigkeit 53, 55
Arbeitskreis Klinischer Schlafforschungszentren 24
Arbeitszeitregelungen 34
Arousalstörungen 212
Asthma 178
Atemfrequenz 176
Ätiopathogenese 107
Atlas Task Force der AASM 42
Atypische AD 229
Augmentation 228
Autogenes Training 114
Automatische PAP-Therapie (APAP) 155
Automatisches Verhalten 220, 222, 223
autosomal dominante Frontallappenepilepsie (ADFLE) 214

B

Benzodiazepine 26, 138
    Jährliche Verordnungen 27
    Übersicht 145
Berger, Hans 20
Berufskraftfahrer 55
Bewältigungsstrategien 223
BiLevel 176
BiLevel-S/T-Therapie 155
Biofeedback 114
Biorhythmik 30
Blutdruckerhöhung 223
Bupropion 229

C

Cabergolin 228
Charcot-Marie-Tooth Krankheit, Typ 2 227
Cheyne-Stokes-Atmung 174, 176
Cheyne-Stokes-Patienten 176
Chirurgische Therapie 179, 182
Chronifizierung der Schlafstörung 111
Chronobiologie 30
Citalopram 229
Clomipramin 224, 229
COPD 178
Coping-Strategien 111
CPAP-Therapie 152, 155
    Kosteneffektivität 157
    Nebenwirkungen 195

D

Deltaschlaf 31
Desipramin 229
Diagnosekriterien des RLS 226
DNRI 229
Dopaminagonisten 228
Dopaminerge Behandlung 228
Dopaminerge Substanzen 228
Dosulepin 229
Doxepin 229
DQB1*02 222
DQB1*0602 222
DRB1*1301-DQB1*0603 222
Druckverzögerte Therapie 155
Duloxetin 229

E

Einschlafen am Steuer 50
Eisen 228
Eisenmangel 227
Eisenmangelanämie 228
Emphysem 178
Entspannungstraining 111
Entspannungsverfahren 114
EPAP 175
EPAP (expiratoric positive airways pressure) 175
Epidemiologie 107
Epilepsien 212
    schlafgebundene 214
Epileptische Anfälle 219
Epworth Sleepiness Scale (ESS) 39, 47, 153
Escitalopram 229
European Sleep Research Society 24
Expirationsphase 177
Expirationszeit 176

F

Fahrerlaubnisverordnung 54
Fahrtüchtigkeit 50
Fahruntauglichkeit, Richtwerte 54
Fibromyalgie 227
Fibrose 178
FLEP-Skala 218
Fluid shift 166
Fluoxetin 229
Fluvoxamin 229
Forcierte oszillatorische Technik 154
Fragebogen zur Erfassung von Schläfrigkeit und Müdigkeit (FSM) 39
Freud, Sigmund 20

G

Gammahydroxybuttersäure	224
Geteilte Aufmerksamkeit	38, 39
Diagnostische Verfahren	46
Wiener Determinationsgerät	46
Gewichtsreduktion	156
GHB	224

H

Herzfrequenzvariabilität	154
Herzinsuffizienz	176
Herzklappenfibrose	228
HLA (Humanes Leukozyten Antigen)	221
HLA DRB1*03	222
HLA-Assoziation	221
Höhenatmung	174
Hyperarousal	111
Hyperarousaltheorien	109
Hypnagoge Halluzinationen	220, 222
Hypnotika	26
Hypocretin	221, 222, 223
Hypocretinmangel	223
Hypothyreose	178
Hypoventilationssyndrome	
primär	174
sekundär	174

I

Idiopathisches (primäres) RLS	227
Imipramin	229
Imperative Einschlafattacken	223
Innere Uhr	31
Insomnia severity score	153
Insomnie	
Ätiopathogenese	107
Differentialdiagnose	135
Epidemiologie	107
Folgeprobleme	135
Integrative Ansätze	110
Lerntheoretische Ansätze	109
Persönlichkeitsfaktoren	107
Stresskonzept	108
Insomnietherapie	107, 136
Benzodiazepine	138
kognitive	113
medikamentöse	136
nicht-medikamentösen Therapieverfahren	136
Schlafmittel	134
Wirksamkeitsstudie	116
Inspirationszeit	176
Integrative Ansätze	110
Invasive Chirurgie	180
IPAP	175

K

Kataplexie	219
Kieferchirurgische Operationen	181
Klaustrophobie	156
Kognitive Therapie	111, 113
Kontinuierliche Blutdruckmessung nach Penatz	154
Körpertemperatur	30
Kraftfahreignung	50

L

Landecker Inventar für Schlafstörungen (LISST)	39, 47
Laser-assistierte Uvulopalatoplastik	186
L-Dopa	228
Lebensqualität	199, 227
Leichtschlaf	32
Leistungstief	30
Leistungsvermögen	35, 37
Lerntheoretische Ansätze	109
Liquorbestimmung	222
Liquor-Hcrt-1	222
Liquor-Hypocretinbestimmung	222
ln PUI	44
Lungenembolien	178
Lungenödem	178

M

M. Parkinson	227
Maintenance-of-Wakefulness-Test	54
Mandibular repositioning appliances (MRA´s)	156
MAO-Hemmer	224, 229
Maprotilin	229
Maxillomandibuläre Umstellungsosteotomie	186
Medikamente gegen Tagesschläfrigkeit	223
Medikamentöse Therapie	136
Meditationstraining	114
Melatonin	140
Methylphenidat	223
Mianserin	229
Migräne	222
Minimal invasive Chirurgie	179
Mirtazapin	229
Mittagsschlaf	32
Mittlere Einschlaflatenz	41
Mittlere Einschlaflatenz im MWT	43
Moclobemid	229
Modafinil	223
Monotone Tätigkeiten	55
MSLT	222
Müdigkeit	35, 36
Multi-Level-Chirurgie	181, 186
Multiple sclerosis	227
Multipler Schlaf-Latenz-Test (MSLT)	39, 41, 55, 154
Multipler Wachbleibe-Test (MWT)	39, 42, 154
Mundleckage	195
Muskeldystrophien	178
Myasthenia gravis	178

N

Nächtliche Überdruckbeatmung	155
Nächtliche Ventilationstherapie	174
Nachtschichtarbeiter	34
Nachtschlaf, gestörter	220
Narkolepsie	219
Assoziierte Symptome	220
Diagnostik	222
Erstmanifestation	220
Komorbide Erkrankungen	222
ohne Kataplexie	220
Pathophysiologie	221

Psychosoziale Bedeutung 222
Symptomatische 220
Symptome 219
Therapie 223
Nasale kontinuierliche Überdruckventilation (nCPAP) 178
Nasenmaske 177
Nasenoperationen 185
Natriumoxybat (Xyrem®) 224
nBiLevel ST 175
nBiLevel T 175
nBiPAP 178
nCPAP 174, 178
Neuere Schlafmittel 139
Neurodegeneration 206
Neuroleptika 142
nichtinvasive Beatmung (NIV) 177
Nicht-medikamentöse Therapieverfahren 136
Niederpotente Opiate 228
NIPPV 177
NIV 178
Non-Benzodiazepin-Hypnotika 139
non-invasive positive pressure ventilation (NIPPV) 177
Non-REM-Schlaf 31
Nortriptylin 229
NREM-Schlaf 212
NRI 229

O

Obesitas-Hypoventilation 178
Obstruktive Schlafapnoe 151, 178
Alternative Therapieverfahren 156
Apparative Diagnostik 154
Chirurgische Therapie 179, 182
Differentialdiagnostik 153
Invasive Chirurgie 180
Kieferchirurgische Operationen 181
Klinische Funktionstests 153
Klinische Untersuchung 153
Minimal invasive Chirurgie 179
Multi-Level-Chirurgie 181
Natürlicher Verlauf 153
Radiofrequenzchirurgie 179
Syndrom 53
Therapie 154
Therapiecompliance 190
Tracheostomie 181
Weichgaumenimplantate 180
Weichgaumenoperationen 180
Zungengrundeingriffe 181
Obstruktives Schlafapnoesyndrom 174
Obstruktives Schnarchen 174
Opipramol 229
Orexine 221
OSA 151
OSAS 152
Osler-Test 154

P

Paradoxe Intention 111, 113
Parasomnien 212
Paroxetin 229
Pavor nocturnus 222
PEEP (positive end-expiratoric pressure) 174, 178

Penumbra 170
Pergolid 228
Periodische Bewegungen im Schlaf 222
Periphere autonome Tonometrie (PAT) 154
Persönlichkeitsfaktoren 107
Phantasiereise 114
Phasische Aktivierung 38
Pittsburgh Sleep Quality Index (PSQI) 39
PLMS 229
Pneumonie 178
Polio 178
Polygraphie 154
Polyneuropathie 227
Polysomnographie 31, 222
Positive Airway Pressure (PAP) 155
Primäre Insomnie 107
Ätiopathogenese 107
Entspannungsverfahren 114
Epidemiologie 107
Hyperarousaltheorien 109
Integrative Ansätze 110
Integratives Modell 110
Lerntheoretische Ansätze 109
Paradoxe Intention 113
Persönlichkeitsfaktoren 107
Psychoeduktation und Schlafhygiene 112
Schlafrestriktion 113
Stimuluskontrolle 112
Stressbewältigung 114
Stresskonzept 108
Therapiemodule 111
Progressive Muskelrelaxation (PM) 114
Psychomotorischer Vigilanztest (PVT) 39
Psychophysiologischen Insomnie 86
PUI 44
Pulstransitzeit 154
Pupillographischer Schläfrigkeitstest (PST) 39, 44

R

Radiofrequenzbehandlung 186
Radiofrequenzchirurgie 179
Rapid Eye Movement 31, 32
Rebound-Hypersomnie 223
Reboxetin 229
REM 31, 222
REM-Schlaf 155, 224
ohne Atonie 206
REM-Schlaf bezogene Verhaltensstörung 206
REM-Schlafregulation 221
Restless-Legs-Syndrom 153, 228
Behandlung 228
Diagnosekriterien 226
idiopathisch (primär) 227
Pathophysiologie 227
symptomatisch (sekundär) 227
Rheumatoid arthritis 227

S

Sarkoidosis 227
Sauerstoffsättigung 155
Sauerstoffsubstitution 176
Sauerstofftherapie 156
SBAS 151

Stichwortregister

Schlaf 31
Schlafbezogene Atmungsstörungen (SBAS) 222
Schlafbezogenen Hypoventilations-/Hypoxämiesyndrome .151
Schlafhygiene 111, 112, 223
Schlaflähmung 220, 222
Schlafmedizin
    Historie 19
    Internationale Entwicklung 21
    Lokale Entwicklung 25
    Nationale Entwicklung 24
Schlafmittel, neuere 139
Schlafrestriktion 111, 113
Schläfrigkeit 35, 36
    Definition 38
Schläfrigkeitsbezogene Einschränkungen 37
    Epworth Sleepiness Scale 47
    Stanford Sleepiness Scale 47
    Subjektive diagnostische Verfahren 46
Schlafstadien 31, 32
Schlafstörungen 32
    Cortisol-Spiegel 86
    Komorbiditäten 85
    Organische 85
    Ursachen 84
Schlafwandeln 222
Schlafzeit 32
    täglich 22
    werktags 23
    Wochenende 23
Schlaganfall 178
Schwangerschaft 227
Sekundenschlaf 53
Selektive Aufmerksamkeit 38
    Diagnostische Verfahren 45
    Go/NoGo-Test 46
    Pauli-Test 45
Sertralin 229
Serum-Ferritin 227
Skoliose 178
SNRI 229
SSRI 229
Stanford Sleepiness Scale (SSS) 39, 47
Stimuluskontrolle 111, 112
Stockholmer Erklärung 33
Stressbewältigung 111, 114
Stresskonzept 108
supported-Modus 176
Symptomatische Narkolepsie 220
Symptomatisches (sekundäres) RLS 227

T

Tagesgang biologischer Funktionen 30
Tagesschläfrigkeit 55, 219, 222
    Apparative Untersuchung 36
    Diagnostische Methoden 35
    Diagnostische Verfahren 38
    Fahrtüchtigkeit 50
    Medikamente 223

Tetrazyklische ADs 229
Teufelskreis 111
Therapie der Insomnie 136
Tiefschlaf 31, 32
timed-Modus 176
Tonische Aktivierung 38
Tonsillektomie 186
Tracheotomie 174, 181, 186
Tranylcypromin 229
Trazodon 229
Triggerschwelle 176
Trimipramin 229
Trizyklische ADs 229

U

Übermüdung und Unfälle 33
Ultradianer Rhythmus 32
Undines-Fluch-Syndrom 178
Unfälle 34
upper airways resistance-Syndrom 174
Upper Airways Resistance-Syndrom 174
Urämie 227
Uvulopalatopharyngoplastik (UPPP) 157, 186

V

Venlafaxin 229
Ventilationsstörungen
    hyperkapnisch 178
    hypoxisch 178
Verhaltensstörungen im REM-Schlaf 222
Verkehrstauglichkeit 53
Verkehrstüchtigkeit 50
Verkehrsunfälle 222
Vigilanz 37, 38
    Diagnostische Verfahren 45
    Testbatterie zur Aufmerksamkeitsprüfung 45
Vigilanztest nach Quatember und Maly 45

W

Weichgaumenimplantate 180
Weichgaumenoperationen 180
Wiener Determinationsgerät 39
Wirksamkeit chirurgischer Therapieformen 185
Wisconsin Sleep Cohort Study 55

Z

Zeitgeber 31
Zentrale Schlafapnoe 151, 178
Zentrales Schlafapnoesyndrom 174
Zirkadiane Rhythmik 226
Z-Substanzen 139
Zungengrundeingriffe 181

Aktuelle Neuerscheinungen über die gesamte klinische Medizin...

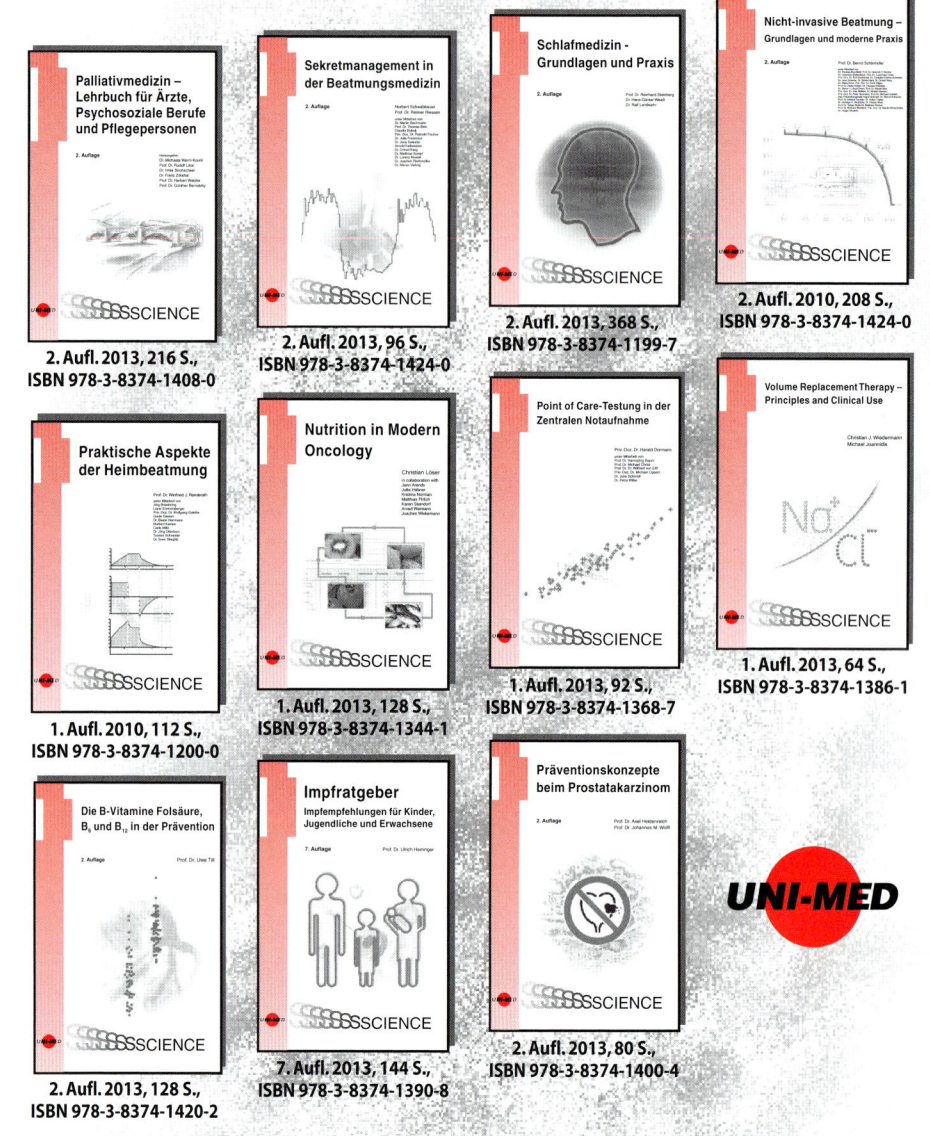

Palliativmedizin – Lehrbuch für Ärzte, Psychosoziale Berufe und Pflegepersonen
2. Aufl. 2013, 216 S., ISBN 978-3-8374-1408-0

Sekretmanagement in der Beatmungsmedizin
2. Aufl. 2013, 96 S., ISBN 978-3-8374-1424-0

Schlafmedizin - Grundlagen und Praxis
2. Aufl. 2013, 368 S., ISBN 978-3-8374-1199-7

Nicht-invasive Beatmung – Grundlagen und moderne Praxis
2. Aufl. 2010, 208 S., ISBN 978-3-8374-1424-0

Praktische Aspekte der Heimbeatmung
1. Aufl. 2010, 112 S., ISBN 978-3-8374-1200-0

Nutrition in Modern Oncology
1. Aufl. 2013, 128 S., ISBN 978-3-8374-1344-1

Point of Care-Testung in der Zentralen Notaufnahme
1. Aufl. 2013, 92 S., ISBN 978-3-8374-1368-7

Volume Replacement Therapy – Principles and Clinical Use
1. Aufl. 2013, 64 S., ISBN 978-3-8374-1386-1

Die B-Vitamine Folsäure, B₆ und B₁₂ in der Prävention
2. Aufl. 2013, 128 S., ISBN 978-3-8374-1420-2

Impfratgeber – Impfempfehlungen für Kinder, Jugendliche und Erwachsene
7. Aufl. 2013, 144 S., ISBN 978-3-8374-1390-8

Präventionskonzepte beim Prostatakarzinom
2. Aufl. 2013, 80 S., ISBN 978-3-8374-1400-4

UNI-MED

UNI-MED *SCIENCE* - Topaktuelle Spezialthemen!

...das beste Rezept von UNI-MED.

UNI-MED Verlag AG • Kurfürstenallee 130 • D-28211 Bremen
Telefon: 0421/2041-300 • Telefax: 0421/2041-444
e-mail: info@uni-med.de • Internet: http://www.uni-med.de

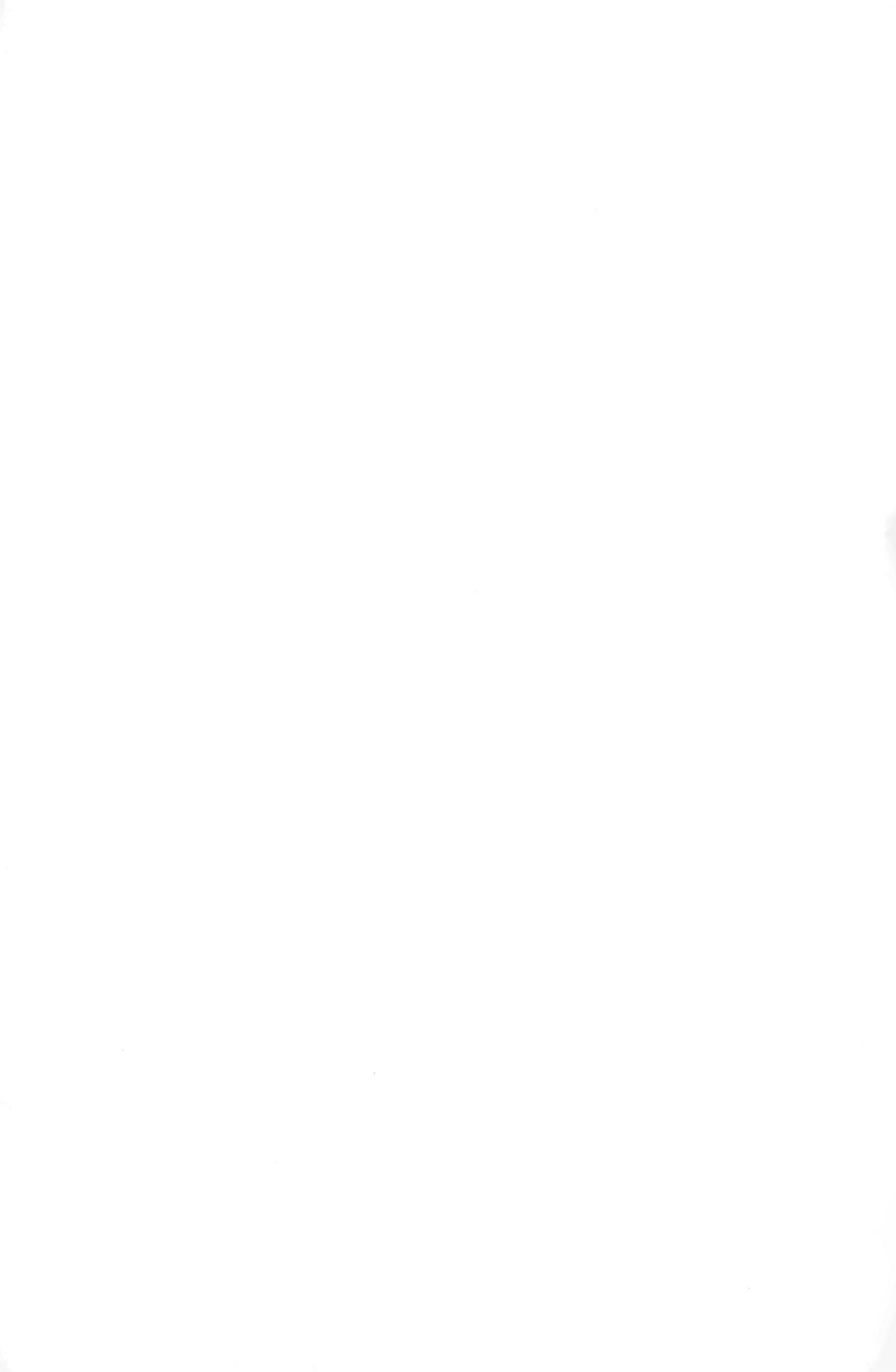